全国高职高专药学类专业规划教材

药用物理

（第二版）

主　编　丁桂祥
副主编　楼渝英　郝炳金　郭树怀
编　委　(按姓氏汉语拼音排序)
白培军(四川中医药高等专科学校)
邓岩浩(沈阳药科大学高等职业技术学院)
丁桂祥(中国药科大学高等职业技术学院)
郭树怀(邢台医学高等专科学校)
郝炳金(山东中医药高等专科学校)
楼渝英(重庆医药高等专科学校)

科学出版社
北　京

内　容　简　介

本书根据药学类专业高职教育的特点和要求,充分体现高职教育的针对性和实用性,结合多年来读者使用此书的建议和意见,考虑了国内外物理教材改革的动态和发展修订而成。此次再版,保留了第一版的体系、风格和特色,调整了个别章节,重写了全书内容,增加了知识链接、拓展提高、生活探秘、小小案例等,充实了应用类的目标检测和实验实训内容。全书构思新颖,应用突出,通俗易懂,可读性强。

本书可作为高职类制剂工程、药学、药物分析、制药工程等专业的物理教材使用,也可作为各类成人大学的物理教材或参考书之用。

图书在版编目(CIP)数据

药用物理 / 丁桂祥主编.—2版.—北京:科学出版社,2009

全国高职高专药学类专业规划教材

ISBN 978-7-03-026014-7

Ⅰ.药… Ⅱ.丁… Ⅲ.药物学:物理学-高等学校:技术学校-教材 Ⅳ.R912

中国版本图书馆 CIP 数据核字(2009)第 205937 号

策划编辑:张　茵 / 责任编辑:张　茵 / 责任校对:桂伟利

责任印制:徐晓晨 / 封面设计:黄　超

科学出版社 出版

北京东黄城根北街 16 号

邮政编码: 100717

http://www.sciencep.com

北京中科印刷有限公司 印刷

科学出版社发行　各地新华书店经销

*

2004年8月第　一　版　开本:787×1092 1/16

2009年12月第　二　版　印张:18 1/2

2020年12月第十三次印刷　字数:457 000

定价: 59.80 元

(如有印装质量问题,我社负责调换)

第二版编写说明

本书以丁桂祥、朱连喜主编的《药用物理》2004年第一版为基础，考虑了当前高职学生的实际及国内外物理教材改革的动态和发展，结合广大读者所提出的建议和意见编写而成。

此次再版，保留了第一版的体系、风格和特色。本着贴近实际、与时俱进的原则，本书调整了个别章节，重写了所有内容，增加了知识链接、拓展提高、生活探秘、小小案例等，充实了应用类的目标检测和实验实训内容。

与第一版相比，本书适度降低了气体动理论、原子核物理、交流电路的理论要求，增加了可编程控制器、变频器、传感器和安全用电等方面的知识。

本书采用国际单位制，估计讲授时数为68学时。全书分11章，对要求较高的基础理论，目录中加以"*"号，作为选讲或自学用。考虑到本书对高等数学有一定的要求，因此建议将物理课安排在一年级第二学期开设。

本书的实验内容是由负责相关章节理论的同志分别编写的，楼渝英同志审阅了第1~3章，中国药科大学朱连喜同志为本书的再版提出了许多宝贵意见，使本书的内容日臻完善，我们在此表示衷心的感谢。

本书的主要参考书为程守洙、江之永主编的《普通物理学》(高等教育出版社，1998年第5版)和秦曾煌主编的《电工学》(高等教育出版社，1999年第5版)。

由于编者水平有限，时间仓促，书中的缺点和错误在所难免，衷心希望广大读者，尤其是使用本书的教师和同学们批评指正。

全书配套有PPT课件，以方便教师教学与学生复习。课件下载请登陆科学出版社网站www.sciencep.com，免费注册后进入右下方下载区→课件→医学，即可查找所需课件并下载。

编　者

2009年6月

第一版编写说明

我国的高职教育正进入一个迅速发展的时期，高职教材建设关系到高职教育培养目标的实现和高职人才培养质量的保证，因此，编写出版与之相适应的、能够反映高职特色的教材成了当务之急。为此目的，根据高等职业教育的特点、充分考虑了医药生产的实际需要，本教材于2000年编写出第一稿。在中国药科大学校内，经过四届高职学生的使用。在此基础上，充分听取了后续课程教学和实训教学过程中教师的意见，重新组织编写了本教材。

编写本教材的指导思想是强化高职教育培养目标，体现基础性和实用性的统一。在教学内容的安排和取舍上，充分考虑到培养应用型人才的需要，以医药职业为导向，以实际工作岗位的需要为依据，以实际生产和管理部门需要的技能和技术为主要内容。遵循“够用会用”的原则，注重横向联系和与专业课的接口，力求为专业教学和实训教学搭建一个操作平台。本教材突破了传统的思路和框架，不再采用传统的物理章节，尝试建立一套新的实用性较强的物理课程体系。在教材体系上充分体现高职教育的针对性和实用性，又考虑课程结构的科学合理性；在教材内容上既要降低理论深度、难度，又要保证够用，同时还能及时反映物理科学的新技术。与众多高职物理教材不同之处在于，本教材内容以药学类专业课程的需要为主线，介绍与此有关的基本理论和基本概念。为了使学生能适应现代医药工业自动化生产的需要，本教材尝试将物理学、电工技术、电子技术三门课程整合在一起，构思新颖，应用性强是其特色。由于本教材选用了以上三门学科中的部分内容满足药学类专业的需要，所以定名为《药用物理》。

为了确保高职教育的教学质量，努力办出高职特色，在充分考虑了生源差异的情况后，本书力求做好与中学课程的衔接。考虑到高等职业教育学制较短的具体情况，本书充分体现了高职教育的针对性和实用性，根据药学类各专业对物理学、电工技术、电子技术三门课程的需求，将其整合在一起，因而书中涉及的内容可分为三个部分。根据各专业的实际情况，在教学过程中可以有所侧重地调整。

物理学部分是高职药学类各专业的理论课学习之前必须具备的基本知识，主要精选并适当加强了物理学中与之密切相关的内容，主要有流体力学、气体动理论，热力学、电磁学基础，振动与波、光的波动性，原子及原子核物理基础等基本概念及其主要应用。电工技术部分是高职药学类各专业在讲授现代医药工业自动化生产之前，必须具备的基本知识。目前，电工技术的应用普及到各个具体的生产岗位，制药生产中的技术人员当然不需要达到电工的专业水平，但如果不懂得电工知识，显然不能适应现代工业生产的需要。

为此，本书在电路方面，主要以交流电路为主；在电器方面，主要以异步电动机、变压器和常用低压电器的使用为主。本书注意到与后续专业课的分工，书中一般不讨论专用设备,只介绍与之相关的一般规律和原理。另外,本书还适当加强了安全用电知识。电子技术是控制系统的基础之一,为了与现代药业生产相适应,本书按照“逐步完善”的思路,由简到难地对一些常用电子电路(包括分立元件电路、集成电路、数字电路)做了一般性介绍。本书在最后增加了传感器和自动控制的基本知识。

本教材建议讲授68学时,实施过程中可根据学生的具体情况和专业的不同需要做适当增减。书后的实验,可根据具体的教学设施和专业的需要,自行选择或自行设计实验内容。本书在每章后均给出了一定数量的习题,其计算部分的答案集中附于书后。

由于编者能力有限,书中难免有错误和不足之处,殷切期望广大读者,特别是使用本书的教师和同学提出宝贵意见,以便今后修订时提高。

编　者

2004年7月

目　　录

第1章 流体力学

学习目标

1. 了解静止流体内部的压强、液体的表面现象、毛细现象、黏滞性和雷诺数

2. 理解液体的表面张力、表面张力系数、表面活性物质及斯托克斯定律

3. 掌握流体的连续性原理、伯努利方程及其应用、牛顿黏滞性定律

固体、液体和气体是物质存在的三种状态。液体和气体没有固定的形状,只要受到很小力的作用,各部分之间很容易发生相对运动,这种特性称为流动性。由于液体和气体都具有流动性,所以统称为**流体**。物理学中,研究流体运动规律的学科称为**流体力学**。

流体力学在工程技术和科学实验等方面都有广泛的应用,对于药学类专业,如药物合成和生产过程中,大量涉及有关流体的知识,如压缩空气、洁净空气、注射用水和液体药品原料的输送、测量和控制等。学习和掌握流体力学的基本知识将为学习药学知识打下基础。本章主要学习静止流体的力学性质和流动流体运动的基本规律。

第1节 液体的表面现象

一、静止流体内部的压强

由于流体受重力的作用,所以流体内部有压强存在。静止流体内部,产生的压强与哪些因素有关呢?如图1-1所示的液体,假设液体的密度为ρ,液柱截面积为S,液柱的深度为h,液柱上方压强为P_1,液柱深h处的压强为P_2,液柱深h处面积S上沿垂直方向的平衡条件为

$$P_2S=P_1S+\rho ghS$$

即

$$P_2 = P_1 + \rho gh \tag{1.1}$$

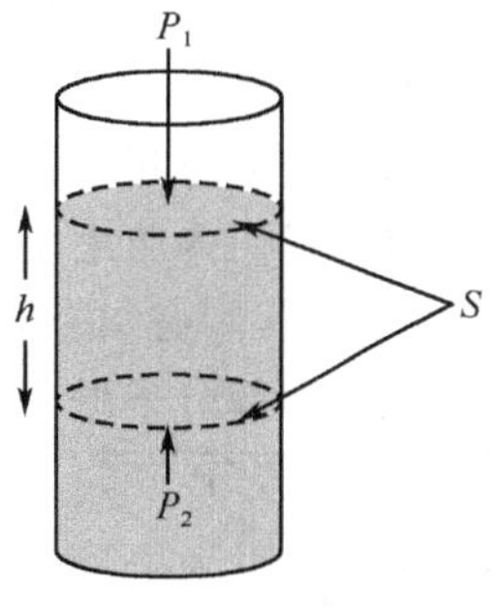

图1-1 静止流体的压强

式(1.1)给出了静止流体内部的压强。静止流体内部的压强具有以下几个特点。

(1) 液体除了对容器底部产生压强外,还对侧壁产生压强。

(2) 在液体内部同一深度各个方向的压强都相等。

(3) 液体压强的大小只与液体的种类(密度ρ)和深度h有关,而与液体的质量、体积无关。

(4) 密闭容器内的液体能把它受到的压强按原来的大小向各个方向传递。

1643年意大利的物理学家托里拆利用他发明的水银气压计测量了大气压。如图1-2所示,

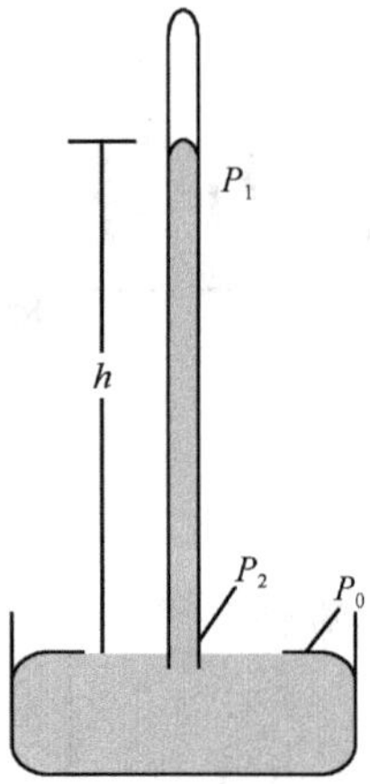

图 1-2 测量大气压

先将一端封闭的、长约 1m 的玻璃管充满水银，然后倒放于盛水银的槽中，管内水银面下降到一定程度即停止，留下的空间除水银蒸气外没有其他气体，在常温下水银蒸气压可忽略。测量得水银柱高 76cm，通过计算可得大气压为

$$P_0 = P_2 = P_1 + \rho gh = \rho gh$$
$$= 1.36\times10^4\times9.80\times0.76 = 1.013\times10^5\text{Pa}$$

这就是我们通常所说的一个标准大气压的大小。

例 1-1 跳水运动员从水下 1m 沉到 3m 深处，他受到的水对他的压强增加了多少？

解：运动员沉到 3m 深处水对他的压强减去 1m 处的压强，就是水对他增加的压强。

$$\Delta P = P_2 - P_1 = (P_0 + \rho gh_2) - (P_0 + \rho gh_1) = \rho g(h_2 - h_1)$$
$$= 1.0\times10^3\times9.8\times(3-1) = 1.96\times10^4\text{Pa}$$

二、液体的表面张力

在雨天，我们发现荷叶上的小水滴呈球形，清晨的露珠也是球形的，为什么呢？我们用一个简化的模型来分析产生这种现象的原因。

设分子间的有效作用距离为 r_e（r_e 大约为 10^{-10}m），当分子间距大于 10^{-9}m 时，就可以忽略它们间的相互作用。

在图 1-3 中，在液体内部以分子 A 为中心、以 r_e 为半径的球面内的所有其他分子对 A 分子有分子力的作用，由于对称性，其分子力的合力为零。但是对于液体表面的分子情况就不同了，对于表面的分子 B，以 B 为中心、以 r_e 为半径的球体的一部分落在了液面外侧，空气分子对 B 分子的作用可忽略不计，于是 B 受到一个垂直于液面并指向液体内部的合外力的作用。可以看出，所有位于表面层中的分子都将受到一个指向液体内部的作用力，尽管作用力的大小可能不同。

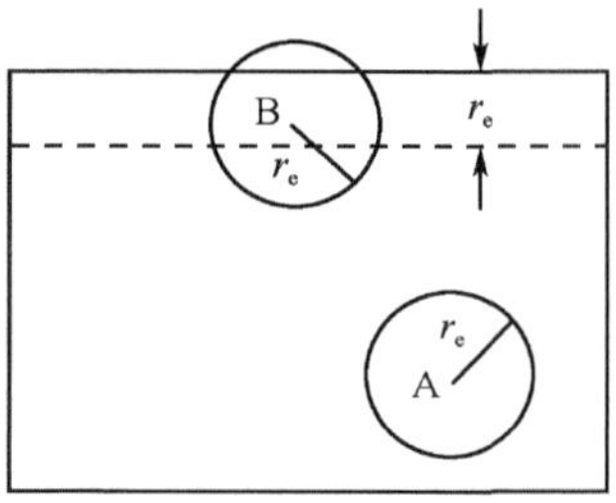

图 1-3 表面张力的形成

由上面的分析可知，处在表面层中的分子都有向液体内部靠拢的趋势，宏观上表现为液体表面有尽量向内收缩至表面积最小的趋势，犹如张紧了的弹性薄膜。如果液体内部的分子试图到达表面层，则必须克服上述指向液体内部的其他分子引力做功，使表面层的分子的势能总是大于液体内部分子的势能，我们将液体表面层的分子比液体内部分子多出势能的总和称为**表面能**，用 E 表示。从力的角度看，在液体表面层内形成了一种向内收缩的力，这种力称为**表面张力**。表面张力的存在，使得液体尽量减小它的表面积而使表面能最小。

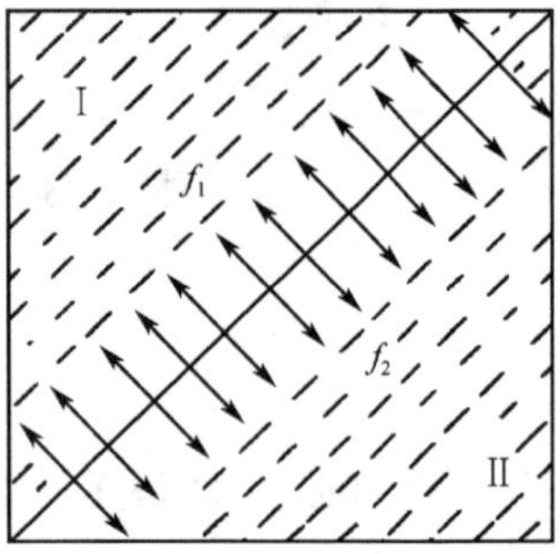

图 1-4 表面张力

在液面上任取长为 l 的一段假想的线段，把液面分割为两部分，如图 1-4 所示，实验发现，表面张力的方向处处与液面相切，与分界线垂直，其大小与液面分界线的长度成正比，即

$$f = \alpha l \qquad (1.2)$$

$$\alpha = \frac{f}{l} \qquad (1.3)$$

式中，α 为液体的**表面张力系数**，它表示单位长度直线两侧液面的

拉力。在 SI 中，表面张力系数的单位是 $N \cdot m^{-1}$。

表面张力系数也可从做功的角度定义。如图 1-5 所示，取一个 U 形金属框，在上面放一个细金属丝 AB，AB 的左侧张满液膜，设金属框的宽度为 l，则维持 AB 静止的力 f 必须与表面张力的大小相等且方向相反，由于液膜有两个表面，所以

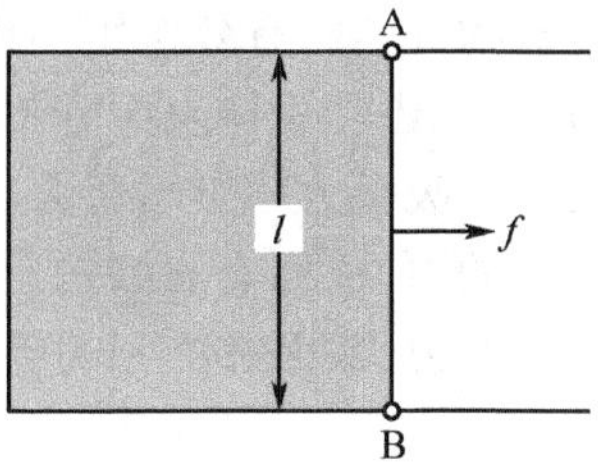

图 1-5 液膜的表面张力

$$f = 2\alpha l$$

设想在 f 的作用下，AB 缓慢地向右移动一个微小距离 Δx，则外力做的功为

$$\Delta A = f\Delta x = 2\alpha l\Delta x = \alpha\Delta S$$

式中，ΔS 为液膜表面积的增量。由上式可以看出，表面张力系数等于增大液体单位表面积时，外力所需做的功，即

$$\alpha = \frac{\Delta A}{\Delta S} \tag{1.4a}$$

由于外力所做的功完全用于克服表面张力而增大液膜的表面能 E，所以表面张力系数也可以写作

$$\alpha = \frac{\Delta E}{\Delta S} \tag{1.4b}$$

式(1.4b)说明，表面张力系数等于增大液体单位表面积时所增加的表面能(表面层内分子间的相互作用势能)。

实验表明，表面张力系数与温度关系密切，α 的值随着温度的升高而减小，表 1-1 给出了几种液体的表面张力系数。另外，同种液体在与不同物质接触时表现出不同的 α 值。例如，20℃时，在与苯为界时，水的表面张力系数为 $33.6\times10^{-3}\,N \cdot m^{-1}$；与醚为界时，水的表面张力系数则为 $12.2\times10^{-3}\,N \cdot m^{-1}$。

表 1-1 液体的表面张力系数 α

物质	t/℃	$\alpha/(10^{-3}\,N \cdot m^{-1})$	物质	t/℃	$\alpha/(10^{-3}\,N \cdot m^{-1})$
水	20	72.8	乙醇	20	22.0
丙酮	20	23.7	氯仿	20	27.1
乙醇	20	22.8	苯	20	28.8
甲醇	20	22.6	甘油	20	63.4

三、润湿现象和不润湿现象

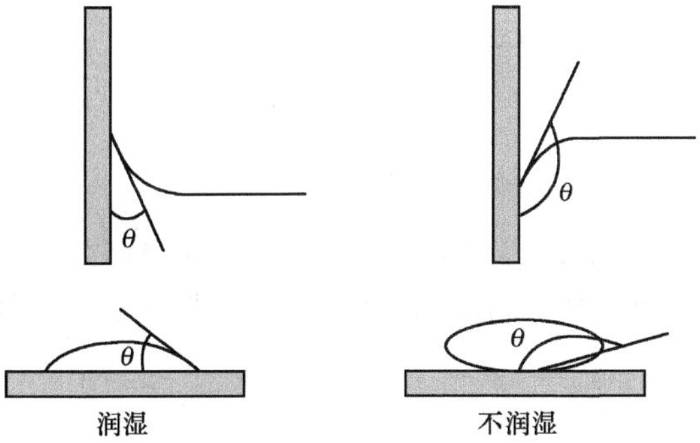

图 1-6 接触角

由于表面张力的存在，一个微小的液滴单独存在时它总是呈球形的，但是当液体和固体接触时却可能表现出不同的表面现象。例如，玻璃板上的小水银滴呈球形，如果在无油脂的玻璃板上放一滴水，水滴会附着在玻璃板上，如图 1-6 所示。在液体与固体相接触处，分别作液面和固体表面的切面，这两个切面间的夹角 θ 叫做接触角，当 θ 为锐角时，称液体润湿固体，这种现象称为**润湿现象**，$\theta = 0$ 产生完全润湿。当 θ 为钝角时，称液体不润湿固体，这种现象称为**不润湿现

象。$\theta=\pi$ 时产生完全不润湿。产生润湿现象和不润湿现象的原因是什么？我们将液体与固体接触的分子间有效作用距离为 r_e 的薄层叫做附着层。附着层的分子不仅受到液体分子的作用力，而且还受固体表面分子的作用力，同种物质分子之间的吸引力叫做**内聚力**，不同种物质分子之间的吸引力叫做**附着力**。当内聚力大于附着力时，接触面附近的液体分子受到一个指向液体内部的力，液面有收缩的趋势，从而使液体不能润湿固体。反之，附着层的液体分子将受到指向固体的力，液面有扩张的趋势，从而使液体润湿固体。

表面活性物质

在一定温度下，液体的表面张力系数是一定的。例如，20℃时，水的表面张力系数为 $72.75\text{N}\cdot\text{m}^{-1}$，苯的表面张力系数为 $28.88\text{N}\cdot\text{m}^{-1}$。在纯净液体中加入少量溶质，可以使液体的表面张力系数发生很大的变化。我们将能够减小液体表面张力系数的物质，叫做表面活性物质（也称表面活性剂）。水的表面活性物质有胆盐、磷脂酰胆碱、肥皂等。另外一类物质能够增大液体表面张力系数，叫做表面非活性物质。水的表面非活性物质常见的有氧化钠、糖类、淀粉等。

固体表面也具有使表面能减到最小的趋势，使固体表面吸上一层表面活性物质分子。气体分子或液体分子附着在固体表面的现象叫做吸附。固体的吸附能力与它的表面积成正比，但随温度的增加而减弱。固体表面对被吸附分子的吸力是很大的。例如，吸附在玻璃表面的水蒸气分子，要将它们完全除去就要在真空中加热至400℃。多孔性和粉状物质的表面面积大，吸附能力强，在医药上常利用粉状的白陶土或活性炭来吸附胃肠道中的细菌、色素以及食物分解出来的毒素等。活性炭吸附的气体体积往往是它本身体积的几百倍。在药物制剂中，表面活性剂具有增溶、乳化、润湿、去污、杀菌、消泡、起泡等用途。

知识链接

四、球形液面内、外的压强差

由于液体表面张力的作用，使液滴表面以及液体与固体相接触的液面都呈弯曲状，使液面内外侧压强不等，存在一定的压强差。为了简单起见，我们用半径为 R 的球形液滴来分析该压强差。

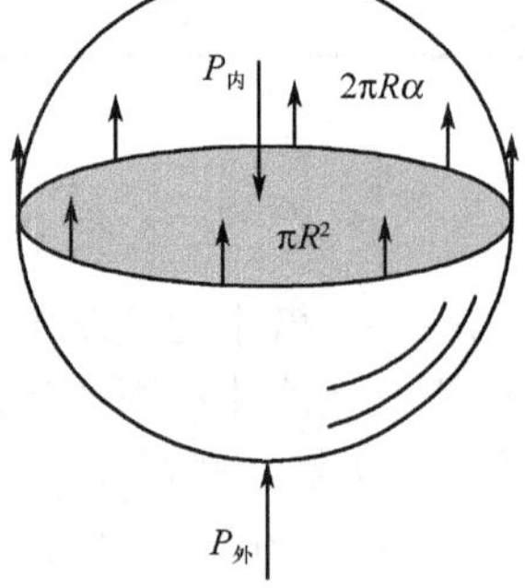

图 1-7 液滴内外的压强差

如图 1-7 所示，通过球心取任一轴线，并作垂直于此轴线的假想大圆把液滴分成两半，它们之间通过表面张力产生的相互拉力为 $2\pi R\alpha$。R 是球的半径。此拉力为液滴内、外的压强差所平衡。内压力作用在半球的大圆面上，数值等于 $P_内\pi R^2$。故半球的平衡条件为

$$(P_内 - P_外)\pi R^2 = 2\pi R\alpha$$

即

$$\Delta P = (P_内 - P_外) = \frac{2\alpha}{R} \tag{1.5}$$

式(1.5)表示，球形液面内、外的压强差与液体的表面张力系数成正比，与球面半径成反比。式(1.5)适用于凸液面，对于凹液面，液体内部压强小于液体外部压强，ΔP 是负值，即

$$\Delta P = -\frac{2\alpha}{R} \tag{1.6}$$

拓展提高

肺泡中的压强

肺由肺支气管柱、肺泡和肺间质三者构成。肺的主要功能是与外界进行气体交换，吸入氧气，排出二氧化碳。人体的肺位于胸腔内，由 3 亿～4 亿个大小不同的肺泡组成，其平均半径约为 0.05mm，肺泡内壁附着一层黏性组织液，与肺泡内气体形成液、气分界面。由于表面张力的作用，肺泡表面内、外有附加压强（由表面张力产生），其大小与液体界面的表面张力系数成正比，与肺泡的半径成反比。

实验表明，人体肺泡表面黏液产生的附加压强大约为 2000Pa，即肺泡内的气压比肺泡外胸腔内压高 2000Pa。在呼吸过程中，要使气体进出肺泡，必须使肺泡内压强与外界气体压强有一定的压强差，以保证气体交换的进行。

生活探秘

婴儿出生时为什么要啼哭

肺的主要功能是与外界进行气体交换，在胸腔负压的环境下，人只靠膈肌下降和肋骨的抬高来增大胸腔的容积，减小胸膜腔内压是无法将气体吸入肺泡中的。人之所以能完成正常的呼吸，是借助于肺泡内壁中一种特殊细胞，它能分泌表面活性物质，使得肺泡内壁液层的表面张力下降很多，减小了肺泡的附加压强，从而使得呼吸可以正常进行。

妇女在生产时，胎儿的肺泡为黏液所覆盖，附加压强使肺泡完全闭合，尽管婴儿的肺泡壁也分泌表面活性物质，减小了附加压强，但仍无法顺利地将气体吸入肺泡。因此，需要借助大声啼哭的力量使肺泡张开，从而开始正常的呼吸。

五、毛细现象

将内径很小的玻璃管插入水中，管中的液面会升高，若插入到水银中，管中的液面却下降，这种管子内、外液面不等高的现象叫做**毛细现象**，能产生毛细现象的管子称为**毛细管**。毛细现象是由液体的表面张力引起的，而管中液面的升降则取决于液体与管壁的接触角。

图 1-8 为润湿液体的毛细现象。设毛细管的截面为圆形，半径为 r，管内液面近似成半径为 R 的球面一部分。根据式(1.6)，图 1-8 中 A 点的压强与液面外的差值为

$$P_A - P_0 = -\frac{2\alpha}{R}$$

图 1-8 中 B 点与管外液面上任一点 C 处在相同的高度，它们的压强都等于大气压强 P_0，即

$$P_B = P_C = P_0$$

因为 A 点与 B 点的高度差为 h，所以 B 点与 A 点的压强差为

$$P_B - P_A = \rho gh$$

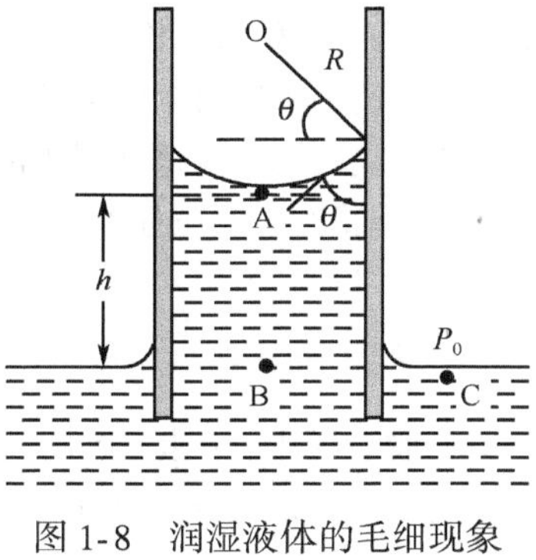

图 1-8 润湿液体的毛细现象

由以上三式可得

$$h = \frac{2\alpha}{\rho gR}$$

由图 1-8 可知，

$$R = \frac{r}{\cos\theta}$$

代入上式，可将毛细管中液面上升的高度表示成

$$h = \frac{2\alpha\cos\theta}{\rho gr} \tag{1.7}$$

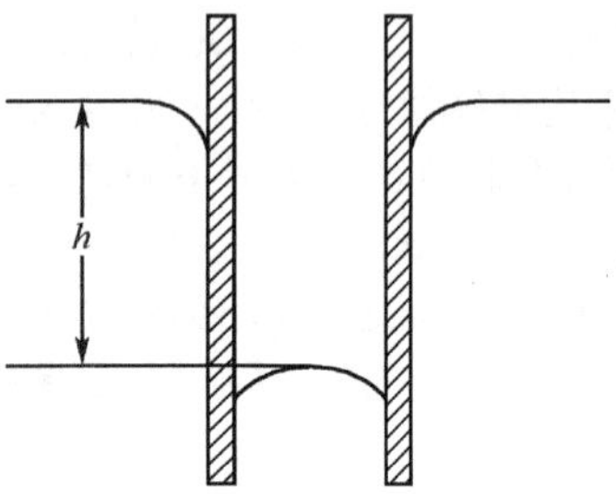

图 1-9　不润湿液体的毛细现象

在液体不润湿管壁的情况下，见图 1-9，毛细管内、外液面的高度差仍能用式(1.7)表示，这时接触角为钝角，h 为负值，表示管内的液面比管外的低，即液面下降的高度。

例 1-2　将半径为 0.3mm 的清洁玻璃管插入血液中(37℃)，血液在毛细管中上升的高度为 32.3mm，试求人血液的表面张力系数(已知人血液的密度为 1.054×10^3 kg·m^{-3})。

解：血液在毛细管中上升，说明血液润湿管壁，由 $h = \dfrac{2\alpha}{\rho gR}$ 得

$$\alpha = 0.5\rho gRh = 0.5\times1.054\times10^3\times9.8\times0.3\times10^{-3}\times32.3\times10^{-3}$$
$$=5\times10^{-2}\ \text{N}\cdot\text{m}^{-1}$$

第 2 节　理想流体的稳定流动

一、理 想 流 体

由于流体具有流动性，它只要受到很小外力的作用，就可以引起内部各流体层之间的相对运动(流动)。例如，液体在管道中流动时，在管的轴心处的流速最大，愈靠近管壁流速就愈小，与管壁接触处的流体流速为零。这是由于流体流动时，速度不同的各流体层之间有内摩擦力的存在，因而阻止各流体层之间作相对运动。这种现象，就是流体具有黏滞性的表现。液体的黏滞性比气体大。一般来说，流体是可以压缩的，当压强改变时，它的体积也要发生变化，因而密度也随着变化。

实际液体具有黏滞性和可压缩性。为了使问题简化，我们引入理想流体的物理模型，把绝对不可压缩，完全没有黏性的流体就叫做**理想流体**。实际生活中的很多流体非常接近理想流体，如水和乙醇等，一般情况下，它们的黏性是很小的。研究黏性很小的流体在较小范围内流动时，其黏性可以忽略不计。对液体来说，其压缩性是很小的，在压强不是很大的情况下也是可以忽略不计的。因此，水和乙醇一般可看作理想流体。气体的可压缩性非常显著，在压强增大的情况下，体积要缩小。但当气体处于可以自由流动的状态而不是局限在密闭的容器中时，只要有很小的压强差存在，就能使气体很快运动。而这样很小的压强差，所引起的气体体积变化和密度变化都很小。所以在研究气体的运动时，只要压强差不大，就可以把气体看成是不可压缩的。

二、稳 定 流 动

一般情况下，流体流动时，流体粒子不但在同一时刻，空间各点的速度不同，而且不同时刻在空间同一点的流速也不同，即流体的流速随空间和时间变化而变化。这样的流动状态是比较复杂的。我们主要讨论的是**稳定流动**，即流体在流动的过程中，空间每一点的流速都不随时间变化，流体的这种流动也叫做定常流动。

在药物生产过程中，常用管道输送流体原料，设备在正常工作时，管道内各点的速度基本不变，我们可以将其视为稳定流动。为了形象地描绘每一瞬时流体空间各质点的流速分布情况，现在引进流线的概念。在沿着流体流动的方向上画出一系列曲线，使曲线上任一点的切线方向和该点流速的方向一致，我们将这些人为画出的曲线称为**流线**。在稳定流动时，流体微粒运动的轨迹线就是流线，如图 1-10(a)所示。很显然，流线不能相交，这是因为如果两条流线相交，就意味着在交点处，流体有两个流速，这和稳定流动的前提相矛盾。图 1-10(b)、(c)、(d)分别表

示流体通过圆柱体、薄板和流线型物体附近时形成的流线。

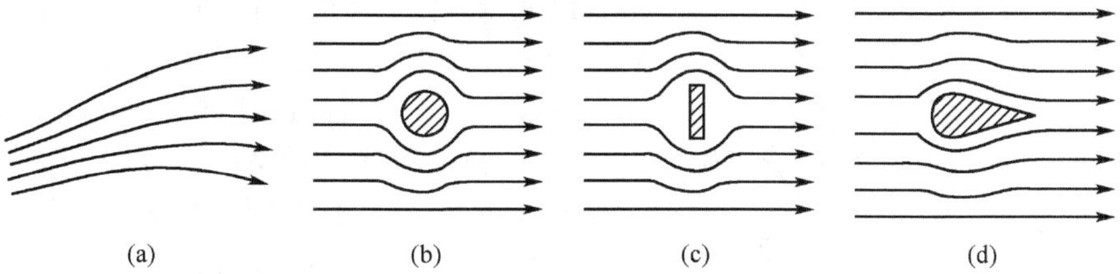

图 1-10　稳定流动时的流线

(a)流体作稳定流动;(b)、(c)、(d)流体绕过各种障碍物时的流线

在流体流动时,标出一个与流体的流动方向相垂直的面积 ΔS(图 1-11),通过该面积周界上的各点引出流线,这些流线所包围成的管状区域称为**流管**。流体作稳定流动时,每一点的流速都不变,流速方向都与通过各点的流线相切,所以管外流体不能流入管内,管内流体不能流出管外。只要对某一流管中流体的运动状态进行研究,就可以知道全部流体的运动规律。流体在管道内作稳定流动时,管道内壁可视作一个流管。下面我们所研究的是理想流体在某一流管中做稳定流动的情况。

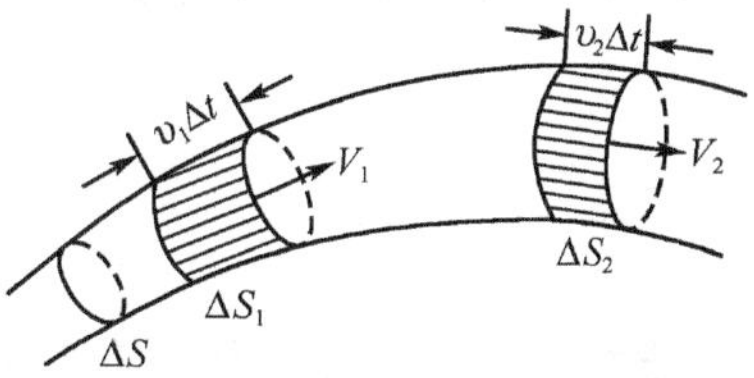

图 1-11　流管

三、流体的连续性原理

如图 1-11 所示,在流管中任取两个与流体流动方向垂直的截面 S_1 和 S_2,在两个截面处的流速分别为 $\boldsymbol{v}_1$和 $\boldsymbol{v}_2$。对于理想流体,在 Δt 时间内,流过这两个截面的流体的体积应该相等,所以

$$S_1 \boldsymbol{v}_1 \Delta t = S_2 \boldsymbol{v}_2 \Delta t$$

即

$$\boldsymbol{v}_1 S_1 = \boldsymbol{v}_2 S_2 \tag{1.8}$$

或

$$\frac{\boldsymbol{v}_1}{\boldsymbol{v}_2} = \frac{S_2}{S_1} \tag{1.9}$$

式(1.9)表明,理想流体作稳定流动时(不加压),流管截面面积大的地方流速小,截面面积小的地方流速大,即流管内流体的流速与流管该处的截面面积成反比。这种关系叫做**流体的连续性原理**,也被称为**连续性方程**。

生产实践中,通常把单位时间通过管道任一截面流体的体积叫做**体积流量**,用 Q 表示,单位是 $m^3 \cdot s^{-1}$。显然

$$Q_1 = \boldsymbol{v}_1 S_1 = \boldsymbol{v}_2 S_2 = Q_2 \tag{1.10}$$

把单位时间通过管道任一截面流体的重量叫做**重量流量**,用 G 表示,单位是 $N \cdot s^{-1}$。

$$G_1 = r\,Q_1 = r\,Q_2 = G_2 \tag{1.11}$$

式中,$r=\rho g$ 为流体的重度,即单位体积流体的重量,单位为 $N \cdot m^{-1}$,这是流量方程的另一种表示形式。

第 3 节　伯努利方程

理想流体在流管中稳定流动时,各处的流速、高度和压强三者之间存在着一定的量值关系,

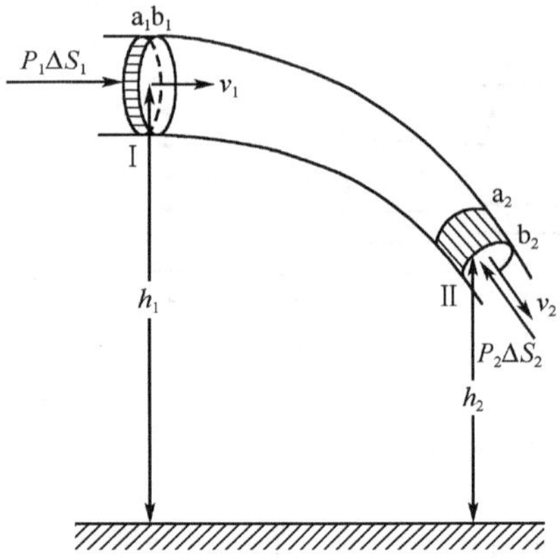

图 1-12　伯努利方程推导用图

我们在此利用功能原理来进行分析。

图 1-12 表示一段流体由左上方向右下方流动，它原先在 a_1b_1 位置，经过很短时间 Δt 后流到 a_2b_2 位置。对于稳定流动来说，当液体由 a_1b_1 位置经过时间 Δt 流到 a_2b_2 位置后，其中 b_1a_2 段的动能和势能是不改变的。因此，就能量的变化来说，可以看作原先在 a_1b_1 处（位置 I）的小流块在时间 Δt 内移到了 a_2b_2（位置 II）。所以我们研究小流块的移动。

设位置 I 处流体的压强为 P_1，截面面积为 ΔS_1，流速为 v_1，高度为 h_1；位置 II 处流体的压强为 P_2，截面面积为 ΔS_2，流速为 v_2，高度为 h_2。设小流块的质量为 m，它在位置 I 处的机械能为 E_1，在位置 II 处的机械能为 E_2，则

$$E_1 = mgh_1 + \frac{1}{2}mv_1^2$$

$$E_2 = mgh_2 + \frac{1}{2}mv_2^2$$

理想流体在流动时没有黏滞性，因而无能量损耗。

根据功能原理，小流块机械能的改变量应等于外力对它所做的功，$E_2 - E_1 = W$，即

$$\left(mgh_2 + \frac{1}{2}mv_2^2\right) - \left(mgh_1 + \frac{1}{2}mv_1^2\right) = W \tag{1.12}$$

小流块所受的重力是它和地球这一系统的内力，因此，小流块所受的外力只有四周流体对它的作用力，但因流管外流体对小流块的压力与其运动方向是垂直的，因此该压力不做功。所以对小流块做功的外力，仅有它后面与前面的作用力，即压力 $P_1\Delta S_1$ 和 $P_2\Delta S_2$，并且 $P_1\Delta S_1$ 对小流块做正功，$P_2\Delta S_2$ 对小流块做负功，而外力的功应是这两部分功的代数和。即

$$W = P_1\Delta S_1 v_1\Delta t - P_2\Delta S_2 v_2\Delta t$$

根据流体的连续性原理，对于不可压缩的流体，在 Δt 时间内流过截面 ΔS_1 和 ΔS_2 的流体体积应该相等，即 $\Delta S_1 v_1\Delta t = \Delta S_2 v_2\Delta t = \Delta V$，上式可写成

$$W = (P_1 - P_2)\Delta V$$

代入式（1.12）得

$$\left(mgh_2 + \frac{1}{2}mv_2^2\right) - \left(mgh_1 + \frac{1}{2}mv_1^2\right) = (P_1 - P_2)\Delta V$$

用 ρ 表示流体密度，等式两边同除以流体体积 ΔV（$\Delta V = \frac{m}{\rho}$），并移项，得

$$\frac{1}{2}\rho v_1^2 + \rho gh_1 + P_1 = \frac{1}{2}\rho v_2{}^2 + \rho gh_2 + P_2 \tag{1.13}$$

式（1.13）就是**伯努利方程**，1738 年由瑞士物理学家丹尼耳·伯努利首先提出，它是理想流体稳定流动时的基本方程。它表明，理想流体作稳定流动时，在同一流管中任何两截面处，单位体积流体的动能、重力势能和该处压强的总和都是相等的。

式（1.13）也可写成

$$\frac{1}{2}\rho v^2 + \rho gh + P = \text{恒量} \tag{1.14}$$

从推导过程中可知，伯努利方程适用的条件：①理想流体的稳定流动。②只适用于同一个细流管。但在输送流体时，如果忽略流体各物理量在管道横截面上的变化，可以将管道看成细

流管,方程仍是适用的。③对于流动的气体,在不受压缩的情况下,也是适用的。

将式(1.14)中各项除以流体的重度 $\gamma=\rho g$,就得到伯努利方程的另一种表示式,即

$$\frac{v^2}{2g}+h+\frac{P}{\gamma}=\text{恒量} \qquad (1.15)$$

这是医药化工中常采用的一种表示式。

例 1-3　设在流管中水的流量为 $0.12\text{m}^3\cdot\text{s}^{-1}$,A 截面的压强为 $2\times10^5\text{N}\cdot\text{m}^{-2}$,截面面积为 100cm^2,B 截面的截面面积为 60cm^2,A、B 两截面的高度差为 2m,假设水的内摩擦力不计,求 A、B 两截面的流速和 B 点的压强。

解:根据连续性方程可知

$$v_A=\frac{Q}{S_A}=\frac{0.12}{100\times10^{-4}}=12\text{m}\cdot\text{s}^{-1}$$

$$v_B=\frac{Q}{S_B}=\frac{0.12}{60\times10^{-4}}=20\text{m}\cdot\text{s}^{-1}$$

又根据伯努利方程,可得

$$P_B=\frac{1}{2}\rho v_A^2-\frac{1}{2}\rho v_B^2-\rho g h_B+P_A$$

$$=\frac{1}{2}\times1000\times12^2-\frac{1}{2}\times1000\times20^2-1000\times9.8\times2+2\times10^5$$

$$=5.24\times10^4\text{N}\cdot\text{m}^{-2}$$

生活探秘

空吸作用与喷雾器

图 1-13 所示为一水平管,流体由 A 向 B 流动。由流体的连续性方程可知,某处流体的流速与该处流管截面面积的乘积为一恒量。由于 A、B 两处的横截面面积远大于 C 处,因此 C 处的流速一定也远大于 A、B 两处。根据伯努利方程可知,在水平流管中,流速小处压强大,流速大处压强小。增加管中流体的流量,可以使 C 处的流速大大增加,从而使 C 处的压强大大低于大气压强,于是容器 D 中的流体因受大气压的作用被压入 C 处,从而被水平管的流体带走。这一作用叫做空吸作用。喷雾器、水流抽气机和各种射流真空泵,都是根据这个原理制造的。

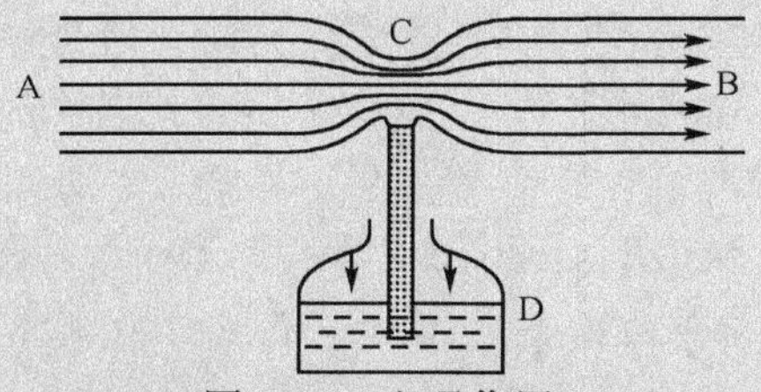

图 1-13　空吸作用

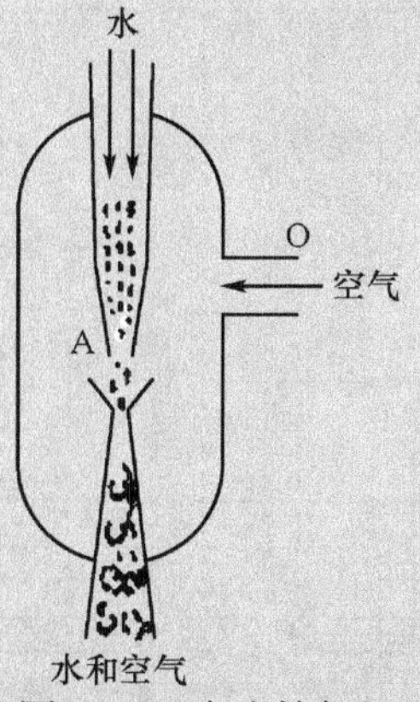

图 1-14　水流抽气机

图 1-14 为水流抽气机,当水从圆锥形管的细口 A 流出时,由于该处流速大,所以,A 处的压强远小于大气压强,因此能将空气从 O 管吸入,经下面的管子由水流将空气带走。O 管与被抽的容器连接,因此容器中的空气就逐渐被抽去。水流抽气机能把被抽容器减压到 1/10 标准大气压,常用于抽滤和减压蒸馏的操作。

拓展提高

汾丘里流量计

流体的流量可用汾丘里流量计来测量。其基本结构如图 1-15 所示，它是一段水平管，两端的截面与管道截面一样大，中间逐渐减小，以保证流体作稳定流动。设粗处 1 的截面面积为 S_1，流速为 v_1，压强为 P_1，细处 2 的截面面积为 S_2，流速为 v_2，压强为 P_2。由于管子是水平放置的，所以

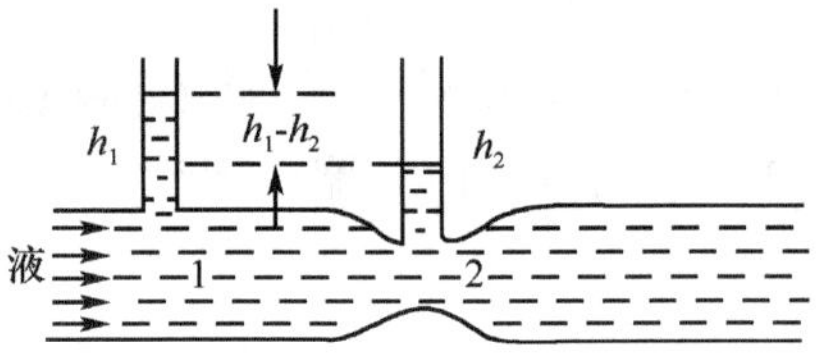

图 1-15　汾丘里流量计

$$\frac{1}{2}\rho v_1{}^2+P_1=\frac{1}{2}\rho v_2{}^2+P_2$$

因为 $S_1>S_2$，故 $v_2>v_1$，由上式可知 $P_1>P_2$。将上式写成

$$v_2^2-v_1^2=\frac{2(P_1-P_2)}{\rho}$$

由连续性方程得 $v_2=v_1\frac{S_1}{S_2}$，代入上式得

$$v_1=\frac{S_2\sqrt{2(P_1-P_2)}}{\sqrt{\rho(S_1^2-S_2^2)}}$$

式中，压强差 $P_1-P_2=\rho g(h_1-h_2)=\rho gh$，h 是作为压强计的两竖直管中液柱的高度差。代入上式，得 1 处的流速

$$v_1=S_2\sqrt{\frac{2gh}{S_1^2-S_2^2}} \qquad (1.16)$$

因此，液体的流量

$$Q = S_1v_1 = S_1S_2\sqrt{\frac{2gh}{S_1^2 - S_2^2}} \qquad (1.17)$$

因为以上两式中截面面积 S_1、S_2 为已知，所以测出直管中液体的高度差 h，即可算出管道中液体的流速 v_1 和流量 Q。

对于气体的流速和流量，也可用汾丘里流量计来测定，压强差系采用 U 形管压强计测量，装置情况如图 1-16 所示。

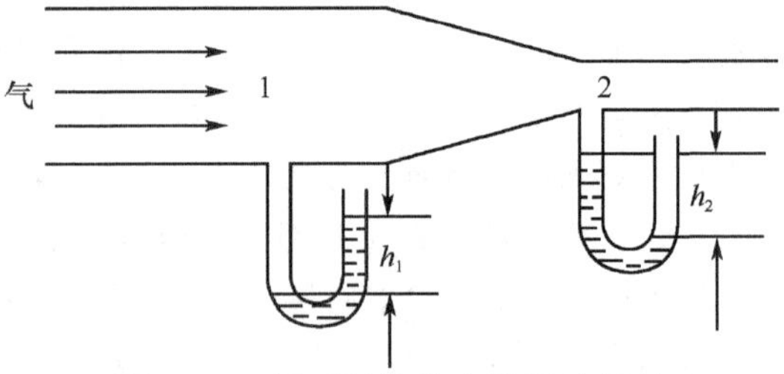

图 1-16　用于气体的文汾里流量计

皮　托　管

如图 1-17 所示，在截面面积相同的管道中有液体自左向右流动，放入两个开有小孔并弯成 L 形的细管 L_1 和 L_2。管 L_1 的前端封闭，小孔 A_1 开在管的侧面；管 L_2 的小孔 A_2 开在管的前端，迎着液流方向。由于 L_1 的小孔位于管的侧面，液体平行于小孔流过；而 L_2 的小孔面对液流，液体在进入管内时受阻，故小孔 A_2 前的流速 $v_2=0$。用 P_1、P_2 分别表示小孔 A_1、A_2 处的压强，v_1 表示小孔 A_1 侧旁的流速（也就是管道中液体的流速），由于小孔 A_1、A_2 基本处于同一水平线上，根据伯努利方程，得

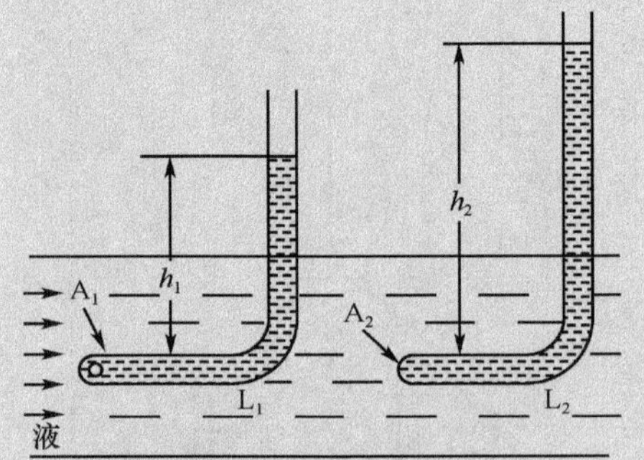

图 1-17　推导流速用图

$$\frac{1}{2}\rho v_1^2+P_1=P_2$$

因为 $P_2>P_1$，故管 L_2 内液柱的高度 h_2 大于管 L_1 内液柱的高度 h_1。由上式得

$$\frac{1}{2}\rho v_1^2=P_2-P_1=\rho g\ (h_2-h_1)$$

所以管道中液体的流速

$$v_1 = \sqrt{2g(h_2 - h_1)} \tag{1.18}$$

因此，测定液柱的高度差，便可求出液体的流速。

我们将 L_1 和 L_2 这两管的组合体叫做皮托管。实际上皮托管是把动压管与静压管组装成一个 U 形管，如图 1-18 所示。

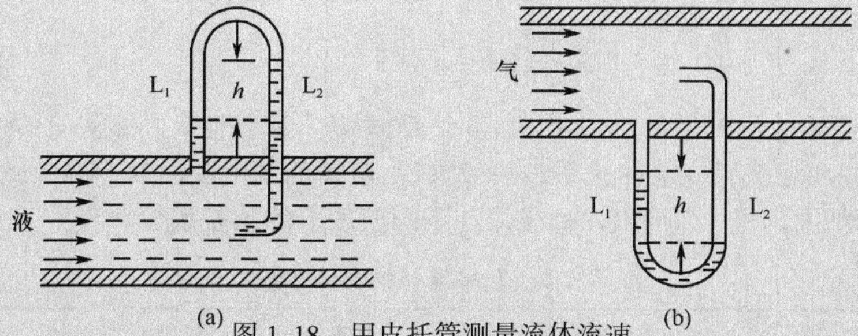

图 1-18　用皮托管测量流体流速

(a)液体流速计；(b)气体流速计

知识链接

第 4 节　黏滞性流体的流动

一、牛顿黏滞性定律

流体在流动时，有些流体比另一些气体流动慢。例如，糖浆或甘油比水流动慢。这是因为糖浆或甘油在流动时，其内部的阻力阻碍了糖浆或甘油的流动，我们将阻碍液体流动的内部阻力称为内摩擦力。由于流体流动有内摩擦力，相邻两流体层有相互牵制的性质，流体的这种性质叫做**黏滞性**。

我们再考察相距为 y 的两块平行板之间的流体。如图 1-19 所示，如果对上板施加一个水平力 f 使它移动，不久后以恒定速度 $\boldsymbol{v}$ 作匀速直线运动。黏附在上板的流体层随着平板一起以速度 $\boldsymbol{v}$ 作匀速直线运动，黏附在下板上的流体层仍然保持静止，因此，沿 y 方向流体的速度在逐渐增大。沿 y 方向单位距离的流体层之间的速度差，叫做速度梯度。在图 1-20 中，相距为 $\mathrm{d}y$，速度差为 $\mathrm{d}\boldsymbol{v}$ 的两流体层的速度梯度为 $\frac{\mathrm{d}\boldsymbol{v}}{\mathrm{d}y}$。

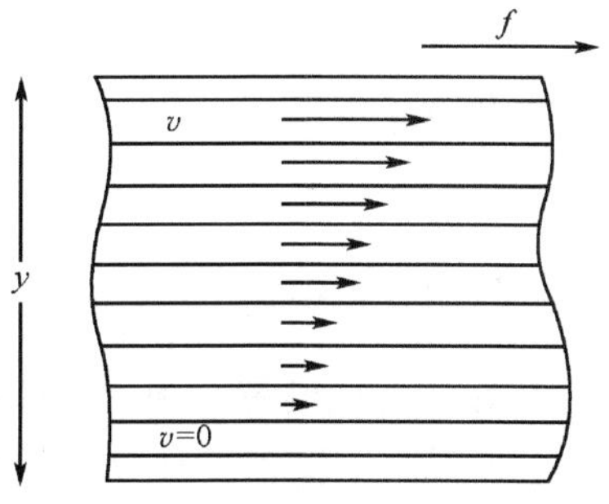

图 1-19　流体的黏滞性

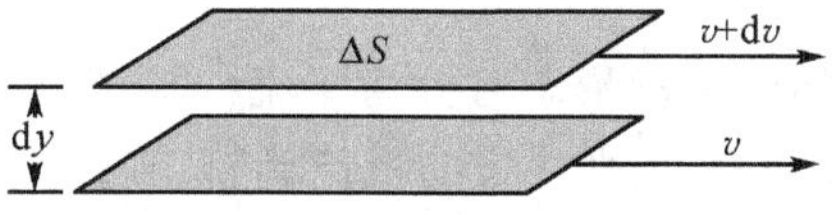

图 1-20　流体的黏滞系数

实验证明，速度梯度和单位面积受力之间成正比。

$$\frac{f}{S} \propto \frac{v}{y}$$

引入比例系数，我们得到

$$f = \eta \frac{v}{y} S \tag{1.19}$$

式(1.19)叫做**牛顿黏滞性定律**，是牛顿首先发现的。式中，比例系数 η 叫做**黏滞系数**，也叫做**黏度**。将式(1.19)写成普遍式为

$$f = \eta \frac{\mathrm{d}v}{\mathrm{d}y} S \tag{1.20}$$

在 SI 中，黏滞系数的单位是 Pa · s。黏度是反映流体黏滞性大小的一个物理量，主要取决于流体的性质，并和温度有一定的关系。一般来说，液体的黏度随温度升高而减小，气体的黏度随温度的升高而增大。表 1-2 给出几种流体在不同温度下的黏滞系数。

表 1-2 几种流体的黏滞系数

流体	温度/℃	η/(Pa · s)	流体	温度/℃	η/(Pa · s)
空气	20	180.8×10^{-7}	汞	20	15.7×10^{-4}
	100	217.5×10^{-7}		100	12.2×10^{-4}
氢	20	88×10^{-7}	乙醇	20	1.20×10^{-3}
氧	15	196×10^{-7}	蓖麻油	17.5	1.2250
水	0	179.2×10^{-5}	甘油	14.3	1.378
	20	100.5×10^{-5}		20.3	0.830
	100	28.4×10^{-5}		26.5	0.494

如果流体的黏度在一定温度下为一常数，并且遵从牛顿黏滞定律，我们称这种流体为牛顿流体，如水、乙醇、血清等。如果流体的黏度在一定温度下不是常数，也不遵从牛顿黏滞定律，这些流体称为非牛顿流体，如血液、胶体溶液等。

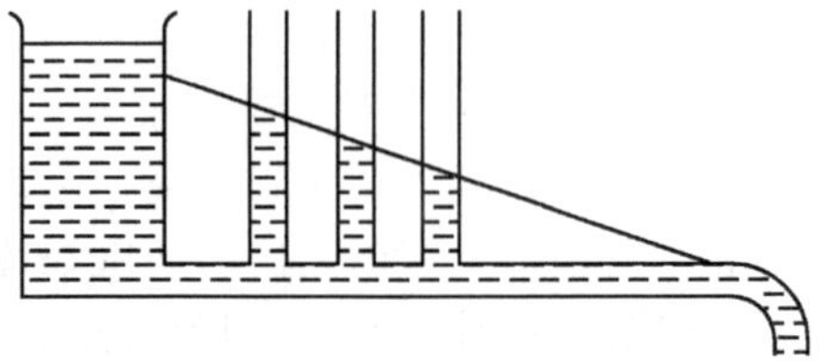

图 1-21 实际流体在均匀水平圆管中的流动

黏滞流体在流动时，由于存在黏滞性，流体要克服阻力做功，因此，伯努利方程就必须修正才能应用。

如图 1-21 所示，在水平管中装有竖直的细管作为压强计，从细管中流体上升的高度来测定各处的压强。实验表明，实际流体在水平管中流动时，沿流体流动方向各处的压强将逐渐减小。若单位体积的实际流体在流动过程中克服阻力做功所损失的能量为 W。这样实际流体的伯努利方程修正为

$$\frac{1}{2}\rho v_1^2 + \rho g h_1 + P_1 = \frac{1}{2}\rho v_2^2 + \rho g h_2 + P_2 + W \tag{1.21}$$

二、层流、湍流和雷诺数

流体的流动形态可分为层流(也称片流)和湍流两种。用图 1-22 的装置可观察液体的流动形态。A 是一水平放置的粗玻璃管，它的侧管与水龙头连接。A 管的一端被容器 D 的横管 C 插入，D 内装有色液体。当水的流速不大时[图 1-22(a)]，有色液体在 A 管中的细流稳定且呈一线状，始终保持与管的轴线平行，即分层流动，逐次向前推动，中间圆筒层流动快，远离中心层的流动慢，这样的流动形态叫做**层流**或**片流**。

当逐渐开大水龙头，当水的流速增加到一定值时，层流就被破坏，有色流体就逐渐散开[图 1-22(b)]，使水流全部染上颜色；水的流速再大时，还可能出现涡旋，发出声音，我们将这种外层流体挤入内层，形成涡旋发出声音的流动叫做**湍流**。

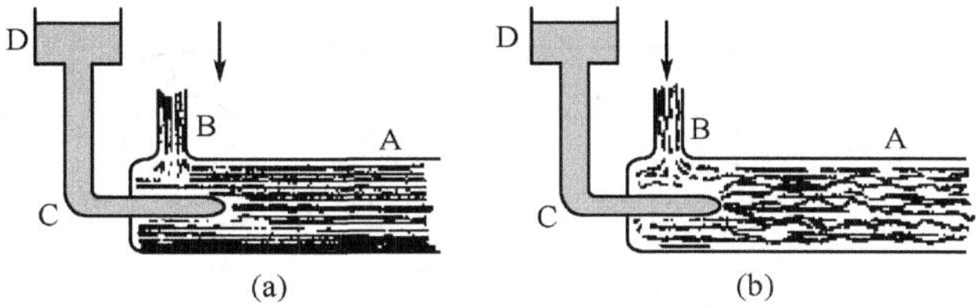

图 1-22　观察液体流动形态的装置

(a)层流；(b)湍流

1880 年前后，英国的实验流体力学家雷诺通过实验发现，由层流转变为湍流不仅与流体的平均速度 v 有关，而且还与流体密度 ρ 、管道半径 r 以及流体的黏滞系数 η 有关，即取决于

$$\mathrm{Re}=\frac{rv\rho}{\eta} \tag{1.22}$$

式中，Re 为无量纲的纯数，后人称之为**雷诺数**。对于流体在直圆管中流动，当 Re<1000 时，流体的流动形态是层流；当 Re>1500 时流体的流动形态是湍流。当 Re 为 1000～1500 时为过渡流，流态是不稳定的过渡流，如果是层流，稍加扰动，就会变成湍流。由层流向湍流过渡的雷诺数，叫做临界雷诺数。临界雷诺数往往不是一个明确的数，而是一个数值范围，可以由实验来确定。

心　音

成年人在静息时，主动脉血流一般是片流，但在剧烈运动时，则易出现湍流。片流是无声的，而湍流则伴随着噪声，此现象在医学上具有应用价值。例如，测量血压时，在听诊器中所听到的声音，是血液通过被挤压扁的血管时产生湍流所发出的。又如，血管出现栓塞时，血流也容易出现湍流。心脏在收缩时，瓣膜开启，向主动脉射血，血流速度较大，出现湍流发出声音，称心音。临床上可以用听诊器听取心音的信息，帮助诊断某些疾病。

小小案例

例 1-4　若主动脉的内半径为 0.01m，血液的流速为 $v=0.25\mathrm{m\cdot s^{-1}}$，血液的黏度 $\eta=3.0\times10^{-3}\mathrm{Pa\cdot s}$，密度 $\rho=1.05\times10^{3}\mathrm{kg\cdot m^{-3}}$，求雷诺数，并判断流动状态。

解：

$$\mathrm{Re}=\frac{\rho rv}{\eta}=\frac{1.05\times10^{3}\times0.25\times0.01}{3.0\times10^{-3}}=875$$

由于 875<1000，所以主动脉的血流属于片流。

拓展提高

泊肃叶定律及其应用

液体在毛细管中作稳定流动时，由于黏滞性使各液层具有不同的流速而呈层流状态。我们先来计算黏滞系数为 η 的流体在毛细管（长度为 l，内半径为 R）中通过的体积流量。

如图 1-23 所示，设想切出一个长为 l，半径为 r 并以管轴为轴线的圆柱体，距管中心 r 处的流速为 v，作用于圆柱体两端的压强分别为 P_1 和 P_2，而且 $P_1>P_2$。圆柱体的表面积为 $2\pi rl$，作用于此圆柱体外层的内摩擦力为

$$f = -\eta S\frac{\mathrm{d}v}{\mathrm{d}r} = -2\pi rl\eta\frac{\mathrm{d}v}{\mathrm{d}r}$$

式中负号表示 v 随 r 的增加而减小。作用于圆柱体两端面上的压力为

$$F = (P_1 - P_2)\pi r^2$$

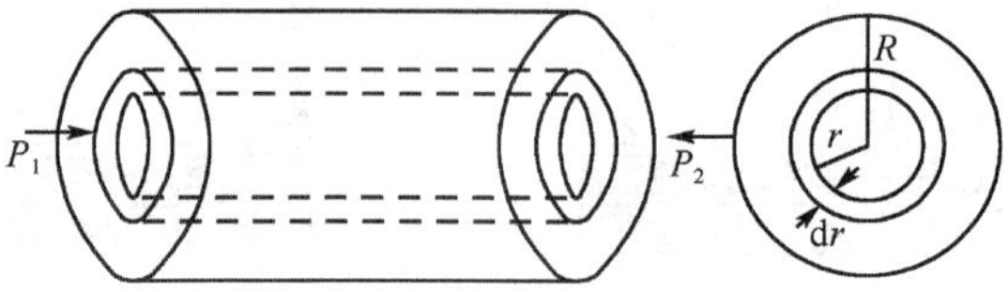

图 1-23 泊肃叶定律推导用图

由于是稳定流动,加速度为零。F 与 f 为平衡力。即

$$-2\pi rl\eta\frac{\mathrm{d}v}{\mathrm{d}r} = (P_1 - P_2)\pi r^2$$

$$\mathrm{d}v = -\frac{P_1 - P_2}{2\eta l}r\mathrm{d}r$$

利用初始条件 $r=R$ 时 $v=0$,由上式积分得

$$v = \int_v^0 \mathrm{d}v = -\frac{P_1 - P_2}{2\eta l}\int_r^R r\mathrm{d}r = \frac{P_1 - P_2}{4\eta l}(R^2 - r^2)$$

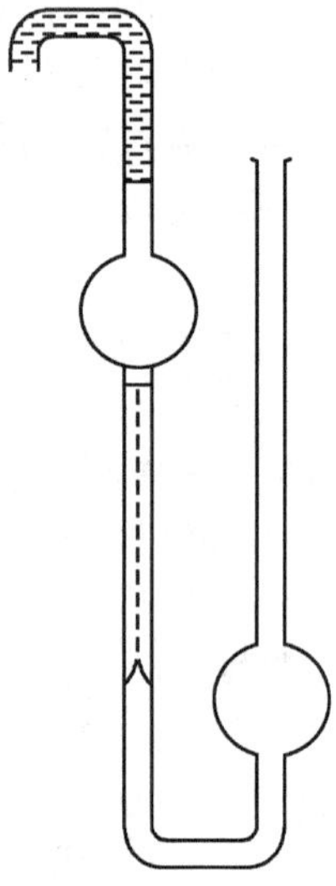

图 1-24 黏度计

内径为 r,厚度为 $\mathrm{d}r$ 的管状液层的截面面积为 $2\pi r\mathrm{d}r$,当流速为 v 时,它的流量 $\mathrm{d}Q$ 为

$$\mathrm{d}Q = v\,2\pi r\mathrm{d}r$$

代入上式可得整个管子的总流量

$$Q = \frac{\pi(P_1 - P_2)}{2\eta l}\int_0^R (R^2 - r^2)r\mathrm{d}r$$

$$Q = \frac{\pi R^4}{8\eta l}(P_1 - P_2) \qquad (1.23)$$

式(1.23)即为**泊肃叶定律**,由法国科学家泊肃叶首先得到。下面我们介绍一种常用的测量药物黏度的方法,即毛细管法。

毛细管法是利用液体在毛细管中流过的情况来测定黏滞系数的一种方法,其理论依据就是泊肃叶定律。应用泊肃叶定律制成的毛细管黏度计有多种形式。图 1-24 所示的是常用的一种,称为奥斯特瓦尔德黏度计。我们使体积相同的两种液体(一种是待测液体,密度为 ρ,黏度为 η;另一种是作为标准的液体,如水或其他已知液体,密度为 ρ_0,黏度为 η_0),分别流过该黏度计的毛细管,测得它们流过毛细管的时间为 t 和 t_0,用比较的方法,即可计算出待测液体的黏度 η。

$$\eta = \frac{\rho t}{\rho_0 t_0}\eta_0 \qquad (1.24)$$

第 5 节　斯托克斯定律

当小球在流体中作匀速运动时,如果小球的速度不大,则流体相对于小球的运动可视为层流,若小球的半径为 r,速度为 v,流体的黏滞系数为 η,则小球所受的黏滞阻力为

$$f = 6\pi\eta vr \qquad (1.25)$$

式(1.25)即为**斯托克斯定律**,是英国数学和物理学家斯托克斯于 1851 年导出的。

沉降法是应用小球在流体中的沉降速度来测定流体黏滞系数的,其理论根据是斯托克斯定律。把密度为 ρ、半径为 r 的小球放于密度为 ρ_o 的液体中竖直下沉,如图 1-25 所示,小球在重力、

浮力和内摩擦力的作用下先是作加速运动，然后匀速竖直下降。于是有

$$\frac{4}{3}\pi r^3\rho_o g + 6\pi\eta v r = \frac{4}{3}\pi r^3 \rho g$$

所以

$$\eta = \frac{2r^2}{9v}(\rho - \rho_o)g \tag{1.26}$$

应用式(1.26)，我们就能测定液体的黏滞系数。

根据式(1.26)可知，用同一物质制成的球体在某种黏性流体中沉降时，大球的速度将大于小球的速度。例如，大雨滴下降的速度就大于小雨滴下降的速度。在药剂学上制造混悬剂时，就是从减小颗粒的半径和增加媒质的密度来提高混悬剂的稳定性。但在进行洗涤沉淀的操作时，则希望混有杂质的洗液很快澄清，以便于倾去，所以沉淀粒子不应过小，以免在洗液中悬浮过久，而徒然增加洗涤的时间。

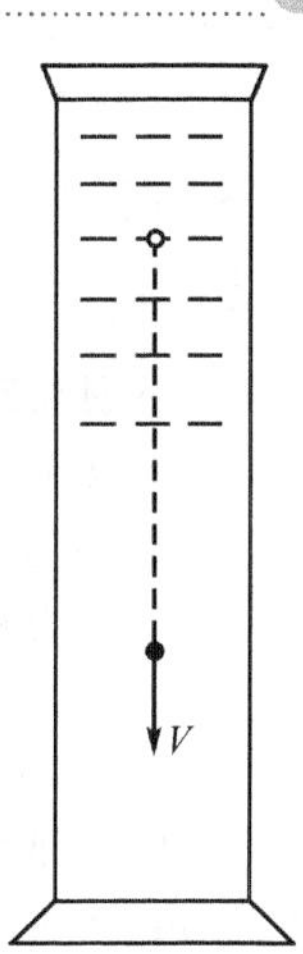

图 1-25　沉降法

本章小结

1. 流体静力学

(1)静止流体内部的压强：$P_2 = P_1 + \rho g h$

在流体内部位于同一高度各处的压强相同。

(2)液体的表面张力：位于液体表面层中的分子受到一个指向液体内部的作用力，即在液体表面内形成了一种向内收缩的力，这种力称为表面张力。表面张力的方向处处与液面相切。

$$f = \alpha l$$

(3)液体的表面张力系数：$\alpha = \frac{f}{l}$；$\alpha = \frac{\Delta A}{\Delta S}$

2. 流体连续性原理　理想流体作定常流动时，通过流管的流体流速与该处流管的截面面积成反比。

$$v_1 S_1 = v_2 S_2$$

3. 理想流体的伯努利方程

$$\frac{1}{2}\rho v_1{}^2 + \rho g h_1 + P_1 = \frac{1}{2}\rho v_2{}^2 + \rho g h_2 + P_2$$

伯努利方程适用的条件：①理想流体的定常流动；②只适用于同一个细流管。

4. 黏滞性流体的伯努利方程

$$\frac{1}{2}\rho v_1{}^2 + \rho g h_1 + P_1 = \frac{1}{2}\rho v_2{}^2 + \rho g h_2 + P_2 + W$$

5. 牛顿黏滞性定律

$$f = \eta \frac{\mathrm{d}v}{\mathrm{d}y} S$$

6. 雷诺数

$$\mathrm{Re} = \frac{r v \rho}{\eta}$$

7. 泊肃叶定律

$$Q = \frac{\pi R^4}{8\eta l}(P_1 - P_2)$$

8. 斯托克斯定律

$$f = 6\pi\eta v r$$

目标检测

一、选择题

1-1. 下列现象中可用表面张力解释的是 ( )

A. 水银在锌板上扩展成一层膜

B. 水银在玻璃板上收缩成球形

C. 融化的铅滴入水中,凝固后可保持球形小铅球

D. 雨后荷叶上的水珠呈球形

1-2. 两个半径不等的肥皂泡,用管子连通时 ( )

A. 小泡增大,大泡减小

B. 大泡增大,小泡减小

C. 大泡小泡同时增大

D. 大泡小泡同时减小

1-3. 下列哪些现象属于润湿现象 ( )

A. 叶上的水珠呈球形

B. 鸭子从水中出来时,羽毛并不潮湿

C. 湿布不容易擦干净玻璃

D. 水银滴在玻璃板上呈椭圆球形

1-4. 关于毛细现象,下列说法正确的是 ( )

A. 由于附着层有分子力作用,才会产生毛细现象

B. 浸润液体在细管中上升,不浸润液体在细管中下降的现象称为毛细现象

C. 只有浸润液体才能产生毛细现象

D. 产生毛细现象时,管内上升液体的重量与液体的表面张力相平衡

1-5. 关于流线的说法正确的是 ( )

A. 流线就是流体粒子的运动轨迹

B. 流线是一种假象的曲线

C. 在稳定流动中,流体粒子的运动轨迹与流线重合

D. 流线能相交

1-6. 当流体在水平管中流动时 ( )

A. 流速大处压强小　　B. 流速小处压强小

C. 流速大处压强大　　D. 无法确定

二、问答题

1-7. 理想流体和实际流体有什么区别?

1-8. 若两条船平行前进时靠得较近,为什么它们极容易碰撞?

三、计算题

1-9. 水管的横截面面积在粗处为 $40cm^2$,在细处为 $10cm^2$,流量为 $3000cm^3 \cdot s^{-1}$。试求粗处和细处的流速各是多少?

1-10. 冷却器由 19 根 20mm×2mm(管的外径为 20mm,壁厚 2mm)的列管组成,冷却水由 54mm×2mm 的导管流入列管中。已知导管中水的流速为 $1.4m \cdot s^{-1}$,求列管中的水流速度。

1-11. 将内径为 2cm 的软管连接到草坪洒水器上,洒水器上装了一个有 20 个小孔的莲蓬头,每个小孔的直径约为 0.5cm。如果水在软管中的流速为 $1m \cdot s^{-1}$,试求由各小孔喷出的水的流速是多少?

1-12. 水平的自来水管粗处的直径是细处的 2 倍。如果水在粗处的流速和压强分别是 $1.00m \cdot s^{-1}$ 和 1.96×10^5Pa,那么水在细处的流速和压强各为多少?

1-13. 注射器的活塞面积 $S_1=1.2\text{cm}^2$,而注射针孔的截面面积 $S_2=0.25\text{mm}^2$。当注射器水平放置时,用 $F=4.9N$ 的力压迫活塞,使它移动 $L=4\text{cm}$。问水从注射器中流出需要多长时间?

1-14. 将皮托管插入河中测量水的流速,测得其两管中水柱上升的高度各为 0.5cm 和 5.4cm,求水的流速。

1-15. 水管上端的截面面积为 $4.0\times10^{-4}\text{m}^2$,水的流速为 $5.0\text{m}\cdot\text{s}^{-1}$,水管下端比上端低 10m,截面积为 $8.0\times10^{-4}\text{m}^2$。(1)求水在下端的流速;(2)如上端的压强为 $1.5\times10^5\text{Pa}$,求下端的压强。

1-16. 利用压缩空气,把水从一密封的筒内通过一根管子以 $1.2\text{m}\cdot\text{s}^{-1}$ 的流速压出。当管子的出口处高于筒内液面 0.60m 时,问筒内空气的压强比大气压高多少?

1-17. 水从一截面面积为 5cm^2 的水平管 A,流入两根并联的水平支管 B 和 C,它们的截面面积分别是 4cm^2 和 3cm^2。如果水在管 A 中的流速为 $100\text{cm}\cdot\text{s}^{-1}$,在管 C 中的流速为 $50\text{cm}\cdot\text{s}^{-1}$。求:(1)水在管 B 中的流速是多大?(2)B、C 两管中的压强差是多少?(3)哪根管子的压强最大?

1-18. 20℃的水,以 $50\text{cm}\cdot\text{s}^{-1}$ 的速度在直径为 3.0mm 的管内流动,雷诺数是多少?是属于哪种类型的流动?(已知水在 20℃时的黏滞系数 $\eta=1.0\times10^{-3}\text{Pa}\cdot\text{s}$, $\rho=10^3\text{kg}\cdot\text{m}^{-3}$)

(丁桂祥 郝炳金)

第2章　分子物理学与热力学

学习目标

1. 理解气体的状态参量、分子的自由度、内能、功和热量
2. 了解能量均分定理、分子速率的三个统计值
3. 掌握理想气体的状态方程和热力学第一定律

自然界中凡是与温度有关的物理现象统称为热现象。热现象与物体内部大量分子的无规则运动(热运动)密切相关,热运动是物质世界的一种基本运动形式。热现象就是组成物体的大量分子、原子热运动的集体表现。

研究热运动规律的理论有两种。一种是宏观理论,即**热力学**,它是从能量的角度,利用宏观量(如气体的压强、体积和温度等)来研究与热运动有关的各种自然现象的宏观规律的理论。另一种是微观理论,即**分子物理学或统计物理学**。它从物质微观结构出发,运用统计学的理论来描述微观量(如分子的平均速度、平均动能等),从而利用微观量来解释物质热现象的宏观规律的微观本质。这两种理论彼此联系,又相互补充。本章主要介绍分子物理学及热力学定律。

第1节　理想气体的压强和温度

一、平衡态气体的状态参量

由大量分子或原子组成的宏观物体或物体系统叫做**热力学系统**,简称**系统**。系统以外的物质统称为外界或环境,若系统不受外界影响,即系统与外界不交换能量(做功和传递能量)和物质,这种系统叫做**封闭系统**;而与外界交换能量但不交换物质的热力学系统叫做**孤立系统**;与外界既有能量交换又有物质交换的热力学系统叫做**开放系统**。一个系统在不受外界影响时,如果它的宏观性质不随时间变化,就称这个系统处在热力学**平衡态**。实验证明,如果系统不受外界影响,则经过足够长的时间后,它的状态必定会达到热力学平衡态。

我们已经知道,一切物体都是由大量分子组成,分子间有空隙,分子总是不停地做无规则运动,分子间有相互作用力。气体的体积、压强和温度是大量分子热运动和相互作用的集体表现,它们从宏观上反映了气体所处的状态,所以我们将气体的体积、压强和温度这三个物理量叫做**气体的状态参量**。

气体的体积(V)是气体所能达到的空间。通常用气体所占容器的容积来表示气体的体积。在 SI 中,体积的单位是 m^3。

气体的压强(P)是气体垂直作用在容器壁单位面积上的压力,是气体分子对器壁碰撞的宏观表现。在 SI 中,压强的单位是 Pa。

气体的温度(T)是表示物体冷热程度的物理量,它反映了物质内部分子热运动的剧烈程度。温度数值的表示方法叫温标,常用的有两种:一种是摄氏温标 t,单位是℃;另一种是热力学温标 T,在 SI 中,T 的单位是 K。热力学温度 T 和摄氏温度 t 的关系是

$$T=(t+273.15)\mathrm{K}$$

式中,273.15K 为冰点的热力学温度,冰点的摄氏温度就是 0℃。

二、理想气体状态方程

质量为 M,摩尔质量为 μ 的理想气体处于平衡态(宏观性质不随时间变化的状态称为热力学平衡态)时它的状态方程为

$$PV=\frac{M}{\mu}RT \tag{2.1}$$

式中,R 为摩尔气体常量。在标准状态下

$$R=\frac{P_0V_0}{T_0}=\frac{1.013\times10^5\times22.4\times10^{-3}}{273.15}=8.31\ \mathrm{J\cdot(mol\cdot K)^{-1}}$$

由理想气体状态方程式(2.1)可知,当温度 T 一定,PV 为常量,在 $P-V$ 图上是一条等轴双曲线关系(图 2-1),这条曲线叫做**理想气体的等温线**。图 2-2 所示为不同温度下的几条等温线。

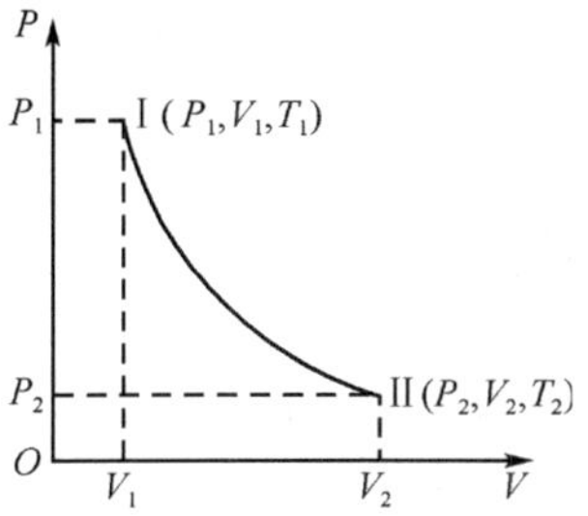

图 2-1　理想气体的等温线

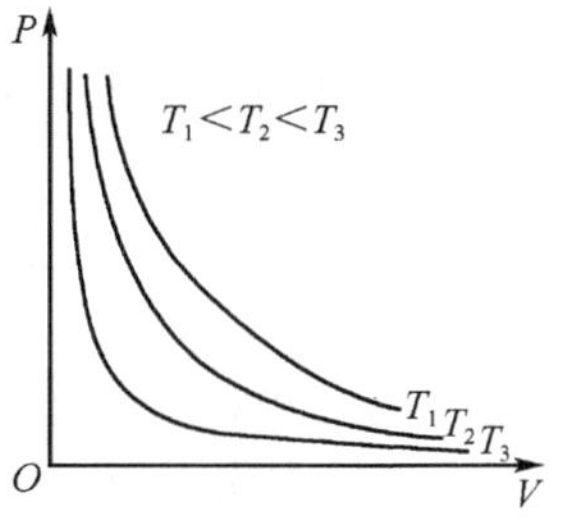

图 2-2　不同温度的等温线

例 2-1　容器内装有质量为 0.10kg 的氧,压强为 1.0×10^6Pa,温度为 47℃。因为容器漏气,经过若干时间后,压强降到原来的 5/8,温度降到 27℃。问:(1)容器的容积有多大?(2)漏去了多少氧气(假设氧气可看做理想气体)?

解:(1)由理想气体状态方程 $PV=\frac{M}{\mu}RT$ 求得没漏气之前的氧气体积

$$V=\frac{MRT}{\mu P}=\frac{0.10\times8.31\times(273+47)}{0.032\times1.0\times10^6}=8.31\times10^{-3}\mathrm{m^3}$$

(2)设漏气后,压强减小到 $P'=\frac{5}{8}P$,温度降到 $T'=(273+27)$K,容器中剩余氧气质量 M'

$$M'=\frac{\mu P'V}{RT'}=\frac{0.032\times\frac{5}{8}\times1.0\times10^6\times8.31\times10^{-3}}{8.31\times(273+27)}=6.67\times10^{-2}\mathrm{kg}$$

漏去的氧气的质量为

$$\Delta M=M-M'=(0.10-6.67\times10^{-2})=3.33\times10^{-2}\mathrm{kg}$$

拓展提高　　**真实气体**

上面所讨论的理想气体状态方程,只有在温度不太低、压强不太高的条件下,真实气体才遵守理想气体状态方程,而在低温高压下,偏差就很显著。

在 $P-V$ 图上,理想气体的等温线是等轴双曲线,而真实气体的等温线并非都是等轴双曲线。1869 年

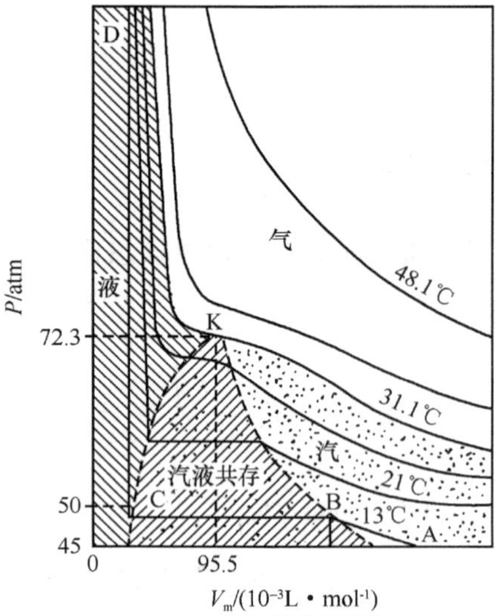

图 2-3 CO_2 的等温线

（1atm=1.013 25×10Pa）

爱尔兰的化学家安德鲁斯(T. Andrews)用实验得出二氧化碳在不同温度下的几条等温线,如图 2-3 所示。

我们不难发现,31.1℃的等温线是一条特殊的等温线,它把 $P-V$ 图分成上、下两个不同的区域,在此温度以上,压强无论多大,气体也不可能液化。上面只可能有气体状态,温度越高,等温线越接近等轴双曲线,其他的真实气体也有类似的情况。

在 31.1℃的等温线下面又可分为三个区域。不同等温线上开始液化和液化了的各点,可以连成虚线 BKC。在 BKC 虚线以内,液体与其蒸汽共存而且处于平衡状态,这时的蒸汽叫饱和蒸汽,对应的压强叫饱和蒸汽压。当温度上升到 31.1℃时,此等温线的平直部分正好缩成一点 K(是该曲线上斜率为零的一个拐点),K 点叫做临界点,对应的温度叫做临界温度,相应的等温线叫做临界等温线。临界点的压强和摩尔体积分别叫做临界压强和临界摩尔体积。虚线 BK 的右边完全是气态状态。气态区域又可以分两部分:在临界等温线以下的叫做“汽”;在临界等温线以上的叫做“气”,表示单纯依靠压缩是不能使它液化的。虚线 CK 的左边完全是液体状态。

三、理想气体的微观模型

根据分子物理学的基本观点,我们对理想气体的微观模型做如下假设。

(1) 气体分子的大小与分子间的距离相比小得多,可以忽略不计。

(2) 因气体分子间的平均距离相当大,除碰撞的瞬间外,分子间相互作用力可忽略不计,在碰撞中,每个分子可看做完全弹性的小球,碰撞可看做是完全弹性碰撞。

(3) 对大量气体分子来说,分子沿各个方向运动的机会均等,即在任一时刻沿各个方向运动的分子数目相等,分子速度在各个方向的分量的各种平均值也相等。

总之,气体被看作是自由地、无规则运动着的弹性球分子的集合。这种模型就是**理想气体的微观模型**,它在一定实验条件范围内,可以反映实际气体的客观性质。从理想气体微观模型出发,可以导出理想气体的压强公式。

四、理想气体的压强

我们知道密集持续的雨点对雨伞会产生一个持续的冲击力,同理,大量气体分子对器壁不断碰撞的宏观效果是器壁会受到一个持续的作用力,我们据此来推导理想气体的压强。如图 2-4 所示,在一个边长为 l 的立方形容器中盛有某种气体,计有 N 个分子,每个分子的质量为 m。现在我们计算器壁 A_1 面上所受的压强。先选一分子 α 来考虑,它的速度是 $\boldsymbol{v}$,在 x、y、z 三个方向上的速度分量分别为 $\boldsymbol{v}_x$、$\boldsymbol{v}_y$、$\boldsymbol{v}_z$。当分子 α 以速度 $\boldsymbol{v}_x$ 撞击器壁 A_1 面时,受到器壁的作用力为 f_x,然后以速度 $-\boldsymbol{v}_x$ 弹回,方向向左。根据动量定理

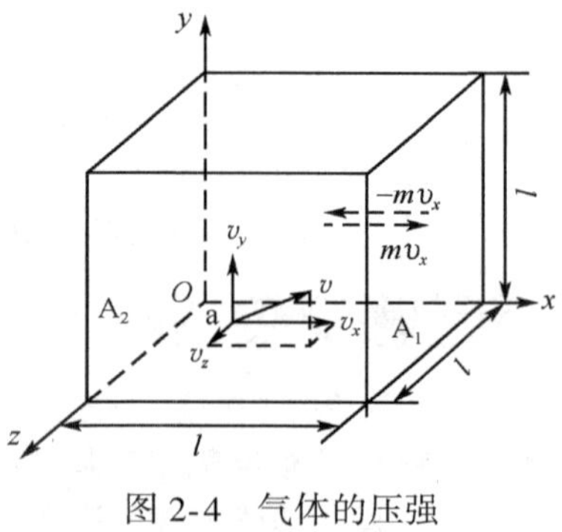

图 2-4 气体的压强

$$f_x t = -m\boldsymbol{v}_x - m\boldsymbol{v}_x = -2m\boldsymbol{v}_x$$

根据牛顿第三定律，分子 α 对 A_1 面沿 x 方向的反作用力为

$$f'_x = -f_x = \frac{2mv_x}{t}$$

分子 α 在 x 方向上与 A_1 面作连续两次碰撞所需时间为 $\frac{2l}{v_x}$

分子 α 对器壁 A_1 碰撞时的平均作用力为

$$f'_x = 2mv_x \frac{v_x}{2l} = \frac{m}{l}v_x^2$$

显然，A_1 面所受的平均力 $\bar{F}$ 的大小应该等于所有分子与 A_1 面碰撞时所作用的力的总和，即

$$\bar{F} = \frac{m}{l}(v_{1x}^2 + v_{2x}^2 + \cdots + v_{nx}^2) = \frac{m}{l}\sum_{i=1}^{n} v_{ix}^2$$

式中，v_{ix} 为第 i 个分子在 x 方向上的速度分量。根据压强的定义可得

$$P = \frac{\bar{F}}{l^2} = \frac{m}{l^3}\sum_{i=1}^{n} v_{ix}^2 = \frac{m}{l^3}(v_{1x}^2 + v_{2x}^2 + \cdots + v_{nx}^2) = \frac{Nm}{l^3}\left(\frac{v_{1x}^2 + v_{2x}^2 + \cdots + v_{1nx}^2}{N}\right)$$

式中，括弧内的量是容器内 N 个分子沿 x 方向速度分量的平方的平均值，可写作 $\overline{v_x^2}$。又因气体的体积为 l^3，所以 $\frac{N}{l^3} = n$，表示单位体积内的分子数，n 叫做分子数密度。所以上式可写作

$$P = nm\overline{v_x^2} \tag{2.2}$$

按上面所说的统计假设，沿各个方向速度分量平方的平均值应该相等，即 $\overline{v_x^2} + \overline{v_y^2} + \overline{v_Z^2} = \overline{v^2}$，$\overline{v_x^2} = \overline{v_y^2} = \overline{v_Z^2} = \frac{1}{3}\overline{v^2}$，此处 $\overline{v^2} = \frac{v_1^2 + v_2^2 + \cdots + v_n^2}{N}$ 为 N 个分子的速度平方的平均值，将此式代入式(2.2)得

$$P = \frac{1}{3}nm\overline{v^2} \tag{2.3}$$

我们引入分子的**平均平动动能**

$$\overline{E_k} = \frac{1}{2}m\overline{v^2} \tag{2.4}$$

代入式(2.3)得

$$P = \frac{2}{3}n\left(\frac{1}{2}m\overline{v^2}\right) = \frac{2}{3}n\overline{E_k} \tag{2.5}$$

式(2.5)是理想气体的**压强公式**，是分子物理学的基本方程。它表明，气体的压强与气体分子数密度和气体的平均平动动能的乘积成正比。

由于分子对器壁的碰撞是断断续续的，所以压强是个统计平均量。在气体中，分子数密度 n 也有起伏，所以 n 也是个统计平均量。式(2.5)表示3个统计平均量 P、n 和 $\overline{E_k}$ 之间的关系，是个统计规律。

五、理想气体的温度

由理想气体的压强公式和状态方程，可以导出气体的温度和分子的平均平动动能之间的关系，从而揭示温度这一宏观量的微观本质。

如果用 N 表示质量为 M 的气体的分子数，每个分子的质量为 m，N_A 表示1mol 气体的分子数，1mol 气体的质量为 $\mu = N_A m$。把上述关系代入理想气体状态方程

$$P = \frac{Nm}{V}\frac{R}{N_A m}T$$

即

$$P = \frac{N}{V}\frac{R}{N_A}T \tag{2.6}$$

实验和理论都证明，1mol 的任何气体的分子数都相同，$N_A = 6.02\times10^{23}\text{mol}^{-1}$，$N_A$ 叫做**阿伏伽德罗常量**。R 与 N_A 都是常量，两者的比值用 K 表示，叫做**玻尔兹曼常量**，是以奥地利物理学家玻尔兹曼的名字命名的。

$$K = \frac{R}{N_A} = \frac{8.31\text{J/(mol}\cdot\text{K)}}{6.002\times10^{23}\text{mol}^{-1}} = 1.38\times10^{-23}\ \text{J}\cdot\text{K}^{-1} \tag{2.7}$$

式(2.6)中 $\frac{N}{V} = n$，表示单位体积内的分子数，叫做分子数密度。因此式(2.6)可写成

$$P = nKT \tag{2.8}$$

将式(2.8)代入气体压强式(2.5)得

$$\overline{E_k} = \frac{1}{2}m\overline{v^2} = \frac{3}{2}KT \tag{2.9}$$

式(2.9)表明分子的平均平动动能与气体的温度成正比。气体的温度越高，分子的平均平动动能越大，分子热运动的程度也越剧烈。因此，温度是表征大量分子热运动剧烈程度的宏观物理量，对个别分子来说，温度是没有意义的。

例 2-2 氧气瓶内储有氧气，压强为 $P = 1.013\times10^5\text{Pa}$，温度 $t = 27℃$，求：(1) 单位体积内的分子数；(2) 氧分子的质量；(3) 分子的平均平动动能。

解：(1) 由 $P = nKT$ 得

$$n = \frac{P}{KT} = \frac{1.013\times10^5}{1.38\times10^{-23}\times(27+273)} = 2.45\times10^{25}\text{m}^{-3}$$

(2) $m = \frac{M}{N_A} = \frac{32\times10^{-3}}{6.02\times10^{23}} = 5.31\times10^{-26}\text{kg}$

(3) $\overline{E} = \frac{3}{2}KT = \frac{3}{2}\times1.38\times10^{-23}\times(27+273) = 6.21\times10^{-21}\text{J}$

通过计算可知，气体分子的平均平动动能实际上是非常小的。

第 2 节　能量均分定理

一、分子的自由度

前面我们研究气体分子的无规则运动时，只考虑了每个分子的平动，实际上，气体分子具有一定的大小和复杂的结构，除了平动外，还有转动及分子内原子的振动。为此我们引入自由度这一概念来描述。决定一个物体在空间的位置所需要的独立坐标的数目，叫做这一物体的**自由度**。如果一个质点可在空间自由运动，那么它的位置需要用 3 个独立坐标，如 x、y、z 来决定，这个质点就有 3 个自由度。如果质点被限制在平面或曲面上运动，它就只有 2 个自由度。如果质点被限制在一直线或曲线上运动，那就只有 1 个自由度了。

一个刚体在空间的位置可以这样决定：①用 3 个独立坐标 x、y、z 决定刚体质心的位置；②用 2 个独立坐标，如方位角 α、β（$\cos^2\alpha + \cos^2\beta + \cos^2\gamma = 1$，3 个方位角 α、β、γ 中只有 2 个是独立的）决定转轴的方位；③用 1 个独立坐标 φ 决定刚体绕轴 OA 的转角，如图 2-5 所示。因此，刚体

有 3 个平动自由度和 3 个转动自由度,总共有 6 个自由度。当刚体的运动受到限制时,自由度的数目就要减少。例如,门的转动只有 1 个转动自由度,摇头电风扇的转动,有 2 个转动自由度。

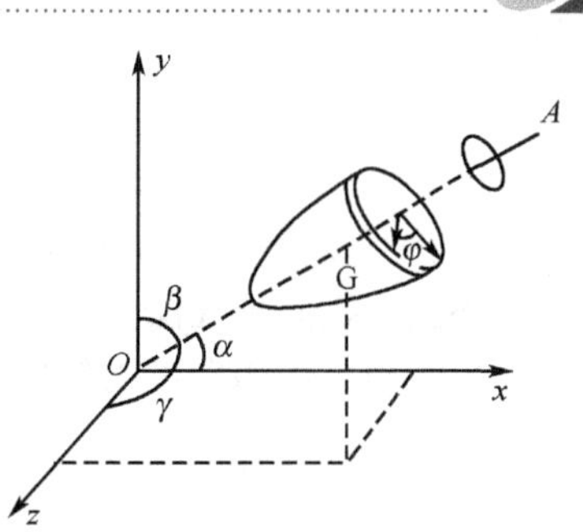

图 2-5　刚体的自由度

气体分子的自由度随其分子结构而异。如图 2-6 所示,忽略原子的内部结构,单原子分子可视为一自由运动的质点,所以有 3 个自由度;双原子分子可看作由保持一定距离的 2 个质点组成,有 3 个平动自由度和 2 个转动自由度;3 个或 3 个以上原子的多原子分子可以看成一个自由刚体,有 3 个平动自由度和 3 个转动自由度。事实上,双原子或多原子的气体分子一般不是完全刚性的,原子间的距离在原子间的相互作用下要发生变化,分子内部要出现振动。因此,除平动和转动自由度外,还有振动自由度。在常温下,振动自由度可以不予考虑。

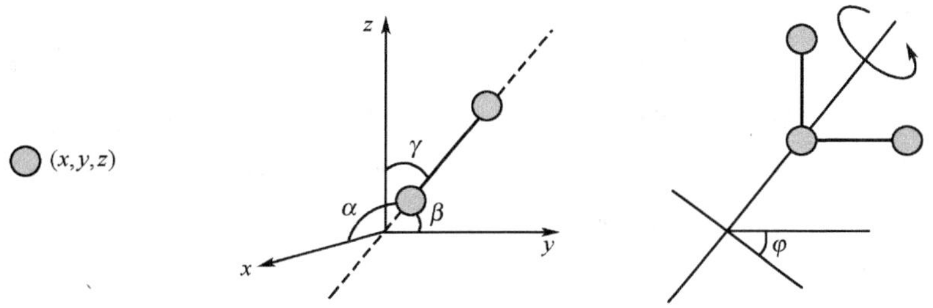

图 2-6　几种分子的自由度

(a)单原子分子;(b)双原子分子;(c)多原子分子

二、能量均分定理

理想气体分子的平均平动动能[式(2.9)]为

$$\frac{1}{2}m\overline{v^2}=\frac{3}{2}KT$$

式中,$\overline{v_x^2}+\overline{v_y^2}+\overline{v_z^2}=\overline{v^2}$,而 $\overline{v_x^2},\overline{v_y^2},\overline{v_z^2}$ 是分别表示气体分子沿 x、y、z 3 个方向上速度分量的平方的平均值。又因大量分子沿各方向运动的概率相等,可得

$$\overline{v_x^2}=\overline{v_y^2}=\overline{v_z^2}=\frac{1}{3}\overline{v^2}$$

所以

$$\frac{1}{2}m\overline{v_x^2}=\frac{1}{2}m\overline{v_y^2}=\frac{1}{2}m\overline{v_z^2}=\frac{1}{3}\left(\frac{1}{2}m\overline{v^2}\right)=\frac{1}{3}\left(\frac{3}{2}KT\right)=\frac{1}{2}KT$$

上式表明,气体分子沿 x、y、z 3 个方向运动的平均平动动能完全相等。分子的平均平动动能 $\frac{3}{2}KT$ 是均匀地分配在每一个平动自由度上的,每一个平动自由度上的能量是 $\frac{1}{2}KT$。

这个结论可以推广到分子的转动和振动,由此得出一个普遍的定理——能量按自由度均分定理,简称**能量均分定理**:在温度为 T 的热平衡状态下,物质分子的每一个自由度均具有相同的平均动能,其大小等于 $\frac{1}{2}KT$。如果气体分子有 i 个自由度,则每个分子的总平均动能就是 $\frac{i}{2}KT$。能量均分定理是关于分子热运动的统计规律,是对大量分子能量统计平均所得的结果。

三、理想气体的内能

一般来说,气体分子不但具有热运动动能,而且分子之间存在着相互作用力,因此分子间还具有势能。我们把气体分子的热运动动能与势能的总和叫做气体的内能。对于理想气体来说,分子间的相互作用力可以忽略不计,其内能就是所有分子热运动总动能之和。

因为每一个分子的平均动能为 $\frac{i}{2}KT$,而 1mol 理想气体有 N_A 个分子,所以 1mol 理想气体的内能为

$$E_0 = N_A\left(\frac{i}{2}KT\right) = \frac{i}{2}RT \tag{2.10}$$

而质量为 M(摩尔质量为 μ)的理想气体的内能为

$$E = \frac{M}{\mu}\frac{i}{2}RT \tag{2.11}$$

由式(2.11)可知,一定质量的理想气体的内能完全决定于分子运动的自由度 i 和热力学温度 T,对于给定的理想气体,其内能只是温度的单值函数,与气体的体积和压强无关。

例 2-3 室温为 27℃时,求:(1)1mol 氧气的内能 E_{mol};(2)1g 氧气的内能 E。

解:在室温下,氧气可视为理想气体,自由度为 5。

(1)1mol 氧气的内能 E_{mol}

$$E_{mol} = \frac{i}{2}RT = \frac{5}{2} \times 8.31 \times 300 = 6.23 \times 10^3 \mathrm{J}$$

(2)1g 氧气的内能 E

$$E = \frac{m}{M}E_{mol} = \frac{1}{32} \times 6.23 \times 10^3 = 1.9 \times 10^2 \mathrm{J}$$

第 3 节 气体分子速率的统计分布规律

一、气体分子的统计分布

气体分子是以各种大小的速率沿各个方向运动着,由于相互碰撞,每一分子的速率随时在变化。因此,若在某一时刻观察某一分子的速度,完全是偶然的。但就从大量分子的整体来看,在平衡状态下,它们的速率分布却遵循着一定的统计规律。1859 年,英国物理学家麦克斯韦应用统计概念首先导出了气体分子速率的分布规律,其正确性后来被实验所证实。

设气体分子总数为 N,速率在 v 与 $v+\Delta v$ 间隔内的分子数为 ΔN,在速率 v 附近单位速率间隔内的分子数占总分子数的百分数为

$$f(v) = \frac{\Delta N}{N\Delta v} \tag{2.12}$$

对于处在一定温度下的气体,$f(v)$ 只是速率 v 的函数,叫做气体分子的**速率分布函数**。1859 年麦克斯韦用概率理论,导出了在平衡状态下理气体分子速率分布函数的具体形式是

$$f(v) = 4\pi\left(\frac{m}{2\pi KT}\right)^{\frac{3}{2}} \mathrm{e}^{-\frac{mv^2}{2KT}}v^2 \tag{2.13}$$

式中,$f(v)$ 为**麦克斯韦速率分布函数**;m 为分子质量;T 为气体的热力学温度;K 为玻尔兹曼常量。

表示速率分布函数的曲线叫做麦克斯韦速率分布曲线，如图 2-7 所示，从图 2-7(a)中可以看出，深色的小长方形的面积为

$$f(v)\ \Delta v=\frac{\Delta N}{N\Delta v}\Delta v=\frac{\Delta N}{N}$$

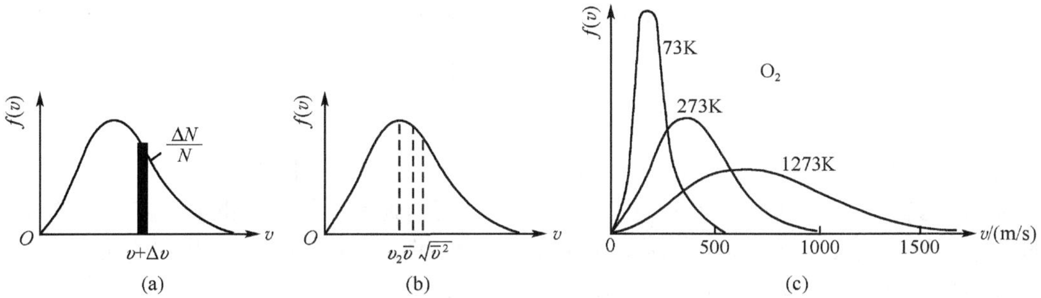

图 2-7 麦克斯韦速率分布曲线

(a)速率分布曲线；(b)分子速率的 3 个统计值；(c)不同温度下的速率分布曲线

它表示了某分子的速率在 $v\sim v+\Delta v$ 的概率，也表示该间隔内的分子数占总分子数的百分数。

图 2-7(c)给出了三种不同温度下的速率分布曲线。温度升高时，分布曲线整个向速率大的方向移动，说明速率较大的分子数目增多。由图 2-7(c)还看到，温度越高速率分布曲线变得越平坦，但它们下面的面积却是相等的，都等于 1。这是因为速率分布曲线下的面积表示分子在整个速率间隔(0～∞)的概率总和。由于全部分子百分之百地分布在 0～∞ 的整个速率范围内，概率总和应等于 1，即

$$\sum_{i=1}^{\infty}f(v_1)\ \Delta v_1=1$$

即

$$\int_0^{\infty}f(v)\,\mathrm{d}v=1 \tag{2.14}$$

式(2.14)叫做速率分布函数的归一化条件。

二、分子速率的 3 个统计值

应用麦克斯韦速率分布函数可以求出分子速率的 3 个统计值。

(1) 最概然速率 v_{P}：最概然速率是指在任一温度 T 时，气体中分子最可能具有的速度值。也就是 $v=v_{\mathrm{P}}$时，分布函数 $f(v)$ 的极大值，由极大值条件 $\frac{\mathrm{d}f}{\mathrm{d}v}\Big|_{v=v_{\mathrm{P}}}=0$ 求得

$$v_{\mathrm{P}}=\sqrt{\frac{2KT}{m}}=\sqrt{\frac{2RT}{\mu}} \tag{2.15a}$$

$$v_{\mathrm{P}}\approx 1.41\sqrt{\frac{RT}{\mu}} \tag{2.15b}$$

式中，μ 为气体的摩尔质量；K 为玻尔兹曼常量；R 为普适气体常量。

(2) 算术平均速率 $\bar{v}$：大量气体分子速率的算术平均值叫做算术平均速率，用 $\bar{v}$ 表示。通过计算可得

$$\bar{v}=\sqrt{\frac{8KT}{\pi m}}=\sqrt{\frac{8RT}{\pi\mu}} \tag{2.16a}$$

$$\bar{v} \approx 1.60\sqrt{\frac{RT}{\mu}} \tag{2.16b}$$

（3）方均根速率 $\sqrt{\overline{v^2}}$，与算术平均速率相似，也可通过计算求得

$$\sqrt{\overline{v^2}} = \sqrt{\frac{3KT}{m}} = \sqrt{\frac{3RT}{\mu}} \tag{2.17a}$$

$$\sqrt{\overline{v^2}} \approx 1.73\sqrt{\frac{RT}{\mu}} \tag{2.17b}$$

我们看到，3个速率都随 $\sqrt{T}$ 的增大而增加，且 $v_P < \bar{v} < \sqrt{\overline{v^2}}$，如图2-7(b)所示。这三种速率，就不同的问题有着各自的应用。在讨论速率分布时，就要用到大量分子的最概然速率；计算分子运动的平均距离时，就要用到算术平均速率；计算分子的平均平动动能时，就要用到方均根速率。

例2-4 计算在0℃时，氧气、氢气、氮气的方均根速率。

解：对氧气，$\mu = 32\times10^{-3}\text{kg}\cdot\text{mol}^{-1}$，$T=273\text{K}$，则

$$\sqrt{\overline{v^2}} = \sqrt{\frac{3RT}{\mu}} = \sqrt{\frac{3\times8.31\times273}{32\times10^{-3}}} = 460\text{m}\cdot\text{s}^{-1}$$

同理可求出氢气、氮气的方均根速率分别为 $1800\text{m}\cdot\text{s}^{-1}$ 和 $500\text{m}\cdot\text{s}^{-1}$。

拓展提高　范德瓦耳斯方程

在近代工程技术和科学研究中，经常需要处理高压或低温条件下的气体问题。因此，在应用理想气体状态方程时，有必要对其做出修正。我们在此介绍形式较为简单、物理意义比较清楚的范德瓦耳斯方程。

荷兰物理学家范德瓦耳斯认为，造成理想气体状态方程与真实气体发生偏差的主要原因是，理想气体模型忽略了分子本身的体积和分子间的相互作用力。因此，应考虑这两方面的因素，对理想气体状态方程加以修正。范德瓦耳斯因气态和液态方程的研究获得1910年诺贝尔物理学奖。

首先考虑分子的体积所引起的修正。每个分子本身都是有体积的，当压强很大时，它就不能被忽略（如P=2000atm时，假定理想气体状态方程仍适用，这时分子本身的总体积约为气体所占体积的1/4）。1mol理想气体状态方程为

$$PV_m = RT$$

式中，V_m 为1mol气体可被压缩的空间，即气体分子可以自由活动的空间。对理想气体来说，V_m 就是气体所占有的容积。对真实气体，分子本身占有一定体积，气体可被压缩的空间应较气体所占容积 V_m 小一个量值 b。这样，1mol真实气体的状态方程应修正为

$$P(V_m - b) = RT$$

修正量 b 是一个与分子本身体积有关的量。对于给定的气体，b 是个恒量，可用实验方法测定。

我们再考虑分子间的引力所引起的修正。气体分子是个复杂系统，分子与分子之间有相互作用的引力和斥力，它们统称为分子力。分子力为短程力，在低压状态，分子间距离相当大，这种引力几乎可以忽略不计。现在我们研究分子间引力对气体压强的影响。在图2-8中，A为气体内部的某一分子。以A为中心，以分子间相互引力为零的距离 r 为半径做一球。对A有引力作用的其他分子，都分布在这个球内，由于对称分布，所以它们对A分子的引力正好抵消。而靠近器壁的分子B，情况就与A不同了。分子B受到的引力的合力与边界面垂直指向气体内部。当分子从气体内部进入这个分子层中，就要受到指向内部的引力作用，因而削弱了对器壁的碰撞，从而也就削弱了施予器壁的压强。

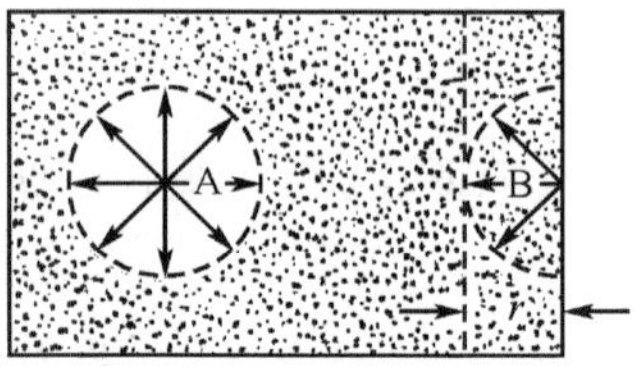

图2-8　气体内压强的说明

考虑分子间的引力作用后，分子施予器壁的压强应减少一个量值 P_i。所以，器壁实际所受到的压强应为

$$P = \frac{RT}{V_m - b} - P_i$$

整理后得

$$(P+P_i)(V_m-b)=RT \tag{2.18}$$

式中，P_i 为内压强，它表示真实气体表面层所受到的内部分子的引力压强。因为引力压强一方面与器壁附近被吸引的气体分子数成正比，另一方面又与内部的吸引分子数成正比，而这两者又都是与单位体积内的分子数成正比的。因此，P_i 正比于 n^2，而 n 与气体的体积成反比，所以 P_i 与气体体积的平方成反比，即

$$P_i = \frac{a}{V_m^2}$$

式中，比例系数 a 取决于气体的性质，也可由实验来测定。将 P_i 的表达式代入式(2.18)得

$$\left(P + \frac{a}{V_m^2}\right)(V_m - b) = RT \tag{2.19}$$

式(2.19)适用于 1mol 的气体。如果气体的质量为 M，摩尔质量为 μ，体积为 V，则 $V = \frac{M}{\mu}V_m$，将 $V_m = \frac{\mu}{M}V$ 代入式(2.19)，可得质量为 M 的范德瓦耳斯方程

$$\left(P + \frac{M^2}{\mu^2}\frac{a}{V^2}\right)\left(V - \frac{M}{\mu}b\right) = \frac{M}{\mu}RT \tag{2.20}$$

如果温度 T 保持恒定，式(2.20)可改写为

$$V_m^3 - \left(\frac{Pb + RT}{P}\right)V_m^2 + \frac{a}{P}V_m - \frac{ab}{P} = 0 \tag{2.21}$$

说明 P 与 V_m 的关系是一个三次方程，图 2-9 中作出了不同温度下的 P-V 曲线。

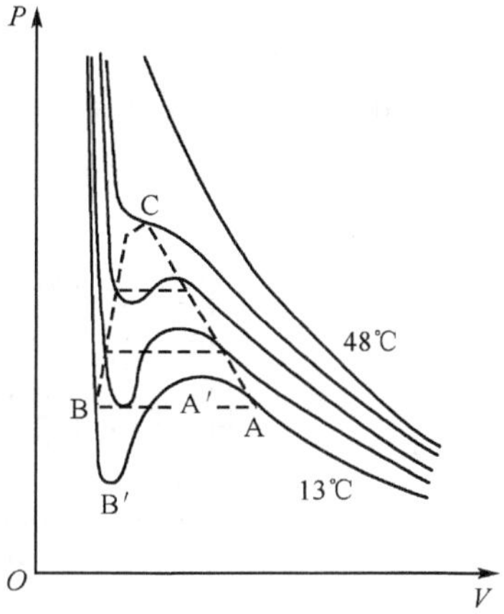

图 2-9　范德瓦尔斯等温线

范德瓦耳斯方程比理想气体状态方程能更好地描述气体状态，但也有其近似性和局限性，在实践中，常用各种经验或半经验的方程来计算真实气体的状态参量，虽然繁杂，但准确度高。

超临界流体

超临界流体（supercritical fluid，SCF）可用临界温度和临界压力的形式来定义。气、液两相呈平衡状态的点叫做临界点。在临界点时的温度和压力叫做临界温度和临界压力。高于临界温度和临界压力而接近临界点的状态叫做超临界状态。处于超临界状态时，气、液两相性质非常接近，它不同于一般的气体，也有别于一般液体，兼有液体和气体的双重特性，密度接近于液体，黏度和扩散系数接近于气体，另外，根据压力和温度的不同，这种物性会发生变化，因此，在提取、精制、反应等方面，越来越多地被用来作代替原有有机溶媒的新型溶媒使用。常被用作超临界流体的溶剂有乙烷、乙烯、丙烷、丙烯、甲醇、乙醇、水、二氧化碳等多种物质，但以超临界二氧化碳应用最广，这是因为二氧化碳的临界条件易于达到（T_c = 304.1K，P_c = 7.347MPa），且无毒、无味、不燃、价廉、易精制，这些特性对热敏性和易氧化的产物更具有吸引力。

知识链接

第 4 节　热力学第一定律

一、内能、功、热量

1. 内能　在热力学系统中，各种形式能量的总和称为系统的**内能**，用 E 表示。系统的内能是系统中所有的分子热运动的能量和分子与分子间相互作用的势能的总和。对于理想气体，由

于不考虑分子力，因此也就不考虑其分子势能，所以理想气体的内能就是所有分子的动能的总和，即

$$E=\frac{M}{\mu}\frac{i}{2}RT$$

实验证明，内能的改变量只秒初、末两个状态有关，而与所经历的过程无关，内能是系统状态的单值函数，称为系统的态函数。对系统做功或进行热传递都可以改变系统的内能。

2. 功　做功这个概念在热力学中具有重要意义。如图2-10(a)所示，圆柱形筒内盛有一定量的理想气体，筒内装有活塞，可以无摩擦地左右移动，活塞的面积为 S，若初始时筒内气体压强为 P，由于气体膨胀推动活塞缓慢移动一微小位移 $\mathrm{d}l$，在此过程中，气体膨胀推动活塞所做元功 $\mathrm{d}A$ 为

$$\mathrm{d}A=F\cdot\mathrm{d}l=P\cdot S\,\mathrm{d}l$$

$S\cdot\mathrm{d}l$ 为气体体积增量，记为 $\mathrm{d}V$。则

$$\mathrm{d}A=P\cdot\mathrm{d}V \tag{2.22}$$

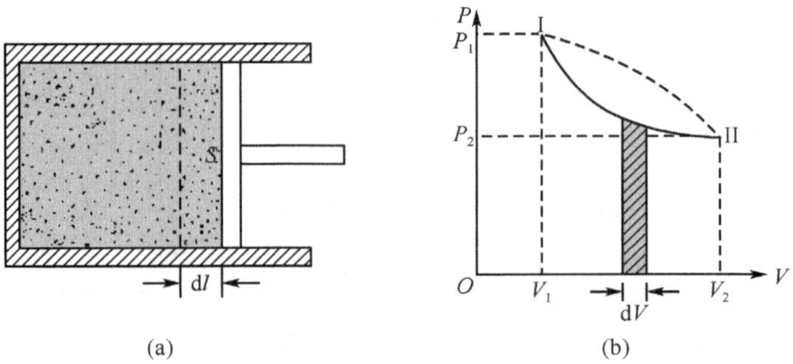

图2-10　气体膨胀做功图

(a)气体膨胀示意图；(b)气体膨胀 P-V 图

若系统经图2-10(b)中实线所示的过程，体积由 V_1 变化到 V_2，那么气体推动活塞所做功为

$$A=\int\mathrm{d}A=\int_{V_1}^{V_2}P\cdot\mathrm{d}V \tag{2.23}$$

在 P–V 图上，$\mathrm{d}A$ 可用阴影部分小面积表示。而系统从状态 I 变化到状态 II 的过程，系统所完成功的值为实线与 V 坐标轴 V_1、V_2 段所包围的面积。如果系统是沿着图中虚线所示的过程作同样大小的体积的膨胀，显然系统完成的功要大些。由此可见，系统从一个状态变化到另一个状态时，系统所做的功不仅取决于始、末状态，而且与系统所经历的过程有关，所以功不是态函数。做功是热力学系统与外界相互作用的一种方式，系统对外界做功，系统的状态就会发生变化。

3. 热量　热力学系统与外界相互作用的另一种方式是热传递。当两个温度不同的物体相互接触时，高温物体向低温物体传递热量。热量是系统与外界相互交换的那部分能量。热量也是一个与过程有关的量。内能、功和热量具有相同单位，在 SI 中，它们的单位均为 J。

4. 做功与热传递的区别　做功与热传递是系统与外界相互作用的两种方式，虽然都能使系统的能量发生变化，但却有着本质的差别。做功是通过物体的宏观位移，使物体有规则运动与系统分子无规则运动之间的能量转换。而热传递改变系统内能，是系统外物体分子无规则运动与系统内分子无规则运动之间的能量转换，其间并不伴有位移或相当于位移的宏观量的变化。

二、热力学第一定律

实验指出,自然界一切物质都具有能量,能量有各种不同形式,它能从一种形式转换为另一种形式,或从一个物体传递给另一个物体,而在其转换及传递过程中能量的数值不变,即遵循能量转换和守恒定律。热力学第一定律是把能量转换和守恒定律用于热力学系统,它描述了系统在状态变化的过程中热量、内能和功三者之间的关系。设在某一过程中,系统从外界吸收的热量为 Q,同时对外做功为 A,系统内能的增量为 ΔE,则有

$$Q=\Delta E+A \tag{2.24}$$

即系统从外界吸收的热量等于系统内能的增量和系统对外做功之和。这一规律叫做**热力学第一定律**。我们规定,系统从外界吸收热量时 Q 为正值,反之为负值;内能增加时 ΔE 为正,反之为负;系统对外界做功时 A 为正,反之为负。

若写成微分形式,则为

$$\mathrm{d}Q=\mathrm{d}E+\mathrm{d}A \tag{2.25}$$

根据能量转换和守恒定律可见,做功必须由能量转化而来,不能无中生有地创造能量。

三、热力学第一定律的应用

下面我们应用热力学第一定律研究理想气体的几种热力学过程。

1. 等体过程　等体过程是指气体的体积始终保持不变的过程。在等体过程中,外界对气体做功为零。根据热力学第一定律,气体从外界吸收的热量全部用来增加它的内能

$$Q=\Delta E \tag{2.26}$$

若系统经一微小变化过程

$$\mathrm{d}Q=\mathrm{d}E \tag{2.27}$$

系统和外界的热传递会引起系统本身温度的变化。这一温度的变化和热传递的关系可以用摩尔热容来表示,规定 1mol 物质温度升高 1K 所吸收的热量,叫做该气体的**摩尔热容**。摩尔热容 C 定义为

$$C=\frac{\mathrm{d}Q}{\mathrm{d}T} \tag{2.28}$$

单位是 $\mathrm{J\cdot(mol\cdot K)^{-1}}$,等体过程中的摩尔热容叫做**定体摩尔热容**,记作 C_V

$$C_V=\left(\frac{\mathrm{d}Q}{\mathrm{d}T}\right)_V \tag{2.29}$$

即

$$\mathrm{d}Q_V=C_V\mathrm{d}T \tag{2.30}$$

已知 1mol 理想气体的内能为

$$E=\frac{i}{2}RT$$

由此得

$$\mathrm{d}E=\frac{i}{2}R\mathrm{d}T$$

把它与式(2.30)比较,由 $\mathrm{d}Q=\mathrm{d}E$ 得

$$C_V=\frac{i}{2}R \tag{2.31}$$

式(2.31)说明,理想气体的摩尔定体热容只与分子的自由度有关,与气体的温度无关。对于单原子气体,$i=3$, $C_V=\frac{3}{2}R=12.5\text{J}\cdot(\text{mol}\cdot\text{K})^{-1}$;对于双原子分子,$i=5$, $C_V=\frac{5}{2}R=20.8\text{J}\cdot(\text{mol}\cdot\text{K})^{-1}$;对于多原子分子,$i=6$, $C_V=3R=24.9\text{J}\cdot(\text{mol}\cdot\text{K})^{-1}$。

2. 等压过程 在等压过程中,气体的压强保持不变,即 $\mathrm{d}P=0$。设 1mol 理想气体,温度变化 $\mathrm{d}T$,系统对外界做功 $\mathrm{d}A=P\mathrm{d}V$,则气体吸收的热量为

$$\mathrm{d}Q=\mathrm{d}E+P\mathrm{d}V \tag{2.32}$$

为了表示气体在等压过程中吸收的热量,规定等压过程中 1mol 的气体温度每升高 1K 需要吸收的热量,叫做该气体的**定压摩尔热容**,记作 C_P

$$C_P=\left(\frac{\mathrm{d}Q}{\mathrm{d}T}\right)_P \tag{2.33}$$

利用 1mol 的理想气体的状态方程 $PV=RT$ 可得 $P\mathrm{d}V=R\mathrm{d}T$, $\mathrm{d}E=C_V\mathrm{d}T$ 代入式(2.32),可得

$$\mathrm{d}Q=C_V\mathrm{d}T+R\mathrm{d}T$$

由式(2.33)可得

$$C_P=C_V+R \tag{2.34}$$

再由式(2.31)可得理想气体定压摩尔热容为

$$C_P=\frac{i+2}{2}R \tag{2.35}$$

对于单原子分子气体, $i=3$, $C_P=\frac{5}{2}R$;对于双原子分子气体, $i=5$, $C_P=\frac{7}{2}R$;对于多原子分子气体, $i=6$, $C_P=4R$。

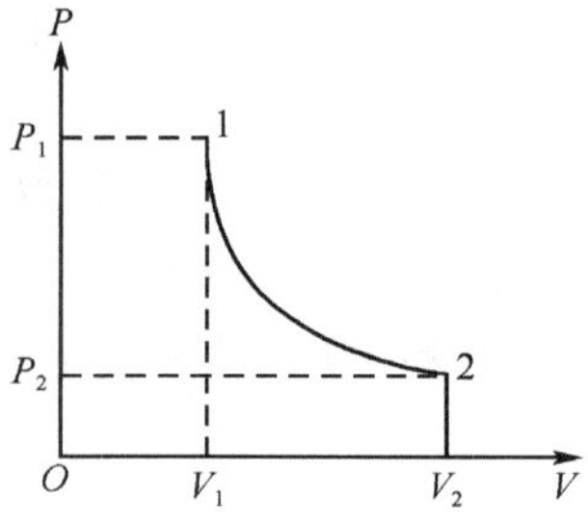

图 2-11 等温过程

3. 等温过程 等温过程中,温度不变,根据理想气体状态方程, P、V 为常量。由于理想气体内能只与温度有关,所以在等温过程中气体的内能不发生变化, $\mathrm{d}E=0$。根据热力学第一定律

$$Q=A \tag{2.36}$$

在图 2-11 中,理想气体经等温过程由状态 1 到状态 2 时,外界对气体做的功为

$$A=\int_{V_1}^{V_2}P\mathrm{d}V=\frac{M}{\mu}RT\int_{V_1}^{V_2}\frac{\mathrm{d}V}{V}=\frac{M}{\mu}RT\ln\frac{V_2}{V_1} \tag{2.37}$$

在等温膨胀过程中(图 2-11),理想气体从外界吸收的热量全部用来对外做功,反之,在等温压缩时,外界对气体做的功,将全部以热量的形式释放出去。

4*. 绝热过程 在不与外界作热量交换的条件下,系统的状态变化过程叫做绝热过程。它的特征是 $\mathrm{d}Q=0$。例如,系统与外界由良好的绝热材料隔绝,或者过程进行得很快,以致来不及与外界有热量交换。在绝热过程中,热力学第一定律可写成

$$0=\mathrm{d}E+\mathrm{d}A=\frac{M}{\mu}C_v\mathrm{d}T+P\mathrm{d}V \tag{2.38}$$

另外,对理想气体状态方程 $PV=\frac{M}{\mu}RT$ 取微分,得

$$P\mathrm{d}V+V\mathrm{d}P=\frac{M}{\mu}R\mathrm{d}T$$

以上两式消去 $\mathrm{d}T$,得

$$(C_V+R)P\mathrm{d}V=-C_VV\mathrm{d}P$$

因 $C_V+R=C_P$　令 $\gamma=\dfrac{C_P}{C_V}$，则上式化为

$$\frac{dP}{P}+\gamma\frac{dV}{V}=0$$

将上式积分，得

$$PV^{\gamma}=\text{常量} \tag{2.39a}$$

应用 $PV=\dfrac{M}{\mu}RT$ 和上式还可得到以下的关系式：

$$V^{\gamma-1}T=\text{常量} \tag{2.39b}$$

$$P^{\gamma-1}T^{-\gamma}=\text{常量} \tag{2.39c}$$

以上三式叫做绝热过程方程。等号右方常量的大小在 3 个式子中各不相同，与气体的质量及初始状态有关。

例 2-5　将 16g 氧气分别按下面的过程，从 17℃ 升至 27℃，试分别求出在(1)体积不变；(2)压强不变；(3)不与外界交换热量，这些过程中气体系统内能的变化、吸收的热量和外界对系统做的功(设氧气可看做理想气体，且 $C_V=\dfrac{5}{2}R$)。

解：(1) 当系统体积不变时，外界对系统不做功，$A=0$，系统内能的变化为

$$\Delta E=\frac{m}{M}C_V(T_2-T_1)=\frac{16\times10^{-2}}{32\times10^{-2}}\times\frac{5}{2}\times8.31\times[(273+27)-(273+17)]=1.04\times10^2\text{J}$$

吸收的热量为

$$Q_V=\Delta E=1.04\times10^2\text{J}$$

由上面的计算可知，在系统体积不变的情况下，外界对系统不做功，系统从外界获得的热量全部用于内能的增加。

(2) 当系统压强不变时，系统吸收的热量为

$$Q_p=\frac{m}{M}C_p(T_2-T_1)=1.46\times10^2\text{J}$$

系统的内能变化为

$$\Delta E=\frac{m}{M}C_V(T_2-T_1)=1.04\times10^2\text{J}$$

系统对外界做功为

$$A=Q_p-\Delta E=0.42\text{J}$$

这表示，在系统保持压强不变的情况下，系统从外界获得的热量，一部分用于增加系统的内能，另一部分用于系统对外界做功。

(3) 不与外界交换热量，系统吸收的热量 $Q=0$，系统内能的变化为

$$\Delta E=\frac{m}{M}C_V(T_2-T_1)=1.04\times10^2\text{J}$$

系统对外界做功为

$$A=-\Delta E=-1.04\times10^2\text{J}$$

所以外界对系统做功为 1.04×10^2J。在绝热条件下，系统与外界无热量交换，外界对系统所做的功全部用于内能的增加。

第 5 节*　热力学第二定律

热力学第一定律解决了自然界变化过程中能量转换的数量关系。然而，自然界中一些并不

违反第一定律的过程却不会自动发生。例如,两个不同温度的物体接触时,热量不能自发地由低温物体传递给高温物体。两种气体 A 和 B 能自发地混合成混合气体,但混合气体不会自发地分离成气体 A 和 B。所有这些都说明,与热现象有关的过程具有一定的方向性。人们在研究如何提高热机效率的过程中,逐步发现并总结出热力学第二定律,用于解决与热力学现象有关过程的方向问题。

一、循环过程

如果一个系统由某个状态出发,经过一系列变化又回到了初始状态,这样的过程称为**循环过程**。气体的循环过程可用 $P-V$ 图上的一条闭合曲线表示,如图 2-12 所示。系统经历一次循环后,系统的内能不变,即 $\Delta E=0$。如果系统从外界吸收的总热量 Q_1 大于向外界放出的总热量 Q_2,由热力学第一定律

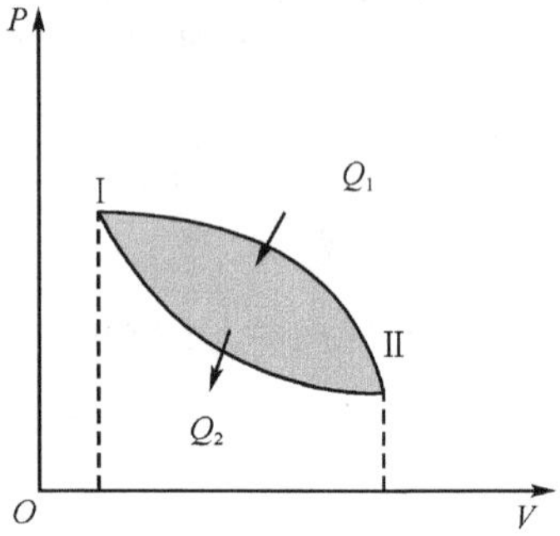

图 2-12 气体的循环过程

$$A=Q_1-Q_2>0$$

式中,A 为 Q_1 中转化为功的部分,我们将能够把热转化为功的机器叫做热机。A 与 Q_1 的比值定义为**热机的效率**

$$\eta=\frac{A}{Q_1}=\frac{Q_1-Q_2}{Q_1}=1-\frac{Q_2}{Q_1} \tag{2.40}$$

与以上相反的过程叫做逆循环。如外界对系统做功为 A,系统从低温热源(冷库)吸收热量 Q_2 而向高温热源(外界)放出热量 Q_1,有

$$Q_1=Q_2+A$$

逆循环具有制冷作用,所以也叫做制冷循环。系统从低温热源吸收的热量 Q_2 与外界对系统所做的功 A 的比值,称为循环的制冷系数,即

$$\varepsilon=\frac{Q_2}{A} \tag{2.41}$$

制冷系数越大,表示系统的制冷效果越好。

二、卡诺循环

19 世纪末,为了提高蒸汽机效率,法国青年工程师卡诺于 1824 年研究了一种理想热机的效率,并从理论上证明它的效率最高,从而指出了提高热机效率的途径。这种热机叫做卡诺热机,其循环过程叫做**卡诺循环**。

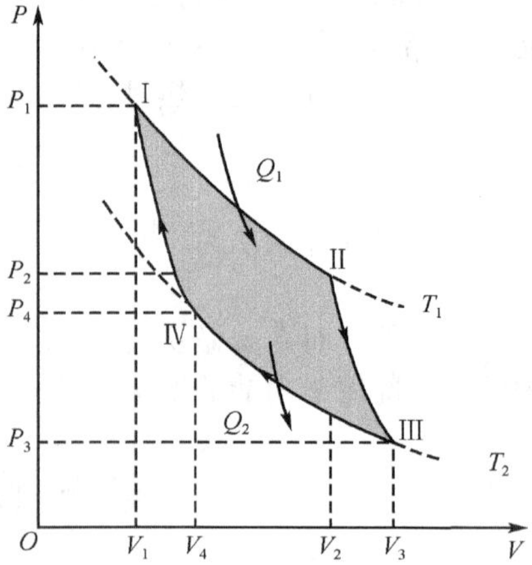

图 2-13 卡诺循环

理想的卡诺热机是在两个恒温热源之间进行的无摩擦的准静态循环。其循环过程是由两个等温过程和两个绝热过程所组成。如图 2-13 所示,系统从温度为 T_1 的高温热源吸收热量 Q_1,向温度为 T_2 的低温热源放出热量 Q_2,其效率为

$$\eta=1-\frac{Q_2}{Q_1}$$

可以证明理想气体的卡诺循环的效率为

$$\eta=1-\frac{T_2}{T_1} \tag{2.42}$$

理想气体的卡诺循环的效率由高温热源 T_1 和低温热源 T_2 的温度决定。

三、热力学第二定律

我们知道,在热机循环中,系统从高温热源吸收热量 Q_1,一部分转化为对外所做的功 A,同时向低温热源放出热量 Q_2,显然,热机的效率小于 100%。我们能否使热机的效率等于 100%呢?也就是说使 $Q_2=0$,即从高温热源吸取的热量全部转化为功而不放出热量?

大量的事实表明,与热现象有关的自发发生的任何宏观过程都有一定的方向性,自然界中一切与热现象有关的自发发生的宏观过程都是不可逆的,如摩擦生热、热传导、热扩散、气体的自由膨胀等。反映自然界中宏观过程进行方向的规律叫做热力学第二定律。由于各种不可逆过程之间是相互关联的,因此可以选择任何一种不可逆过程来表述热力学第二定律。最著名的两种表述是开尔文表述和克劳修斯表述。

1. 开尔文表述　不可能从单一热源吸取热量,使之完全变为有用的功,而不产生其他影响。这里应注意"完全变为有用的功"和"不产生其他影响"这两句话。例如,等温膨胀过程将气体从单一热源吸收的热量全部转化为功是完全可能的。但产生了其他影响,气体的体积膨胀了,不能自动收缩回到初始状态。历史上曾有许多人试图制造出一种热机,它只从单一热源吸收热量,并将其全部转化为功,这种热机叫做第二类永动机。

2. 克劳修斯表述　不可能把热量从低温物体传到高温物体,而不引起其他的变化。在这里也应注意"不引起其他变化"。我们知道,通过外界做功,是可以把热量从低温物体传到高温物体的,但引起了其他变化,即外界做功。因此,热量就不会是"自发"地从低温物体传向高温物体。

以上两种表述分别选择了功热转换的不可逆性与热传导的不可逆性,它们是完全等价的。

四、热力学第二定律的统计意义

热力学第二定律指出了热量传递方向和热功转换方向的不可逆性。热现象是与大量分子无规则的热运动相联系的,这说明实际宏观过程的不可逆性,必然具有特有的微观机制。下面仍以理想气体自由膨胀为例,从分子热运动角度来解释热力学第二定律的统计意义。在图 2-14 中,隔板将容器分成体积相等的 A、B 两部分,当隔板抽掉后,看气体在容器内的分布情况。在整个容器内运动,若以气体分子处在 A 室或 B 室内分类,则 a、b、c、d 这 4 个分子分布情况如表 2-1 所示。

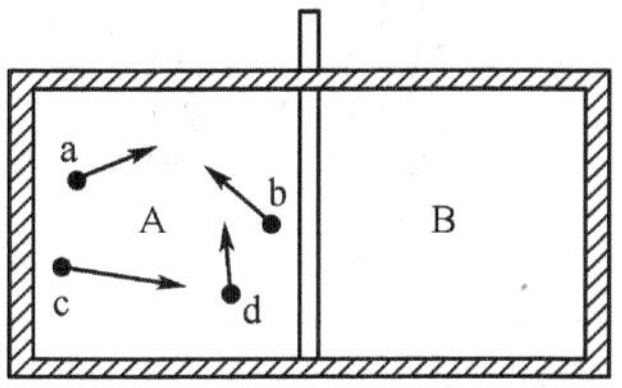

图 2-14　气体的自由膨胀

表 2-1　分子在容器内的分布

微观状态		1	2	3	4	5	6	7	8	9	10	11	12	13	14	15	16
分子分布	A	abcd	bcd	acd	abd	abc	ab	ac	ad	bc	bd	cd	a	b	c	d	0
	B	0	a	b	c	d	cd	bd	bc	ad	ac	ab	bcd	acd	abd	abc	abcd
宏观状态	A	4	3				2						1				0
	B	0	1				2						3				4
概率		$\frac{1}{16}$	$\frac{4}{16}$				$\frac{6}{16}$						$\frac{4}{16}$				$\frac{1}{16}$

由表 2-1 可知,4 个分子在 A、B 两室内的微观分布共有 2^4 种可能状态,我们把这样的每一种分布称为一个微观态,即共有 16 个微观态,每一个微观态出现的概率是相等的,均为 1/16。从宏观角度来看,分子分布可分为 5 种宏观态。从表 2-1 中可以看出,4 个分子全部退回到 A 室内的概率仅为 1/16,而 A、B 两室分子均匀分布的宏观态出现的可能性最大,其概率为 3/8。我们常称某一宏观态包含的微观态的数目为热力学概率,用其表征热力学系统的有序性。若宏观态对应的微观态数目越少,这一宏观态的有序性越好;反之,有序性越差。气体向真空膨胀过程,总是由热力学概率小的宏观态向热力学概率大的宏观态进行,而其相反过程在没有受外界影响的条件下不能实现,这即为气体作真空膨胀的不可逆性的统计意义。

由上例分析可知,不可逆过程实质上是从概率小的宏观态向概率大的宏观态转变的过程,它自发的逆过程发生的可能性极小,小到实际上不可能发生。热力学第二定律的统计意义:一个不受外界影响的孤立系统内部发生的过程,总是从热力学概率小的状态向热力学概率大的状态进行,或者说是从高度有序自发地向比较无序的状态进行。

拓展提高 熵

热力学第二定律指出,一切与热现象有关的实际过程都是不可逆的。对自发过程系统会自动地从初态过渡到末态,但不能自发地从末态回到初态。这种自发过程的不可逆性,可用一个态函数来作为过程进行方向的数学判据,这个态函数称为熵。

如果规定吸收热量为正,放出热量为负,卡诺热机效率为

$$\eta = 1 + \frac{Q_2}{Q_1} = 1 - \frac{T_2}{T_1}$$

由上式可以得到

$$\frac{Q_1}{T_1} + \frac{Q_2}{T_2} = 0$$

上式说明在可逆卡诺循环中,Q/T 在整个循环过程中的代数和为零。

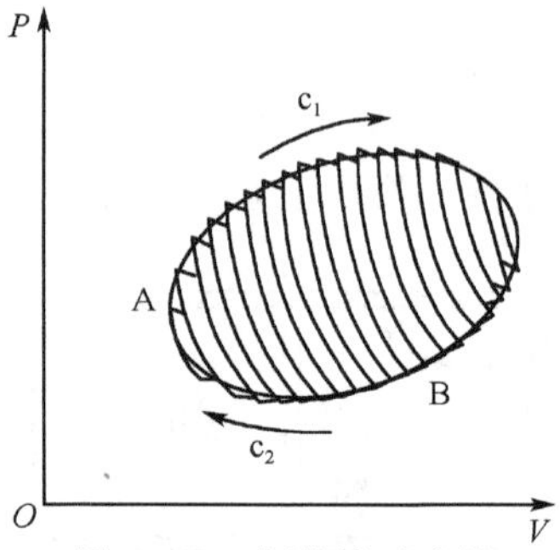

图 2-15 卡诺循环过程

对于任意的可逆循环过程,可以看成是由许多小卡诺循环组成的,如图 2-15 所示。这样可逆循环的热温比近似等于所有小卡诺循环热温比之和,其总和为零,即

$$\sum_{i=1}^{n} \frac{Q_i}{T_i} = 0$$

当小卡诺循环无限变窄,小卡诺循环的数目无限多时,即 $n \to \infty$ 时,这时的求和可用积分来代替。

$$\oint \frac{\mathrm{d}Q}{T} = 0 \tag{2.43}$$

卡诺循环是一种理想化的循环,效率最高,实际的热机循环是不可逆的,热机效率要小于卡诺循环的效率。

可以证明

$$\oint \frac{\mathrm{d}Q}{T} \leqslant 0$$

上式称为克劳修斯不等式。等号适用于可逆循环,小于号适用于不可逆循环。

可逆循环过程

$$\oint \left(\frac{\mathrm{d}Q}{T}\right)_C = \int_A^B \left(\frac{\mathrm{d}Q}{T}\right)_{C_1} + \int_B^A \left(\frac{\mathrm{d}Q}{T}\right)_{C_2} = 0$$

移项后,得

$$\int_A^B \left(\frac{\mathrm{d}Q}{T}\right)_{C_1} = \int_A^B \left(\frac{\mathrm{d}Q}{T}\right)_{C_2}$$

说明系统由状态 A 变到状态 B，积分 $\int_A^B \frac{dQ}{T}$ 与路径无关，只与系统的初、末状态有关。由此可以引入一个状态函数，这个状态函数在 1865 年由克劳休斯定名为熵（entropy，中文热温比可称“热温熵”，加“火”字旁表示热学量，故中译名造字为熵），符号为 S。熵在两个状态间的差值为

$$\Delta S = S_B - S_A = \int_A^B \frac{dQ}{T}$$

当变化为无穷小时，则可写成微分形式

$$dS = \frac{dQ}{T}$$

上式说明，S 是态函数，对应于任一热力学平衡状态总存在有相应的熵值；熵值的增量只决定于初、末状态，与中间经历的过程无关。如果系统经历的是一个不可逆过程，可以证明

$$\Delta S = S_B - S_A > \int_{A(\text{不可逆过程})}^{B} \frac{dQ}{T} \tag{2.44}$$

对于一个与外界无能量交换的孤立系统，系统中发生的任何过程都是绝热的，即 $dQ=0$，可以得

$$dS \geqslant 0 \tag{2.45}$$

这就是说，孤立系统的熵永不减少，可逆过程熵不变，不可逆过程熵增加，这就是熵增加原理。

本章小结

1. 理想气体状态方程

$$PV = \frac{M}{\mu}RT \qquad R = 8.31\,\text{J}\cdot(\text{mol}\cdot\text{K})^{-1}$$

2. 理想气体压强公式

$$P = \frac{2}{3}n\left(\frac{1}{2}m\,\overline{v^2}\right) = \frac{2}{3}n\,\overline{E_k}$$

$$\overline{E_k} = \frac{1}{2}m\,\overline{v^2}$$

3. 理想气体的温度

$$P = nKT \quad K = 1.38\times10^{-23}\,\text{J}\cdot\text{K}^{-1}$$

4. 理想气体的内能

$$E = \frac{M}{\mu}\frac{i}{2}RT$$

5. 气体分子的自由度　单原子分子，3 个；双原子分子，5 个；3 个以上原子分子，6 个。每一个自由度上的能量是 $\frac{1}{2}KT$

6. 麦克斯韦速率分布

$$f(v) = 4\pi\left(\frac{m}{2\pi KT}\right)^{\frac{3}{2}} e^{-\frac{mv^2}{2KT}}v^2$$

最概然速率 $$v_p = \sqrt{\frac{2KT}{m}} = \sqrt{\frac{2RT}{\mu}}$$

算术平均速率 $$\bar{v} = \sqrt{\frac{8KT}{\pi m}} = \sqrt{\frac{8RT}{\pi\mu}}$$

方均根速率 $$\sqrt{\overline{v^2}} = \sqrt{\frac{3KT}{m}} = \sqrt{\frac{3RT}{\mu}}$$

7. 范德瓦耳斯方程

$$\left(P + \frac{a}{V_m^2}\right)(V_m - b) = RT$$

8. 热力学第一定律

$$Q=\Delta E+A$$
$$dQ=dE+dA$$

等容过程　$dQ=dE$　定容摩尔热容　$C_V=\frac{i}{2}R$

等压过程　$dQ=dE+PdV$　定压摩尔热容　$C_P=C_V+R$　$C_P=\frac{i+2}{2}R$

等温过程　$dQ=dA$　$A=\int_{V_1}^{V_2}PdV=\frac{M}{\mu}RT\int_{V_1}^{V_2}\frac{dV}{V}=\frac{M}{\mu}RT\ln\frac{V_2}{V_1}$

绝热过程　$0=dE+dA$　$PV^{\gamma}=$ 常量；$V^{\gamma-1}T=$ 常量；$P^{\gamma-1}T^{-\gamma}=$ 常量

9*. 热力学第二定律

热机的效率

$$\eta=\frac{A}{Q_1}=\frac{Q_1-Q_2}{Q_1}=1-\frac{Q_2}{Q_1}$$

卡诺循环　$\eta=1-\frac{T_2}{T_1}$

热力学第二定律的两种表述如下：

开尔文表述　不可能从单一热源吸取热量，使之完全变为有用的功，而不产生其他影响；

克劳修斯表述　不可能把热量从低温物体传到高温物体，而不引起其他的变化。

目标检测

一、选择题

2-1. 在温度均匀的液体中，一个小气泡由液体的底层缓慢地升到液面，上升过程中气泡的体积不断增大，则气泡在浮起过程中　(　　)

A. 放出热量　B. 吸收热量　C. 不吸热也不放热　D. 无法判断

2-2. 一定量的理想气体分别经过了等压、等容和绝热过程后其内能由 E_1 变化到 E_2。在上述三过程中，气体的　(　　)

A. 温度变化相同，吸热相同　B. 温度变化相同，吸热不同

C. 温度变化不同，吸热相同　D. 温度变化不同，吸热也不同

2-3. 理想气体内能增量的表示式 $\Delta E=\frac{M}{\mu}Cv\Delta T$ 适应　(　　)

A. 等容过程　B. 等压过程　C. 绝热过程　D. 任何过程

2-4. 理想气体状态方程在不同的过程有不同的微分表达式，$pdV+Vdp=nRdT$ 表示　(　　)

A. 等温过程　B. 等压过程　C. 等容过程　D. 绝热过程

2-5. 公式 $C_p=C_V+R$ 在什么条件下成立　(　　)

A. 气体的质量为 1kg　B. 气体的压强不高　C. 气体的温度不太低　D. 理想气体

2-6. 1mol 理想气体从初态 (T,P,V_1) 等温压缩到体积为 V_2，外界对气体所做的功为　(　　)

A. $RT_1\ln\frac{V_2}{V_1}$　B. $RT_1\ln\frac{V_1}{V_2}$　C. $P(V_2-V_1)$　D. $P_2V_2-P_1V_1$

二、问答题

2-7. 热力学第一定律的内容和公式是什么？

2-8. 为什么理想气体的定压摩尔热容量比定容摩尔热容量大？相差多少？

三、计算题

2-9. 气体恒量 R 的数值取决于所选取的单位。例如，压强的单位采用标准大气压，体积的单位采用 L

时,R 的数值为何?

2-10. 在容积为 40L 的储气筒内有 64g 氧气,当储气筒的温度为 15℃时,筒内氧气的压强为多大?

2-11. 容积为 30L 的瓶内装有氢气,假定在气焊过程中,温度保持 27℃不变,问当瓶内压力由 50×10^5Pa 降为 10×10^5Pa 时,共用去多少克氢气?

2-12. 一氧气瓶的容积是 30L,里面氧气的压强为 130atm,氧气厂规定当压强降到 10atm 时就应重新充氧气。有个车间每天要用 40L,1atm 的氧气,问:这瓶氧气至多可用几天(设使用过程中温度保持不变)?

2-13. 2g 氢气装在 20L 的容器内,当容器内的压强为 300mmHg 高时,氢气分子的平均平动动能为多大($1\text{mmHg}=1.333\ 22\times10^2\text{Pa}$)?

2-14. 当气体温度为 7℃,压强为 0.01mmHg 时,每立方厘米中有多少分子数?

2-15. 求温度为 127℃的氢气分子的平均速率、方均根速率及最概然速率。

2-16. 将 8g 氧气(可看做理想气体)由 15℃加热到 25℃,氧气的内能增加多少?

2-17. 1mol 单原子理想气体,分别在等体和等压的情况下,温度从 300K 被加热至 350K,试求这两种情况下,气体各吸收多少热量?内能的增量各为多少?分别对外做多少功?

2-18. 标准状态下,1.6×10^{-2}kg 的氧气经过等压过程并从外界吸热 334.4J,求气体内能改变了多少?

(丁桂祥 郝炳金 郭树怀)

第3章 电磁学基础

学习目标

1. 掌握库仑定律、高斯定理、电磁感应定律
2. 理解电场强度、磁感应强度、电流的磁场、电势与电势差
3. 了解磁场对运动电荷的作用、磁场对载流导线的作用

自然界中几乎所有的变化都与电和磁有关,电磁学的发展和应用成为现代科技发展的重要标志。电磁学是研究电荷和电流产生电场和磁场的规律。

电磁学的应用十分广泛,在医药卫生领域,药物的制备、医学检验、疾病的诊断和治疗等都有电磁学成果的应用。因此,电磁学是药用物理学中很重要的内容。本章主要介绍静电场和恒定磁场的基础知识。

第1节 静 电 场

一、库 仑 定 律

自然界中存在着两种电荷:正电荷和负电荷,同种电荷相互排斥,异种电荷相互吸引。电荷间的这种作用力称为**静电力**。

1785年法国物理学家库仑通过实验测定了点电荷之间相互作用力,总结出**库仑定律**:真空中两个静止的点电荷之间的相互作用力的大小与它们电量的乘积成正比,与它们之间距离的平方成反比;作用力的方向在两者的连线上。即

$$F = k\frac{q_1 q_2}{r^2} \tag{3.1}$$

式中,$k = \dfrac{1}{4\pi\varepsilon_0} \approx 9.0\times10^9\,\mathrm{N\cdot m^2\cdot C^{-2}}$;$\varepsilon_0 = 8.85420\times10^{-12}\,\mathrm{C^2\cdot N^{-1}\cdot m^{-2}}$,称为真空介电常数。

二、电场 电场强度

1. 电场 实验证明,任何带电体周围都存在一种特殊的物质,我们将其称为电场。电场对位于其中的电荷会施以力的作用,电荷与电荷之间的相互作用是通过电场来传递的。相对于观察者为静止的电荷在其周围空间产生的电场,称为静电场。

2. 电场强度 实验表明,点电荷 q_0 在电场中各点所受的电场力 F 虽然各不同,但 F 与 q_0 的比值只与场点有关,是由电场本身的性质决定的。我们将其定义为电场强度(简称场强),用 E 表示。

$$E=\frac{F}{q_0} \tag{3.2}$$

电场强度的单位为 $N \cdot C^{-1}$。式中，q_0 起到检验电场的作用，叫做检验电荷（或试探电荷），形成电场的电荷叫做场源电荷。

3. 点电荷的场强　如果电场是由一个点电荷 q 产生的，由库仑定律和式(3.2)可得，与点电荷 q 相距为 r 处 P 点的场强大小为

$$E=k\frac{q}{r^2} \tag{3.3}$$

4. 场强叠加原理　如果空间存在多个点电荷，它们在空间某点对检验电荷 q_0 的作用力分别为 $F_1, F_2, \cdots, F_n$，则检验电荷所受的合力为其矢量和。

$$F=F_1+F_2+\cdots+F_n$$

根据场强的定义，该点处的场强为

$$E=\frac{F}{q_0}=\frac{F_1}{q_0}+\frac{F_2}{q_0}+\cdots+\frac{F_n}{q_0}$$

即

$$E=E_1+E_2+\cdots+E_n$$

由此可见，点电荷系在空间某点的场强等于各点电荷单独存在时在该点的场强的矢量和，这就是**场强叠加原理**。

例 3-1　求一对相距 l 的等量异号点电荷系在其连线的中垂线上任一点的场强。

解：设这对点电荷电量分别为 $+q$ 和 $-q$，则

$$E_+=E_-=\frac{1}{4\pi\varepsilon_0}\cdot\frac{q}{r'^2}=\frac{1}{4\pi\varepsilon_0}\cdot\frac{q}{r^2+\left(\frac{l}{2}\right)^2}$$

建立图示坐标系。由图 3-1 可知，它们产生的合场强为

$$E=E_{+x}+E_{-x}=-2E_+\cos\theta$$

所以，合场强沿 x 轴负方向，其大小为

$$E=2E_+\cos\theta=\frac{1}{4\pi\varepsilon_0}\cdot\frac{ql}{\left(r^2+\frac{l^2}{4}\right)^{3/2}}$$

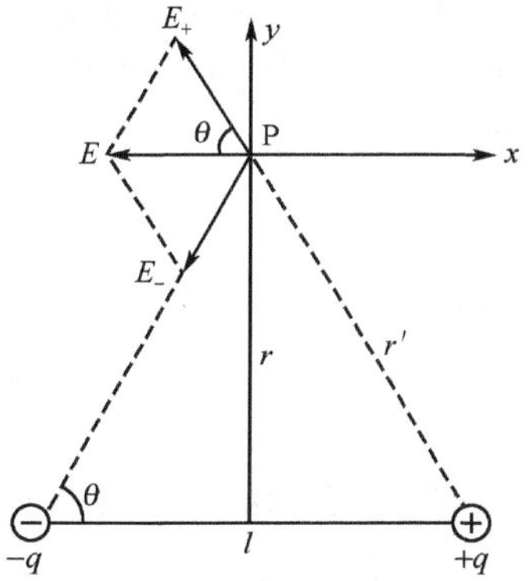

图 3-1　例 3-1 图示

拓展提高

电偶极子

如果一对等量异号点电荷系，它们之间的距离 l 比场点到它们的距离 r 小得多，这种带电体系叫做电偶极子，其 ql 的乘积叫做电偶极矩，简称电矩，用 p 表示，即

$$p=ql$$

电偶极矩是一个矢量，规定其方向由负电荷指向正电荷。在本例 3-1 的计算中，将 $r \gg l$ 条件引入可得

$$E\approx\frac{1}{4\pi\varepsilon_0}\frac{ql}{r^3}=\frac{1}{4\pi\varepsilon_0}\frac{p}{r^3}$$

场强的方向与电偶极矩方向相反。

电偶极子和电偶极矩在后续课程及医学领域中都有应用。

三、高斯定理

为了形象地描绘电场，常用电场线来表示电场。电场线上某点的切线方向就是该点的场强方向，电场线的疏密表示电场的强弱。通过电场中任意给定面积的电场线的条数称为通过该面

积的**电通量**,用 Φ_e 表示,电通量的单位是 $N\cdot m^2\cdot C^{-1}$。

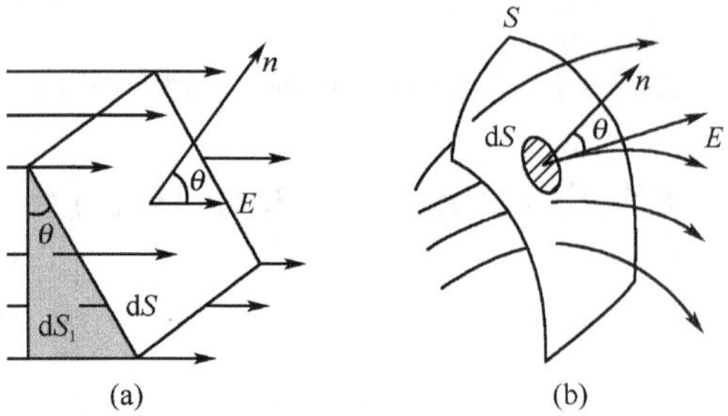

图 3-2　电通量的计算

(a)平面;(b)任意曲面

我们规定:通过电场中某点作一垂直于该点电场线的小面积元 $dS_\perp$,令通过 $dS_\perp$ 的电场线条数 $d\Phi_e$ 与该点电场强度的数值有如下关系:

$$E=\frac{d\Phi_e}{dS_\perp} \tag{3.4}$$

即某点电场强度的大小在数值上等于通过该点单位垂直面积的电场线条数。

假若面元的法线方向与电场强度方向间有夹角 θ,则 $dS_\perp=dS\cos\theta$,我们可将式(3.4)改写为

$$d\Phi_e=EdS_\perp=EdS\cos\theta \tag{3.5}$$

式(3.5)就是计算电通量的一般公式。

在均匀电场中,如果曲面 S 为平面,且其法线方向与均匀电场的场强 E 成 θ 角,如图 3-2(a)所示,则通过 S 面的电通量为

$$\Phi_e=ES\cos\theta$$

如果 S 面为非均匀电场中任意曲面,如图 3-2(b)所示,则可将曲面 S 分割成无数面元 dS,每一面元均可视为平面,且可认为在面元 dS 上的场强 E 都相同,通过整个曲面的电通量,就是通过这无数面元电通量的代数和,即对整个曲面 S 进行积分

$$\Phi_e=\int_S E\cos\theta dS \tag{3.6}$$

如果曲面是闭合的,各处面元法线的方向由曲面内指向曲面外,则

$$\Phi_e=\oint_S E\cos\theta dS \tag{3.7}$$

这里 $\oint_S$ 表示沿闭合曲面 S 的积分,利用库仑定律和场强叠加原理,由式(3.7)积分可以导出高斯定理。

如图 3-3 所示,假设真空中有一静止的点电荷 q,以 q 所在处为球心,以 r 为半径作一球面 S,则通过球面的总电通量为

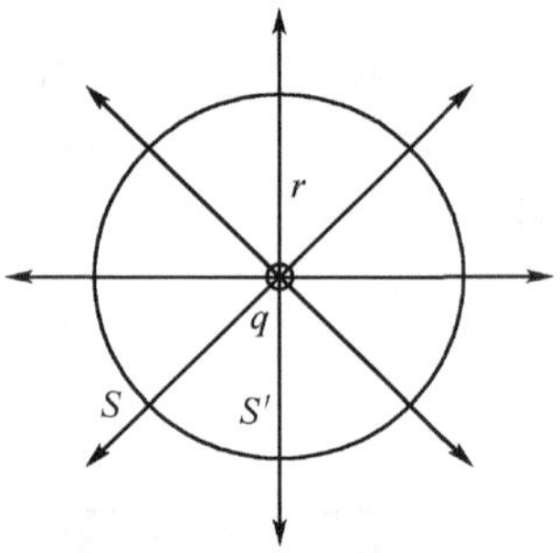

图 3-3　推导高斯定理用图

$$\begin{aligned}\Phi_e&=\oint_S E\cos\theta dS\\&=\oint_S\frac{1}{4\pi\varepsilon_0}\cdot\frac{q}{r^2}dS=\frac{1}{4\pi\varepsilon_0}\cdot\frac{q}{r^2}\oint_S dS=\frac{q}{\varepsilon_0}\end{aligned}$$

若空间存在多个点电荷,则应用场强叠加原理可得总电通量为

$$\Phi_e=\oint_S E\cos\theta dS=\sum_{i=1}^{n}\oint_S E_i\cos\theta_i dS=\sum_{i=1}^{n}\frac{q_i}{\varepsilon_0}=\frac{\sum q_i}{\varepsilon_0} \tag{3.8}$$

式(3.8)表明,在静电场中,通过一个任意闭合曲面的电通量,等于该闭合曲面所包围的电荷代数和 $1/\varepsilon_0$ 倍。这个结论称为**高斯定理**。高斯定理揭示了静电场是有源场,所选取的闭合曲面 S 称为高斯面。高斯面是一假想曲面,并非客观存在。高斯定理与高斯面的形状、大小无关。

例 3-2　已知球壳半径为 R,总带电量为 $+q$,求均匀带电球壳外的场强。

解:球壳电荷分布具有球对称性,所以场强分布也有对称性,球面上各点场强大小均相等,

方向为球面外法线方向，$\theta=0$。设 P 点为球壳外任一点，P 点到球心的距离为 r_i，计算通过球面的总电通量

$$\Phi_e = \oint_S E\cos\theta \mathrm{d}S = E\oint_S \mathrm{d}S = E4\pi r_i^2$$

由高斯定理得

$$E \cdot 4\pi r_i^2 = \frac{q}{\varepsilon_0}$$

$$E = \frac{1}{4\pi\varepsilon_0}\cdot\frac{q}{r_i^2}$$

上式说明均匀带电球壳外的场强，与其上电荷全部集中在球心时产生的电场一样。对于电荷作对称分布的带电体，可应用高斯定理方便地求出场强分布。

四、电势　电势差

1. 电场力做功　在点电荷 q 的电场中，检验电荷 q_0 沿任意路径由 a 点移动到 b 点，此过程中电场力所做的功为多少呢？

我们先考虑任一电流元 $\mathrm{d}l$，电场力在 $\mathrm{d}l$ 上所做元功为

$$\mathrm{d}A = F\cos\theta \cdot \mathrm{d}l = q_0 E\cos\theta \mathrm{d}l$$

q_0 从 a 点移动到 b 点，电场力所做的总功为

$$A_{ab} = \int_a^b \mathrm{d}A = \int_a^b q_0 E\cos\theta \mathrm{d}l \qquad (3.9)$$

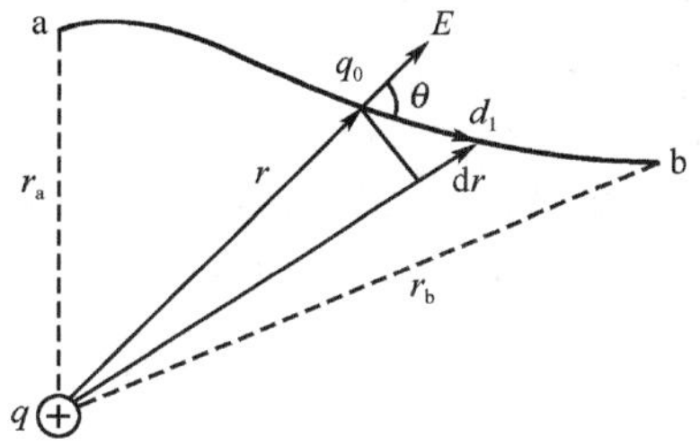

图 3-4　计算电场力做功

由图 3-4 可知，$\mathrm{d}l\cos\theta=\mathrm{d}r$，

将 $E=\frac{1}{4\pi\varepsilon_0}\cdot\frac{q}{r_i^2}$ 代入式(3.9)

$$A_{ab} = \int_a^b q_0 E\cos\theta \mathrm{d}l = \int_a^b q_0 \frac{1}{4\pi\varepsilon_0}\cdot\frac{q}{r^2}\cdot \mathrm{d}r = \frac{qq_0}{4\pi\varepsilon_0}\int_{r_a}^{r_b}\frac{1}{r^2}\cdot\mathrm{d}r = \frac{qq_0}{4\pi\varepsilon_0}\left(\frac{1}{r_a}-\frac{1}{r_b}\right)$$

若将试验电荷沿一闭合曲线移动一周，上式 $r_a=r_b$，$A=0$。即

$$\oint_l q_0 E\cos\theta \mathrm{d}l = 0$$

因 $q_0\neq 0$，所以上式可写为

$$\oint_l E\cos\theta \mathrm{d}l = 0 \qquad (3.10)$$

式(3.10)称为静电场的环路定理，它说明在静电场中，电场力对电荷做功与路径无关，因而是保守力场(或叫做势场)。

2. 电势能　如上所述，静电场与重力相似，都是保守力场，因而也可引入势能(电势能 W)的概念。电场力做功(A_{ab})是电势能改变的量度，即

$$A_{ab} = W_a - W_b = \int_a^b q_0 E\cos\theta \mathrm{d}l$$

在静电场中，将点电荷 q_0 从 a 点移到 b 点，静电场力所做的功等于该点电荷电势能的减少。要确定电势能必须选定一个电势能为零的参考点。若以 a 点为零势能点，$W_b=0$，a 处的电势能为

$$W_a = \int_a^b q_0 E\cos\theta \mathrm{d}l \qquad (3.11)$$

即电荷在电场中某点的电势能等于将此电荷从该点移到零势能点时电场力所做的功。

3. 电势　与重力势能相似，电势能也是属于试探电荷和电场整个系统的，且与试探电荷的电量成正比，因此它不能直接描述某一给定点 A 处电场的性质。但 $\frac{W_A}{q_0}$ 却与试探电荷无关，只取决于电场中给定点 A 处电场的性质，我们将其称为电势，用 U_A 表示，即

$$U_A = \frac{W_A}{q_0} = \int_A^{\infty} E\cos\theta \mathrm{d}l \tag{3.12}$$

静电场中某点的电势在数值上等于单位正电荷放在该处时的电势能,也等于单位正电荷从该点经任意路径到无限远处时电场力所做的功。电势是标量,数值大小与零电势点的选择有关,电势的单位为伏特,$1V=1J \cdot C^{-1}$。

4. 电势差　任意两点 a 和 b 电势的差值叫做电势差(或电压),用 U_{ab}表示

$$U_{ab} = U_a - U_b = \frac{W_a - W_b}{q_0} = \frac{A_{ab}}{q_0} = \int_a^b E\cos\theta \mathrm{d}l \tag{3.13}$$

电势差表示将单位正电荷从 a 点移动到 b 点,电场力所做的功,与检验电荷无关,反应了电场本身 a、b 两点的性质。将电荷 q 从 a 点移动到 b 点,电场力所做的功也可用电势差表示为

$$A_{ab} = qU_{ab}$$

例 3-3　求点电荷电场中的电势。

解:选无穷远处为零电势点,在点电荷 q 的电场中,距 q 为 r 处的 a 点的电势为

$$U_a = \int_a^{\infty} E\cos\theta \mathrm{d}l = \int_r^{\infty} \frac{1}{4\pi\varepsilon_0}\frac{q}{r^2}\mathrm{d}r = \frac{q}{4\pi\varepsilon_0 r}$$

由于 a 点是任意的,所以点电荷 q 产生的电场中电势的分布为

$$U = \frac{1}{4\pi\varepsilon_0}\frac{q}{r} \tag{3.14}$$

例 3-4　求电偶极子电场的电势分布。

解:由场强叠加原理可以证明,点电荷系电场中任一点的电势为

$$U_a = U_1 + U_2 + \cdots + U_n \tag{3.15}$$

式中,$U_1, U_2, \cdots, U_n$ 为每一个点电荷在 a 点的电势。式(3.15)表明,电场中任一点的电势等于各电荷在该点的电势的代数和。这就是电势叠加原理。

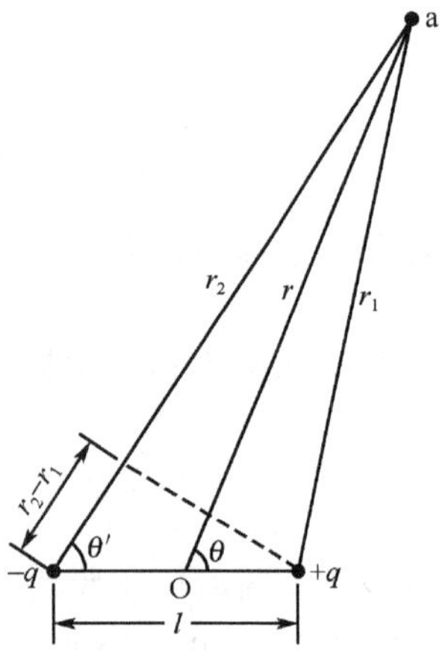

图 3-5　电偶极子的电势分布

如图 3-5 所示,设 a 为电偶极子电场中任意一点,电偶极子中心至 a 点的距离为 r,$+q$ 和$-q$ 至 a 点的距离分别为 r_1 和 r_2。r 与偶极子轴线 l 方向之间的夹角为 θ,则

$$U_a = U_+ + U_- = \frac{1}{4\pi\varepsilon_0}\cdot\frac{q}{r_1} - \frac{1}{4\pi\varepsilon_0}\cdot\frac{q}{r_2} = \frac{q}{4\pi\varepsilon_0}\cdot\frac{r_2 - r_1}{r_1 r_2}$$

当 $r \gg l$,即 a 点远离电偶极子,则 $r_1 \approx r_2 \approx r$,$r_2 - r_1 \approx l\cos\theta$,有

$$U_a = \frac{q}{4\pi\varepsilon_0}\cdot\frac{l\cos\theta}{r^2} = \frac{1}{4\pi\varepsilon_0}\cdot\frac{p\cos\theta}{r^2} \tag{3.16}$$

式(3.16)表示,在电偶极子电场中任一点的电势与电矩($p=ql$)成正比,与该点到电偶极子中心的距离的平方成反比,还与该点的方位有关。

拓展提高　**静电场中的电介质**

电介质就是通常所讲的绝缘体，如玻璃、丝绸、塑料、陶瓷等。在电介质中几乎不存在自由电子，一般情况下不导电。

将电介质放在外电场 E_0 中，在电介质与外电场垂直的两表面上出现了电荷，如图 3-6 所示。我们将这种现象叫做电介质的极化，所出现的电荷叫做极化电荷。极化电荷不能在电介质中自由移动，所以它是束缚电荷。

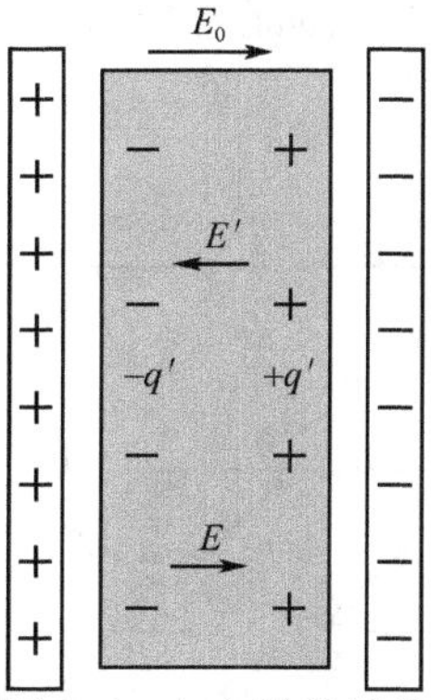

图 3-6　电介质的极化

电介质中的总场强 E 为外电场 E_0 和极化电荷产生的电场 E' 的矢量和，即

$$E=E_0+E' \tag{3.17}$$

由于电场 E' 的方向与外电场 E_0 相反，所以电介质中的总场强 E 小于外电场 E_0。我们将外电场 E_0 与总场强 E 的比值定义为电介质的相对介电常数 ε_r

$$\varepsilon_r=\frac{E_0}{E} \tag{3.18}$$

真空中 $\varepsilon_r=1$，电介质的介电常数 $\varepsilon=\varepsilon_0\varepsilon_r$，反映了电介质的极化性能和对电场的影响。表 3-1 给出了一些电介质的相对介电常数。

表 3-1　一些电介质的相对介电常数

电介质	ε_r	电介质	ε_r
真空	1	聚氯乙烯	3.1~3.5
空气(0℃,1atm)	1.000 59	绝缘用瓷	5.0~6.5
石蜡	2.0~2.3	云母	6~8
聚苯乙烯	2.5	玻璃	5~10
熔凝石英	3.8	纯水	81.5

第 2 节　磁　　场

一、磁感应强度

磁铁或电流(运动电荷)的周围存在磁场。磁场对运动电荷有力的作用。实验表明，运动电荷(试探电荷)在磁场中所受到的磁场力 F 的大小，与它的电量(q)、速度(v)的大小及方向有关。当速度方向与磁场方向相同或相反时，所受磁力为零；当速度方向与磁场方向垂直时，所受磁场力最大，记为 F_m。F_m 与 qv 的比值是确定的，与试探电荷的 qv 值的大小无关。可见，该比值反映了该点磁场强弱的性质。于是，我们定义磁感应强度的大小为

$$B=\frac{F_m}{qv} \tag{3.19}$$

应该指出，B 与运动电荷 q 无关，仅与该点处磁场的性质有关。对不同的场点，B 一般不同。在 SI 中，磁感应强度 B 的单位为 T。

二、电流的磁场

为了求出各种载流导线在空间各点产生的磁感强度，我们把载流导线分成无限多个电流元 Idl，电流元在空间任一点 P 处所激发的磁感应强度为

$$dB = \frac{\mu_0}{4\pi} \cdot \frac{Idl\sin\theta}{r^2} \tag{3.20}$$

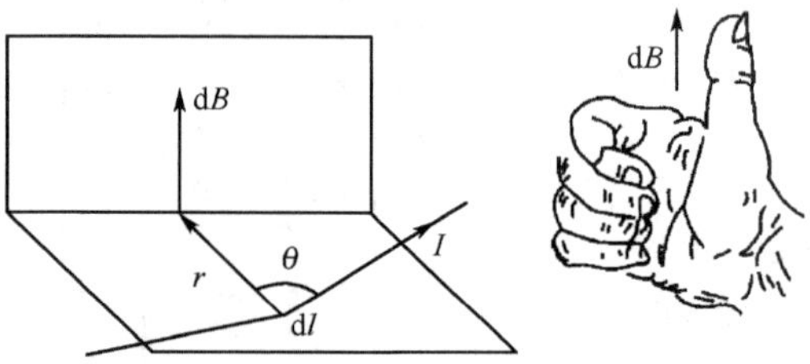

图 3-7　电流元的磁场

式(3.20)称为毕奥-萨伐尔定律，是计算电流磁场的基本公式。式中，r 为 Idl 到 P 点的距离；θ 为 Idl 和 r 之间的夹角；$\mu_0 = 4\pi\times10^{-7}\text{N}\cdot\text{A}^{-2}$，称为真空中的磁导率。$dB$ 的方向垂直于 Idl 和 r 所在的平面，并由右手螺旋法则确定，即将右手弯曲的四指由 Idl 的方向沿着小于 π 的 θ 角转向 r 的方向，则拇指的指向就是 dB 的方向，如图 3-7 所示。

任意载流导线产生的磁场应为其中所有电流元产生的磁场的矢量和。即

$$B = \int_{A_1}^{A_2} dB = \frac{\mu_0}{4\pi}\int_{A_1}^{A_2} \frac{Idl\sin\theta}{r^2} \tag{3.21}$$

式(3.21)为毕奥-萨伐尔定律的积分形式。

如果求图 3-8 所示的载流直导线周围的总磁感应强度，因任意电流元 Idl 在 P 点产生的磁感应强度 dB 的方向均垂直于纸面向里。因此只需求 dB 的代数和即可。将式(3.21)的积分变量统一用 θ，由图 3-8 可知

$$l = r_0\text{ctg}(\pi-\theta) = -r_0\text{ctg}\theta,\ dl = \frac{r_0 d\theta}{\sin^2\theta},\ r = \frac{r_0}{\sin(\pi-\theta)} = \frac{r_0}{\sin\theta}$$

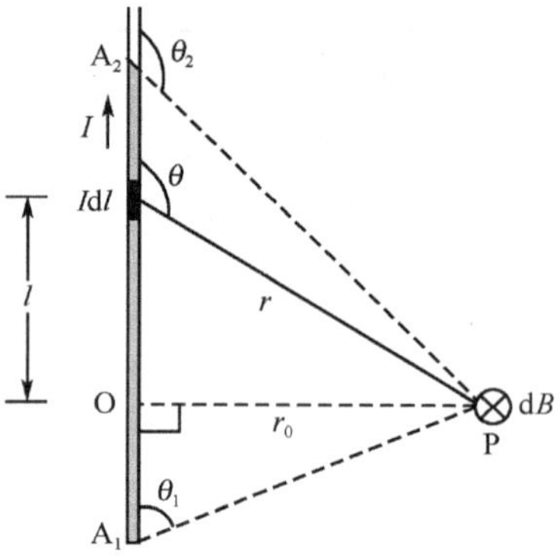

图 3-8　载流直导线产生的磁场

将上述关系代入式(3.21)可得

$$B = \frac{\mu_0}{4\pi}\int_{\theta_1}^{\theta_2} \frac{I\sin\theta d\theta}{r_0} = \frac{\mu_0 I}{4\pi r_0}(\cos\theta_1 - \cos\theta_2) \tag{3.22}$$

若导线为无限长，则 $\theta_1 = 0, \theta_2 = \pi$，故

$$B = \frac{\mu_0 I}{2\pi r_0} \tag{3.23}$$

可见，载流直导线周围的磁感应强度 B 与导线中的电流成正比，与距离成反比。

三、磁场对运动电荷的作用

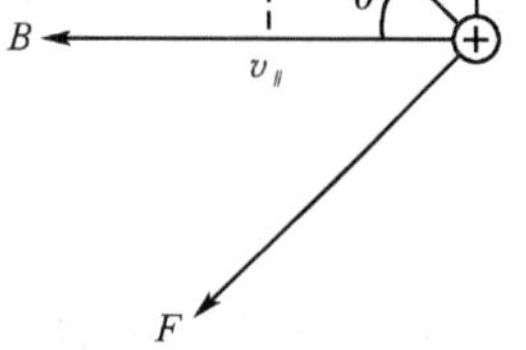

图 3-9　洛仑兹力

运动电荷在磁场中会受到力的作用，这个力叫做**洛仑兹力**。若电荷的运动速度 v 与磁感应强度 B 之间成 θ 角，如图 3-9 所示。实验证明，运动电荷在磁场中受到的洛仑兹力的大小为

$$F = qvB\sin\theta \tag{3.24}$$

洛仑兹力的方向可以由右手螺旋法则决定。如图 3-9 所示，将右手四指由 v 的方向沿小于 π 的一侧向 B 的方向弯曲，则竖直的拇指的指向就是 F 的方向。对于负电荷，其受力方向与此相反。

质　谱　仪

质谱仪又称质谱计(mass spectrometer),是进行质谱分析的仪器,即根据带电粒子在电磁场中能够偏转的原理,按物质原子、分子或分子碎片的质量差异进行分离和检测物质组成的一类仪器,其工作原理如图 3-10 所示。

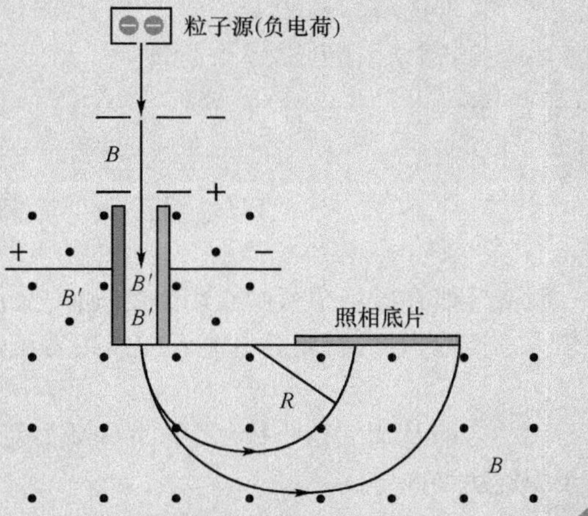

图 3-10　质谱仪工作示意图

质谱仪最重要的应用是分离同位素并测定它们的原子质量及相对丰度。质谱仪的另一重要应用是通过对铅的各种同位素含量的测定,来确定矿石的地质年代。质谱方法还可用于有机化学分析,特别是微量杂质分析,这为测量分子的相对分子质量、确定化合物的分子式和分子结构提供可靠的依据。由于化合物有着像指纹一样的独特质谱,质谱仪在工业生产中也得到广泛应用。

小小案例

拓展提高

霍耳效应

美国物理学家霍耳(Edwin　H. Hall)于 1879 年在实验中发现,将电流 I 垂直于外磁场方向通过导体时,在导体垂直于磁场和电流方向的两个端面之间会产生电势差,这种现象叫做霍耳效应。

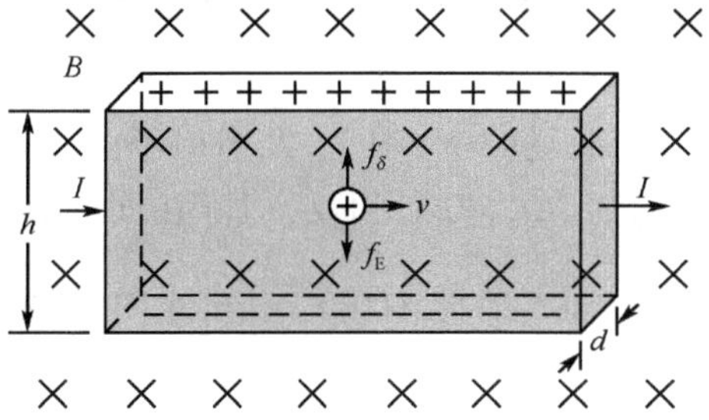

图 3-11　霍耳效应

霍耳效应可用洛仑兹力来解释。如图 3-11 所示,电流 I 通过半导体薄片从左向右流过,匀强磁场 B 垂直纸面向里。这时正电荷受到向上的洛仑兹力作用而向上表面聚集,同理,下表面有负电荷积累。因而在上、下表面将形成一个向下的电场,于是上、下表面间就有一定的电势差,即霍耳电压。

霍耳电压 U_H 与电流 I 和磁感应强度 B 成正比,与薄片的厚度 d 成反比。即

$$U_H = \frac{IB}{nqd} \qquad (3.25)$$

式中,n 为导体内单位体积的运动电荷数目。半导体材料中自由电子的密度较金属导体小很多,因而半导体的霍耳效应较金属导体明显得多。

根据霍耳效应原理制成的霍耳元件,在测量技术、自动化技术和信息处理等方面有着广泛的应用。用霍耳元件制成的各种传感器在制药行业被广泛用来测量位移、压力、流量和转速等。

流体中的霍耳效应

除了在固体中的霍耳效应外,在导电流体中同样会出现霍耳现象,这是磁流体发电的基本原理。

受地球信风带的影响,在海洋中形成的一种河流称为海流。早在 19 世纪法拉第就曾设想,利用磁场使海流发电。因为海水中含有大量的带电离子,这些离子随海流做定向运动,如图 3-12 所示,如果有足够强的磁场能使这些带电离子向相反方向偏转,便有可能发出电来。有最新资料介绍说,日本的一些科学家计划利用海流造一座容量为 1500kW 的磁流体发电机。

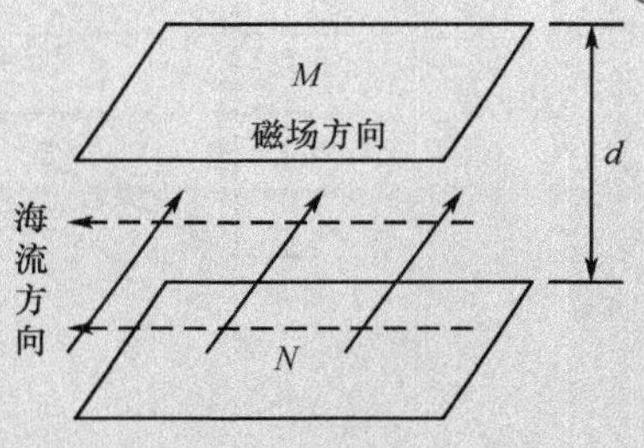

图 3-12　海流发电原理示意图

为海洋上的航标灯供电，一直是一件麻烦的事情，利用海流发电是一个可以考虑的选择。相信读者朋友会有更好更多的方法。

知识链接

四、磁场对载流导线的作用

载流导线在磁场中所受作用力的规律,是由安培在1820年由实验总结出来的,这个力称为安培力。实验指出,磁场对电流元的作用力正比于电流元的大小 Idl ,即

$$dF = IB\sin\theta dl \tag{3.26}$$

式(3.26)称为安培定律,式中,θ 为磁感强度 B 和电流元方向的夹角,安培力 dF 的方向由右手螺旋法则确定。

有限长载流导线在磁场中所受的安培力应等于各电流元所受安培力的矢量和,即

$$F = \int_l dF = \int_l IB\sin\theta dl \tag{3.27}$$

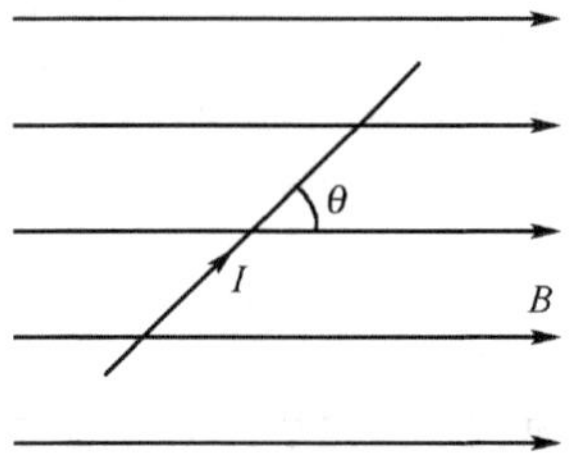

图3-13　例3-5图示

例3-5　如图3-13所示,长为 L 的载流直导线电流为 I,导线与匀强磁场 B 之间成 θ 夹角,求载流导线所受安培力的大小和方向。

解:本题中的 I、B 和 $\sin\theta$ 均为常量,所以

$$F = IB\sin\theta\int_0^L dl = IBL\sin\theta$$

由右手螺旋法则可判断出,安培力的方向垂直纸面向里。

讨论:当 $\theta=0$ 时,$F=0$;当 $\theta=\pi/2$ 时,$F=IBL$。

如图3-14(a)所示,矩形载流线圈,ad边和bc边所受磁场力 F_3 和 F_4 大小相等,方向相反,相互抵消。ab边和cd边所受磁场力 F_1 和 F_2 大小均为 BIl_1,方向相反,但不在同一直线上,如图3-14(b)所示,因而形成一对力偶,力臂都是 $\frac{l_2}{2}\sin\theta$,因此磁场作用在线圈上的力矩为

$$M = F_1\frac{l_2}{2}\sin\theta + F_2\frac{l_2}{2}\sin\theta = BIl_1l_2\sin\theta$$

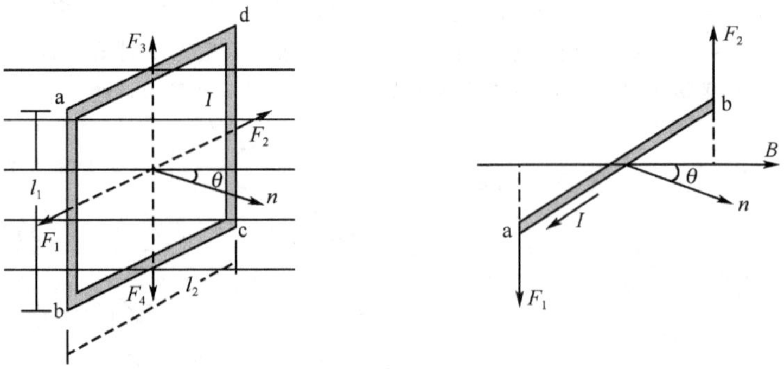

(a)　(b)

图3-14　载流线圈所受的磁力矩

(a)正视图;(b)俯视图

令 $l_1 l_2 = S$，是矩形线圈的面积。所以

$$M = IBS\sin\theta \tag{3.28}$$

对于 N 匝线圈，磁力矩为

$$M = NIBS\sin\theta$$
或
$$M = P_m B\sin\theta \tag{3.29}$$

式中，$P_m = NIS$，称为载流线圈的磁矩。磁矩是矢量，它的方向是载流线圈法线方向，与电流流向成右手螺旋关系。磁矩的单位是 $A \cdot m^2$。

可以证明，式(3.29)对于均匀磁场中任意形状的平面载流线圈均成立。带电粒子沿闭合回路运动以及微观粒子的自旋可等价于平面载流线圈，因而具有磁矩。分子、原子、原子核都具有磁矩，在研究原子能级的精细结构、磁共振等方面有重要的应用。

例3-6 设电子电量为 e，围绕原子核作圆周运动，速度为 v，轨道半径为 R，求电子绕核运动的轨道磁矩(图3-15)。

解：电子作圆周运动的频率为

$$\nu = \frac{v}{2\pi R}$$

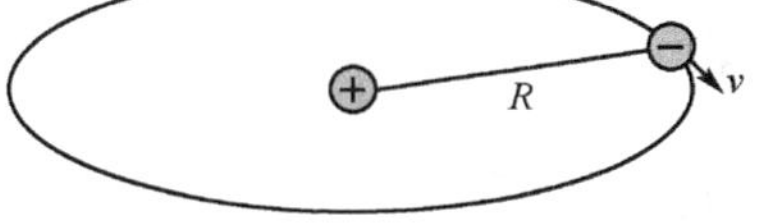

图3-15 例3-6图示

电子绕核运动相当于圆形载流线圈，其电流为

$$I = e\nu = \frac{ev}{2\pi R}$$

由于电子所包围的面积 $S = \pi R^2$，因此电子绕核运动的轨道磁矩为

$$P_m = IS = \frac{1}{2}evR$$

令 $L = mvR$，称为电子的轨道角动量，上式变为

$$P_m = \frac{1}{2}evR = \frac{1}{2}\frac{e}{m}mvR = \frac{e}{2m}L \tag{3.30}$$

五、电磁感应定律

1. 磁通量 仿照用电场线描绘电场一样，人们也用磁感应线来描绘磁场，磁感应线是一系列有方向的曲线，曲线上每一点的切线方向与该点的磁感应强度的方向一致。与电通量类似，我们将通过某一曲面的磁感应线的条数定义为通过该曲面的**磁通量**。如图3-16所示，设 dS 是曲面 S 上的一小面元，其法线方向与磁场方向的夹角为 θ，穿过 dS 的磁通量为

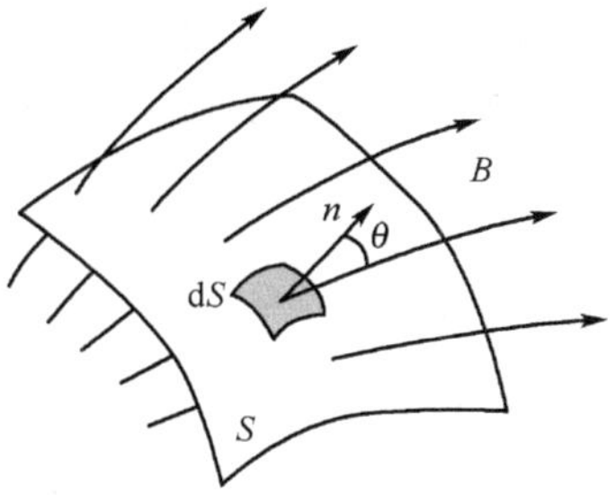

图3-16 磁通量

$$d\Phi = B\cos\theta dS$$

通过整个曲面的磁通量为

$$\Phi = \int_S d\Phi = \int_S B\cos\theta dS \tag{3.31}$$

磁通量的单位为韦伯(Weber)，符号为 Wb，$1Wb = 1T \cdot m^2$。

2. 法拉第电磁感应定律 英国物理学家法拉第通过大量实验，在1831年首次发现了电磁感应现象。他指出，只要穿过闭合回路的磁通量发生变化，回路中就产生感应电流。感应电动势 ε 的大小与穿过回路的磁通量对时间的变化率成正比，这个结论叫做**法拉第电磁感应定律**，即

$$\varepsilon = -\frac{d\Phi}{dt} \tag{3.32}$$

式中,负号表示感应电动势的方向。

1834年楞次提出了另一种判断感应电流的方法,即**楞次定律**:闭合回路中感应电流产生的磁场总是阻碍引起感应电流的磁通量的变化。也就是说,当穿过回路的磁通量增加时,感应电流产生的磁场与原磁场的方向相反,阻碍了磁通量的增加;若回路的磁通量减少,感应电流的磁场与原磁场方向相同,阻碍了磁通量的减少。

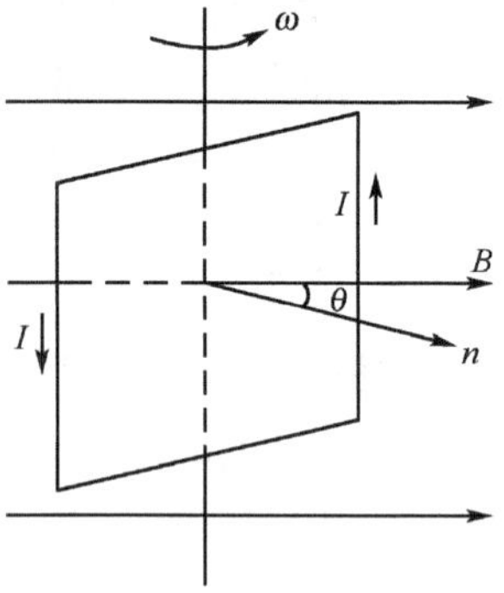

图 3-17　例 3-7 图示

例 3-7　如图 3-17 所示,载流线圈的面积为 S,在磁感应强度为 B 的均匀磁场中,以角速度 ω 绕轴匀速转动。设线圈平面法线方向与磁感应强度 B 方向的夹角为 $\theta(\theta=\omega t)$,求线圈中感应电动势的大小。

解:设 t 时刻,线圈的磁通量为

$$\Phi = BS\cos\theta$$

由法拉第电磁感定律

$$\varepsilon = -\frac{d\Phi}{dt} = BS\omega\sin\omega t$$

若线圈有 N 匝,则

$$\varepsilon = NBS\omega\sin\omega t \tag{3.33}$$

通过本例的分析我们不难发现,发电机就是根据上述原理制造的。

生活探秘　　**超导船为什么不用装螺旋桨?**

平时我们见到的舰船都离不开螺旋桨推进器和操纵舵。随着超导技术的发展,由电磁流推进的超导船已开始涉足舰船领域。

1911年,荷兰物理学家曼林·昂尼斯发现了超导体。美国的W. 赖斯博士则根据昂尼斯的发现,提出了以电磁铁作为轮船动力的设想。

超导船的船身装有许多超导线圈,船两侧装有电极板。当线圈处于超导状态时,电流通过线圈,并在船四周的海水内产生强大的磁场。发电机给两个电极板加上电压时,极板间的海水中会产生电流。磁场与电流相互作用,便产生了电磁力,电磁力作用于海水,推动海水向后运动,舰船便获得一个向前运动的作用力。由于输入超导线圈和电极板的电流与电压的大小和方向都是可以控制的,因而也就能自如地控制舰船的航向和航速了。

超导船无振动、无噪声、无污染、造价低、航速高等优点是传统舰船所不具备的,它是名符其实的超级船。

3. 自感电动势　当电流通过线圈时,线圈本身有磁通量穿过。如果电流变化,必然引起线圈中磁通量的变化,使线圈自身产生感应电动势。这种因线圈中电流变化而在线圈自身所引起的电磁感应现象叫做**自感现象**。所产生的电动势叫做**自感电动势**。

由毕奥-萨伐尔定律可得

$$\Phi = LI \tag{3.34}$$

式中,比例系数 L 为自感系数,简称自感。在SI中,自感系数的单位为H。根据法拉第电磁感应

定律及式(3.34),可得自感电动势为

$$\varepsilon_L = -\frac{d\Phi}{dt} = -L\frac{dI}{dt} \tag{3.35}$$

式中,负号表示自感电动势的方向总是反抗电流的变化。

自感现象应用很广,日光灯中的整流器就是一个自感线圈。在电子电路中,自感线圈常用于振荡电路和滤波电路。

磁悬浮列车

普通列车,由于车轮和铁轨之间存在的摩擦力,限制了速度的提高。磁悬浮列车(图 3-18)是将列车用磁力悬浮起来,使列车与导轨脱离接触,以减小摩擦力,提高车速。

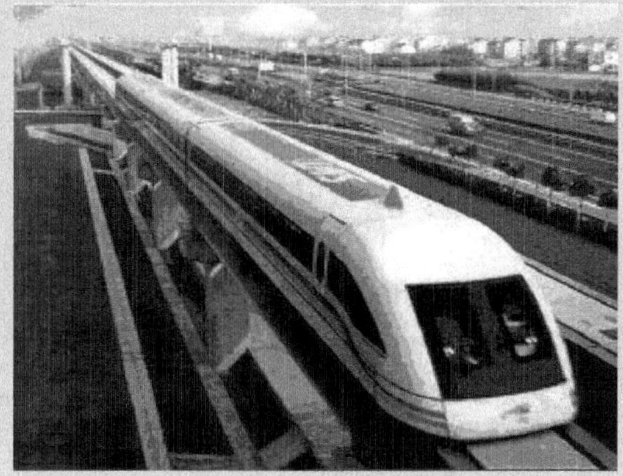

图 3-18 磁悬浮列车

磁悬浮列车上装有电磁体,铁路底部则安装线圈。通电后,地面线圈产生的磁场的磁力使列车悬浮起来。铁轨两侧也装有线圈,交流电使线圈变为电磁体。它与列车上的电磁体相互作用,使列车前进。磁悬浮列车运行时与轨道保持一定的间隙,因此运行安全、平稳、舒适、无噪声,可以实现全自动化运行。一般轮轨列车的最高时速为 300km。悬浮列车目前的最高时速可达 552km。

由于磁铁有同性相斥和异性相吸两种形式,故磁悬浮列车也有两种相应的形式。一种是超导型,利用磁铁同性相斥原理而设计的电磁运行系统的磁悬浮列车,它利用车上超导体电磁铁形成的磁场与轨道上线圈形成的磁场之间所产生的相斥力,使车体悬浮运行的铁路;另一种则是常导型,利用磁铁异性相吸原理而设计的电动力运行系统的磁悬浮列车,它是在车体底部及两侧倒转向上的顶部安装磁铁,在"T"形导轨的上方和伸臂部分下方分别设反作用板和感应钢板,控制电磁铁的电流,使电磁铁和导轨间保持 1cm 的间隙,并使导轨钢板的吸引力与车辆的重力平衡,利用磁铁吸引力将列车浮起,使列车悬浮在轨道上运行。

上海磁悬浮列车属常导型,是世界上第一条磁悬浮列车运营线,时速为 430km,从浦东龙阳路站到浦东国际机场,30 多千米只需 6～7min。

常导磁悬浮列车可达 400~500km · h^{-1},超导磁悬浮列车可达 500~600km · h^{-1}。它的高速度使其在 1000~1500km 的旅行距离中比乘坐飞机更优越。

知识链接

电 磁 阀

电磁阀是药品生产过程中用来控制流体的常用自动化基础元件之一,其基本原理是在气体或液体流动的管道中,利用电磁力控制开关关断的自动阀门。它广泛应用于液压系统、空气净化系统、纯化水自动生产线中。电磁阀在自动控制中的文字符号为 YV,其内部结构及图形符号如图 3-19 所示。

小小案例

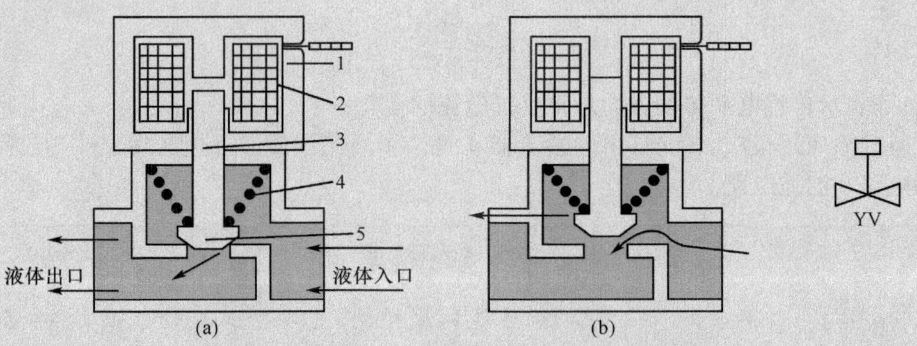

图 3-19　电磁阀

(a)阀门关闭;(b)阀门打开

1. 铁心;2. 吸引线圈;3. 衔铁;4. 弹簧;5. 阀门

电磁阀主要由铁心、吸引线圈、衔铁、弹簧、阀门等组成。电磁阀通电时,吸引线圈 2 接通电流,产生了磁场,电磁吸力把衔铁 3(阀芯)从阀座上提起,使关闭件(阀门)离开阀座,阀门 5 打开,如图 3-19(b)所示;断电时电磁力消失,衔铁复位,靠弹簧 4 的弹力把关闭件压在阀座上,阀门关闭,如图 3-19(a)所示。

小小案例

本章小结

1. 库仑定律(真空中)

$$F = k\frac{q_1 q_2}{r^2}$$

2. 电场强度(简称场强)

$$E = \frac{F}{q_0}$$

点电荷的场强

$$E = k\frac{q}{r^2}$$

3. 高斯定理

$$\Phi_e = \oint_S E\cos\theta \mathrm{d}S = \frac{\sum q_i}{\varepsilon_0}$$

4. 环路定理

$$\oint_l E\cos\theta \mathrm{d}l = 0$$

5. 电势

$$U_a = U_a - U_\infty = \frac{W_a - W_\infty}{q_0} = \int_a^\infty E\cos\theta \mathrm{d}l$$

点电荷电场中的电势

$$U = \frac{1}{4\pi\varepsilon_0}\frac{q}{r}$$

6. 电势差

$$U_{ab} = U_a - U_b = \frac{W_a - W_b}{q_0} = \int_a^b E\cos\theta \mathrm{d}l$$

7. 电介质中的电场

$$E=E_0+E' \qquad \varepsilon_r = \frac{E_0}{E}$$

8. 毕奥-萨伐尔定律

$$B = \int_{A_1}^{A_2} \mathrm{d}B = \frac{\mu_0}{4\pi}\int_{A_1}^{A_2} \frac{I\mathrm{d}l\sin\theta}{r^2}$$

9. 洛仑兹力

$$F=qvB\sin\theta$$

10. 安培力

$$\mathrm{d}F = IB\sin\theta\mathrm{d}l$$

11. 磁力矩

$$M = NIBS\sin\theta$$

12. 法拉第电磁感应定律

$$\varepsilon = -\frac{\mathrm{d}\Phi}{\mathrm{d}t}$$

13. 自感电动势

$$\varepsilon_L = -L\frac{\mathrm{d}I}{\mathrm{d}t}$$

目 标 检 测

一、选择题

3-1. 在真空中有两个点电荷相距为 r 时,相互作用力为 F,若两个电荷的电量不变,要使两电荷间的相互作用力变为原来的 16 倍时,两个点电荷的距离应为　(　　)

A. $4r$　　B. $8r$　　C. $r/4$　　D. $r/2$

3-2. 将两个异种电荷间的距离减小一些,则　(　　)

A. 电场力做负功,电势能增加　　B. 电场力做正功,电势能增加

C. 电场力做负功,电势能减小　　D. 电场力做正功,电势能减小

3-3. 一电荷为 q 的粒子在均匀磁场中运动,下列哪种说法是正确的?　(　　)

A. 只要速度大小相同,粒子所受的洛仑兹力就相同

B. 在速度不变的前提下,若电荷 q 变为 $-q$,则粒子受力反向,数值不变

C. 粒子进入磁场后,其动能和动量都不变

D. 洛仑兹力与速度方向垂直,所以带电粒子运动的轨迹必定是圆

二、问答题

3-4. 电势为零的地方,电场强度是否一定为零? 电场强度为零的地方,电势是否一定为零?

3-5. 如果闭合曲面上的场强处处为零,则此闭合曲面内一定没有净电荷吗?

3-6. 流体中为什么能产生霍耳效应(图 3-20)?

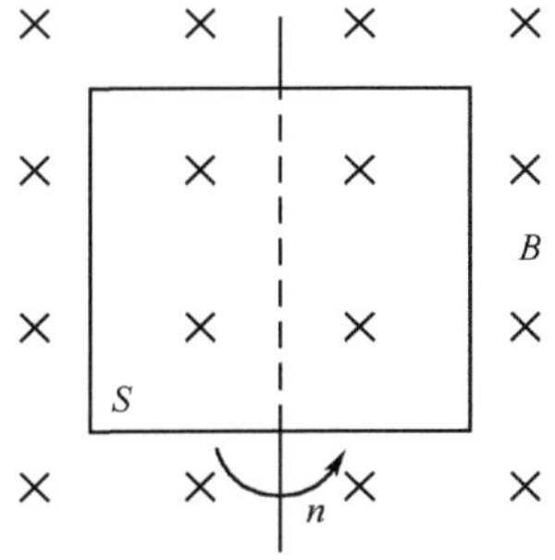

图 3-20　检测题 3-6 图示

三、计算题

3-7. 求一对等量异号点电荷连线中点的场强和电势，设电量分别为$+q$和$-q$，两者之间的距离为$2l$。

3-8. 把单位正电荷从一对等量异号电荷线中点沿任意路径移到无穷远处，电场力对该单位正电荷所做的功是多少？

3-9. 在近代物理中，常用电子伏特（eV）作为能量单位，它表示一个电子经过电场中电势1V的两点时，所获得或减少的能量。在氢原子理论中，电子被看成为沿半径为5.3×10^{-11}m的圆周绕原子核做匀速转动，氢原子核和电子带电量分别为$+e$和$-e$。求把电子从原子中拉出来所需要的最小能量为多少？

3-10. 一铜片厚度$d=2.0$mm，放在$B=3.0$T的匀强磁场中，已知磁场方向与铜片表面垂直，铜的载流子浓度$n=8.4\times10^{22}\text{cm}^{-3}$，当铜片中通有与磁场方向垂直的电流$I=200$A时，铜片两端的霍尔电势差为多少？

3-11. 一线圈的自感系数$L=0.04$H，当通过$i=5\sin(100\pi t)$A的电流时，线圈中感应电动势的最大值是多少？

3-12. 如图3-20所示，边长为20cm的正方形线圈，在磁感强度$B=0.50$T的均匀磁场中绕轴转动。线圈共10匝，线圈转速为$n=120$r/min。求：(1)由图示位置（线圈法线与磁场平行）转过30°时的感应电动势；(2)线圈转动时的最大电动势。

（丁桂祥　郝炳金）

第4章　振动与波

学习目标

1. 掌握简谐振动和波动的基本物理量;会计算声强和声强级
2. 理解简谐振动方程、波动方程以及波的干涉和衍射的概念
3. 了解简谐振动的能量、振动的合成、波的能量、听阈、痛阈等概念以及超声波的特性;了解超声波在药物生产中的应用

物体在某一位置附近作往复运动,叫做机械振动,简称**振动**。振动是自然界中最常见的物质运动形式之一,如心脏的跳动、钟摆的摆动、地震时大地的颤动等。从广义上说,任何一个物理量(如交流电路中电流和电压,交变电磁场中电场和磁场等)在某一定值附近作周期性的变化,都可称为振动。

振动在空间的传播过程叫做波动,简称**波**。通常把机械振动在介质中的传播过程叫做机械波,如声波、水波、地震波等。变化的电场和磁场在空间的传播过程叫做电磁波。波具有传递能量和信息的功能。

振动和波动是学习声学、电磁学、光学、原子物理学及近代科学技术、电工与电子技术、药学、医学的基础。因此,探讨振动和波动的运动规律,对理解宏观现象和研究微观世界都是必不可少的。本章主要讨论机械振动、机械波的运动规律、声波的性质以及超声波在药学中的应用。

第1节　简谐振动

一、简谐振动的运动规律

1. 简谐振动的位移方程　物体运动时,如果它离开平衡位置的位移随时间按余弦或正弦规律变化,这种运动叫做**简谐振动**。在所有振动中,简谐振动是最简单、最基本的振动。任何一个复杂的振动都可以看成由若干个简谐振动合成的,并可以分解为若干个简谐振动。下面以弹簧振子为例来分析简谐振动的运动规律。

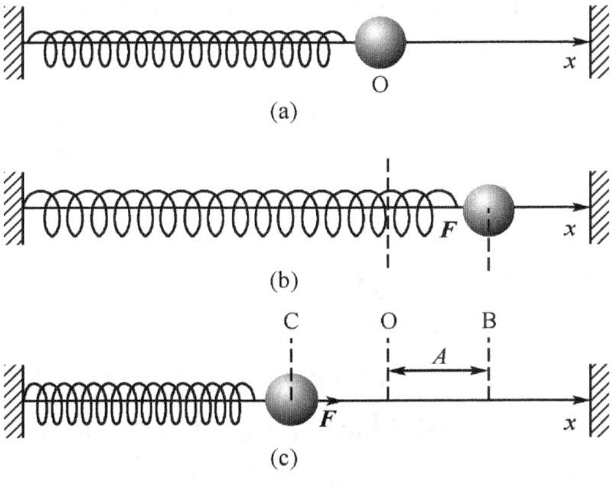

图4-1　弹簧振子的振动
(a)平衡位置;(b)伸长;(c)压缩

如图4-1所示,把质量为m的小球(也称振子)穿在光滑的金属杆上,小球和轻质弹簧的一端连在一起,弹簧的另一端固定,这种装置叫做弹簧振子。在图4-1(a)中,弹簧保持原长,振子静止在O点,受到的合力为零,这一位置叫做振子的平衡位置。将振子小幅拉到B点后释放,振子就在BC之间振动。在振动过程中,在竖直方向所受的重力和支持力互相平衡,在水

平方向振子只受弹簧的弹力 F 作用,其方向总是与振子的位移方向相反,并指向平衡位置,其作用是使振子返回平衡位置,所以把弹力 F 叫做回复力。以 O 点为坐标原点,水平向右为 x 轴的正方向建立坐标系。根据胡克定律,回复力可以表示为

$$F=-k\cdot x \tag{4.1}$$

式中,k 为弹簧的劲度系数,负号表示回复力与位移方向相反。式(4.1)表明,简谐振动的动力学特征是**物体所受合外力的大小与位移大小成正比,方向与位移方向相反**。根据牛顿第二定律,式(4.1)可写为

$$m\cdot a=-k\cdot x$$

于是简谐振动的加速度

$$a=-\frac{k}{m}x \tag{4.2}$$

式(4.2)说明,简谐振动的运动学特征是**做简谐振动的物体的加速度的大小与位移的大小成正比,方向与位移方向相反。**

把 $a=\frac{d^2x}{dt^2}$ 代入式(4.2)可得

$$\frac{d^2x}{dt^2}+\frac{k}{m}\cdot x=0$$

令

$$\frac{k}{m}=\omega^2$$

可得

$$\frac{d^2x}{dt^2}+\omega^2x=0 \tag{4.3}$$

式(4.3)即为简谐振动的微分方程,它的解是

$$x=A\cos(\omega\cdot t+\varphi) \tag{4.4}$$

式(4.4)表明,**做简谐振动物体的位移随时间按余弦(或正弦)规律作周期性变化**。式(4.4)叫做**简谐振动的位移方程**,也称简谐振动的振动方程。

2. 简谐振动的速度方程　简谐振动质点的速度

$$v=\frac{dx}{dt}=-A\omega\sin(\omega\cdot t+\varphi)=A\omega\cos(\omega\cdot t+\varphi+\frac{\pi}{2}) \tag{4.5}$$

3. 简谐振动的加速度方程　将速度对时间求导数,可得做简谐振动质点的加速度

$$a=\frac{dv}{dt}=\frac{d^2x}{dt^2}=-A\omega^2\cos(\omega\cdot t+\varphi)=A\cdot\omega^2\cos(\omega\cdot t+\varphi+\pi) \tag{4.6}$$

式(4.5)、式(4.6)表明,**做简谐振动的物体的速度和加速度也随时间按余弦(或正弦)函数规律作周期性变化。**

二、描述简谐振动的物理量

1. 振幅　简谐振动位移方程 $x=A\cos(\omega\cdot t+\varphi)$ 中的 A 表示**振动质点离开平衡位置的最大位移的绝对值,叫做振幅**。振幅大振动强,振幅小振动弱。可见,振幅是描述振动强弱的物理量。在 SI 中,振幅的单位是 m。

2. 周期、频率和角频率　周期、频率和角频率都是描述振动快慢的物理量。

质点做一次全振动所需的时间叫做周期,用 T 表示,在 SI 中,T 的单位是 s。由振动方程 $x=A\cos(\omega t+\varphi)=A\cos[\omega(t+T)+\varphi]$ 可得

$$T=\frac{2\pi}{\omega} \tag{4.7}$$

对于弹簧振子 $\omega^2 = \dfrac{k}{m}$，所以弹簧振子的周期为

$$T = 2\pi\sqrt{\frac{m}{k}} \tag{4.8}$$

质点在单位时内做全振动的次数，称为频率，用 ν 表示。在 SI 中，ν 的单位是 Hz。

周期和频率互为倒数关系，即

$$T = \frac{1}{\nu} \tag{4.9}$$

由式(4.7)可得
$$\omega = \frac{2\pi}{T} \tag{4.10}$$

将式(4.9)代入式(4.10)可得
$$\omega = 2 \cdot \pi \cdot \nu \tag{4.11}$$

式中，ω 为**角频率**，亦称圆频率。在 SI 中，ω 单位是 $\mathrm{rad \cdot s^{-1}}$。

对于弹簧振子的 $\omega = \sqrt{\dfrac{k}{m}}$，所以弹簧振子的频率为

$$\nu = \frac{1}{2\pi}\sqrt{\frac{k}{m}} \tag{4.12}$$

由式(4.8)、式(4.12)可知，弹簧振子振动的周期和频率由振动系统本身的性质决定，这种周期叫做固有周期，这种频率叫做固有频率。

共　　振

当周期性外力的频率跟振动物体的固有频率相等时振幅最大，这种现象叫做共振。

共振在许多方面有着广泛的应用。例如，人发音时，声音通过喉、口、鼻腔，引起喉、口、鼻腔的共鸣；许多乐器有共鸣箱，利用共鸣箱的共振来提高音响效果。另外，在接听移动电话、收听广播和收看电视时，它们的接收电路也利用了电共振。在疾病的诊断上，利用磁共振成像，可以诊断早期癌症。

共振有时是有害的。例如，1906 年，一队士兵迈着整齐的步伐通过彼得堡封塔克河上的爱纪毕特桥时，由于士兵步伐的频率与大桥的固有频率相同，使桥共振发生坍塌。1940 年美国的塔科马海峡大桥在大风中振幅越来越大，最后断裂坠海。2008 年 5 月 12 日我国四川汶川发生了 8.0 级特大地震，使许多建筑物、桥梁等发生共振坍塌，夺去了许多人的宝贵生命，给灾区人民造成了巨大的损失。

知识链接

3. 相位、初相位、相位差　在简谐振动位移方程 $x = A\cos(\omega \cdot t + \varphi)$ 中，$(\omega \cdot t + \varphi)$ 叫做振动的**相位**。它是决定振动物体运动状态的物理量。φ 是 $t = 0$ 时的相位，叫做**初相位**。当 $t = 0$ 时，振动物体的位移 $x = A\cos\varphi$。可见初相位是反映初始时刻振动物体所处的运动状态的物理量。

两个频率相同的振动 $x_1 = A_1\cos(\omega \cdot t + \varphi_1)$、$x_2 = A_2\cos(\omega \cdot t + \varphi_2)$ 的相位差 $\Delta\varphi$ 等于他们的初相位之差，即

$$\Delta\varphi = \varphi_2 - \varphi_1 \tag{4.13}$$

在比较两个或两个以上的简谐振动时，通常用相位差表示它们振动前后的关系。由图 4-2 可知，位移的相位比速度滞后 $\dfrac{\pi}{2}$，比加速度滞后 π。

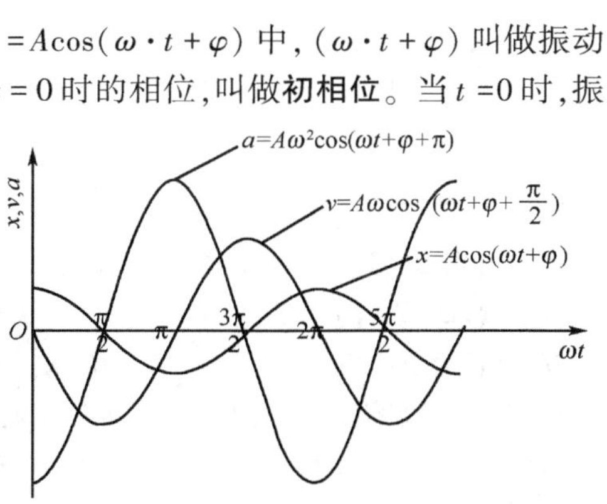

图 4-2　位移、速度、加速度的相位关系($\varphi = 0$)

三、简谐振动的矢量图示法

为了直观地表示简谐振动 A、ω、φ、x、t 的关系，可采用矢量图示法，如图 4-3 所示。图 4-3 中以振幅 A 为有向线段，A 的始点为坐标原点 O，水平向右为 x 轴正方向。计时起点 $t=0$，矢量 A 与 x 轴夹角为 φ，矢量 A 以角速度 ω 逆时针匀速转动，以其端点 M 作匀速圆周运动。在任意时刻矢量 A 与 x 轴的夹角为 $(\omega t+\varphi)$，则矢量 A 在 x 轴上投影的坐标为 $x=A\cos(\omega t+\varphi)$，与振动方程完全相同。说明矢量 A 的端点 M 在 x 轴上投影点 P 的运动是简谐振动，可见用旋转矢量也可表示简谐振动。这种方法还可以应用于振动的合成、波的干涉以及交流电等问题的讨论中。

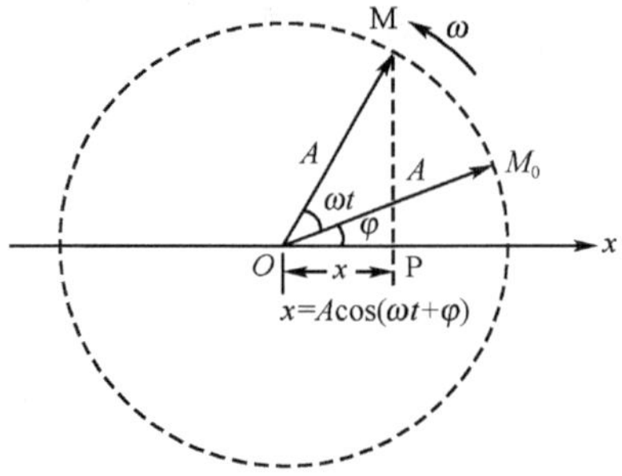

图 4-3 简谐振动的矢量图示法

例 4-1 将长为 l 的细线上端固定，下端悬挂一质量为 m 的重物，这就构成了单摆，试求单摆的周期公式。

解： 如图 4-4 所示，当摆线与竖直方向成 θ 角时，重物受到重力 $G=mg$ 和线的拉力 T 的作用，物体在沿圆弧的运动方向上的分力为

$$F=mg\sin\theta$$

当 $\theta\leqslant 5°$ 时，用弧度单位 $\theta\approx\sin\theta,\theta\approx\frac{\overline{OB}}{l}=\frac{x}{l}$，$x$ 为弦长即位移，将 $\sin\theta\approx\frac{x}{l}$ 代入上式，可得

$$F=-\frac{mg}{l}x$$

式中，负号表示分力 F 与位移 x 的方向相反。根据牛顿第二定律有

$$-\frac{mg}{l}x=m\frac{\mathrm{d}^2x}{\mathrm{d}t^2}$$

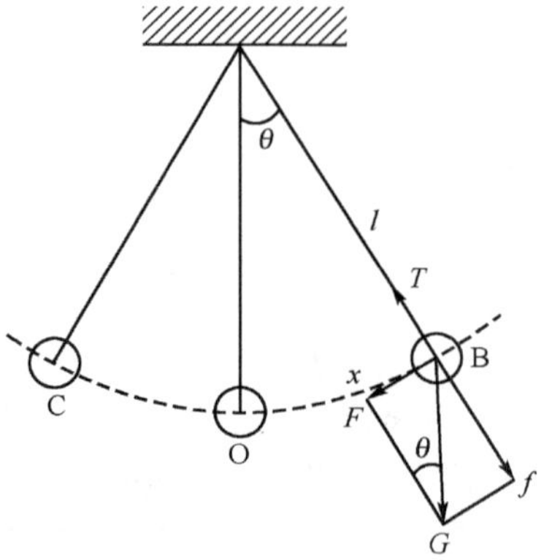

图 4-4 单摆

将上式与式(4.3)比较，则有 $\omega^2=\frac{g}{l}$ 或 $\omega=\sqrt{\frac{g}{l}}$

因而得单摆周期公式

$$T=\frac{2\pi}{\omega}=2\pi\sqrt{\frac{l}{g}} \tag{4.14}$$

以上也说明，当 $\theta\leqslant 5°$ 时，单摆的运动是简谐振动。

生活探秘 **脉 搏**

脉搏就是指浅表动脉的搏动，正常人的脉搏和心跳是一致的。脉搏的频率受年龄和性别的影响，婴儿每分钟 120~140 次，幼儿每分钟 90~100 次，学龄期儿童每分钟 80~90 次，成年人每分钟 70~80 次。另外，运动和情绪激动时可使脉搏加快，而休息、睡眠时脉搏减慢。成人脉率每分钟超过 100 次，称为心动过速，每分钟低于 60 次，称为心动过缓。临床上有许多疾病，特别是心脏病可使脉搏发生变化。因此，测量脉搏对患者来说是一个不可缺少的检查项目，中医将脉象作为诊治疾病的主要方法。

四、简谐振动的能量

在简谐振动中，物体的位移和速度都随时间做周期性变化，其势能和动能也随时间做周期性变化，但它的总机械能如何变化呢？下面以弹簧振子为例来讨论简谐振动的能量。

在图 4-1 中，某一时刻，弹簧振子的位移为 x，速度为 v，设弹簧振子在平衡位置的势能为零，则其弹性势能为

$$E_p=\frac{1}{2}kx^2=\frac{1}{2}kA^2\cos^2(\omega t+\varphi) \tag{4.15}$$

其动能为

$$E_k=\frac{1}{2}mv^2=\frac{1}{2}m\omega^2A^2\sin^2(\omega t+\varphi) \tag{4.16}$$

式(4.16)说明，简谐振动系统的动能和势能都随时间做周期性变化。

因为 $\frac{k}{m}=\omega^2$，所以弹簧振子的总能量为

$$E=E_x+E_P=\frac{1}{2}m\omega^2A^2\sin^2(\omega t+\varphi)+\frac{1}{2}kA^2\cos^2(\omega t+\varphi)=\frac{1}{2}kA^2 \tag{4.17}$$

式(4.17)说明，简谐振动总的机械能不随时间变化，即机械能守恒。简谐振动的总能量与振幅的平方成正比。

例 4-2　质量为 0.6 kg的物体沿 x 轴做简谐振动，振幅为 0.10m、周期为 2.0s。当 $t=0$ 时，质点距平衡位置的位移 $x_0=0.05$m，向 x 轴的正方向运动。求：(1)简谐振动方程；(2)当 $t=\frac{T}{2}$ 时，物体的位移、速度和加速度；(3)系统总的机械能。

解：(1)根据简谐振动方程 $x=A\cos(\omega\cdot t+\varphi)$，因为 $A=0.10$m，$t=0$ 时的位移 $x_0=0.05$m，所以

$$\cos\varphi=\frac{x_0}{A}=\frac{0.05}{0.1}=\frac{1}{2}$$

即

$$\varphi=\pm\frac{\pi}{3}$$

当 $t=0$ 时，质点向 x 轴的正方向运动，即 $v=-A\omega\sin\varphi>0$，只有 $\varphi=-\frac{\pi}{3}$ 才能满足条件，因此简谐振动方程

$$x=A\cos(\omega\cdot t+\varphi)=0.10\cos(\frac{2\pi}{T}\cdot t+\varphi)=0.10\cos(\frac{2\pi}{2.0}\cdot t-\frac{\pi}{3})$$

即

$$x=0.10\cos\left(\pi\cdot t-\frac{\pi}{3}\right)\text{m}$$

(2)由上式可得 $t=\frac{T}{2}=1.0$s 时简谐振动的位移、速度和加速度分别为

$$x=0.10\cos\left(\pi-\frac{\pi}{3}\right)=-0.05\text{m}$$

$$v=-0.10\pi\sin(\pi-\frac{\pi}{3})=-0.27\text{m}\cdot\text{s}^{-1}$$

$$a=-0.10\cdot\pi^2\cos(\pi-\frac{\pi}{3})=0.49\text{m}\cdot\text{s}^{-2}$$

(3)系统总的机械能

$$E = \frac{1}{2}m \cdot A^2\omega^2 = \frac{1}{2} \times 0.60 \times 0.10^2 \times \pi^2 = 2.96 \times 10^{-2}\text{J}$$

五、简谐振动的合成

在实际问题中,常常遇到一个物体或质点同时参与了两个振动,这时物体或质点的运动就是两个振动的合成。一般的振动合成问题比较复杂,下面只讨论同方向、同频率的简谐振动的合成。

设质点在同一直线上同时参与了两个频率相同的简谐振动,若它们的角频率都是 ω,而振幅和初相位不同,分别为 A_1、A_2 和 φ_1、φ_2,其振动方程分别为

$$x_1 = A_1\cos(\omega t + \varphi_1)$$

$$x_2 = A_2\cos(\omega t + \varphi_2)$$

因为两个振动是在同一直线上进行的,合振动也仍在这一直线上,于是有

$$x = x_1 + x_2 = A_1\cos(\omega t + \varphi_1) + A_2\cos(\omega t + \varphi_2)$$

用旋转矢量法,可以简便、直观地得到合振动的规律。图 4-5 中,矢量 A_1 和 A_2 以相同的角频率 ω 绕 O 点沿逆时针转动,它们的相位差 $\Delta\varphi = \varphi_2 - \varphi_1$ 保持不变。因此,在任何时刻,合矢量 A 在 x 轴上的投影 x 都等于旋转矢量 A_1 和 A_2 在 x 轴上的投影 x_1 和 x_2 的代数和,由图 4-5 可得合振动的振动位移方程为

$$x = A\cos(\omega t + \varphi) \quad (4.18)$$

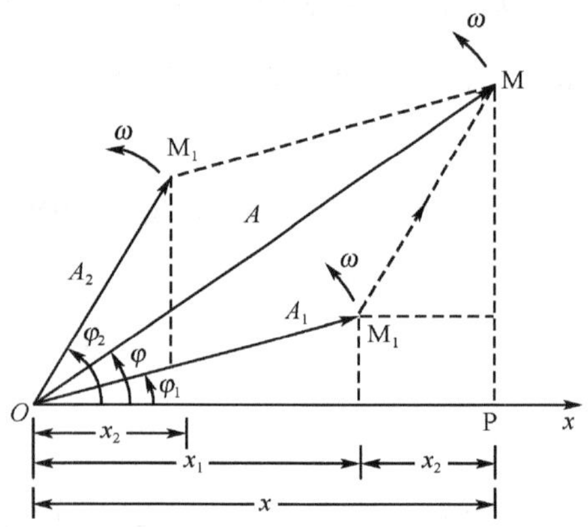

图 4-5 简谐运动的合成

式中,

$$A = \sqrt{A_1^2 + A_2^2 + 2A_1A_2\cos(\varphi_2 - \varphi_1)} \quad (4.19)$$

$$\varphi = \arctan\frac{A_1\sin\varphi_1 + A_2\sin\varphi_2}{A_1\cos\varphi_1 + A_2\cos\varphi_2} \quad (4.20)$$

由式(4.19)可知,合振动的振幅不仅与两个分振动的振幅有关,而且还与两个振动的相位差 $\varphi_2 - \varphi_1$ 有关。下面讨论合振幅的大小。

(1) 当两个分振动的相位差 $\Delta\varphi = \varphi_2 - \varphi_1 = 2k\pi$ 时,

$$A = \sqrt{A_1^2 + A_2^2 + 2A_1A_2} = A_1 + A_2$$

合振动的振幅等于两个分振动的振幅之和,这时合振幅为最大值。

(2) 当 $\Delta\varphi = \varphi_2 - \varphi_1 = (2k + 1)\pi$ 时,

$$A = \sqrt{A_1^2 + A_2^2 - 2A_1A_2} = |A_1 - A_2|$$

合振动的振幅等于两个分振动的振幅之差,这时合振幅为最小值。如果 $A_1 = A_2$,则 $A=0$,这时两振动相互抵消,质点处于静止状态。

(3) 当两个分振动的相位差 $\Delta\varphi$ 为其他值时,$-1< \cos(\varphi_2 - \varphi_1) <1$,则合振动的振幅为 A_1+A_2 和 $|A_1-A_2|$ 之间的某一个定值。

两个振动同方向、同频率的简谐振动合成很重要,在研究波的干涉和衍射现象时还将应用到这一知识。

第2节 机 械 波

一、机械波的产生和传播

由弹性力联系着的微粒所组成的介质叫做弹性介质。如果弹性介质中的某一质点振动起来,在弹力作用下,其周围的其他质点也依次振动起来,振动由近及远在介质中传播出去,于是在介质中就产生了**机械波**。激起波动的振动系统叫做**波源**。可见机械波是机械振动在弹性介质中的传播过程。机械波产生的条件:第一要有做机械振动的波源;第二要有传播机械振动的弹性介质。

注意:波动只是振动状态的传播,各质点仍然只在其平衡位置附近振动,不随波迁移。

如果质点振动方向与波的传播方向垂直,这种波叫做**横波**。如图 4-6(a)所示,横波的外形特征是凸凹相间的波,凸起的波峰和凹下的波谷。绳和琴弦上传播的波,电磁波等都是横波。如果质点的振动方向与波的传播方向在同一直线上,这种波叫做**纵波**。如图 4-6(b)所示,纵波的外形特征是疏密相间的波,具有密部和疏部。声波、超声波等都是纵波。

在波动过程中,我们把某一时刻振动相位相同的点连成的面,叫做**波阵面**或波面。最前面的那个波面叫做**波前**,如图 4-7 所示。按波面的形状不同,把波可分为:球面波[图 4-7(a)]、平面波[图 4-7(b)]以及柱面波等。波的传播方向用带箭头的线表示,叫做**波线**。在各向同性的介质中,波线总是与波阵面垂直。

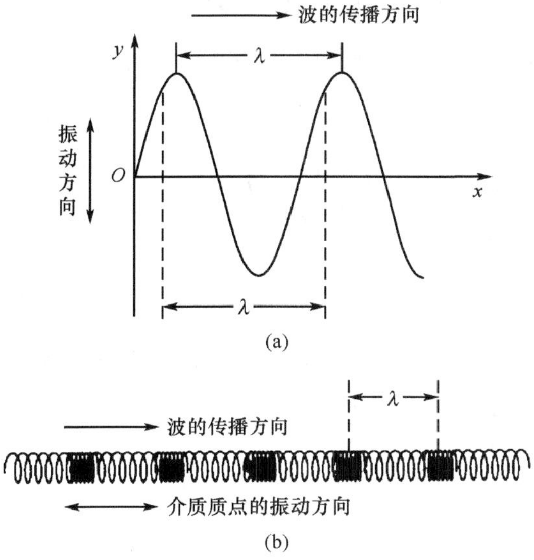

图 4-6 横波和纵波

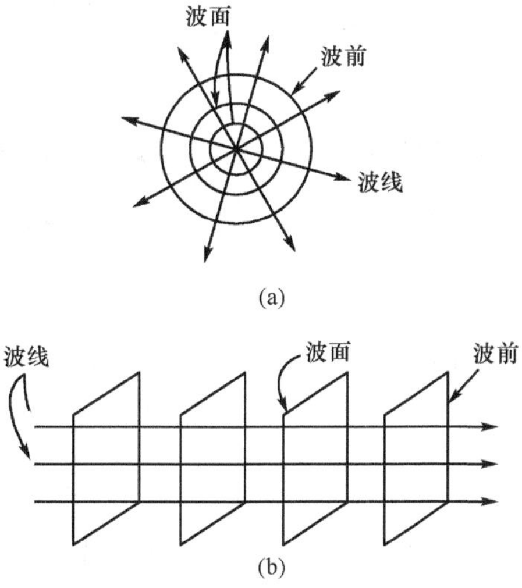

图 4-7 球面波和平面波

二、波长、频率和波速

波传播时,在同一波线上相邻的振动状态相同的两个质点间的距离,叫做**波长**,用 λ 表示。在 SI 中,λ 单位是 m。振动在一个周期内传播的距离等于一个波长。横波的波长等于两相邻的波峰之间或两相邻的波谷之间的距离;纵波的波长等于两相邻密部或相邻疏部对应点之间的距离(图 4-6)。

波传播一个波长的距离所需要的时间,叫做**周期**。在单位时间内沿波线方向通过某一点完

整波的数目,叫做波的**频率**。频率与周期互为倒数关系,即

$$\nu=\frac{1}{T} \tag{4.21}$$

波在单位时间内传播的距离叫做**波速**,用 u 表示。在 SI 中,u 的单位是 $m\cdot s^{-1}$。

$$u=\frac{\lambda}{T}=\nu\lambda \tag{4.22}$$

波的频率由波源决定,与介质无关,而波长与介质有关。因此,同一频率的波在不同介质中传播时,其波速也不同。例如,在 15℃时,声波在空气中的传播速度为 $340m\cdot s^{-1}$,在水中的传播速度为 $1450m\cdot s^{-1}$。

三、简谐波的波动方程

当波源作简谐振动时,介质中各点也作简谐振动,这样的波叫做**简谐波**,又叫做余弦波或正弦波。它是一种最简单、最基本的波。任何复杂的波都可以看成是由若干简谐波合成的。

设一平面简谐波在均匀介质中沿 x 轴正方向传播,波速为 u 。用 y 表示振动质点相对于平衡位置的位移(图 4-8)。设 O 点的波源在任意时刻 t 的位移为

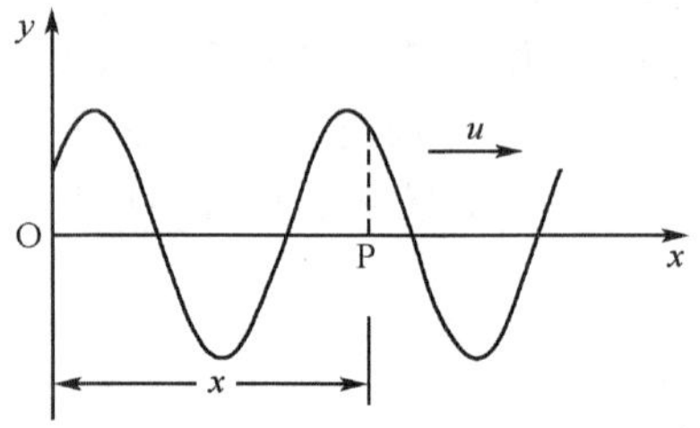

图 4-8 简谐波

$$y=A\cos(\omega t+\varphi_0)$$

式中,A 为振幅;ω 为角频率;φ_0 为初相位。设 P 为传播方向上任一点,与 O 点相距 x ,波动从 O 传播到 P 所需的时间为 $\frac{x}{u}$,因此在 O 点振动时间为 t 时,在 P 点振动时间仅为 $t-\frac{x}{u}$ 。假定在波传播过程中振幅不变,所以在 P 处质点的振动方程为

$$y=A\cos\left[\omega\left(t-\frac{x}{u}\right)+\varphi_0\right] \tag{4.23}$$

式(4.23)叫做**平面简谐波的波动方程**,表示波线上任意处质点在 t 时刻的位移。

因为 $\omega=\frac{2\pi}{T}=2\pi\nu$ 和 $u=\frac{\lambda}{T}$,式(4.23)还可以写成

$$y=A\cos\left[2\pi\left(\frac{t}{T}-\frac{x}{\lambda}\right)+\varphi_0\right]=A\cos\left[2\pi\left(\nu t-\frac{x}{\lambda}\right)+\varphi_0\right] \tag{4.24}$$

在波动方程中,位移 y 由位置坐标 x 和时刻 t 两个自变量决定。下面讨论波动方程的物理意义。

(1) 当 x 一定时,y 仅是时间 t 的函数。若 $x=x_1$,则其波动方程为

$$y=A\cos\left(\omega t-\frac{2\pi x_1}{\lambda}+\varphi_0\right)$$

此时的波动方程表示在波线上 x_1 处质点的振动方程。

(2) 当 t 一定时,y 仅为 x 的函数。若 $t=t_1$,则其波动方程为

$$y=A\cos\left(\omega t_1-\frac{2\pi x}{\lambda}+\varphi_0\right)$$

这时的波动方程表示在 t_1 时刻,所有质点的位移分布情况,即 t_1 时刻的波形。

(3) 当 x 和 t 都变化时,则波动方程表示波线上所有质点在各个时刻的位移分布情况,即不同时刻的波形,如图 4-9 所示。

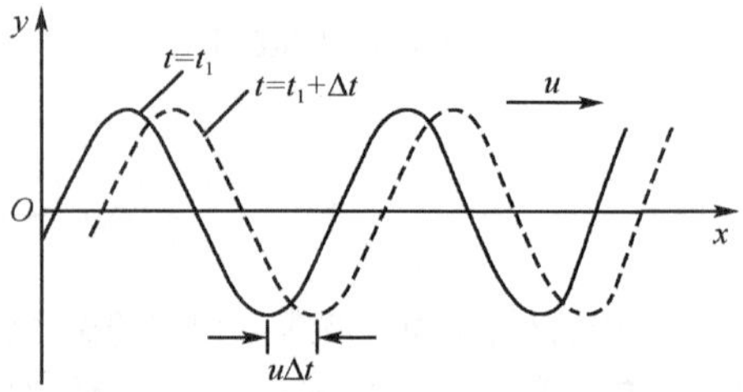

图 4-9 波的传播

例 4-3　已知波动方程是 $y=0.6\cos\left[20\pi\left(\frac{x}{50}-t\right)+\frac{\pi}{2}\right]$ m，求此波的振幅、波长、频率、周期和波速。

解：先将已知波动方程化为标准形式

$$y=0.6\cos\left[20\pi\left(t-\frac{x}{50}\right)+\frac{\pi}{2}\right]\text{m}$$

将上式与式(4.23)对照可知：振幅 $A=0.6\text{m}$，角频率 $\omega=2\pi\text{rad}\cdot\text{s}^{-1}$，波速为 $50\text{m}\cdot\text{s}^{-1}$。

频率 $$\nu=\frac{20\pi}{2\pi}=10\text{Hz}$$

周期 $$T=\frac{1}{\nu}=\frac{1}{10}=0.1\text{s}$$

波长 $$\lambda=\frac{u}{\nu}=\frac{50}{10}=5\text{m}$$

例 4-4　已知平面简谐波的振幅 $A=0.1\text{cm}$，波长 $\lambda=1\text{m}$，周期 $T=10\text{s}$，$\varphi_0=0$。试求：(1)波动方程；(2)距波源 9m 和 10m 两处振动的相位差。

解：(1)将 $A=0.1\text{cm}=0.001\text{m}$，$T=10\text{s}$，$\lambda=1\text{m}$，$\varphi_0=0$，代入式(4.24)可得

$$y=0.001\cos\left[2\pi\left(\frac{t}{10}-\frac{x}{1}\right)\right]\text{m}$$

(2)距波源 9m 和 10m 两点的相位差为

$$\varphi_1-\varphi_2=\frac{2\pi}{\lambda}(x_2-x_1)=\frac{2\pi}{1}(10-9)=2\pi$$

四、波的能量

当弹性介质中有波传播时，各质点由近及远的振动起来，质点因振动而具有动能；同时在波传播的过程中介质也产生了形变，介质因形变而具有势能。在介质中因有波传播，而具有的振动动能和势能的总和叫做**波的能量**。

若有一平面简谐波在密度为 ρ 的介质中传播，设它的波动方程为

$$y=A\cos\omega\left(t-\frac{x}{u}\right)$$

如果在距离波源 x 处取一体积元 $\mathrm{d}V$，其质量 $\mathrm{d}m=\rho\mathrm{d}V$。平面简谐波传播到这个体积元时的振动速度为

$$v=\frac{\mathrm{d}y}{\mathrm{d}t}=-A\omega\sin\left(t-\frac{x}{u}\right)$$

体积元的振动动能

$$\mathrm{d}E_k=\frac{1}{2}(\mathrm{d}m)v^2=\frac{1}{2}(\rho\mathrm{d}V)A^2\omega^2\sin^2\omega\left(t-\frac{x}{u}\right)\tag{4.25}$$

可以证明，体积元因发生弹性形变，而具有的弹性势能为

$$\mathrm{d}E_p=\frac{1}{2}(\rho\mathrm{d}V)A^2\omega^2\sin^2\omega\left(t-\frac{x}{u}\right)\tag{4.26}$$

体积元的总能量为

$$\mathrm{d}E=\mathrm{d}E_k+\mathrm{d}E_p=(\rho\mathrm{d}V)A^2\omega^2\sin^2\omega\left(t-\frac{x}{u}\right)\tag{4.27}$$

由式(4.25)和式(4.26)可以看出，在波传播的过程中，任意时刻体积元的动能和势能都相等，两

者同时达到最大值,同时为零,体积元的总能量随时间作周期性变化。在能量由零增大到最大值的过程中,该体积元吸收能量,反之该体积元释放能量,这反映了波动是传递能量的过程。

介质中单位体积的波动能量,叫做**能量密度**,用 ε 表示。由式(4.27)可得

$$\varepsilon = \frac{dE}{dV} = \rho A^2\omega^2\sin^2\omega\left(t - \frac{x}{u}\right) \tag{4.28}$$

能量密度在一个周期内的平均值叫做平均能量密度,用 $\bar{\varepsilon}$ 表示。因 $\sin^2\omega\left(t - \frac{x}{u}\right)$ 在一个周期内的平均值为 $\frac{1}{2}$,所以

$$\bar{\varepsilon} = \frac{1}{2}\rho A^2\omega^2 \tag{4.29}$$

五、波的强度

波动过程伴随着能量的传播。我们把单位时间内通过介质中某一面积的能量叫做通过该面积的**平均能流**,用 $\bar{P}$ 表示。在图 4-10 中,设面积 S 垂直于波的传播方向,如果波速为 u,则在单位时间内通过面积 S 的平均能量,即平均能流为

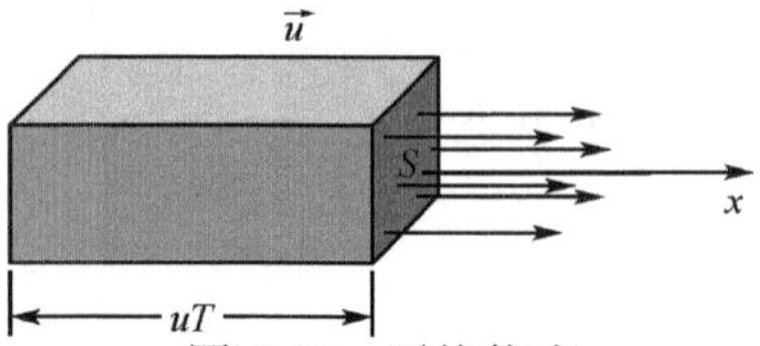

图 4-10 平均能流

$$\bar{P} = \bar{\varepsilon}uS = \frac{1}{2}\rho A^2\omega^2 uS \tag{4.30}$$

单位时间内通过垂直于波的传播方向的单位面积上的平均能量,叫做**能流密度**,用 I 表示,即

$$I = \frac{\bar{P}}{S} = \bar{\varepsilon}u = \frac{1}{2}\rho A^2\omega^2 u \tag{4.31}$$

在 SI 中,能流密度的单位是 $W\cdot m^{-2}$。能流密度 I 越大,波就越强,所以 I 也叫做**波的强度**,简称**波强**。例如,声音的强弱决定于声波的声强,光的强度决定于光波的光强。

第3节 波的衍射

子波的形状

在图 4-11 中,水波遇到带小孔的碍物时,无论波前的形状如何,而穿过小孔的波前都是圆形的,与原来的波前形状无关,就好像是以小孔为波源产生的波一样,这样的波叫做子波。通过小孔的子波,其形状为什么与原来的波前形状无关?

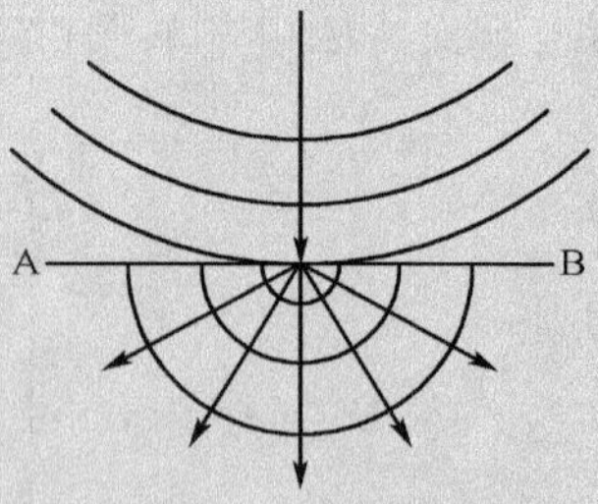

图 4-11 小孔成为新的波源

小小案例

一、惠更斯原理

1690 年荷兰的物理学家惠更斯(C. Huygens)在实验的基础上发现,介质中波前的每一点都

可以看做独立的波源，向各个方向发出子波，任意时刻这些子波的包迹就是该时刻新的波前。这就是**惠更斯原理**。

利用这一原理，若已知某一时刻的波前，用几何作图的方法，可以确定下一时刻波前。由于波线与波前垂直，于是可以确定波的传播方向。

在图4-12(a)中，设有以O为中心的球面波以波速u在介质中传播，在时刻t的波前是半径为R_1的球面S_1。根据惠更斯原理，S_1上的各点都可以看成是新的波源发射子波。如果以S_1面上的各点为中心，以$r=u\Delta t$为半径作一些半球面子波，这些子波的包络S_2就是$t+\Delta t$时刻新的波前。显然，S_2是以O为中心，以$R_2=R_1+u\Delta t$为半径的球面。

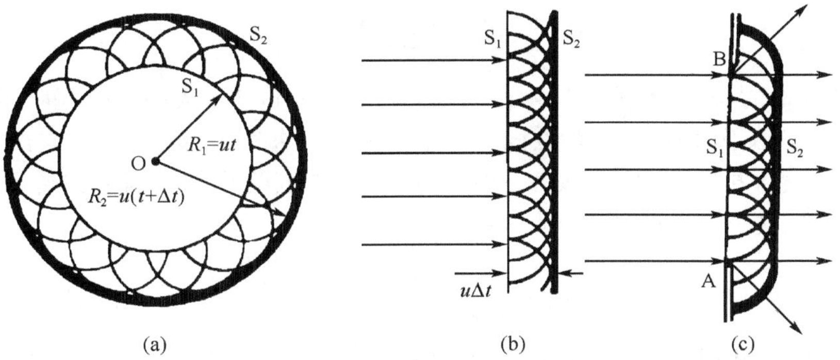

图4-12　惠更斯原理示意图

用同样的方法，可画出平面波在下一时刻新的波前S_2，如图4-12(b)和图4-12(c)所示。由图4-12可见，当波在各向同性的均匀介质中传播时，新波前的几何形状不变。当波在非均匀介质中传播时，波前的几何形状和波的传播方向都可能发生变化。

二、波的衍射

波在遇到障碍物时，传播方向会发生变化，它能绕过障碍物的边缘继续前进，这种现象叫做**波的衍射**。

根据惠更斯原理，可以画出平面波通过有缝障碍物后新的波前，如图4-13(a)和图4-13(b)所示。从图4-13中可知，当缝的宽度越小，则衍射现象就越明显。

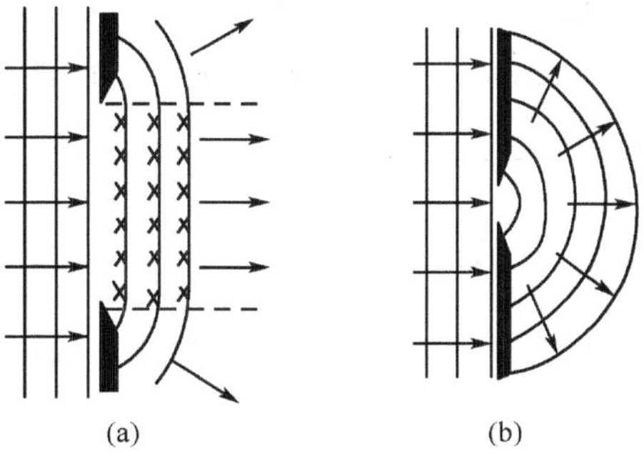

图4-13　波的衍射

实验发现，当障碍物的线度与波的波长差不多或更小时，就能观察到明显的波的衍射现象。

衍射现象是波动的重要特征之一。无论机械波，还是电磁波都会产生衍射现象。声波的波长比较长(为0.02～20m)，因而衍射现象显著，如未见其人，先闻其声是人人皆知的事例；微波的波长较短，有的波长只有几毫米，衍射现象就不显著。而可见光的波长更短，一般障碍物的线度远远大于可见光的波长，所以一般情况下，观察不到光的衍射现象。

第4节 波的干涉

听音乐，猜乐器

老师请同学用手机放一段音乐给全班欣赏，然后组织讨论。

1. 刚才放的音乐，有哪些乐器在演奏呢？
2. 如果有几个人同时在同一间屋里说话，你能分辨出吗？

小小案例

一、波的叠加原理

我们在听乐队演奏时，能够辨别出每个乐器发出的音色；几个人同时说话时，我们能够分辨他们的声音。这些案例说明，几列波在同一种介质相遇时，每列波都将保持各自原有的特性（频率、波长、波速、振动方向等）不变，按各自原来的传播方向继续前进，好像在波传播过程中，没有遇到其他波一样，这一规律叫做**波的叠加原理**。

二、波的干涉

一般情况下，当几列波的振动方向、频率、相位都不相同时，在空间某一点的叠加是非常复杂的。下面讨论一种比较简单的情况。

当频率相同、振动方向相同、相位相同或相位差恒定的两列波相遇时，某些区域振动始终加强，某些区域振动始终减弱，振动加强区域和振动减弱区域互相间隔的现象叫做波的干涉。能产生干涉现象的波叫做**相干波**，其波源叫做**相干波源**。

下面根据波的叠加原理，应用两个振动方向相同、频率相同、相位差恒定的振动合成的结论，来讨论波的干涉加强和减弱的条件。

设有两个相干波源 S_1 和 S_2，它们的振动方程分别为

$$y_{10} = A_{10}\cos(\omega t + \varphi_1)$$

$$y_{20} = A_{20}\cos(\omega t + \varphi_2)$$

式中，ω 为波源的角频率；A_{10} 、A_{20} 分别为两波源的振幅；φ_1 和 φ_2 分别为两波源的初位相。

相干波源 S_1 和 S_2 发出的两列波，分别经过 r_1、r_2 的距离（波经过的路程叫做**波程**，用 r 表示），在空间某一点 P 相遇，如图 4-14 所示。这两列波在 P 点引起的振动分别为

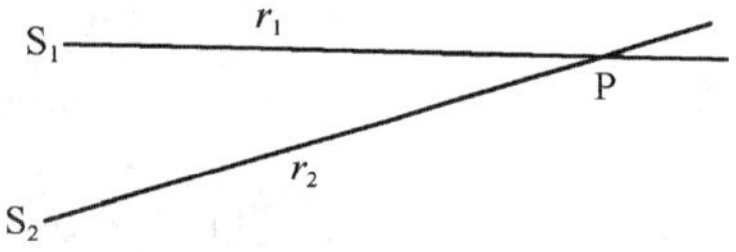

图 4-14 两列相干波在空间相遇

$$y_1 = A_1\cos\left(\omega t - \frac{2\pi r_1}{\lambda} + \varphi_1\right)$$

$$y_2 = A_2\cos\left(\omega t - \frac{2\pi r_2}{\lambda} + \varphi_2\right)$$

式中，λ 为波长。根据波的叠加原理，P 点的合振动方程为

$$y = y_1 + y_2 = A\cos(\omega t + \varphi) \tag{4.32}$$

其中

$$A = \sqrt{A_1^2 + A_2^2 + 2A_1A_2\cos\left(\varphi_2 - \varphi_1 - 2\pi\frac{r_2 - r_1}{\lambda}\right)} \tag{4.33}$$

$$\varphi = \arctan\frac{A_1\sin(\varphi_1 - \frac{2\pi r_1}{\lambda}) + A_2\sin(\varphi_2 - \frac{2\pi r_2}{\lambda})}{A_1\cos(\varphi_1 - \frac{2\pi r_1}{\lambda}) + A_2\cos(\varphi_2 - \frac{2\pi r_2}{\lambda})} \tag{4.34}$$

因为两相干波在P点所引起的两个分振动的相位差是一恒量,所以

$$\Delta\varphi = \varphi_2 - \varphi_1 - 2\pi\frac{r_2 - r_1}{\lambda} \qquad (4.35)$$

$\Delta\varphi$ 也是一个恒量。干涉的结果使空间各点的振幅始终不变,在空间某些点振动始终加强,在某些点振动始终减弱。

下面讨论两列波叠加时,满足振幅最大和振幅最小的条件。由式(4.33)可知,当两个分振动的相位差为

$$\Delta\varphi = \varphi_2 - \varphi_1 - 2\pi\frac{r_2 - r_1}{\lambda} = \pm 2k\pi \qquad (k=0,1,2,\cdots) \qquad (4.36)$$

合振幅 $A = A_1 + A_2$ 最大,产生干涉加强;

$$\Delta\varphi = \varphi_2 - \varphi_1 - 2\pi\frac{r_2 - r_1}{\lambda} = \pm(2k+1)\pi \qquad (k=0,1,2,\cdots) \qquad (4.37)$$

合振幅 $A = A_1 - A_2$ 最小,产生干涉减弱。

如果两波源初相位相同,即 $\varphi_1 = \varphi_2$,则 $\Delta\varphi = -2\pi\frac{r_2 - r_1}{\lambda}$,令 $\delta = r_1 - r_2$。δ 表示从两波源发出的两列相干波到达P点所经过的路程之差,叫做**波程差**。于是干涉加强的条件可简化为

$$\delta = r_1 - r_2 = \pm k\lambda \qquad (k=0,1,2,\cdots) \qquad (4.38)$$

干涉减弱的条件可简化为

$$\delta = r_1 - r_2 = \pm(2k+1)\frac{\lambda}{2} \qquad (k=0,1,2,\cdots) \qquad (4.39)$$

式(4.39)说明,若两列相干波在空间相遇,当波程差等于零或波长的**整数倍的空间各点,合振动的振幅最大;当波程差等于半波长的奇数倍的空间各点,合振动的振幅最小。**

如图4-15所示,在波源S附近放置一个开有两个小孔的障碍物,小孔 S_1 和 S_2 的位置对于S对称。根据惠更斯原理,S_1 和 S_2 可看成是两个同相位的相干波源。如果用实线表示波峰,虚线表示波谷。波峰与波峰相遇或波谷与波谷相遇的点振动始终加强,而波峰与波谷相遇的点振动始终减弱,于是就产生了干涉现象。

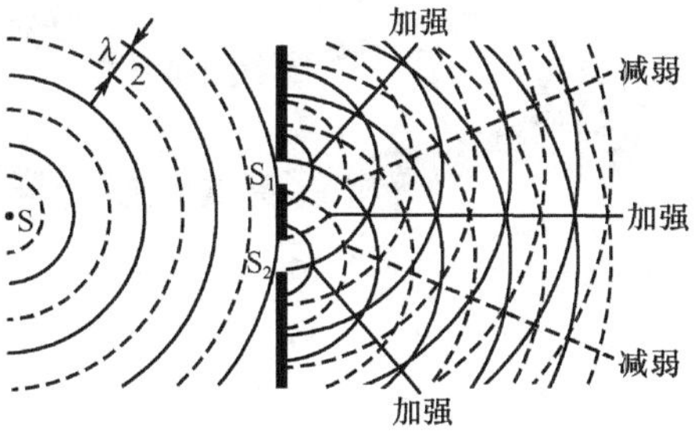

图4-15 波的干涉

干涉现象是波动的重要特征之一。在对光的学习中,将会遇到光的干涉。

第5节 声波和超声波

频率为20~20 000Hz的机械波传入人耳,能引起人的听觉,这种波叫做声波。频率低于20Hz的机械波叫做次声波,频率高于20 000Hz的机械波叫做超声波。次声波和超声波都不能引起人的听觉,但它们都具有与声波相同的性质。

一、声波的性质

(1) 声波可以通过气体、固体或液体等介质传播,但不能在真空中传播。声波在液体和气体中是以纵波形式传播,在固体中既可以纵波的形式传播,又可以横波的形式传播。声波在介质中传播的速度叫做**声速**。

(2) 声速与介质的性质和温度有关,表4-1列出几种介质在20℃时的声速。

表 4-1　声波在介质中的传播速度(20℃)

介质	声速/($m\cdot s^{-1}$)	介质	声速/($m\cdot s^{-1}$)
脂肪	1400	铁	5050
密质骨	3860	松木	3320
肌肉	1568	水	1484
大脑	1530	空气	343

(3) 声波在传播过程中会发生反射、折射、衰减等现象。声波被介质反射回来传入人耳就听到回声。当回声传入人耳比原来声波滞后 0.1s 以上,人们就能把回声和原来的声音区分开。利用回声可以测声速和距离。

拓展提高　**声压和声阻**

当声波在介质中传播时,介质的疏密随时间做周期性变化。密集处的压强比无声波时的大气压大;而稀疏处的压强比无声波时的大气压小。介质中某一位置有声波时的压强与无声波时的压强之差,称为声压,通常用 P 表示。声压越大的位置,声波的能量越大。

介质的密度与波速的乘积,叫做声阻抗,简称声阻。声阻与声波的频率无关,与介质有关。声波的反射、折射与传播都与声阻有关。

生活探秘　**听　诊**

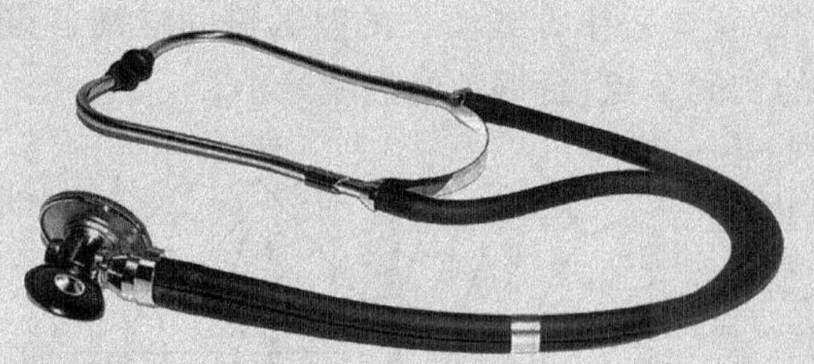

图 4-16　听诊器

听诊是根据体内发出的声音来诊断疾病的一种方法。由于体内发出的声音很弱,所以听诊时要借助听诊器,如图 4-16 所示。听诊器是利用胸件上的鼓膜稳定地与患者的身体表面接触,感测从身体内传导出来的声音,再利用共振空腔将声音放大,通过导管、耳塞传至医生、护士的耳朵。有经验的医生可以通过听诊器传来的患者的呼吸音、心音、肠鸣音或血液流动的声音来诊断疾病。

二、声强和声强级

1. 声强　声波在介质中各点的强弱,通常用声强来描述。**声强**就是声波的平均能流密度,用 I 表示,根据式(4.31)可得

$$I=\frac{1}{2}\rho u\omega^2A^2 \tag{4.40}$$

式(4.40)表明,声强与频率的平方、振幅的平方、介质的密度和声速成正比。声强的单位为 $W\cdot m^{-2}$。

能引起人耳听觉的声波,不仅有频率范围,而且还有声强范围。声强必须达到某一数值才能使人的听觉器官产生感觉。能引起听觉的最低声强叫做听觉阈,简称**听阈**。高于人耳所能承受的最大声强,也不能引起听觉,只能引起疼痛。人耳所能承受的最大声强值,叫做**痛觉阈**,简称**痛阈**。由于人耳对不同频率声波的敏感程度不同,所以不同频率声波的听阈值和痛阈值也各不相同(图 4-17)。

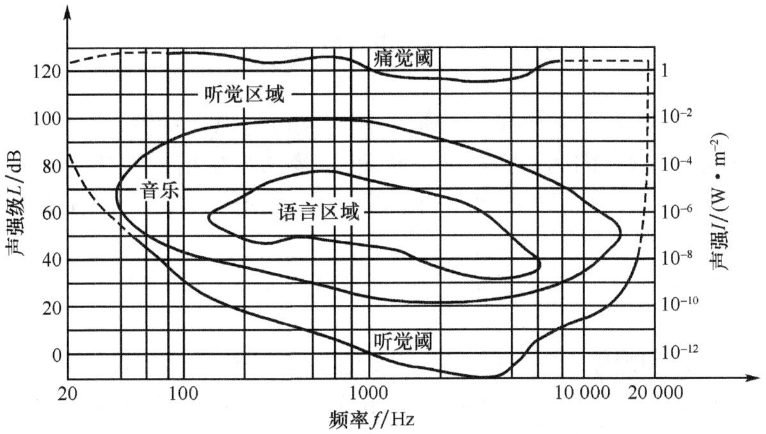

图4-17　人耳听觉区域

2. 声强级　人耳能感觉到的声音，其声强的范围很大。例如，频率为1kHz的声波，一般正常人听觉的最高声强为$1\text{W}\cdot\text{m}^{-2}$，最低声强为$10^{-12}\text{W}\cdot\text{m}^{-2}$，前者是后者的$10^{12}$倍。因此，声学上采用对数标度来量度声强的等级，叫做**声强级**，用L表示。通常将频率为1kHz的声波的听阈$I_0=10^{-12}\text{W}\cdot\text{m}^{-2}$规定为基准声强，如果声音的强度为$I$，则它的声强级是

$$L=\lg\frac{I}{I_0}\tag{4.41}$$

在SI中，声强级的单位是Bel，符号为B。贝尔这个单位较大，通常用分贝，符号为dB。1B=10dB，因此，式(4.41)可以写成

$$L=10\lg\frac{I}{I_0}\tag{4.42}$$

在声强级超过90dB的环境下生活和工作有害于健康，动物试验表明，声强级达170dB时可使动物死亡。

拓展提高　**噪　声**

噪声是声源做无规则、非周期性振动产生的声音。从广义来说凡是影响人们工作、学习和休息的声音都是噪声。

噪声是当今世界的三大公害之一，其危害是多方面的。它影响人们的正常生活，干扰工作和学习，容易使人注意力分散，产生烦躁情绪，甚至引起各种疾病。有资料说，世界上唯一的超音速协和客机运营失败的原因之一就是噪声。与其他类型的生产机械一样，制药类机械设备也会产生噪声，而GMP对噪声的控制是有要求的，请同学们查阅相关资料后学习交流。

生活探秘　**音乐疗法**

音乐疗法是利用音乐来治疗疾病的一种方法。因为音乐对人的情绪会产生一定的影响，因此，使人愉快与舒适的音乐，有助于改善与调整人的大脑皮层与边缘系统的生理功能，进而可以在一定程度上促进身心健康，消除心理障碍，达到治疗疾病的目的。

临床实践证明，音乐对人体能够产生镇静、镇痛、降压、安定、调整情绪等作用。音乐对某些人群的一些疾病确有疗效。有报道说，轻松静谧的音乐，有助于产妇消除紧张焦虑的情绪，有利于分娩；音乐对某些孤独症与抑郁症的治疗也取得了一定效果；老年人经常听优美的音乐，可以延迟大脑的衰老等。

三、超声波及其应用

1. 超声波的特性　超声波具有声波的通性,同时又具有以下特性。

(1) 超声波的方向性好:因为超声波的波长短,不容易发生衍射现象,所以超声波的方向性好,可以定向发射。超声波的这种特性可用于测距、导航和追踪等方面。有些动物(如蝙蝠和海豚)就是使用超声波进行准确定位的。

(2) 超声波声强大:因为超声波的频率高,而声强与频率的平方成正比,因此,超声波的频率高,声强大。

(3) 超声波在液体和固体中穿透能力强:超声波在介质中的透射能力与声阻有关。超声波可以穿透几十米厚的钢板,因此,可用于对金属、陶瓷、混凝土等内部的探伤;水对超声波的吸收很少,因此,声纳技术在潜艇上得以广泛应用。

2. 超声波对物质的作用　超声波在物质中传播时,对物质主要有以下作用。

(1) 机械作用:超声波在通过介质时,使介质中的微粒做高频的受迫振动,其加速度是重力加速度的几十万倍至几百万倍。这种强烈的机械振动不仅能破坏物质的结构,而且能产生强大的冲击作用。超声波的机械作用可用于宝石、陶瓷、玻璃等的机械加工,或对玻璃器具、树脂镜片等进行超声洗涤,也可对胆、肾等结石进行体外超声碎石。

(2) 热作用:超声波在介质中传播时,有部分能量被介质吸收,转化为内能,使介质温度升高,超声波的这种作用叫做超声波的热作用,即热效应。在医学上利用超声波的热效应,可以治疗腰肌疼痛、关节炎和软组织扭伤等疾病。

(3) 空化作用:超声波在液体中以纵波传播,形成疏密变化,受压区密,受拉区疏。由于液体承受拉力的能力很弱,于是疏区被拉断,液体中的亚显微气泡变大,形成一些细微空腔。细微空腔紧接着受到正压的冲击而迅速闭合,于是在局部产生高温、高压及放电现象,这种现象就称为超声波的空化作用。空化作用可以促进化学反应、制造乳剂等。

此外,超声波还有生物作用、化学作用等。利用超声波的生物作用,对种子进行适当处理增加农业产量,对物品进行灭菌消毒。超声波在医学中的应用更为广泛,如超声检查(A 超、B 超、M 超)、超声理疗、超声洁牙等。

3. 超声波在药学中的应用　利用超声波使固体或液体微粒在另一种液体中形成乳化液的现象叫做**超声乳化**。例如,治疗心脏病的樟脑油不溶于水,用超声乳化将樟脑油乳化后,可直接制成注射剂。用超声波雾化药物,使药物更容易被吸入咽、喉、支气管和肺泡中,治疗急慢性喉炎、支气管炎等疾病效果更好。另外,还有用超声波安瓿清洗机洗涤安瓿,用超声波对药瓶进行消毒等。

超声波的产生

超声波是一种机械波,它是由做机械振动的波源产生的。人们发现,有些晶体在受到外界压力时,对称表面会产生正、负电荷;当受到拉力时,对称表面产生的正、负电荷与受到压力时正好相反,这种现象称为正压电效应(图 4-18)。反之,当对晶体的两面给予异种电荷时,它就会沿一定的方向发生压缩或拉伸形变,这种现象称为逆压电效应。

利用晶体的逆压电效应可以产生超声波。如果在压电晶体的两对称表面加上频率高于 20 000Hz的交流电,压电晶体就会做频率高于 20 000Hz 的机械振动,这种振动在水或其他介质中传播,于是就产生了超声波。

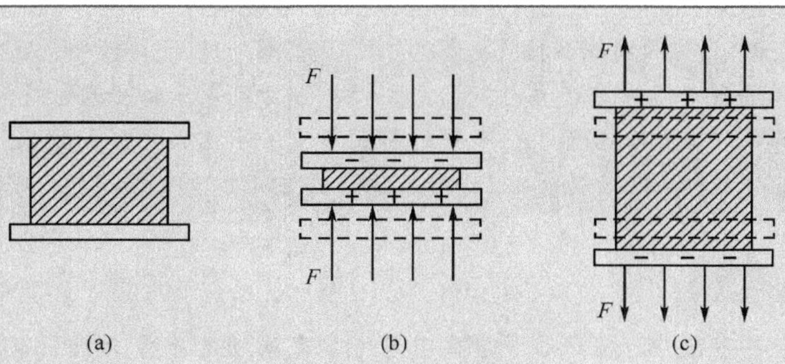

图4-18　超声波的产生

(a)晶体;(b)、(c)正压电效应

知识链接

B型超声诊断仪

B型超声诊断仪(B超)由探头、发射电路、接收电路、扫描电路、显示器和记录器等部分组成。超声诊断仪的探头主要是由压电晶体组成,它不仅能发射超声波,同时也能接收超声波。诊断用超声波频率通常为1~20MHz。B型超声诊断仪是利用人体各个内脏器官的声阻不同,表面对超声波的反射能力不同,回声信号强弱不同,并以光点的形式显示出来。回声强则光点亮,回声弱则光点暗。光点随探头的移动而移动,于是可显示出脏器或病变的解剖切面,即二维声像图,医生据此可诊断人体内组织病变的情况。图4-19所示即为医生对患者做B超检查。

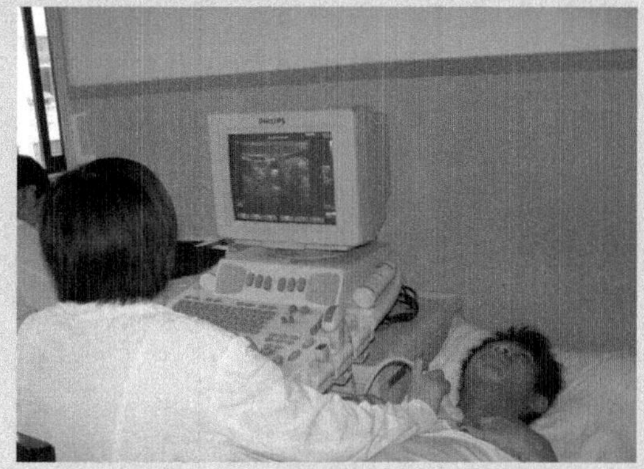

图4-19　B型超声诊断仪

小小案例

生活探秘　　**彩色多普勒超声诊断仪(彩超)**

当波源或观察者相对于介质运动时,观察者接收到的波的频率与波源的振动频率不同的现象,称为多普勒效应。两者相互接近时接收到的频率升高,相互离开时频率降低,这种现象于1842年由多普勒首先发现,所以称为多普勒效应。

多普勒效应的频率改变量$\Delta\nu$称为频移。彩色多普勒超声诊断仪以超声探头为声源,以血液为接收体。当血液的流速为v时,其回声的频移为$\Delta\nu$,因为频移$\Delta\nu$与血流速度成正比,因此,只要测得$\Delta\nu$便可测得血液的流速v,彩色多普勒超声诊断仪就是根据这一原理来探测血液的流速和方向,从而诊断疾病。

彩色多普勒超声诊断仪将探头接收回声信号，分成两路处理，一路按回声强弱显示二维黑白解剖图像；另一路进行多普勒检测，信号经相关技术处理，红色表示血液流向探头，蓝色表示血液离开探头，以色调的深浅表示流速的大小，这种彩色血流信号显示在二维黑白解剖图像上，既能探测解剖形态，又能观察血流活动情况。这种"彩超"主要用于心血管疾病、肿瘤和胎儿的检测。

拓展提高

次声波

次声波在自然界中存在广泛，狂风暴雨、雷鸣电闪、台风寒潮、龙卷冰雹、地震海啸、陨石落地及日全食等，都可能伴有次声波的发生，频率一般都在0.1Hz以下。人类活动中，如核爆炸、导弹飞行、火炮发射、汽车急驰，甚至像鼓风机、搅拌机、扩音喇叭等，也都能产生次声波。由于次声波的波长长，在传播的过程中能量损失比较小，因此可以传播到很远的地方。例如，1883年印度尼西亚的一次火山爆发产生的次声波，行程1.32×10^5km，绕地球三圈历时108h。

人体内脏器官的固有频率为4~6Hz，头部固有频率为8~12Hz等。如果次声波的强度较大，则可能会引起人体某些器官产生共振，这对人体健康危害很大，严重的可置人于死地。所以次声波可用作杀人武器——次声武器。

次声波的应用有着广阔的前景。利用次声波的探测可以研究地球、海洋、大气大规模运动的规律，预报自然灾害等。

本章小结

1. 简谐振动

(1) 简谐振动的振动方程

$$x = A\cos(\omega t + \varphi)$$

弹簧振子的周期

$$T = 2\pi\sqrt{\frac{m}{k}}$$

单摆的周期

$$T = 2\pi\sqrt{\frac{l}{g}}$$

(2) 角频率ω与频率ν的关系

$$\omega = \frac{2\pi}{T} = 2\pi\nu$$

(3) 同频率的两个振动的相位差$\Delta\varphi$等于它们的初相位之差，即

$$\Delta\varphi = \varphi_2 - \varphi_1$$

(4) 简谐振动的能量

$$E = \frac{1}{2}kA^2$$

(5) 简谐振动的合成

$$A = \sqrt{A_1^2 + A_2^2 + 2A_1A_2\cos(\varphi_2 - \varphi_1)}$$

$$\varphi = \arctan\frac{A_1\sin\varphi_1 + A_2\sin\varphi_2}{A_1\cos\varphi_1 + A_2\cos\varphi_2}$$

2. 波动

(1) 波长、频率和波速的关系

$$u = \nu\lambda$$

(2) 波动方程

$$y = A\cos\left[\omega\left(t - \frac{x}{u}\right) + \varphi_0\right]$$

(3) 波的能量:在介质中因有波传播,而具有的振动动能和势能的总和称为波的能量。

(4) 波的强度

$$I = \frac{1}{2}\rho A^2\omega^2 u \qquad \text{单位:W}\cdot\text{m}^{-2}$$

3. 波的衍射现象产生的条件 障碍物的线度与波的波长差不多或更小。

4. 波的干涉

(1) 相干条件:频率相同、振动方向相同、相位差恒定。

(2) 加强的条件:

$$\delta = r_1 - r_2 = \pm k\lambda \qquad (k=0,\pm1,\pm2,\cdots)$$

(3) 减弱的条件:

$$\delta = r_1 - r_2 = \pm(2k+1)\frac{\lambda}{2} \qquad (k=0,\pm1,\pm2,\cdots)$$

5. 声波 声波可以通过气体、固体、液体等介质传播;声速与介质的性质和温度有关;声波在传播过程中会发生反射、折射、衰减等现象。

声强

$$I = \frac{1}{2}\rho u\omega^2 A^2 \qquad \text{单位:W}\cdot\text{m}^{-2}$$

声强级

$$L = 10\lg\frac{I}{I_0} \qquad \text{单位:dB}$$

6. 超声波 超声波的方向性好;超声波声强大;超声波在液体和固体中穿透能力强。

超声波对物质的主要作用有①机械作用;②热作用;③空化作用等。

目标检测

一、判断题

4-1. 振动物体离开平衡位置的最大位移叫做振幅。 ( )

4-2. 质点的振动与波的传播方向垂直的波是横波。 ( )

4-3. 声波在空气中以横波的形式传播。 ( )

4-4. 声阻与波的频率有关。 ( )

4-5. 超声波频率高、波长长。 ( )

二、填空题

4-6. 一个弹簧振子在8cm范围内做简谐振动,每分钟振动30次,则振动的振幅为________cm,振动的周期为________,频率为________。

4-7. 机械波是机械________在________中的传播。机械波可分为________波和________波。

4-8. 人能听见声音的最高频率为20 000Hz,狗能听见声音的最高频率为50 000Hz,蝙蝠能发射和接收高达120 000Hz的声音,在15℃人能听见声音的最长波长________;狗能听见声音的最短波长________;蝙蝠能发射和接收的最短波长________(在空气中声音的传播速度为340m·s^{-1})。

4-9. 在液体中超声波以________波形式传播。

4-10. 超声波的特性:方向性________,声强________,在固体和液体中________性强。

4-11. 某声波在甲、乙两种介质中传播时,波长之比为1∶3,则传播速度之比为________,频率之比为________。

4-12. 频率为1000Hz的声音,声强为10^{-12}W·m^{-2}时,声强级为________dB;当声强为1W·m^{-2}时,声强级为________dB。

4-13. 超声波对介质有________作用、________作用和________作用。

三、选择题

4-14. 简谐振动是一种 ( )

A. 匀加速直线运动 B. 匀减速直线运动 C. 匀变速运动 D. 非匀变速运动

4-15. 做简谐振动的物体,通过平衡位置时,具有最大值的物理量是 ( )

A. 加速度 B. 速度 C. 回复力 D. 弹性势能

4-16. 一列机械波由一种媒质进入另一种媒质,不变的物理量是 ( )

A. 频率 B. 波长 C. 波速 D. 振幅

4-17. 下列说法中正确的是 ( )

A. 物体受到回复力的作用,该物体一定做简谐振动

B. 物体在某一位置附近来回往复的运动是简谐振动

C. 拍皮球的运动是简谐运动

D. 某物理量 α 随时间 t 的变化满足微分方程 $\frac{d^2\alpha}{dt^2}+\omega^2\alpha=0$,则该物理量 α 按简谐运动规律变化

4-18. 关于机械波,下列说法正确的是 ( )

A. 有波源,就一定产生机械波 B. 有波源和介质才能产生机械波

C. 波的传播速度和介质质点的振动速度相同 D. 波的传播过程是质点的由近及远的移动过程

4-19. 某人演讲时的声强级为 70dB,则声强为 ( )

A. $10^{-8}W\cdot m^{-2}$ B. $10^{-7}W\cdot m^{-2}$ C. $10^{-6}W\cdot m^{-2}$ D. $10^{-5}W\cdot m^{-2}$

4-20. 制药车间开一台机器的噪声的声强级为 50dB,如果开两台同样的机器时其噪声的声强级是 ( )

A. 100dB B. 25dB C. 53dB D. 0dB

4-21. 振幅均为 A 的两列相干波在介质的某点相遇,其波程差为 10λ ,则质点的合成振动的振幅是 ( )

A. 0 B. 2A C. 介于 0 与 2A 之间 D. 不能判断

4-22. 两列相干的平面简谐波在空间相遇,使空间中 P 点振动最强,Q 点振动最弱,则下列说法正确的是 ( )

A. 任一时刻 P 点的位移都大于 Q 点的位移

B. P 点的振幅大于 Q 点的振幅

C. 任一时刻 P 点和 Q 点的相同体积元的振动动能总是 $E_{kP}>E_{kQ}$

D. 任一时刻 P 点和 Q 点的相同体积元的总能量都有 $E_P>E_Q$

四、计算题

4-23. 一个做简谐振动的质点在 $t=0$ 时,位于距平衡位置 8cm,速度为零,若振动周期为 2.0s,求其振动的位移方程和速度方程。

4-24. 某质点的振动方程为 $x=0.10\cos(8\pi t+\pi/2)$ m,试求:(1)振幅、周期和频率;(2)当 $t=1$s 时,振动质点的相位、位移、速度和加速度。

4-25. 超声诊断仪产生 5MHz 频率的超声波,在人体内软组织中的传播速度为 $1500m\cdot s^{-1}$,求这种超声波的波长是多少?

4-26. 地震引起的纵波与横波在地表附近传播速度分别是 $9.1\times10^3m\cdot s^{-1}$ 和 $3.7\times10^3m\cdot s^{-1}$,某观测站记录一次地震时纵波与横波分别到达的时刻,发现两者相差 8s,求地震的震中与观测站之间的距离是多少?

4-27. 已知波动方程是 $y=0.1\cos\left[10\pi\left(t-\frac{x}{50}\right)+\frac{\pi}{3}\right]$ m,求此波的振幅、波长、频率、周期和波速。

4-28. 已知平面简谐波的振幅 $A=10$cm,波长 $\lambda=1$m,周期 $T=1.0$s,波速 $u=6m\cdot s^{-1}$,波源的初相位 $\varphi_0=0$。试求:(1)波动方程;(2)距波源 8m 和 10m 两处振动的相位差。

4-29. 有一波以 $100m\cdot s^{-1}$ 的波速在密度为 $800kg\cdot m^{-3}$ 的媒质中传播,其振幅为 1.0×10^{-4}m,频率为 1000Hz,试求:(1)波的能流密度;(2)1min 内通过一面积为 $4\times10^{-4}m^2$ 的平面的能量。

(楼渝英)

第 5 章　光的波动性

学习目标

1. 掌握光的衍射、光栅方程、偏振光及马吕斯定律
2. 熟悉光程及光程差、薄膜干涉、旋光计、光电比色计和分光光度计
3. 了解杨氏双缝干涉、洛埃德镜实验、单缝衍射、光的双折射和旋光现象

波动性是一切物质的基本特性之一，光也是一种物质形态，其干涉和衍射现象验证了光也具有波动性。以光是一种波动为基础的物理光学叫做**波动光学**。本章只介绍波动光学，其主要内容包括光的干涉、衍射、偏振和旋光等。

第 1 节　光的干涉

一、光的相干性

干涉现象是波的主要特征之一。对于两列相遇的机械波，只要满足频率相同、振动方向相同、相位差恒定，机械波就会发生干涉现象。但是对于两个独立光源发出的光波相遇时，观察不到干涉现象。这是因为普通光源发出的光波是由彼此独立、互不相关的原子发出的一系列有限长的波列所组成的缘故。原子的发光来源于原子中电子的跃迁，其过程是间歇的，对于同一原子先后发出的两个波列之间的相位差不是恒定不变的。所以要从两个独立的发光体所发的光来得到满足相干条件的光显然是不可能的，即使利用同一发光体上两个不同的部分也是不可能的。

为了实现光的干涉，我们必须将同一光源中同一发光原子或分子的同一次发光分为两部分，让它们沿着两个路径传播，然后再使这两束光相遇，这样两列光波就能满足频率相同、振动方向相同、相位差恒定的条件，产生光的干涉。这样的光源叫做**相干光源**。相干光源发出来的光叫做**相干光**。

将同一光源发出的光分成两部分的方法有两种：一种为**分波阵面法**；另一种为**分振幅法**。分波阵面法是从同一波阵面上取出两部分作为相干光源，杨氏双缝干涉实验就采用了此法；分振幅法采用将光投射到两种介质的分界面上，一部分反射，一部分透射，将光分成两部分或若干份，薄膜干涉就采用了此方法。

要实现光的干涉，观察到明显的干涉现象，除了要满足相干的条件外，还要满足两束光的光程差和振幅相差都不能太大两个条件。由于光源发出的每列波的长度是有限的，如果光程差太大，一列波通过空间某点时，另一列波仍未到达该点，这样两列波不可能同时在交汇点相遇，当然也不会发生干涉。如果两束光的振幅相差太大，交汇点合成振动的振幅与单一光波在该点振动的振幅差别不大，也不易观察到明显的干涉现象。

二、杨氏双缝干涉

1801 年英国科学家杨氏(T. Young)首先用实验方法研究了光的干涉现象。实验装置如图 5-1(a)所示。用单色平行光照射不透明遮光板上的狭缝 S 后,按照惠更斯原理,狭缝 S 将光源变成一个线光源,从 S 发出的光波波前到达另一遮光板上相距很近均与 S 平行而且等距的平行狭缝 S_1 和 S_2 时,光源变成两个新的线光源 S_1 和 S_2,从 S_1、S_2 发出的光,是从同一个波前上分出的两束相干光(分波阵面法)。因此光从 S_1 和 S_2 射出后,就在屏上形成稳定的明暗相间的干涉条纹,如图 5-1(b)所示。

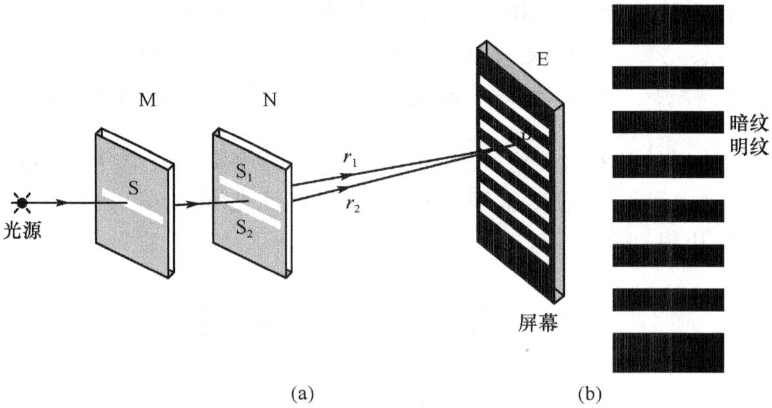

图 5-1 杨氏双缝干涉实验
(a)双缝干涉实验装置;(b)双缝干涉条纹

如图 5-2(a)所示,设相干光源 S_1 与 S_2 之间的距离为 d,其中点为 O,到屏幕的距离为 D。在屏幕上任取一点 P,P 距 S_1 与 S_2 的距离分别为 r_1 和 r_2。从 S_1 与 S_2 所发出的光,到达 P 点处的波程差是

$$\delta = r_2 - r_1$$

设 P 点到屏幕上对称中心 O 点的距离为 x,θ 是 PM 和 MO 间夹角(MO 为过 M 且垂直于 E 的直线)。由于 θ 角很小,$D \gg d$,$D \gg x$,所以 $\sin\theta \approx \mathrm{tg}\theta$,故有

$$\delta = r_2 - r_1 = d\sin\theta \approx d\mathrm{tg}\theta = \frac{xd}{D}$$

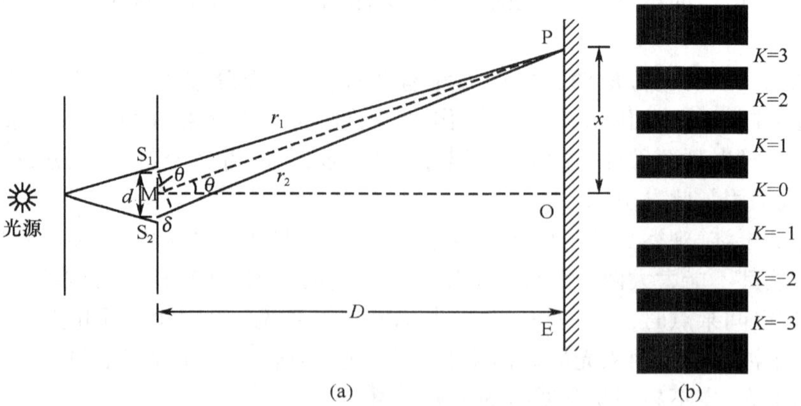

图 5-2 干涉条纹计算用图
(a)光路图;(b)干涉条纹

如果 $\delta = \dfrac{xd}{D} = \pm K\lambda$，根据波动理论可知，P 点处为明纹。各级明纹中心离 O 点距离为

$$x = \pm K\frac{D\lambda}{d} \qquad (K=0,1,2,\cdots) \qquad (5.1)$$

式中，$K=0$ 所对应的明纹叫做零级明纹或中央明纹。$K=1$，$K=2$，…称为第一级明纹、第二级明纹……如图 5-2(b)所示。

如果 $\delta = \dfrac{xd}{D} = \pm(2K+1)\dfrac{\lambda}{2}$，P 点处为暗纹，即各级暗纹中心离 O 点距离为

$$x = \pm(2K+1)\frac{D\lambda}{2d} \qquad (K=0,1,2,\cdots) \qquad (5.2)$$

由式(5.1)或式(5.2)得到，两相邻明纹或暗纹的间距为

$$\Delta x = \frac{D\lambda}{d} \qquad (5.3)$$

根据式(5.3)可知，①干涉条纹间的距离是相等的；②通常可见光的波长 λ 很短，因此，只有在两条狭缝间距离 d 必须足够小，而狭缝距屏幕距离 D 足够大时，才能使条纹间距 Δx 大到可以用肉眼观测到干涉条纹；③通常利用已知 d 和 D 的条件，测出 K 级条纹相应的 x 值来计算出单色光的波长；④当 d 和 D 不变时，Δx 与 λ 成正比，即波长短的单色光(如紫光)比波长长的单色光(如红光)的干涉条纹间距小；⑤当用白光做实验时，只有中央条纹是白色的，其他各级明条纹都是从里向外由紫色到红色的彩色条纹。

双缝干涉

取一张黑色底片，用刀划出两条相距小于 0.5mm 的平行狭缝，通过它观察一盏白炽灯时，可以看到明暗相间的干涉条纹，并且干涉条纹是彩色的。想一想，这是为什么？

小小案例

例 5-1　为了测定某单色光的波长，我们使用两狭缝相距 0.2mm 的杨氏双缝干涉实验装置，如图 5-2(a)所示。当光通过双缝后，在距离它为 0.5m 的屏幕上得到两条间隔为 1mm 的明纹。试求光源的波长是多少？

解：根据 $\Delta x = \dfrac{D\lambda}{d}$ 得

$$\lambda = \frac{\Delta x d}{D} = \frac{1\times10^{-3}\times0.2\times10^{-3}}{0.5} = 4\times10^{-7}\text{m} = 400\text{nm}$$

三*、洛埃德镜实验

使用杨氏双缝干涉装置可以观察到光的干涉现象，1834 年洛埃德(H. Lloyd)设计出了另一种观察干涉的实验装置——洛埃德镜实验装置，如图 5-3所示。洛埃德镜其实就是一块平面镜，利用它改变了投射在上面光波波阵面的传播方向，将一束光波分成了反射波和直射波两束光波。S_1 是一狭缝光源，一部分光直接射到屏 E 上，另一部分掠射(入射角接近 90°)到玻璃平板 MN 上，经玻璃表面反射到达屏上。反射光可看成是由虚光源 S_2 发出的。S_1 和 S_2 构

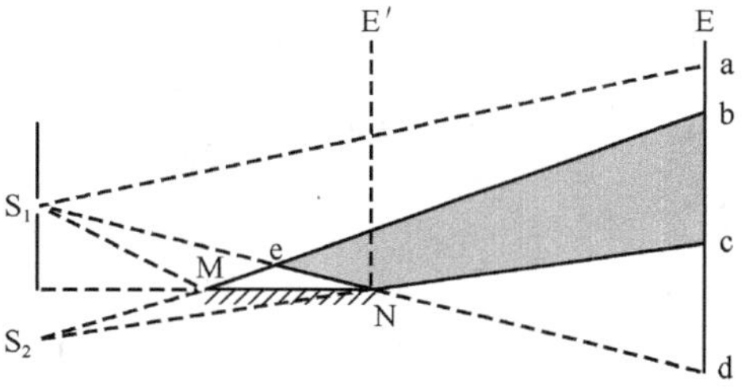

图 5-3　洛埃德镜实验装置示意图

成一对相干光源。图中画有阴影的区域表示相干光在空间叠加的区域，这时在屏上 b、c 之间就出现明暗相间的干涉条纹。

如果将屏 E 平移到 E′位置与镜面边缘 N 相接触时，根据波动理论，从 S_1 和 S_2 发出的光到达接触处的路程相等，应该出现明纹，但实验结果却是暗纹，其他的条纹也有相应的变化。这一实验现象表明，直接射到屏上的光与镜面反射出来的光在 N 处的相位相反，即相位差为 π。这个相位的跃变来源于光从玻璃反射的反射光的相位变化。进一步的实验表明，光从光密介质反射到光疏介质时，反射光的相位较之入射光的相位有 π 的突变。我们把光波从光密介质反射回到光疏介质时所产生位相相反的情形称为“**半波损失**”。

四、光程和光程差

我们知道，光在传播过程中可以通过多种介质，当光在不同介质中传播时，频率不变，波速、波长要改变。设频率为 ν 的单色光，它在真空中的波长为 λ ，传播速度为 c 。当它在折射率为 n 的介质中传播时，传播速度 u 为

$$u = \frac{c}{n} \tag{5.4}$$

因 $u = \lambda\nu$ ，可知单色光在介质中的波长 λ' 变为

$$\lambda' = \frac{u}{\nu} = \frac{c}{n\nu} = \frac{\lambda}{n} \tag{5.5}$$

因此，光波在折射率为 n 的介质中，经过几何路程 r 所需要的时间为

$$t = \frac{r}{u}$$

在同一时间内，光在真空中经过的路程为

$$ct = c\frac{r}{u} = \frac{c}{u}\cdot r = nr$$

由此可知，光波在介质中的路程 r 相当于在真空中的路程 nr 。也就是说，在相等的时间内光在介质中经过的路程小于在真空中经过的路程。所以我们把介质的折射率 n 与光波在这介质中所经历的几何路程 r 的乘积称为**光程**。

根据波动理论知道，光在介质中传播时，决定光波相位的是光程的长度，而不是几何路径的长短。因此，两束相干光通过不同介质后，在空间某点相遇时所产生的干涉现象，不是由它们的几何路程 r_2 与 r_1 之差来决定，而是由它们的光程差 δ 来决定，即

$$\delta = n_2r_2 - n_1r_1 \tag{5.6}$$

在真空中，几何路程差为一个波长时所对应的相位差为 2π，相位差 $\Delta\varphi$ 可用光程差 δ 表示为

$$\Delta\varphi = \frac{2\pi\delta}{\lambda} \tag{5.7}$$

式中，λ 为光在真空中的波长。决定两束光的相干条件为

$$\Delta\varphi = \begin{cases} \pm 2K\pi & (K=0,1,2,\cdots) \quad \text{加强} \\ \pm(2K+1)\pi & (K=0,1,2,\cdots) \quad \text{减弱} \end{cases} \tag{5.8}$$

或

$$\delta = \begin{cases} \pm K\lambda & (K=0,1,2,\cdots) \quad \text{加强} \\ \pm(2K+1)\dfrac{\lambda}{2} & (K=0,1,2,\cdots) \quad \text{减弱} \end{cases} \tag{5.9}$$

薄膜干涉

在日常生活中，我们常见的阳光照射下的肥皂膜、水面的油膜上呈现彩色的条纹。这种因光波经薄膜两表面反射后相互叠加而形成的干涉现象，叫做**薄膜干涉**。如图5-4所示，厚度为 d，折射率为 n_2 的薄膜置于折射率为 n_1，且 $n_2 > n_1$ 的介质中。当一束单色光SA照射在均匀的薄膜上。光波在第一表面入射点A发生反射和折射。折射波进入薄膜后，在薄膜的两个表面之间多次反射和折射，光的强度被分解。随着反射、折射次数的增多，光强迅速降低。所以，我们只考虑2、3两束光的干涉。为了便于观察到干涉条纹，我们在光路中加入一个凸透镜L，让干涉条纹聚焦到透镜后方的屏幕上（透镜的焦平面上）。

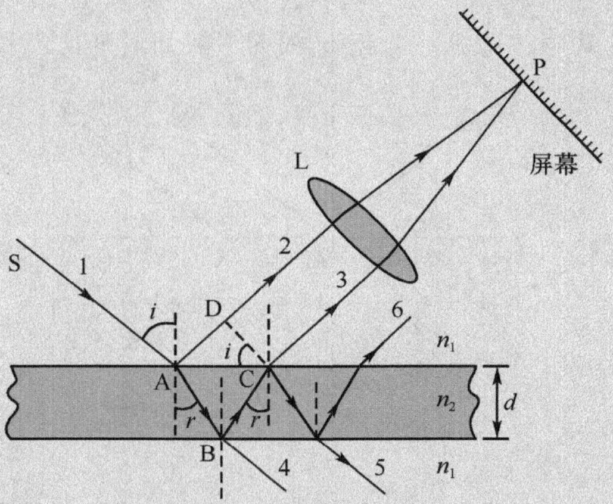

图5-4　薄膜干涉图

通过分析可以得到，2、3两条光束的光程差为

$$\delta = 2d\sqrt{n_2^2 - n_1^2\sin^2 i} + \frac{\lambda}{2} \tag{5.10}$$

当光程差 δ 等于波长 λ 的整数倍时为明纹；δ 等于半波长的奇数倍时为暗纹。

知识链接

生活探秘　　**增透膜与增反膜**

一台高级照相机的镜头通常有六七个透镜。入射光通过镜头的过程中，有一部分光能被反射损失掉，同时反射的杂散光还要影响成像的质量。为了减少入射光能在透镜玻璃表面上的反射损失，常在镜面上用氟化镁（MgF_2）镀一层厚度均匀的透明薄膜，利用薄膜的干涉使反射光能减到最小，这样的薄膜称为**增透膜**。

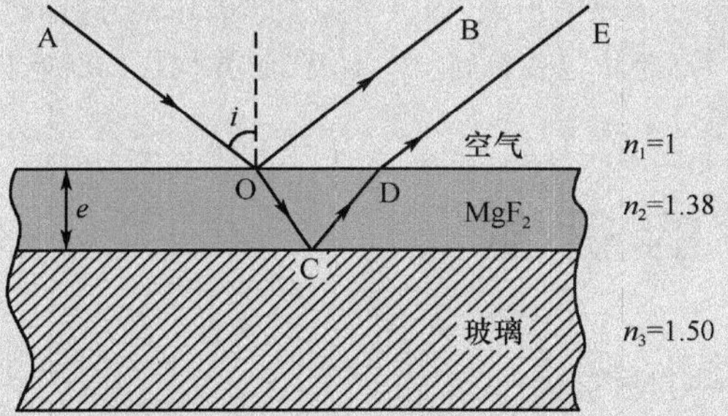

图5-5　增透膜

如图5-5所示，设镀膜的厚度为 e，当光垂直入射时，薄膜两表面反射光的光程差为 $2n_2e$。根据计算可得到，两反射光干涉相消的膜最小厚度为

$$e = \frac{\lambda}{4n_2}$$

由于反射光相消，因而透射光加强，即达到了“增透”的作用。

由上式可知，单层增透膜只能减少某个特定波长 λ 的光的反射。但实际上，对于其他相近波长的反射光强也有不同程度的减弱作用。对于一般的照相机和目视光学仪器，常选人眼最敏感的波长（$\lambda = 550$nm）作为“控制波长”，在白光下观看此薄膜的反射光，黄绿色光最弱，红光、蓝光相对强一些，因此透镜表面呈蓝紫色。

在实际应用中，有时需要增加反射光的强度。例如，氦氖激光器中的谐振腔反射镜，要求对波长 $\lambda = 632.8$nm 的单色光的反射率达99%以上。按照增透膜的原理，如果把低折射率的膜改成同样厚度的高折射率的膜，如硫化锌（ZnS），则薄膜上、下表面的两反射光使干涉加强，而透射光就减弱，这样的薄膜就是**增反膜**或**高反射膜**，如图 5-6(a) 所示。一般的单层增反膜的反射效果有限，因而在应用时可使用多层增反膜来提高反射效果，如图 5-6(b) 所示。

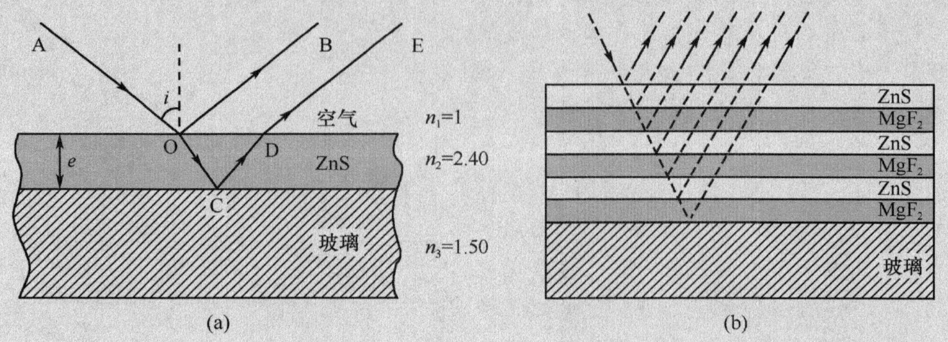

图 5-6 增反膜

(a) 单层增反膜；(b) 多层增反膜

拓展提高 **红外技术**

1800 年，英国天文学家赫歇耳（W · Herschel）在研究太阳光谱的热效应时，发现产生热效应最大的位置是在可见光谱的红端之外，当时称为“看不见的光线”，1835 年，安培将它称为**“红外线”**。红外线实质上是一种电磁辐射，它的波长为 0. 75 ~ 1000μm，即介于可见光红端与微波之间。

红外技术研究的内容主要包括红外辐射的性质；红外元件的研制；将各种红外元构成系统的红外器械；红外技术在军事上和国民经济中的应用 4 个部分。

红外技术的应用十分广泛。在军事上，红外技术可用于目标探测、通信和夜视等。在民用上，红外技术主要用于红外测温、红外加热、红外无损检测、红外光谱分析、红外热成像、红外遥感等。

在制药工业中，利用热源光谱和物质吸收光谱知识而发展起来的红外加热干燥技术，已得到广泛地应用。它与传统的加热烘烤技术相比，可以节约大量的能源。随着制药工业的发展和壮大，建立一套非破坏性的药物分析方法与质量评估体系成为当今制药工业中一个十分迫切的工作。近红外光谱分析法的诞生使这项工作得以开展。目前，信噪比达 10^6 的先进近红外光谱仪的出现，促进了药品非破坏性分析的快速进行。近几年来，近光谱分析技术已被广泛应用于原料药、药品包装材料、药物中光学异构体的测定以及药物的定性鉴别和定量分析等方面。

第 2 节 光的衍射

一、光的衍射现象

波在遇到障碍物时，能绕过障碍物的边缘前进的现象，称为波的衍射现象。衍射和干涉一样，也是波动的重要特征之一。

如图 5-7(a) 所示，自点光源 S 发出的光线，经过宽度可以调节的狭缝 K 后，如果狭缝宽度比波长大得多时，屏幕 E 上的光带和狭缝完全一致，这时光可看成是沿直线传播的。如图 5-7(b) 所示，如果缝的宽度缩小到与光波波长相近时（10^{-4}m 左右），屏上光带的亮度虽然降低，光带不但不缩小，反而逐渐增大，而且出现明暗相间的条纹。这就是**光的衍射现象**。光的衍射现象再一次表明光具有波动性。

实验表明，只有当障碍物的大小与光的波长接近时，才能观察到光的明显衍射现象。实际上，光的衍射现象十分普遍，在几何光学中，由于光的波长远远小于障碍物的大小，衍射现象不明显，所以光在介质中沿直线传播。

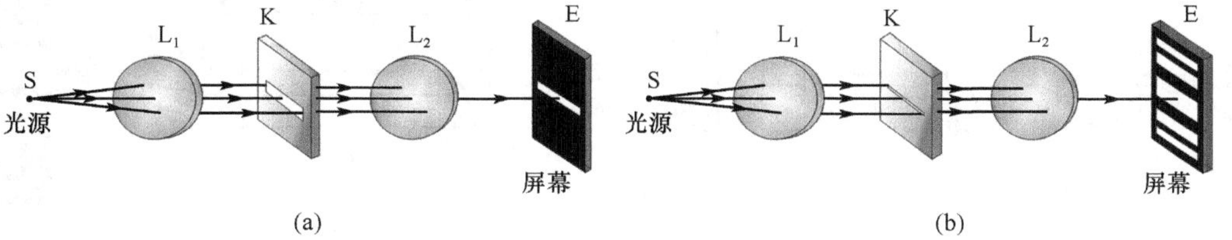

图 5-7　光的衍射实验

(a)缝较宽时；(b)缝较窄时

根据观察光的衍射图样的方式，衍射分为两大类。一类是光源、缝及光屏三者之间的距离都是有限远的，在这种条件下产生的衍射现象叫做**菲涅耳衍射**或**发散光的衍射**。另一类是光源和光屏相对于狭缝(或孔)的距离是“无穷远”的衍射，这种衍射叫做**夫琅和费衍射**或**平行光的衍射**。在实验室中，夫琅和费衍射可用两个会聚透镜来实现，如图 5-7(b)所示。本书只讨论夫琅和费衍射。

二、惠更斯-菲涅耳原理

应用惠更斯原理能够定性说明波的衍射现象，但不能定量的研究光的衍射图样中光强的分布。法国工程师菲涅耳(A. J. Fresnel)运用波的叠加和干涉，发展了惠更斯原理。菲涅耳假定：波在传播过程中，从同一波前上各点发出的子波，经传播相遇于空间某点时，产生相干叠加。经过这样发展了的惠更斯原理被称为**惠更斯-菲涅耳原理**。

根据惠更斯-菲涅耳原理，如果已知波动在某时刻的波前为 S，就可以计算波动传到 S 面前给定点 P 时振动的振幅和相位(图 5-8)。在面 S 上取一个面元 $\mathrm{d}S$，若取 $t=0$ 时波前上各点所发出的子波初相为零，则面元 $\mathrm{d}S$ 所发出的子波在 P 点引起的光振动为

$$\mathrm{d}E = CK(\theta)\frac{\mathrm{d}S}{r}\cos\left(\omega t - \frac{2\pi r}{\lambda}\right)$$

式中，C 为比例系数；$K(\theta)$ 为随着 θ 增大而减小的函数。P 点的光振动为所有面元 $\mathrm{d}S$ 发出的子波引起的振动叠加，即

$$E(\mathrm{P}) = \int_S \frac{CK(\theta)}{r}\cos\left(\omega t - \frac{2\pi r}{\lambda}\right)\mathrm{d}S \qquad (5.11)$$

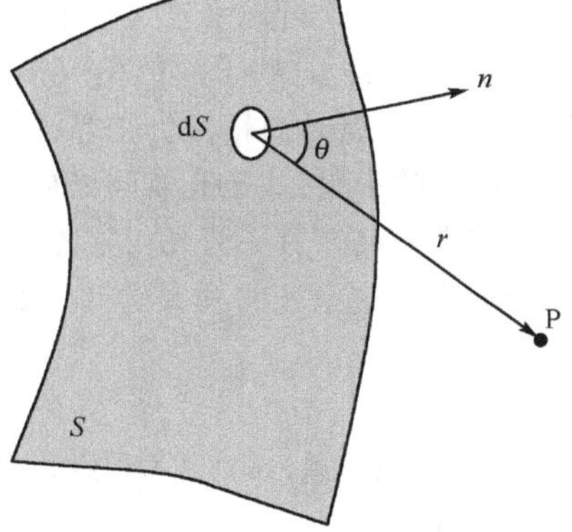

图 5-8　惠更斯-菲涅耳原理用图

式(5.11)就是惠更斯-菲涅尔原理的数学表达式，θ 为 r 与 $\mathrm{d}S$ 的法线 n 之间的夹角。应用惠更斯-菲涅耳原理的数学表达式去解决具体问题时，实际上是一个很复杂的计算。为了避免复杂的计算，我们应用菲涅耳所提出的半波带法来解释衍射现象。

三、单缝衍射

单缝衍射的实验装置如图 5-9(a)所示。将点光源 S 置于透镜 L_1 的焦点上，光线经过 L_1 后形成平行光并垂直射在单缝上。通过单缝的光束，经过 L_2 的聚焦，在 L_2 的焦平面处的屏 E 上，出现与狭缝平行的衍射条纹，如图 5-9(b)所示。

在图 5-10(a)中，设单缝的宽度为 a。根据惠更斯原理，在平行单色光的垂直照射下，位于单缝 AB 所在处的波前上各点所发出的子波沿各个方向传播。

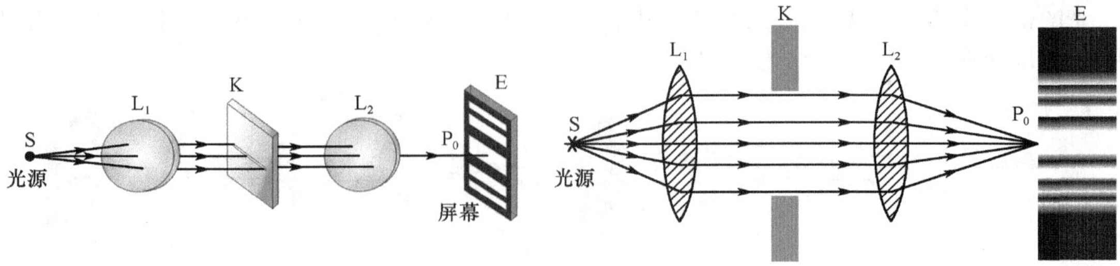

(a) (b)

图 5-9 单缝衍射装置

(a)实物示意图;(b)光路图

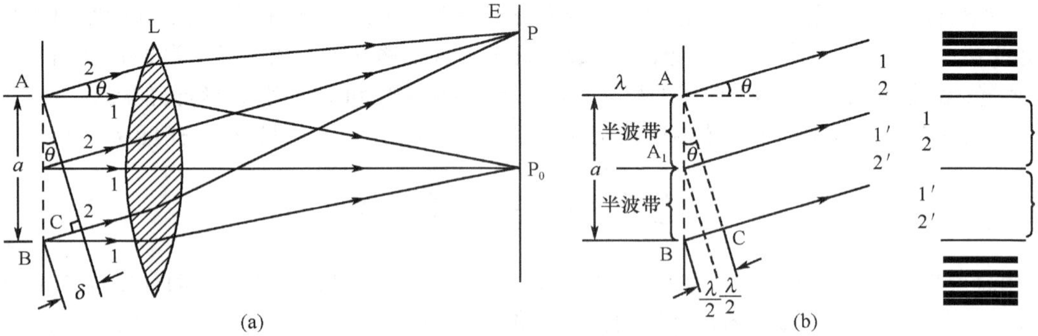

(a) (b)

图 5-10 单缝衍射条纹的计算用图

(a)光路图;(b)半波带法

如果一束平行光垂直入射单缝,图 5-10 中用 1 表示的光线,经过透镜 L 后,会聚于焦点 P_0。由于在 AB 面上这些子波的相位相等,而经过透镜会聚后又不会引起附加的光程差,所以这些子波会聚在 P_0 点时的相位仍相等,因此光强得以加强。这样在 P_0 处出现与单缝平行的亮纹,位于衍射图样的中央,这条亮纹叫做**中央明纹**。

如果一束入射平行光与主光轴成 θ 夹角,图 5-10 中用 2 表示的光线,它们经过透镜 L 后会聚于 P 点。这束光的两条边缘光线 AP、BP 之间的光程差(这光束中各射线之间的最大光程差)为

$$\delta = a\sin\theta \tag{5.12}$$

式中,δ 为光程差(m);a 为单缝的宽度(m);θ 为**衍射角**(°)。P 点条纹的明暗程度取决于光程差 δ 的量值。

菲涅耳提出了将波阵面分割成许多等面积的波带的方法。如图 5-10(b)所示,我们作若干平行于 AC 的平面,两相邻平面之间的距离等于入射光的半波长 $\lambda/2$。假定这些平面将单缝处的波阵面 AB 分成 AA_1、A_1B 两个波带。由于各个波带的面积相等,所以各个波带在 P 点所引起的光振幅近似相等。任何两个相邻波带所发出的光线到达 BC 面上时,因光程差为 $\lambda/2$,即相位差为 π。经过透镜会聚在 P 点时相位差保持不变,仍然是 π。由此可见,**任何两个相邻的波带所发出的光线在 P 点完全抵消**。因此,对应于一定的衍射角,如果 δ 等于半波长的偶数倍,即单缝可以分成偶数个波带时[如图 5-11(a)分成 4 个波带],则在屏上 P 处出现暗纹;如果 δ 等于半波长的奇数倍,则单缝可分成奇数个波带[如图 5-11(b)分成 3 个波带],相互抵消的结果,只留下一个波带的作用,在 P 点处出现明纹,但其强度比中央明纹要小得多。奇数波带的数目越多,则相互抵消的部分也越多,明纹的强度就越小。

上述结果表示如下:当衍射角 θ 为半波带的偶数倍时为**暗条纹**,即

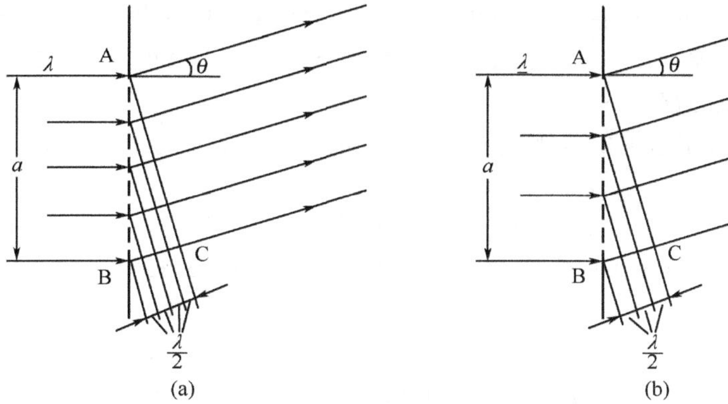

图 5-11 半波带分析用图
(a)4个半波带;(b)3个半波带

$$a\sin\theta = \pm 2K\frac{\lambda}{2} \qquad (K=1,2,3,\cdots) \tag{5.13a}$$

对应于$K=1,2,3,\cdots$分别称为第一级暗条纹、第二级暗条纹……两个第一级暗条纹之间的距离为中央明纹的宽度。当衍射角θ为半波带的奇数倍时为**明条纹**,即

$$a\sin\theta = \pm(2K+1)\frac{\lambda}{2} \qquad (K=1,2,3,\cdots) \tag{5.13b}$$

对应于$K=1,2,\cdots$分别称为第一级明条纹、第二级明条纹……

注意:对于任意一个θ角,如果单缝不能分成整数波带,即δ不等于$\lambda/2$的整数倍时,则在屏上产生的光强度就介于相邻的明暗条纹之间。

在单缝衍射图样中,光强的分布如图5-12(a)所示。在光强分布曲线上,中央的最大值对应着中央明条纹的位置,两侧的极大值对应式(5.13b)的明条纹的位置,而极小值则对应式(5.13a)的暗条纹的位置,如图5-12(b)所示。中央明纹的宽度是各级明条纹宽度的两倍。各级明条纹的光强,随着级次K的增大而减小。分析式(5.13a)和式(5.13b),我们可以得到下列结论。

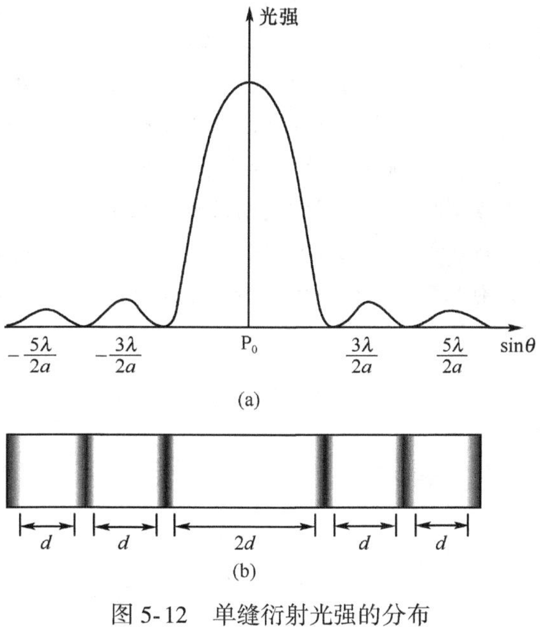

图 5-12 单缝衍射光强的分布

(1) 已知缝宽a和第K级暗纹或明纹所对应的衍射角θ,可计算出单色光的波长λ。

(2) 波长λ一定,缝宽a越小,θ角越大,衍射现象显著;缝宽a越大,θ角越小,衍射作用不显著。如果$a \gg \lambda$只能观察到一条亮纹,即光沿直线传播。这说明,只有在障碍物的大小与波长相差较小时,才能观察到明显的衍射现象。

(3) 缝宽a不变时,$\sin\theta$与λ成正比,因此不同波长的单色光在屏上的衍射条纹是不重叠的。

(4) 白光入射单缝时,由于白光中各种波长的单色光到达P_0点没有光程差,所以P_0点处是白色条纹。但在P_0点两侧的各级明条纹中,各种单色光按波长排列,靠近P_0点的是紫色,最远的是红色。这种由衍射产生的彩色条纹叫做**衍射光谱**。

例 5-2 用波长 $\lambda=500\text{nm}$ 的平行光垂直入射于宽度 0.25mm 的单缝上，透镜焦距 $f=0.25\text{m}$，屏 E 位于透镜焦平面上。求：(1) 屏上第一级暗条纹与中心 O 的距离；(2) 中央明纹的宽度；(3) 其他各级明条纹的宽度。

解：(1) 通常屏 E 位于透镜的焦平面上，各衍射条纹到中心 O 的距离远小于透镜焦距，即 $x \ll f$，θ 很小，故有

$$\sin\theta \approx tg\theta = x/f$$

设中央明纹的中心点 O 至第一级的距离为 x_1，则由暗条纹式(5.13a)得

$$a \cdot \frac{x_1}{f} = \lambda$$

即

$$x_1 = \frac{f\lambda}{a} = \frac{0.25\times500\times10^{-9}}{2.5\times10^{-4}} = 5\times10^{-4}\text{m}$$

(2) 设中央明纹的宽度为 d，其宽度为两个第一级暗条纹之间的距离，即 $2x_1$，得

$$d = 2x_1 = 2\times5\times10^{-4} = 1\times10^{-3}\text{m}$$

(3) 其他各级明条纹的宽度 Δx 为两个相邻的暗条纹之间的距离，即

$$\Delta x = x_{k+1} - x_k = \frac{(K+1)f\lambda}{a} - \frac{kf\lambda}{a} = \frac{f\lambda}{a} = \frac{0.25\times500\times10^{-9}}{2.5\times10^{-4}} = 5\times10^{-4}\text{m}$$

由此可见，单缝衍射的各级明纹的宽度是中央明纹宽度的一半。

生活探秘 **为什么用光学显微镜看不到更小的东西？**

按照几何光学，一个点光源通过一个光学仪器形成的像是一个点，两个点光源 S_1、S_2 形成的像总是分离的点 P_1、P_2。即使 S_1、S_2 很靠近，它们的像也总是可以分辨的。但是，实际上一个点光源发出的光波波阵面由于受到光学仪器孔径的限制发生衍射，一个点光源的像不是一个几何点，而是一个比较复杂的爱里斑图样。图 5-13(a) 为两个点光源 S_1、S_2 形成的 P_1、P_2 两个爱里斑。由于图中两个爱里斑距离较远，能够分辨出两个爱里斑由两个点光源发光所致。当缩小两个点光源 S_1、S_2 的距离时，两个爱里斑 P_1、P_2 的距离也随之缩短，如图 5-13(c) 所示。此时从形成的爱里斑图像上已经不能分辨出它是由两个点光源所发。图 5-13(b) 为一个点光

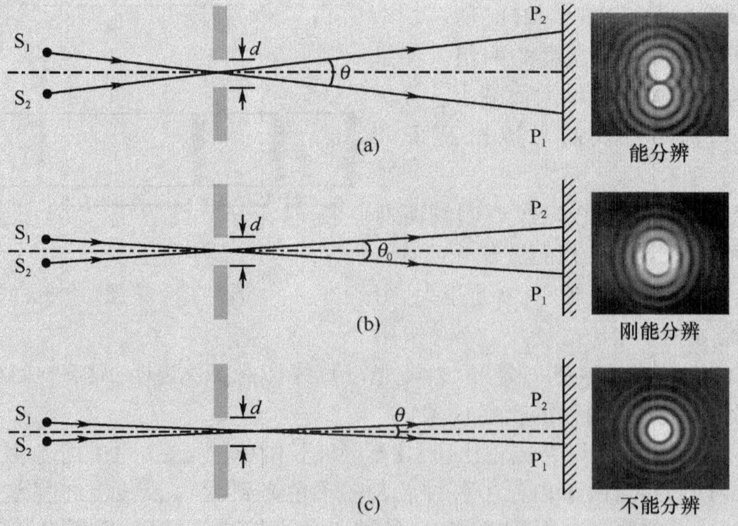

图 5-13 光学仪器的分辨本领

源衍射图样的爱里斑中心刚好与另一个点光源衍射图样的爱里斑边缘(第一级暗环中心线)处重合时的情形,这时两个点光源恰能被分辨清楚。两个物点对透镜中心的张角 $\theta_0 = 1.22\frac{\lambda}{d}$ 叫做**最小分辨角**。最小分辨角的倒数叫做**光学仪器的分辨本领或分辨率**,即

$$R = \frac{1}{\theta_0} = \frac{d}{1.22\lambda}$$

从以上分析可知,用光学显微镜观察物体,由于受到衍射的限制,当两个物点对物镜光心所张的夹角 θ 小于物镜的最小分辨角 θ_0 时,我们将不能看清物体。

四、衍射光栅

(一) 光栅

利用单色光通过单缝衍射就能测量出光波的波长。为了测得更准确,要求衍射条纹细、亮并且条纹间距越大越好。但是依靠单缝衍射是难以得到这种细、亮且间距大的衍射条纹的。为了达到上述要求,利用光栅衍射就能实现。

光栅是由大量等宽等间距的平行狭缝构成的光学器件。光栅分为透射光栅和反射光栅两种。利用透射光衍射的光栅叫做**透射光栅**。透射光栅是在玻璃片上刻出大量平行刻痕制成,在 1cm 宽度内,刻痕可达几千条乃至上万条。刻痕部分成为毛玻璃不透光,两刻痕之间的光滑部分可以透光,相当于一条狭缝,如图 5-14(a)所示。利用反射光衍射的光栅叫做**反射光栅**。反射光栅是在磨光的金属表面上刻出许多平行刻痕,两刻痕间的光滑部分可以反射光,形成衍射条纹,如图 5-14(b)所示。

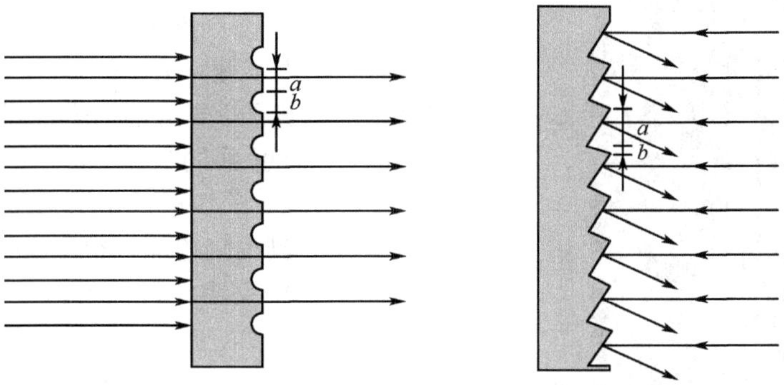

(a) (b)

图 5-14 透射光栅与反射光栅

(a)透射光栅;(b)反射光栅

图 5-14(a)表示透射光栅的一个截面,缝宽为 a,缝间不透光部分宽度为 b,$(a+b)$叫做**光栅常数**。图 5-14(b)表示反射光栅的一个截面,反射面的宽度为 a,粗糙面的宽度为 b,$(a+b)$也叫做**光栅常数**。

(二) 衍射光栅

如图 5-15(a)所示,衍射光栅的光栅常数为$(a+b)$,从狭缝所发出的沿 θ 方向的光线经透镜聚焦于 P 点时,其中任意两条来自相邻狭缝的光线之间的光程差都为

$$\delta = (a + b)\sin\theta$$

如果光程差 δ 为波长的整数倍,即衍射角 θ 满足以下条件时

$$(a+b)\sin\theta = K\lambda \qquad (K=0,\pm1,\pm2,\cdots) \tag{5.14}$$

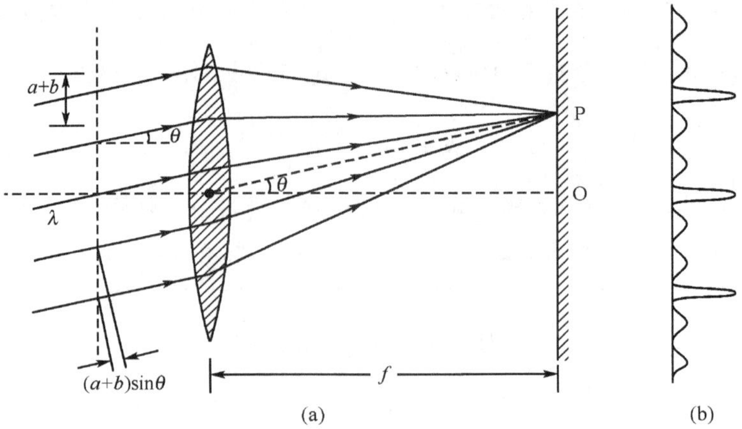

图 5-15 衍射光栅

所有狭缝发出的光线到达 P 点的相位都是相同的,因而振动相互干涉加强,在 P 点形成明条纹。式(5.14)称为**光栅方程**,式中,K 为明纹的级次。在波长 λ 一定的单色光照射下,光栅常数$(a+b)$越小,由式(5.14)可知 θ 角越大,相邻的明条纹就分得越开。

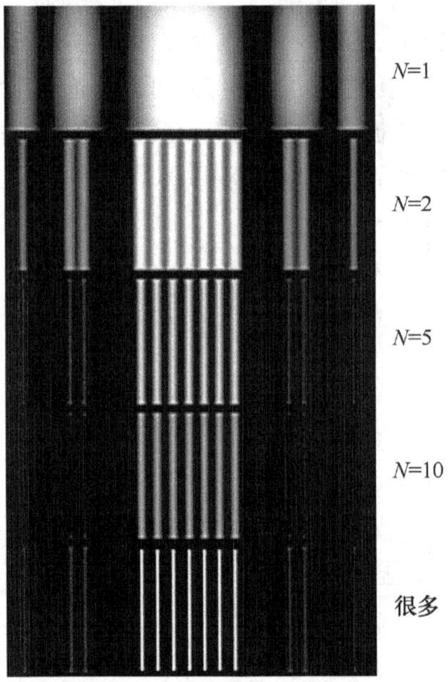

图 5-16 不同狭缝数的光栅的衍射条纹

可以证明,在由式(5.14)所决定的两相邻明条纹之间,还布满了暗条纹和光强极弱的次级明条纹,实际上在相邻的明条纹之间是一暗区。光栅中狭缝条数 N 越多,则暗条纹数越多,暗区范围也越大,各级明条纹也就越窄越亮,如图 5-16 所示。

图 5-17 给出了光栅衍射图样的光强分布图,其中图 5-17(a)给出了缝宽为 a 的单缝衍射图样的光强图。图 5-17(b)给出了多缝干涉图样的光强分布图。多缝干涉和单缝衍射共同决定的光栅衍射的总光强如图 5-17(c)所示,干涉条纹的光强要受到单缝衍射的调制。一般光栅的狭缝数目很多,每条缝的宽度很小,则单缝衍射的中央明纹区域变得很宽,我们通常观察到的光栅衍射图样,就是各缝的衍射光束在单缝衍射中央明纹区域内的干涉条纹(图 5-16)。

综上所述,光栅的衍射条纹应是单缝衍射和多缝干涉的总效果。

如果 θ 的某些值满足光栅方程的明纹条件,而又满足单缝衍射的暗纹条件,这些明纹将消失,这一现象叫做**缺级**。这时多光束干涉的某一级极大,正好落在单缝衍射的极小处。这是因为每一个狭缝在此处所提供的分振动都是零,所以合振动的振幅也是零。因此,缺级时 θ 角同时满足

$$(a+b)\sin\theta = K\lambda$$
$$a\sin\theta = K'\lambda$$

则缺级的级数 K 为

$$K = \frac{a+b}{a}K' \qquad (K'=\pm1,\pm2,\pm3,\cdots) \tag{5.15}$$

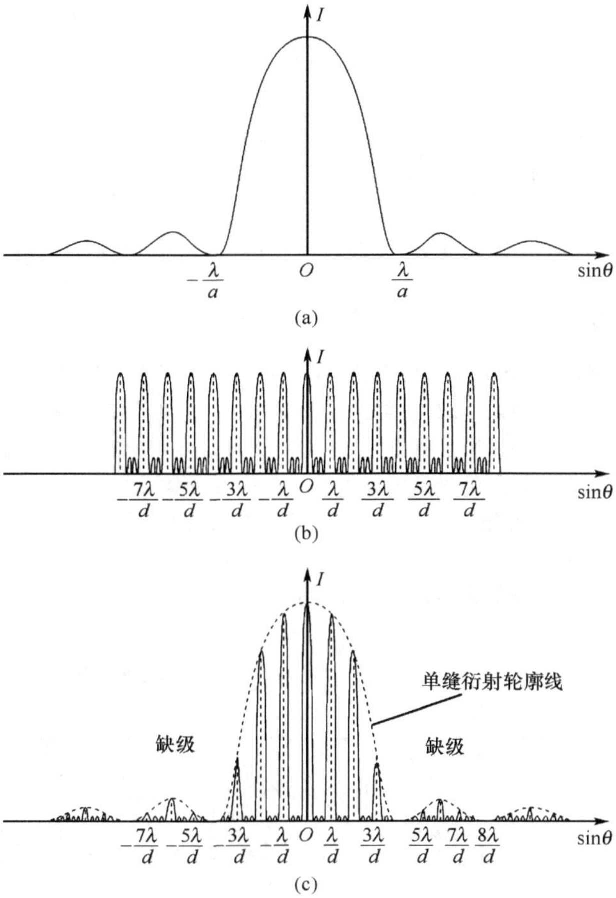

图 5-17 光栅衍射的光强分布

(a)单缝衍射光强分布曲线;(b)多缝干涉光强分布曲线;(c)光栅衍射光强分布曲线

例 5-3 当波长为 735nm 的红光垂直照射透射光栅,观察到第二级光谱线的衍射角为 36°。试求宽度 1cm 的光栅上有多少条缝?

解:已知 $\lambda=760\text{nm}=7.35\times10^{-7}\text{m}, K=2, \theta=36°, L=1\text{cm}=0.01\text{m}$

根据光栅方程 $(a+b)\sin\theta=K\lambda$ 得到光栅常数为

$$(a+b)=\frac{K\lambda}{\sin\theta}=\frac{2\times7.35\times10^{-7}}{\sin36°}=2.5\times10^{-6}\text{m}$$

宽度 1cm 的光栅上缝的数目为

$$n=\frac{0.01}{2.5\times10^{-6}}=4000 \text{ 条/cm}$$

例 5-4 用每毫米有 500 条刻线的光栅观察钠光谱线 $\lambda=5900\text{Å}$,试问:(1)最多能看到几级谱线?(2)若缝宽 0.001mm,第几级谱线缺级?

解:(1)由光栅方程 $(a+b)\sin\theta=K\lambda$

$$K=\frac{(a+b)\sin\theta}{\lambda}$$

上式最大级数 K 对应于 $\theta=\frac{\pi}{2}$, $\sin\theta=1$,由于光栅每毫米有 500 条刻线,则光栅常数

$$(a+b)=\frac{0.001}{500}=2\times10^{-6}\text{m}$$

于是
$$K=\frac{a+b}{\lambda}=\frac{2\times10^{-6}}{5.9\times10^{-7}}\approx3$$
即最多能看到3级谱线。

（2）“缺级”的条件为
$$K=\frac{a+b}{a}K'=\frac{2\times10^{-6}}{1\times10^{-6}}K'=2K' \qquad (K'=\pm1,\pm2,\cdots)$$
说明缺级的级数为$K=\pm2,\pm4,\cdots$由于最多能看到3级谱线，所以实际只能看到第二级缺级。

拓展提高

光栅光谱

由光栅方程可知，当光栅常数一定时，衍射角θ随入射光波长增加而增加。所以在白光通过光栅形成的同一级亮纹中，除中央出现白色明条纹外，紫光的衍射角将小于红光的衍射角，因此各单色光将在中央亮条纹的两侧，对称地排列着各级由紫色到红色的光谱，如图5-18中位于中央亮条纹一侧的光谱。同级条纹形成一个独立的光谱，部分级别的光谱出现重叠。在每级光谱靠近中央条纹的一边为紫色，另一边为红色，分别用V和R表示。这种通过光栅所形成的光谱，叫做**光栅光谱**或**衍射光谱**。所以光栅能起分光的作用。从图5-18中还可以看到，各级光谱带的范围随着级数的加大而扩大，图中第二级光谱带和第三级光谱带就部分地重叠起来，重叠部分的光谱是难以分辨清楚的。

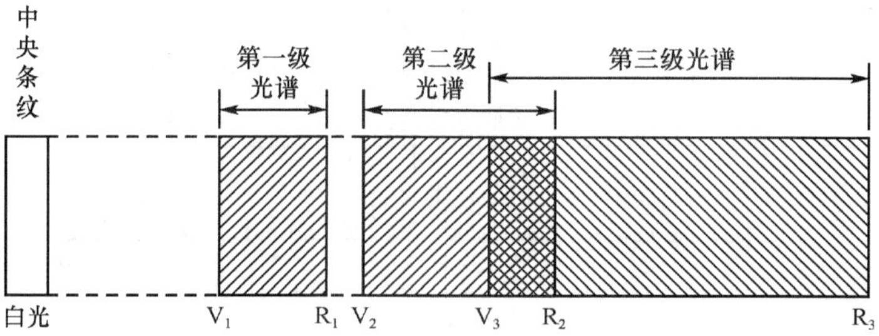

图5-18 衍射光栅

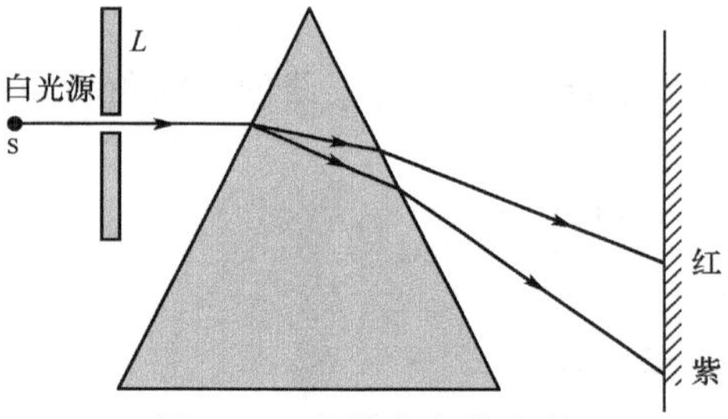

图5-19 棱镜的色散光谱

除了光栅具有分光作用外，棱镜对白光也有分光的作用。由于玻璃的折射率随光波的波长增加而减小，所以白光通过三棱镜后，在三棱镜后方的屏幕上形成一个由红到紫的彩色光带，而且光谱带在紫光端附近比在红光端附近展开得大些，如图5-19所示。我们把这个彩色光带叫做**色散光谱**。

光栅和棱镜都具有分光作用，可以产生光谱。但是，光栅的衍射光谱和棱镜的色散光谱有以下区别。

（1）由衍射光谱的光栅方程式$(a+b)\sin\theta=K\lambda$知，在较低级光谱中θ很小。θ与λ成正比；光谱中各谱线到中央条纹的距离与波长成正比。所以衍射光谱是**匀排光谱**，而棱镜的色散光谱则是**非匀排光谱**，波长越小的光波偏折越大。

（2）在衍射光谱中，各谱线的排列次序是由紫色到红色，在棱镜的色散光谱中是由红色到紫色，正好相反。

各种光源发出的光，经过光栅后所形成的光谱各不相同。炽热固体、液体和高压气体所发射的光谱，在整个光谱区内形成连续的光谱带叫做**连续光谱**，它包含了相应波段范围内所有波长的光。在火焰上加热或通过放电管中电流激发的原子所发出的光，它们的谱线是由一些对应的明线组成，叫做**明线光谱**。每一种元素有特定的光谱线，说明原子所发的特征光谱，与原子内部结构存在一定的关系。物质能吸收某些波长的光。炽热的物体所发连续光谱的光，通过物质时，某些波长的光被物质吸收掉，因而在形成的光谱带中出现一系列暗线，这种光谱叫做**吸收光谱**。吸收光谱中暗线的位置与该元素的明线光谱中的明线位置一一对应，也是可用来识别元素的特征谱线。

由于各种元素或化合物有它们自己特定的光谱，所以由某种材料的谱线结构，可以定性地分析出该材料所含的元素或化合物。此外,还可从谱线的强度定量分析元素含量的多少。利用光谱来鉴别物质和确定其化学成分的方法,叫做**光谱分析**。光谱分析在药物研究中被广泛地应用着。

光栅光谱仪

用光栅作色散元件的单色仪、分光镜和摄谱仪,统称**光栅光谱仪**,如图5-20(a)所示。用光栅观察光谱虽优于棱镜,但透射光栅的缺点是它将光能不均匀地分散到各级光谱上,特别是没有色散的中央亮纹占了大部分能量,这对光栅的应用十分不利。制成刻槽有一定形状的反射光栅,可将衍射光集中在某一级光谱上,这种有一定刻痕形状的反射光栅,叫做**闪耀光栅**。现代光栅可以把入射光80%的能量集中到需要的一级上去,如图5-20(b)中的光栅G。

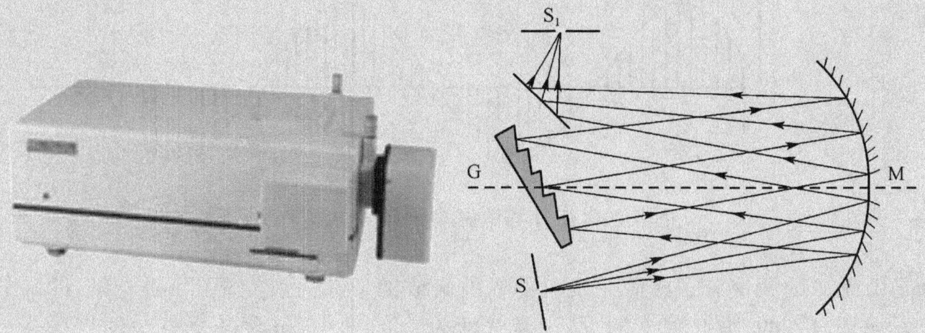

(a)　　(b)

图5-20　艾伯特光栅光谱仪

(a)光谱仪实物;(b)艾伯特装置

目前常用的反射光栅光谱仪,多采用艾伯特装置,如图5-20(b)所示。M为凹面镜,起准直和聚焦的作用,S为入射狭缝,S_1为用以从整个光谱中分离出单色光的出射狭缝,S和S_1共轭,即S通过M在S_1处成像,S_1通过M也可在S处成像,并且对光栅G刻槽平面的法线(凹面镜的光轴)MG对称,这样的仪器叫做**艾伯特光栅单色仪**。由于它所占空间较小并且能给出清晰的谱线,所以大多数光栅单色仪都是这种类型的。例如,将出射狭缝S_1取去,换成照相底片就可以摄谱,成为光栅摄谱仪,如通过换能器连接自动描记装置即可得图谱曲线。

小小案例

第3节　光的偏振

一、偏　振　光

在波动过程中,不论对横波还是纵波,干涉和衍射中的表现都是相同的,因此,利用干涉或衍射是无法区分一种波是横波还是纵波。但是横波和纵波在某些方面的表现是截然不同的。以机械波为例,如图5-21(a)所示,如果在机械波的传播方向上(图中用v表示)放置一个带狭缝的板K,由于绳波是一种横波,只有在狭缝与波的振动方向平行时,横波可以穿过它继续向前传播[图5-21(a)];当狭缝与横波的振动方向垂直时,横波就不能穿过[图5-21(b)];对纵波来说,无论狭缝的方向如何,都能穿过[图5-21(c)]。所以从机械波能否通过狭缝,可以判断它是纵波还是横波。

光波是一种电磁波,由两个相互垂直的振动矢量即电场强度E和磁场强度H来表示,如图5-22所示。由于光波中引起感光作用和生理作用的主要是电场矢量E在起作用,所以常把矢

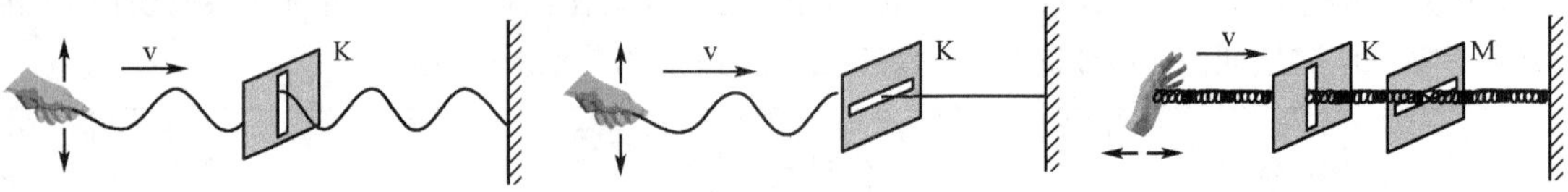

图 5-21 机械横波与纵波的区别

量 E 叫做光矢量，而把 E 振动叫做光振动。

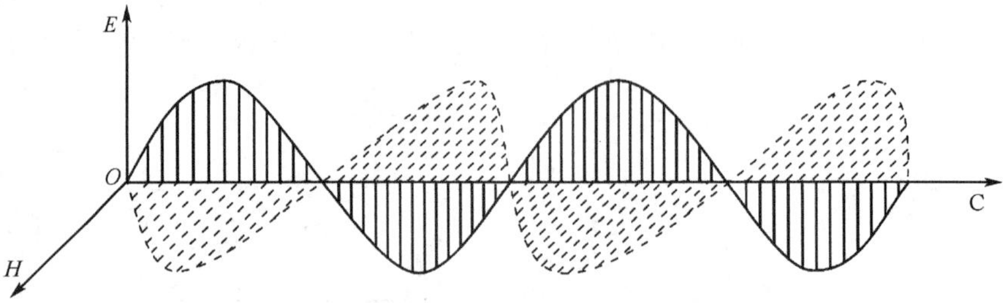

图 5-22 E、H 与电磁波传播方向(C)的关系

光是由光源的大量分子或原子发出的光波合成的。在一般光源(除激光以外)中，由于分子和原子发光是自发的、彼此独立的，所以从光源发出的光中，包含各个方向的光矢量，没有哪一个方向比其他方向更占优势，也就是说，光矢量的振动在各方向上的分布是对称的，振幅也可看做完全相等，这样的光叫做**自然光**[图 5-23(a)]。在任一时刻，我们总可以把各个光矢量分解成两个互相垂直的光矢量，用图 5-23(b)所示的方法来表示自然光。但要注意，由于自然光中光振动的无规则性，这两个相互垂直的光矢量间没有恒定的相位差。为了表示光振动的方向，常用与传播方向垂直的短线表示在纸面内的光振动，用点子表示与纸面垂直的光振动。图 5-23(c)表示自然光，点子和短线相间，等距分布，表示没有哪一个方向的光振动占优势。

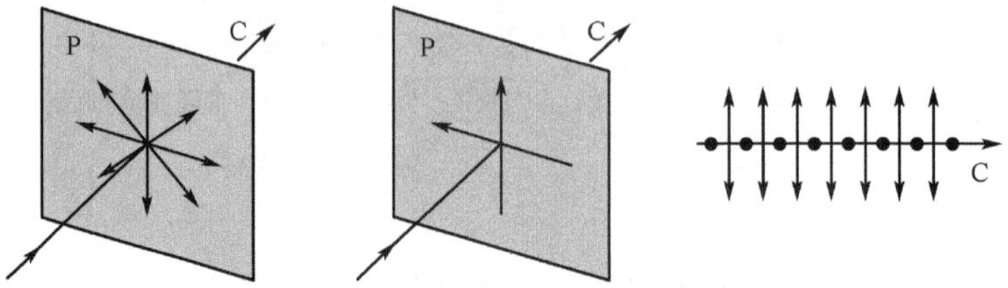

图 5-23 自然光的表示法

如果光矢量只沿某一固定方向振动，这样的光叫做**线偏振光**，简称**偏振光**[图 5-24(a)、(b)]。偏振光的振动方向与传播方向组成的平面，叫做**振动面**。由于线偏振光的光矢量保持在固定的振动面内，所以又叫做**平面偏振光**。如果光线中某一方面的振动比另一方面的振动占优势，这种光叫做**部分偏振光**[图 5-24(c)、(d)]。它是介于线偏振光和自然光之间的偏振状态。图 5-24(c)为垂直纸面的光振动较强的部分偏振光，图 5-24(d)为纸面内的光振动较强的部分偏振光。

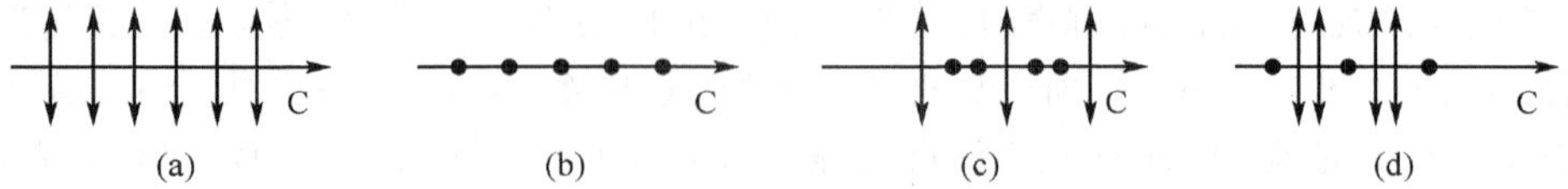

图 5-24 偏振光和部分偏振光的表示法

二、起偏和检偏

偏振片是一种常用的获得偏振光和检验偏振光的装置。它的其中一种制作方法是将聚乙烯醇浸碘后拉伸而成。拉伸后，由于分子定向有序排列，强烈吸收某一方向振动的光，只让另一方向振动的光通过。偏振片允许通过的光振动方向叫做**偏振化方向**，我们在偏振片上用记号"↕"表示。图 5-25 表示自然光通过偏振片(M)后成为偏振光，这时偏振光的光强只有入射偏振片的自然光光强的一半。通常把从自然光获得偏振光的过程叫做**起偏**，而检查偏振光的存在叫做**检偏**，相应的装置分别叫做**起偏器**和**检偏器**。

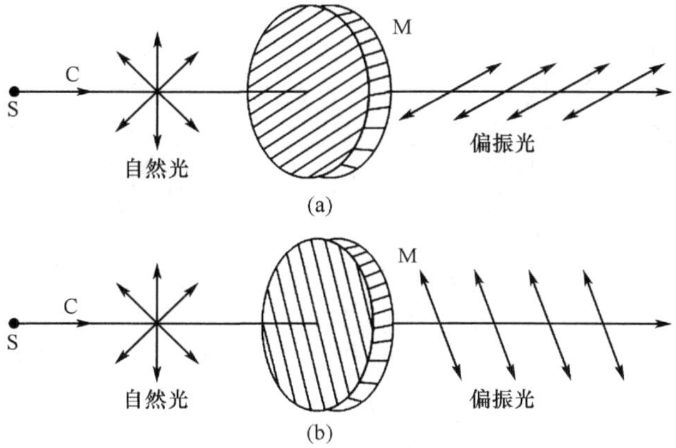

图 5-25　偏振片用做起偏器

偏振片既可以用做起偏器(如图 5-26 中 M 所示)，也可以用做检偏器(如图 5-26 中 N 所示)。如图 5-26(a)所示，当 N 的偏振化方向与 M 的偏振化方向相同时($\varphi = 0°$)，则该偏振光能继续通过 N 射出，入检偏器的光强与出检偏器的光强相等。如图 5-26(b)所示，当 N 的偏振化方向与 M 的偏振化方向夹角 $0° < \varphi < 90°$ 时，则该偏振光能继续通过 N 射出，但入检偏器 N 的

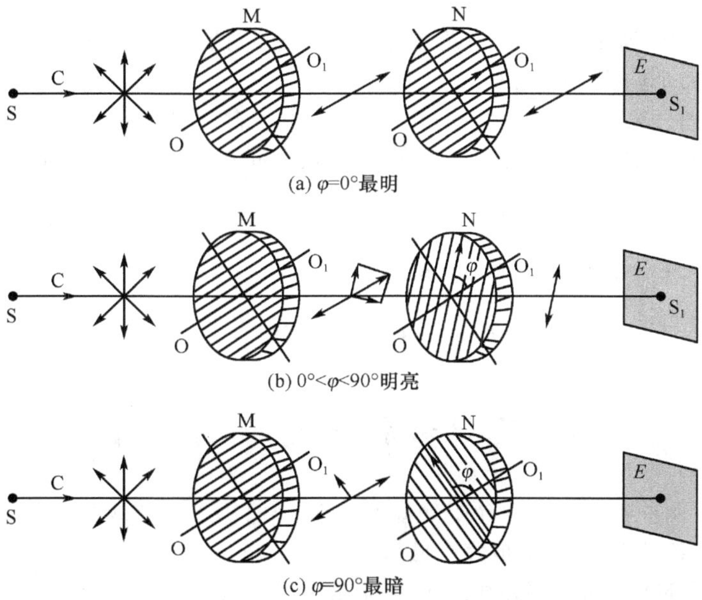

图 5-26　偏振光透过检偏器后光强的变化

光强大于出检偏器 N 的光强。如图 5-26(c)所示,如果将 N 转过 90°,M 与 N 的偏振化方向互相垂直,则该偏振光不通过 N 射出。光的偏振现象说明了光是横波。

三、马吕斯定律

如图 5-27 所示,OO_1 表示起偏器 M 的偏振化方向,即入射检偏器偏振光的振动方向,L 表示检偏器 N 的偏振化方向,两者的夹角为 φ 。设 E 为入射检偏器偏振光的光矢量的振幅。将入射检偏器的光矢量分解为平行于 L 的分矢量 E_1 和垂直于 L 的分矢量 E_2,它们的振幅分别为 $E_1 = E\cos\varphi$ 和 $E_2 = E\sin\varphi$ 。因为只有平行分量 E_1 可以通过 N,即

$$E_1 = E\cos\varphi$$

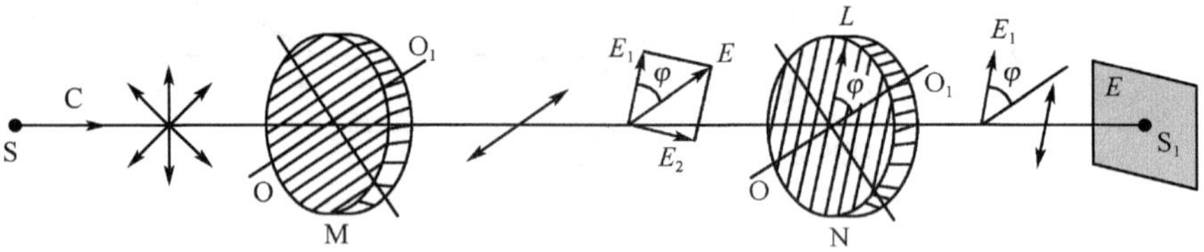

图 5-27 马吕斯定律

因为光强与振幅的平方成正比,所以检偏器的出射光强 I 与入射光强 I_0 之比为

$$\frac{I}{I_0} = \frac{E_1^2}{E^2} = \frac{E^2\cos^2\varphi}{E^2} = \cos^2\varphi$$

即
$$I = I_0\cos^2\varphi \tag{5.16}$$

式中,I 为出射偏振片光强度(lx);I_0 为入射偏振片光强度(lx);φ 为偏振片偏振化方向与偏振光偏振方向的夹角(°)。式(5.16)于 1809 年由法国的马吕斯(E. L. Malus)在实验中发现,所以被称为**马吕斯定律**。

由式(5.16)可知,当 $\varphi = 0°$ 或 180°时,$I=I_0$,光强最强;当 $\varphi = 90°$ 或 270° 时,$I=0$,没有光透过偏振片。

例 5-5 如图 5-27 所示,自然光的光强为 I_0,让它通过两个偏振片的偏振方向夹角为 30°的偏振片,求透过第二个偏振片的光强。

解:设自然光通过第一个偏振片后的光强为 I_1,由于自然可以看成光强相等的振动方向互相垂直的两部分,而起偏器吸收了其振动方向与偏振方向垂直振动的光,所以

$$I_1 = \frac{1}{2}I_0$$

根据马吕斯定律,透过第二个偏振片的光强为

$$I = I_1\cos^2\varphi = \frac{1}{2}I_0\cos^2 30° = \frac{3}{8}I_0$$

四、反射和折射时光的偏振

自然光投射在两种各向同性的介质分界面上时,发生反射与折射,反射光和折射光变成部分偏振光。在特定条件下,它们变成完全偏振光。

如图 5-28 所示,MN 是折射率分别为 n_1 和 n_2 的两种介质分界面。SO 为自然光的入射线,OR 和 OR′分别为反射线和折射线,i 为入射角和反射角,r 为折射角,短线为平行振动(平行于纸面的

振动)，黑点为垂直振动(垂直于纸面的振动)。黑点或短线越多，表示振动越强；反之越弱。

电磁波的理论指出，反射光中垂直振动的强度大于平行振动的强度；而折射光中垂直振动的强度小于平行振动的强度，即反射光和折射光都变成部分偏振光(图 5-28)。

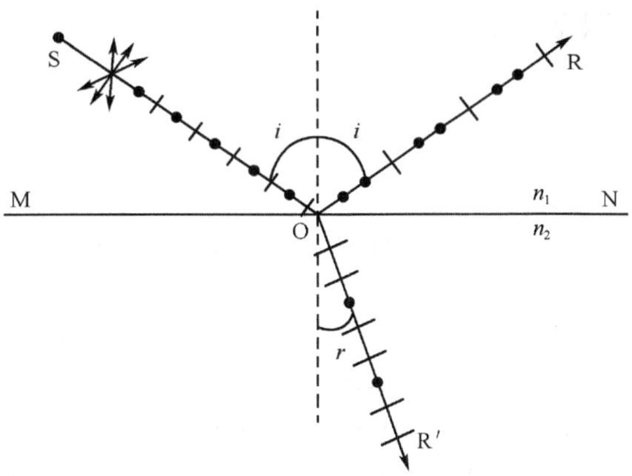

图 5-28　自然光反射和折射后的偏振

1812 年布儒斯特(D. Brewster)从实验中发现，改变入射角 i，反射光的偏振化程度随之改变。当入射角 i 等于一个特定的角度时，反射光中只存在垂直振动，平行振动的强度为零，即反射光变成完全偏振光。这个特定的入射角称为**布儒斯特角**，用 i_B 表示，如图 5-29 所示。同时实验中还发现反射光线与折射光线垂直，即

$$i_B + r = 90°$$

根据折射定律，得

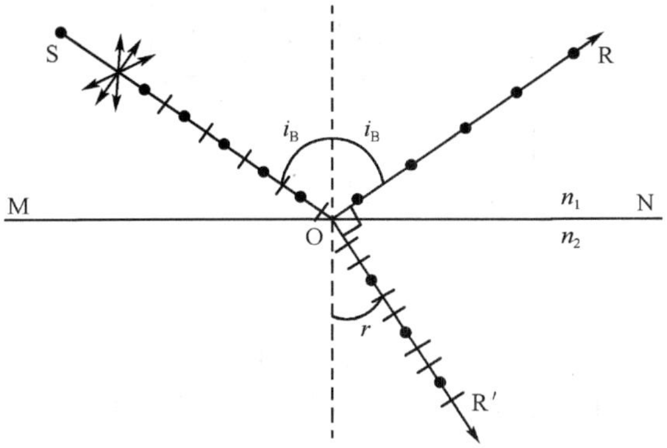

图 5-29　布儒斯特角

$$n_1 \sin i_B = n_2 \sin r$$

由以上两式得

$$n_1 \sin i_B = n_2 \sin(90° - i_B) = n_2 \cos i_B$$

即

$$\tan i_B = \frac{n_2}{n_1} = n_{21} \qquad (5.17)$$

式中，n_{21} 为第二种介质对第一种介质的相对折射率；i_B 为布儒斯特角(°)。式(5.17)称为**布儒斯特定律**。

必须指出，当自然光以布儒斯特角入射时，利用一次反射得到的完全偏振光的光强十分微弱，例如，用自然光从空气中入射一个玻璃表面，反射的光能只有入射光中垂直振动光能的 15%。同时也说明了折射光中也包含了大部分垂直振动的光能，即折射光是部分偏振光。如果自然光从空气中入射多个玻璃表面(玻璃堆)，如图 5-30 所示，折射光中垂直振动的光能逐渐减少，反射光中垂直振动的光能逐渐加强，这时折射光的偏振化程度得到提高。当玻璃堆中的玻璃片足够多时，折射光也能变成完全偏振光。

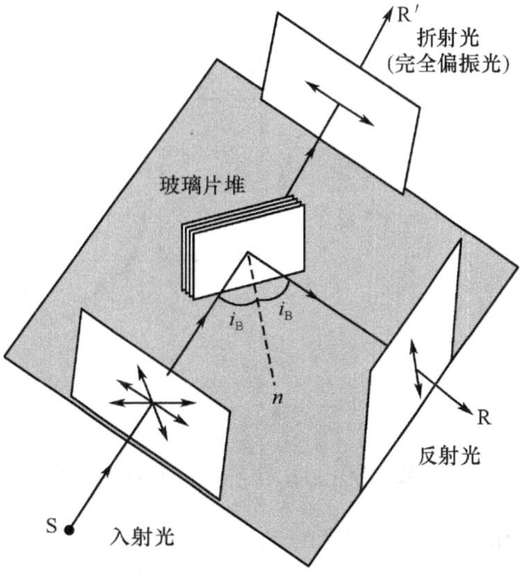

图 5-30　利用玻璃片堆产生偏振光

例 5-6　太阳光照射在平静的湖面上，如果要使反射光完全偏振，太阳光应与水平面的夹角为多少？

解：当太阳光的入射角为布儒斯特角时，反射光为完全偏振光。根据布儒斯特定律得

$$\tan i_B = \frac{n_2}{n_1} = \frac{1.33}{1} = 1.33$$

$$i_B = 53.06°$$

太阳光与水平面的夹角为

$$\theta = 90° - 56.06° = 36.94°$$

五、光的双折射现象

一束光线由一种介质进入另一种介质时，折射光线通常只有一束，满足折射定律

$$\frac{\sin i}{\sin r}=\frac{n_2}{n_1}=n_{21}$$

我们取一块玻璃放在有字的纸上，只看到一个像。但是，如果把一块透明的天然水晶或方解石晶体[碳酸钙($CaCO_3$)的天然晶体]放在有字的纸上，如图 5-31(a)、(b)所示，可以看到两个像。一束光线进入方解石等晶体后，分裂成两束光线，它们沿不同方向折射，这种现象叫做**双折射**，能够产生双折射现象的晶体叫做**双折射晶体**。图 5-31(c)表示光线在方解石中的双折射，显然，晶体越厚，射出的光束分得越开。

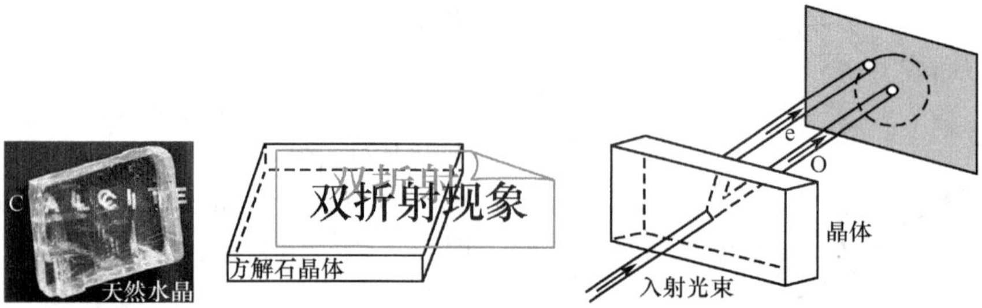

(a) (b) (c)

图 5-31 方解石的双折射现象

(a)、(b)双折射现象；(c)入射光经晶体后分解为两束光线

实验指出，当改变入射角 i 时，两束折射光中，一束折射光(BC)始终遵守折射定律，折射率保持不变，这束光叫做**寻常光**，简称 O 光。另一束光(BD)不遵守折射定律(折射光线不一定在入射面内，折射率随入射线的方向而变化，不是恒量)，这束光叫做**非寻常光**，简称 **e 光**，参看图 5-32(a)。甚至在垂直入射的情况下，寻常光仍沿原方向前进，但非寻常光一般不沿原方向前进，如图 5-32(b)所示。

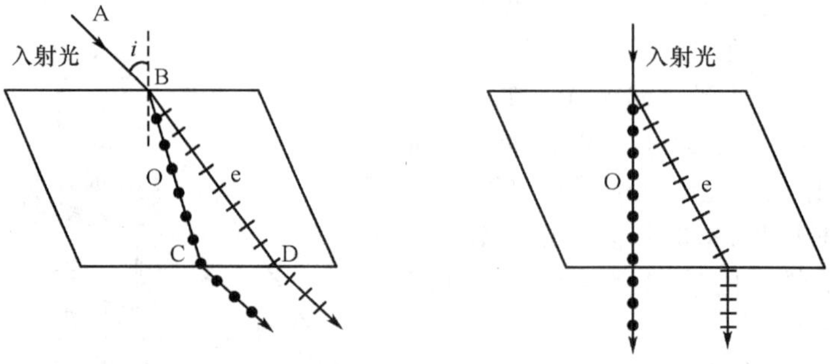

(a) (b)

图 5-32 寻常光和非寻常光

因为折射率 $n=\frac{c}{v}$，v 为光在介质中的速度，所以寻常光在双折射晶体中各方向的光速是不变的，而非寻常光的光速则随传播方向的改变而改变。

在方解石这类晶体内有一个特殊的方向，光线沿这个方向传播时不发生双折射。寻常光和非寻常光在此方向传播速度相同、折射率相同。这个方向叫做**晶体的光轴**(图 5-33)。应该指出光轴并不

专指某一条直线，如果一条直线沿光轴方向，那么所有与它平行的直线都是光轴。因此，光轴仅表示晶体内的一个方向。一些晶体只有一个光轴方向，叫做**单轴晶体**，如方解石、石英等。有些晶体具有两个光轴方向，叫做**双轴晶体**，如云母、硫磺等。

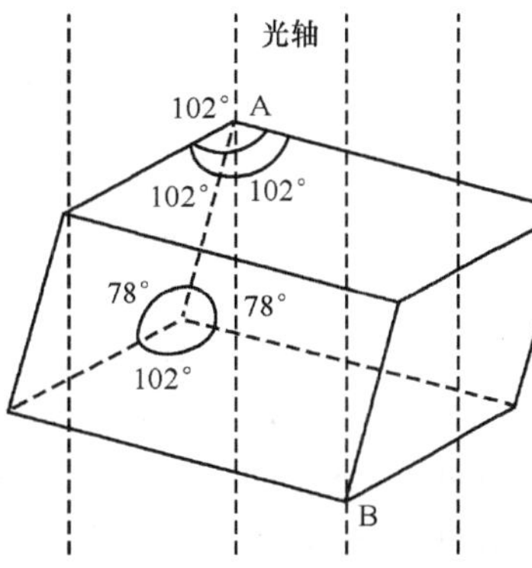

图 5-33　晶体的光轴

晶体内任一束光线和光轴组成的平面，称为这条光线的**主平面**。由 O 光和光轴所组成的平面是 **O 光的主平面**，由 e 光和光轴所组成的平面是 **e 光的主平面**。一般说，这两个主平面不一定重合。由光轴和晶体表面的法线所组成的平面称为晶体的**主截面**。只有光线在主截面内入射，这时两种光的主平面和晶体的主截面重合。

实验指出，O 光和 e 光都是线偏振光，O 光的光振动垂直于它对应的主平面；e 光的光振动平行于它对应的主平面。一般情况下，O 光和 e 光的主平面并不重合，但当光轴位于入射面内，这两个主平面是重合的。在大多数情况下，这两个主平面之间的夹角很小，因此，O 光和 e 光的振动方向可以认为是互相垂直的。

尼科耳棱镜

由于天然方解石晶体厚度有限，从一束自然光获得的两束偏振光（O 光和 e 光）一般是靠得比较近的，要想取出其中的一个是不容易的，所以实用价值不大。下面介绍一种实际应用中获得偏振光的器件——尼科耳棱镜。苏格兰物理学家尼科耳（Nicol Prism）于 1828 年把方解石根据特殊要求加工制成一种棱镜，并用加拿大树胶黏合成一种长方形柱形棱镜，即尼科耳棱镜，如图 5-34（a）、（b）所示。当自然光从一端入射时，由于角度磨制得合适，可使 O 光在黏合界面的入射角大于临界角，由于对 O 光而言，方解石相对树胶为光密介质，所以 O 光在黏合界面上全部被反射掉，全反射的 O 光被涂黑的侧面 CN 所吸收。而对 e 光而言，方解石相对树胶为光疏介质，所以 e 光透过树胶层从棱镜的另一端射出来。这样，用尼科耳棱镜可获得光振动在主截面上的偏振光，如图 5-34（c）所示。

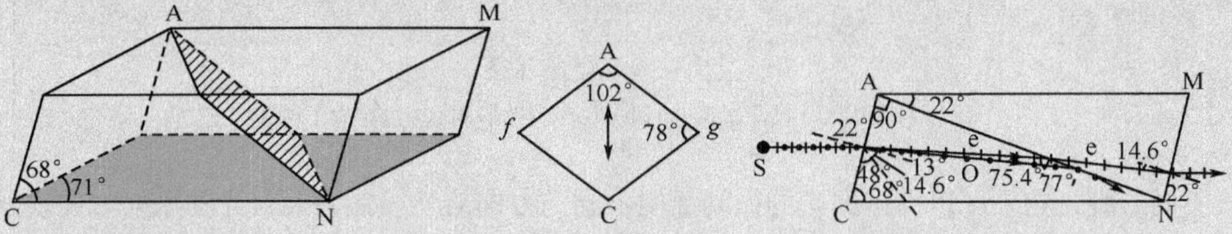

(a)　(b)　(c)

图 5-34　尼科耳棱镜

（a）尼科耳棱镜；（b）AC 端面图；（c）尼科耳棱镜剖面图

由于尼科耳棱镜只允许光振动与晶体主截面平行的偏振光通过，如图 5-35（a）所示，不允许光振动与晶体主截面垂直的偏振光通过，如图 5-35（b）所示。所以它既可以作为起偏器，也可以作为检偏器。

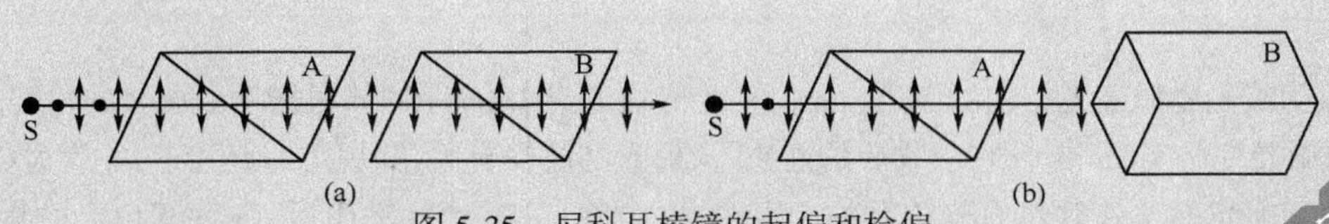

(a)　(b)

图 5-35　尼科耳棱镜的起偏和检偏

（a）两主截面平行；（b）两主截面垂直

小小案例

第4节 旋光现象

一、旋光现象

1811 年由阿喇果(D. F. J Arago)发现,当线偏振光通过某些物质,如石英晶体与糖、松节油、樟脑、糖类等有机物的溶液,光的振动面会以光的传播方向为轴旋转一定的角度,这种现象叫做**旋光现象**。能使偏振光振动面旋转的物质叫做**旋光物质**。物质的这种性质叫做**旋光性**。

如图 5-36 所示,将一束单色光透过偏振片 M 后成为偏振光,当偏振片 N 的偏振化方向与 M 垂直时,光线不能通过,N 后面是暗视场;如果在 M、N 之间放入旋光物质,如光轴沿光传播方向的石英片,可看到视场由原来的黑暗变为明亮。将偏振片 N 旋转某一角度后,视场才又恢复黑暗。由于在晶体中,光沿光轴方向传播不发生双折射现象。这说明偏振光透过旋光物质后,振动面旋转了一个角度 θ,这旋转角等于偏振片 N 旋转的角度。

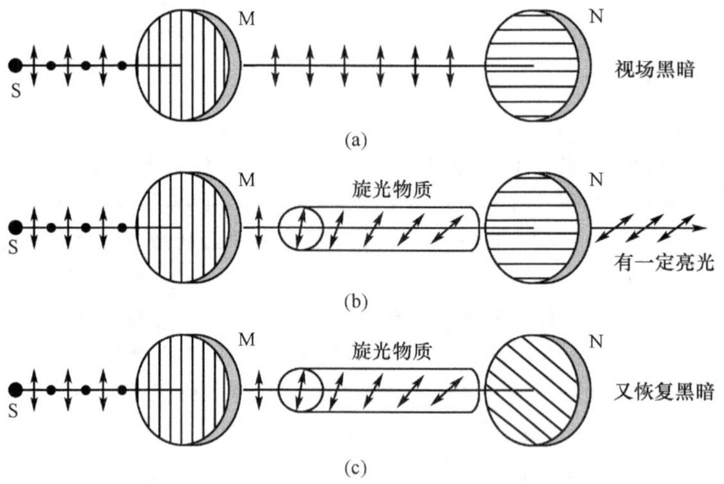

图 5-36 旋光现象

(a)两光栅振动方向垂直;(b)放入旋光物质;(c)旋转检偏器

不同的旋光物质可以使偏振光的振动面向不同的方向旋转。如果面对光的入射方向观察使振动面向右(顺时针方向)旋转的物质,叫做**右旋物质**;使振动面向左(反时针方向)旋转的物质,叫做**左旋物质**。石英晶体、糖和酒石酸的溶液,由于结晶形态的不同,都分别具有左旋和右旋两种类型。

二、旋光率

实验发现,某一波长的单色偏振光通过旋光物质后,振动面旋转的角度 θ 与物质的厚度成正比,即

$$\theta = \alpha d \tag{5.18}$$

式中,d 为旋光物质通光方向的厚度(mm);α 为光线通过 1mm 厚固体时振动面旋转的角度,称为该物质的旋光率($^\circ \cdot mm^{-1}$)。它与物质的性质、入射光的波长有关,并规定右旋为正,左旋为负。

由于旋光率与入射光的波长有关。当偏振白光通过旋光性物质后,各种颜色光的旋转角度不同,振动面分散在不同的平面内,我们把这种现象叫做**旋光色散**。例如,1mm 厚的石英片对红光、钠黄光、紫光所产生的旋转角分别是 15°、21.7°、51°,紫光的旋转角,大约是红光的 4 倍。

如果旋光物质是溶液,振动面的旋转角可以用下式表示

$$\theta = \alpha c d \tag{5.19}$$

式中,d 为旋光物质的厚度(dm);c 为旋光物质的浓度($g \cdot cm^{-3}$);α 为溶液的旋光率,它在数值上等于偏振光通过单位长度(1dm)、单位浓度($1g \cdot cm^{-3}$)的溶液后引起振动面旋转的角度($° \cdot cm^3 \cdot g^{-1} \cdot dm^{-1}$)。

对于已知旋光率的物质,测得旋转角就可由式(5-19)得出旋光性溶液的浓度,这是药物分析中常用的方法。旋光率一般用 $[\alpha]_D^t$ 表示,t 为温度,D 为光源为波长 $\lambda = 589.3nm$ 的钠黄光,注明旋光率的测试条件。通常以"+"表示右旋,以"-"表示左旋。旋光性药物的旋光率(也叫比旋度)在《中华人民共和国药典》中都有记载。一些药物的旋光率如表 5-1 所示,这是在钠黄光和规定温度 20℃条件下的数值。

表 5-1　一些药物的旋光率

药名	$[\alpha]_D^{20}$	药名	$[\alpha]_D^{20}$
乳糖	+52.2°~+52.5°	桂波油	-1°~+1°
葡萄糖	+52.5°~+53.0°	蓖麻油	+50°以上
樟脑	+41.0°~+43.0°(醇溶液)	维生素 C	+21°~+22°
蔗糖	+65.9°	氯霉素	-17°~-20°
山道年	-170°~-175°(醇溶液)	薄荷脑	-49°~-50°

旋　光　计

测量物质旋光度的仪器,叫做**旋光计**或**偏振计**。目前普遍使用的是一种手动调节和目测的半荫板式旋光计。

旋光计的基本原理,是在相互垂直的起偏器和检偏器之间放入旋光物质后,会使通过检偏器的光强度发生变化,当将检偏器旋转某个角度,使视场中光的强度恢复原状,检偏器所旋转的角度就是偏振光振动面通过旋光物质时所旋转的角度。而检偏器是手动操作使它旋转的,旋转角的大小以及左旋还是右旋可以由旋光计的刻度盘反映出来,从而可以得到旋光度。

图 5-37 所示为半荫板式旋光计的原理图。光线通过滤光片成为单色光(通常选用钠光灯的黄光,即 D 线),聚光透镜使单色光平行,通过起偏器把单色自然光变成偏振光。经过半荫板和待测溶液(装旋光溶液的玻璃管)后到达检偏器,再由目镜观察最后射出的光。检偏器和目镜可同时转动并在刻度盘上读出转过的角度。要判断检偏器旋转后的亮度是否复原,直接用人眼来判断会有很大误差。使用半荫板可以帮助我们判断亮度。半

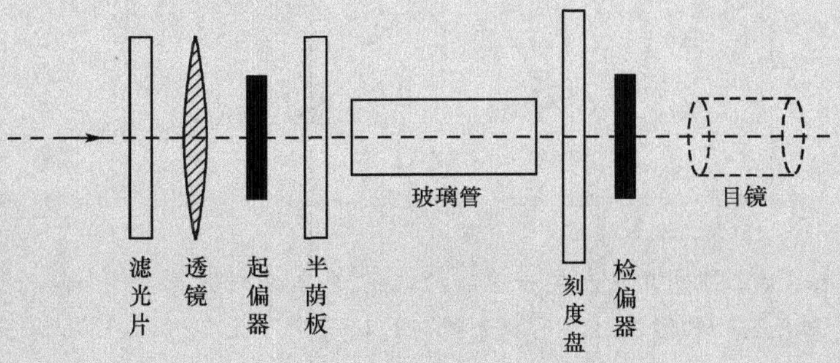

图 5-37　半荫式板旋光计原理图

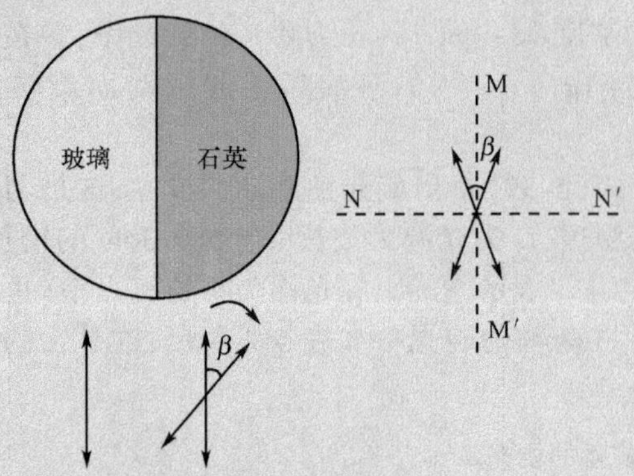

图 5-38 半荫板原理

荫板是一个半圆形的玻璃片与半圆形的石英板胶合成的透光片，如图 5-38 所示。当从起偏器得到的偏振光通过半荫板时，透过玻璃半圆形的光其振动方向保持不变，而透过石英半圆的光，由于石英的旋光作用使光的振动方向旋转了某个角度β，因此，通过半荫板的这束偏振光就变成振动方向不同（夹角β）的左、右两半了。这时如把检偏器调整到使左半部的偏振光完全透过的位置，则右半部分的偏振光只能部分透过，视场里呈现出左半部最亮，右半部稍暗的情形。反之，则视场里右半部最亮，左半部稍暗。在上述情况之间，当检偏器的偏振化方向在β角的分角线 MM′上时（图 5-38），视场中将看到左右两半明亮程度相同，中间的分界线消失。

与上述情况类似，若把检偏器转到使左半部偏振光完全不能透过的位置，则视场中左半部最暗，右半稍亮；把检偏器转到使右半部偏振光完全不能透过的位置时，则视场中右半部最暗左半稍亮。很明显，检偏器在这两个位置之间也存在一个使左、右两半昏暗程度相等的位置 NN′（与β角分线垂直），这时左右分界也将消失。

上面两种使左右界限消失的情况，都可以判断检偏器旋转后的亮度是否复原。不过，左右昏暗程度相同比明亮程度相同更容易为人眼所判断，通常我们把它叫做暗视场，并作为判断标准。在未放入旋光性检品时，我们旋转检偏器找到左右昏暗程相同这一位置，记录分度盘上的初读数（如仪器校准读数应是 0°），然后放入检品，则左、右两半圆出现差异，旋转偏振器使两半圆达到同等暗度，再记读数，两次读数之差就是检品对偏振光振动面旋转的角度，从而求出该检品的旋光率。

有的旋光计中不采用半荫式，而采用所谓三荫式，即把石英片做成条形，位于三荫板中间部分，如图 5-39 所示。其原理与半荫式完全相同，不过比较的是条状部分与左、右两部分之间界线消失的情况。

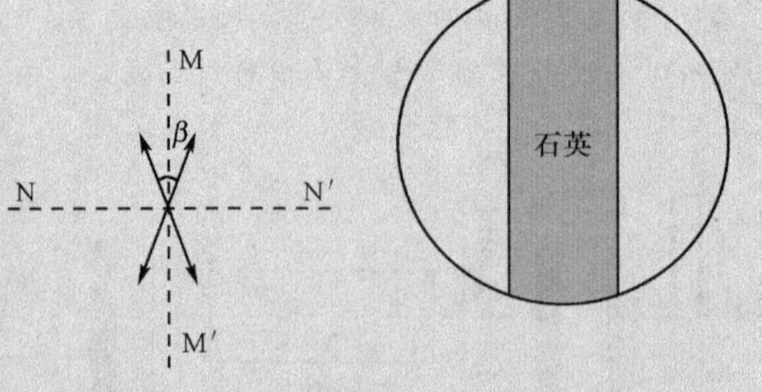

图 5-39 三荫板原理

旋光计在制糖工业中用于测定糖溶液的浓度，所以又叫做糖量计。除糖溶液外，许多有机物，特别是药物的溶液也具有旋光性，所以，旋光计在有机化学、药物分析中有广泛的应用。

小小案例

第5节　光的吸收

一、光的吸收　朗伯-比尔定律

一定强度的光通过透明物质时，光的强度要减弱，这是由于物质对光的吸收和散射所引起的。这里我们主要讨论物质对光的吸收作用。当光通过物质时，物质本身的分子以及组成分子的原子吸收了光的辐射能，使通过的光强度减弱，这是产生光吸收现象的主要原因。

如图 5-40 所示，令一束强度为 I_0 的单色光通过厚度为 l 的均匀介质。在介质中任意取厚度为 $\mathrm{d}l$ 的薄层，光通过该介质时，光强度的减少量为 $-\mathrm{d}I$，负号表示减小。朗伯(Lambert)指出，光强度的减少量与光到达该薄层时的光强度 I 之比和吸收薄层的厚度 $\mathrm{d}l$ 成正比，即

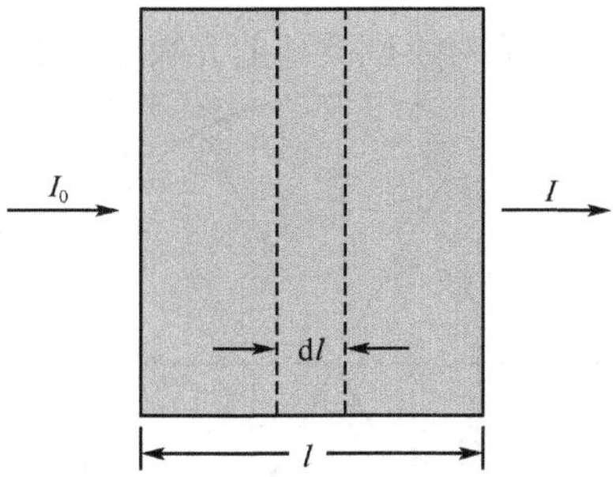

图 5-40　朗伯定律推导用图

$$\frac{-\mathrm{d}I}{I}=k\mathrm{d}l$$

当光通过介质厚度为 l 时，光的强度由 I_0 减弱到 I，对上式积分，即

$$\int_{I_0}^{I}\frac{\mathrm{d}I}{I}=-\int_0^l K\mathrm{d}l$$

积分后得

$$\ln I-\ln I_0=-kl$$

$$\ln\frac{I}{I_0}=-kl$$

即

$$I=I_0\mathrm{e}^{-kl}\tag{5.20}$$

式中，k 为**吸收系数**(m^{-1})。式(5.20)为**朗伯定律**的数学表达式。从式(5.20)可以看出，吸收系数的大小反映了介质对光吸收的强弱。吸收系数 k 越大，光被吸收得越强烈，k 值由介质的特性而定。例如，玻璃 $k\approx1\mathrm{m}^{-1}$，常压下空气 $k=10^{-3}\mathrm{m}^{-1}$。对所有介质而言，吸收系数都要随波长而变化。

比尔(A. Beer)通过实验发现，光通过溶液时，吸收系数 k 与溶液浓度 C 成正比，即

$$k=\beta C$$

式中，系数 β 由吸收物质分子特性而定。式(4.20)可表示为

$$I=I_0\mathrm{e}^{-\beta cl}\tag{5.21}$$

式(5.21)叫做**朗伯-比尔定律**。该定律只有对单色光，且溶液浓度不大时才适用。

如果令 $\dfrac{I}{I_0}=T$，则

$$T=\frac{I}{I_0}=\mathrm{e}^{-\beta cl}\tag{5.22}$$

式中，T 为**透光率**，表示透射光的强度与入射光的强度之比，是小于 1 的纯数。如果对式(5.22)两边取常用对数，得

$$-\lg T=-\lg\frac{I}{I_0}=\beta Cl\lg\mathrm{e}$$

令

$$A=-\lg\frac{I}{I_0}=-\lg T=\lg\frac{l}{T}$$

式中，A 为**吸收度**或**吸光度**。透光率 T 的倒数反映了物质对光的吸收程度。再令 $E=\beta\lg\mathrm{e}$，E 叫做溶液的**吸收系数**或**吸光系数**。这样，朗伯-比尔定律可表达为

$$A = ECl \tag{5.23}$$

朗伯-比尔定律说明，当一束平行的单色光通过均匀、无散射现象的溶液时，在单色光强度、溶液的温度等条件不变的情况下，溶液对光的吸收度与溶液的浓度及液层厚度的乘积成正比。

根据以上关系，令同一强度的单色光分别通过某一标准溶液和同种类的未知浓度溶液，可用比较吸收度的大小来测定未知浓度，这种分析方法叫做**比色分析**。药学领域目前常用光电比色计来对药物进行比色分析。

二、选择性吸收

物质对不同波长的光吸收程度不同，常对某一波长的光表现出强烈的吸收，这种现象叫做**选择性吸收**。例如，白光照射到绿色玻璃上，红光和蓝光被强烈吸收掉，透射光呈现绿色。有色玻璃显示的颜色，就是没有被选择性吸收掉的色光。滤光片就是利用这种选择性吸收来获得大致是单色的光。

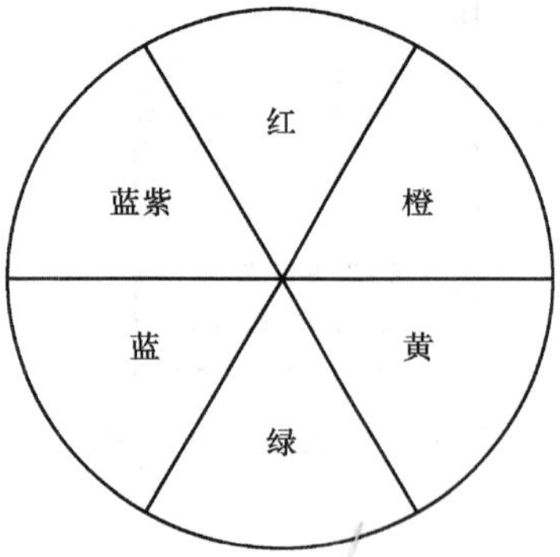

图 5-41　互补色规律

两种适当颜色的单色光按一定强度比例混合可成为白光，这两种单色光称为**互补色光**。如图 5-41 所示，红和绿、橙和蓝、黄和蓝紫，每两对色光彼此混合可成白光。有色溶液对不同波长的光选择性吸收也符合互补色规律，如红色溶液强烈吸收绿色的单色光，橙色溶液吸收蓝色光等，我们可将这特点应用于比色分析中。

光电比色计

以同样强度的光通过同样厚度的标准溶液和未知溶液时，由于溶液的浓度不同，光的吸收情况不同，则透射光强度不同。使透射光照射到光电池上，根据它们所产生光电流的大小，可测得待测溶液的浓度。根据这一方法而设计的比色分析仪器就是**光电比色计**。

光电比色计的主要结构如图 5-42 所示。从光源（钨灯 D）射出的光，经滤光片 E 滤光后获得需要的单色光，通过比色杯 F 被溶液吸收后，照射到光电池 P 上，产生光电流。光电流的大小用检流计 G 测量，在检流计标尺上，标尺上直接读出透光率 T 或吸收度 A。分压器 abc 和限流电阻 de 分别作为光电流的粗、细调节器。实际测量时，先将空白溶液放在比色杯 F 中，调节粗细调节器骨动头 b、e 的位置，使通过 G 的电流最大（满刻度），即吸收度为零（透光度为 100%）。然后依次在比色杯中放入标准溶液和待测溶液，测得它们的吸收度分别为 A_0、A_x。由式（5.23）可得，$A_0 = EC_0 l$，$A_x = EC_x l$，由此可求出待测溶液的浓度

$$C_x = \frac{A_x}{A_0} C_0 \tag{5.24}$$

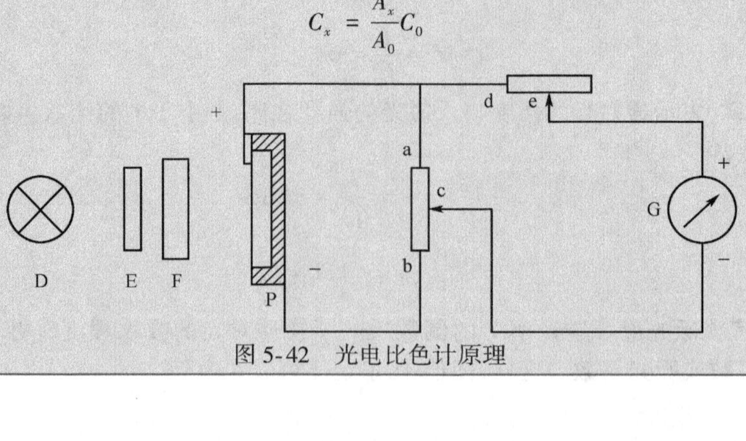

图 5-42　光电比色计原理

光电比色计中滤光片的颜色，选取待测溶液的互补色。例如，在盐酸吗啡的比色测定中，选用蓝紫色滤光片，因为盐酸吗啡显色后的溶液是黄色，黄色的互补色是蓝紫色，测定时溶液能强烈吸收蓝紫色的光，从而提高测量的灵敏度和准确度。但是，由于滤光片性能的限制，使比色分析灵敏度和准确度都受到一定的限制。目前常用分光光度计来代替光电比色计测定溶液的浓度，用棱镜或光栅形成色散光谱，并用狭缝装置选取所需单色光，使单色性大大提高，克服了光电比色计的缺点。

知识链接

分光光度计

分光光度法是测量物质吸收光谱的一种方法，所用的仪器叫做**分光光度计**。它用于测定溶液对不同波长光的吸收曲线，得到比摄谱法更简明的吸收光谱。物质对光的吸收是和物质的内部结构有关的，通过对物质吸收曲线的测定、比较，可以进行定性或定量的分析。分光光度法目前已成为药物分析中常用的一种比较精密的测试手段，在研究药物的化学结构，进行药物的快速分析、中草药成分或杂质的鉴定，探讨制剂的稳定性问题等方面均有广泛的应用。

通常我们按分光光度法所测定的波长范围分成可见光吸收光谱、紫外光吸收光谱和红外吸收光谱。相应采用紫外-可见分光光度计和红外分光光度计来进行。下面以常用的紫外-可见分光光度计为例说明分光光度计原理。

图 5-43 为 752 型分光光度计实物和光学系统的结构与光路原理图，应用范围为 200～800nm。光源由氢灯和钨灯组成，分别发射紫外光（200～330nm）或可见光（330～800nm）。从光源发出的光，经滤光片和球面反射镜至入射狭缝处聚焦成像，光束通过入射狭缝，经平面反射镜到准直镜，产生平行光射至光栅，在光栅上色散后，又经准直镜聚焦在出射狭缝上成一连续光谱，由出射狭缝射出一定波长的单色光，经聚光镜聚光后，通过被测样品溶液后再照射到光电管上，产生光电流，经放大后由数字显示器显示出来，可以直接读取样品溶液的透光率 T 或吸收度 A、浓度 C 的值。

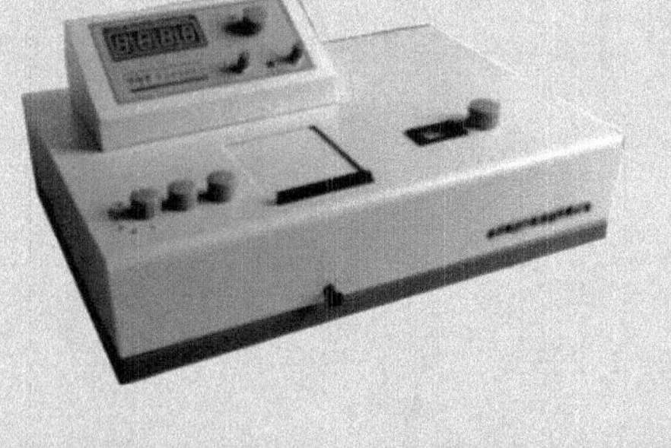

(a)

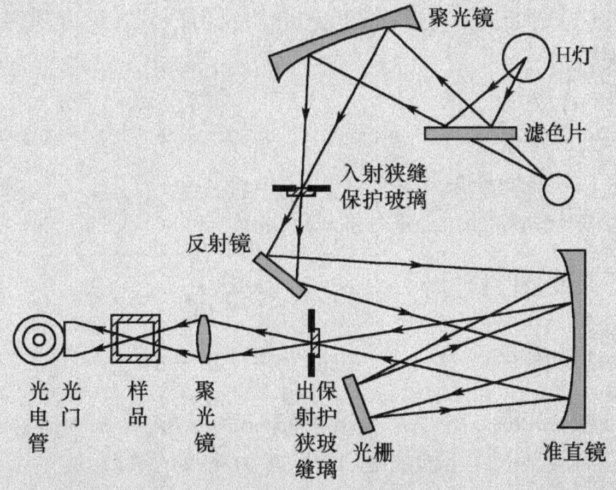

(b)

图 5-43　752 型分光光度计

(a)752 型分光光度计；(b)752 型分光光度计原理图

分光光度计的原理、结构与光电比色计类似，不同的是用棱镜或光栅替换了滤光片，使入射光接近于单色光。调节棱镜的角度可以顺次选择单色光的波长，由相连的波长度盘来读数，将不同波长的光分别通过样品溶液后可以测得相应的吸收度 A，以波长为横坐标，与波长相对应的吸收度 A 为纵坐标作图，就得到溶液的吸收曲线，即吸收光谱，图 5-44 所示为胡椒酮的吸收光谱。

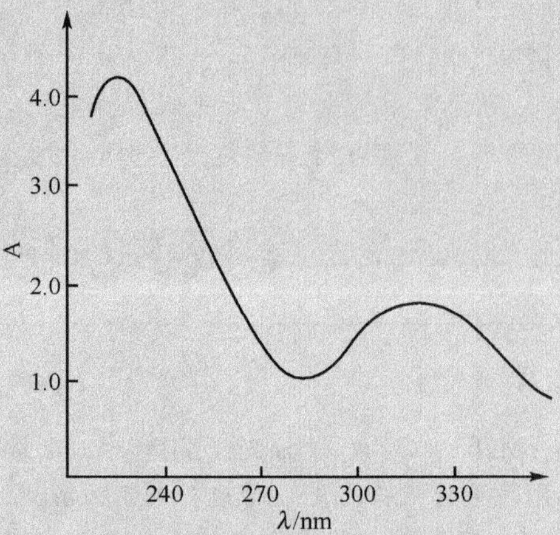

图 5-44　胡椒酮的吸收光谱

上面介绍的是手动记录式分光光度计，绘制吸收光谱曲线，需要测很多波长点，然后作图，较为麻烦。而自动记录式分光光度计则较为方便，通过微型计算机控制能自动地画出待测样品的吸收曲线。分光光度计也可以作为光电比色计使用。使用同一单色光分别测得标准溶液和待测溶液的吸收度，由数字显示器直接读出待测溶液的浓度。

小小案例

本章小结

1. 光的干涉

(1) 光的干涉条件：①两束光波的频率相同，振动方向相同，位相差恒定；②两束光波的光程差不能太大；③两束光波在相遇点的振幅相差不悬殊。

(2) 杨氏双缝干涉：

明纹 $\delta = \dfrac{xd}{D} = \pm K\lambda$　　　暗纹 $\delta = \dfrac{xd}{D} = \pm(2K+1)\dfrac{\lambda}{2}$

两相邻明纹或暗纹的间距 $\Delta x = \dfrac{D\lambda}{d}$

(3) 半波损失：光波从光密介质反射回到光疏介质时所产生位相相反（位相差为 π）的情形称为“**半波损失**”。

(4) 光程差：　$\delta = n_2 r_2 - n_1 r_1$

2. 光的衍射

(1) 单缝衍射：

最大光程差　$\delta = a\sin\theta$

暗纹条件　$a\sin\theta = \pm 2K\dfrac{\lambda}{2}$　　$(K=1,2,3,\cdots)$

明纹条件　$a\sin\theta = \pm(2K+1)\dfrac{\lambda}{2}$　　$(K=1,2,3,\cdots)$

(2) 光栅方程：　$(a+b)\sin\theta = K\lambda$　　$(K=0,\pm1,\pm2,\cdots)$

当满足上式干涉加强，式中，K 为明纹的级次。

3. 光的偏振

(1) 马吕斯定律：　$I = I_0\cos^2\alpha$

(2) 布儒斯特定律：$\tan i_B = \dfrac{n_2}{n_1} = n_{21}$

4. 旋光现象

$$\theta = \alpha cd$$

5. 朗伯-比尔定律

$$I = I_0 e^{-\beta cl} \qquad A = ECl$$

目标检测

一、选择题

5-1. 两束光波的干涉条件为 ( )

A. 两束光波的频率相同、振动方向相同、位相差恒定

B. 两束光波的光程差不能太大

C. 两束光波在相遇点的振幅相差不悬殊

D. 以上条件之和

5-2. 为了满足光的干涉条件,将一束光分成两束光的方法有 ( )

A. 分振幅法 B. 分波阵面法 C. 分频率法 D. 分振幅法和分波阵面法

5-3. 关于杨氏双缝干涉条纹,正确地说法有 ( )

A. 中间明纹大于两边明纹的宽度 B. 中间明纹小于两边明纹的宽度

C. 中间明纹等于两边明纹的宽度 D. 以上说法都不正确

5-4. 关于半波损失的说法中,正确的是 ( )

A. 光波从光疏介质向光密介质投射时,折射波有半波损失

B. 光波从光密介质向光疏介质投射时,折射波有半波损失

C. 光波从光疏介质向光密介质投射时,反射波有半波损失

D. 光波从光密介质向光疏介质投射时,反射波有半波损失

5-5. 在相同的时间内,一束波长为 λ 的单色光在空气和在玻璃中 ( )

A. 传播的路程相等,光程也相等 B. 传播的路程相等,光程不相等

C. 传播的路程不相等,光程相等 D. 传播的路程不相等,光程也不相等

5-6. 根据惠更斯-菲涅耳原理,若已知光在某时刻的波阵面为 S,则 S 的前方某点 P 的光强度决定于波阵面 S 上所有面积元发出的子波各自传到 P 点的 ( )

A. 振动振幅之和 B. 光强之和

C. 振动振幅之和的平方 D. 振动的相干叠加

5-7. 在单缝夫琅和费衍射实验中,波长为 λ 的单色光垂直入射在宽度为 $a = 4\lambda$ 的单缝上,对应于衍射角为 30° 的方向,单缝处波阵面可分成的半波带数目为 ( )

A. 2 个 B. 4 个 C. 6 个 D. 8 个

5-8. 波长为 λ 的单色平行光垂直入射到一狭缝上,若第一级暗纹的位置对应的衍射角为 $\theta = 30°$,则缝宽的大小为 ( )

A. $\dfrac{\lambda}{2}$ B. λ C. 2λ D. 3λ

5-9. 一束平行单色光垂直入射在光栅上,当光栅常数$(a+b)$为下列哪种情况时(a 代表每条缝的宽度),$k=3,6,9$ 等级次缺级 ( )

A. $a+b=2a$ B. $a+b=3a$ C. $a+b=4a$ D. $a+b=6a$

5-10. 一束白光垂直照射在一光栅上,在形成的同一级光栅光谱中,偏离中央明纹最远的是 ( )

A. 紫光 B. 绿光 C. 黄光 D. 红光

5-11. 如果两个偏振片堆叠在一起,且偏振化方向之间夹角为 60°,假设两者对光无吸收,光强为 I_0 的自然光垂直入射到偏振片上,则出射光强为 ( )

A. $\dfrac{I_0}{8}$ B. $\dfrac{3I_0}{8}$ C. $\dfrac{I_0}{4}$ D. $\dfrac{3I_0}{4}$

5-12. 自然光以 60°的入射角照射到不知其折射率的某一透明介质表面时，反射光为线偏振光，则由此可推知折射光为 （　　）

A. 线偏振光，折射角为 30°　　B. 部分偏振光，折射角为 30°

C. 线偏振光，折射角不能确定　　D. 部分偏振光，折射角不能确定

5-13. 某种透明媒质对于空气的临界角（指全反射）等于 45°，光从空气射向此媒质时的布儒斯特角是 （　　）

A. 35.3°　　B. 40.9°　　C. 45°　　D. 54.7°

5-14. 关于双折射现象正确的说法是 （　　）

A. O 光是偏振光，e 光不是偏振光　　B. O 光不是偏振光，e 光是偏振光

C. O 光和 e 光都是偏振光　　D. O 光和 e 光都不是偏振光

5-15. 关于石英片对光线的旋转现象是 （　　）

A. 对红光的旋转角大于对紫光的旋转角度

B. 对红光的旋转角等于对紫光的旋转角度

C. 对红光的旋转角小于对紫光的旋转角度

D. 旋转角与光线的颜色无关

5-16. 说明光波具有波动性的现象是 （　　）

A. 干涉现象　　B. 偏振现象　　C. 双折射现象　　D. 旋光现象

5-17. 说明光波是横波的现象是 （　　）

A. 干涉现象　　B. 偏振现象　　C. 衍射现象　　D. 折射现象

二、计算题

5-18. 杨氏双缝干涉实验中，氦氖激光器发出的波长为 632.8nm 的红光照射在 2mm 的双缝上，求距离 2m 处的屏上产生的干涉条纹间距是多少？

5-19. 由汞灯发出的光，经过一绿色滤光片后，照射到相距 0.60mm 的双缝上，在距双缝 2.5m 处的屏上出现干涉条纹，一学生测得相邻两明条纹中心的距离为 2.27mm，求入射光的波长是多少？

5-20. 在双缝干涉实验中，波长 $\lambda=500$nm 的单色平行光垂直入射到缝间距 $a=2\times10^{-4}$m 的双缝上，屏幕到双缝的距离 $D=2$m，求第 10 级明纹距中央明纹的间距是多少？

5-21. 一单缝宽度 $a=2.0\times10^{-4}$m，如以波长 $\lambda=500$nm 的绿光垂直照射，试确定衍射角 $\theta=1°$时在屏上所得条纹是明的还是暗的？

5-22. 钠黄光（$\lambda=589.3$nm）垂直照射在每厘米有 1000 条刻痕的衍射光栅上，求第 4 级谱线的衍射角。

5-23. 波长为 589.3nm 的钠黄光垂直入射于光栅，这时第三级谱线的衍射角是 10°11′。如果测得某单色光的第二级谱线的衍射角是 6°16′，则此单色光的波长是多少？并求该光栅的光栅常数。

5-24. 一光栅在 2.54cm 中具有 1000 条刻线，对某一波长的光，测得第一级衍射角为 13°40′，求此光波的波长是多少？

5-25. 自然光垂直入射到偏振化方向交 60°的两偏振片，设每一偏振片能使光强度减弱 10%。求透射光与入射光强度的比值是多少？

5-26. 蔗糖溶液，在 20℃时，对钠黄光的旋光率是 $6.59°\,cm^3\cdot g^{-1}\cdot dm^{-1}$。现将它装入长为 20cm 的玻璃管中，用旋光计测得旋光角为 8.3°，求溶液的浓度是多少？

5-27. 某药物的水溶液的浓度为 $0.050g\cdot cm^{-3}$，装在长为 20cm 的玻璃管中，在 20℃时，测得其对钠黄光的旋角为 5.3°，求该溶液的旋光率是多少？

（白培军）

第 6 章　原子结构及原子核物理

学习目标

1. 掌握原子结构及理论、原子核组成和原子核的放射性衰变
2. 熟悉激光原理及特点、光的粒子性和实物粒子的波动性
3. 理解波函数、薛定谔方程、原子核的自旋与磁矩、原子核的结合能

原子物理学研究物质的微观结构,从微观结构考虑能够揭示很多宏观现象与规律的本质。原子物理学的发展不仅影响到物理学的全部领域,而且在化学、医学、药学、生物学的研究中得到广泛的应用。

本章从氢原子光谱的实验规律开始,在理解德布罗意物质波和玻恩概率波解释的基础上介绍量子力学的基本方程——薛定谔方程及其应用。

原子物理学主要研究原子及原子核的结构和规律,本章主要介绍原子及原子核的基础知识。

第 1 节　氢原子光谱　玻尔的氢原子理论

一、氢原子光谱的实验规律

原子发光是重要的原子现象。人们对原子光谱的研究,进一步认识了原子的内部结构,并得出有关原子光谱的重要规律。在所有原子中,氢原子是最简单的,我们先从氢原子光谱开始。图 6-1 表示氢原子光谱中可见光区域的一组光谱线。

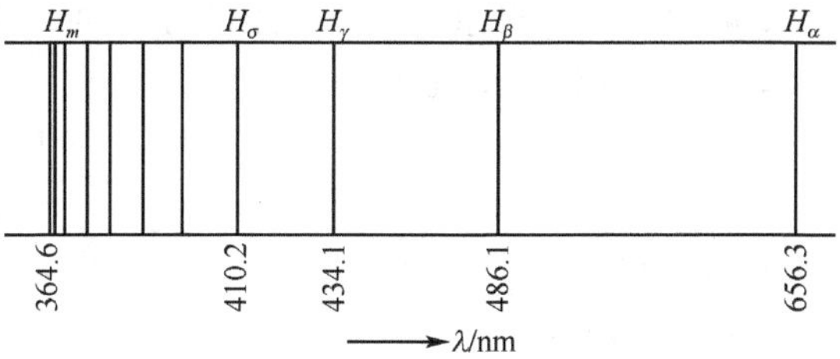

图 6-1　氢原子光谱的巴尔末系

1885 年,瑞士中学教师巴尔末(J. J. Balmer,1825—1898)首先将氢原子光谱线的波长用以下公式表示:

$$\lambda = B\frac{n^2}{n^2-4} \tag{6.1}$$

式中,$B=3.6456\times10^{-7}$m,这个公式叫做**巴尔末公式**。n 是正数,当 $n=3,4,5,\cdots$时,式(6.1)分别给出氢原子光谱中 H_α、H_β、H_γ 等谱线的波长,这个谱系叫做**巴尔末系**。

1889 年,里德伯(J. R. Rydberg,1854—1919)提出一个普遍的公式,用波长的倒数来代替巴尔末公式中的波长,叫做**波数** $\tilde{\nu}=\dfrac{1}{\lambda}$,表示单位长度内所含波的数目,即

$$\frac{1}{\lambda}=R\left(\frac{1}{k^2}-\frac{1}{n^2}\right)\qquad \begin{aligned}&k=1,2,3,\cdots\\&n=k+1,k+2,k+3,\cdots\end{aligned} \tag{6.2}$$

式中，$R=1.0967758\times10^{-7}\mathrm{m}^{-1}$，叫做**里德伯常量**，上式叫做**里德伯方程**。氢原子光谱各谱系如下

莱曼系	$k=1, n=2,3,\cdots$	紫外区
巴尔末系	$k=2, n=3,4,\cdots$	可见光区
帕邢系	$k=3, n=4,5,\cdots$	红外区
布拉开系	$k=4, n=5,6,\cdots$	红外区
普丰德系	$k=5, n=6,7,\cdots$	红外区
哈弗莱系	$k=6, n=7,8,\cdots$	红外区

其他元素所产生的谱线也有一定的规律，这说明原子光谱深刻地反映了原子内在规律。在光谱分析中，应用氢原子的紫外光作为光源（氢灯），可分析药物的成分与含量。

二、玻尔的氢原子理论

关于原子的结构，英国物理学家卢瑟福（E. Rutherford，1871—1937）在实验的基础上于1911年提出了核式结构模型，即原子是由带正电的原子核和核外作轨道运动的电子组成。根据经典电磁理论，做加速运动的电子会不断向外辐射电磁波，其频率等于绕核转动的频率。由于原子不断向外辐射能量，它的能量要逐渐减少，电子的轨道半径就要连续地缩小，最后落在核上，因而原子是一个不稳定系统；电子绕核转动的频率也要逐渐地改变，因而原子发射的光谱应该是连续光谱。但事实告诉我们，原子是稳定的，原子光谱是线光谱。

为了解决上述困难，1913年，丹麦物理学家玻尔（N. Bohr，1885—1962）在卢瑟福原子核式结构模型的基础上提出了3条假设，即玻尔的氢原子理论，它可以说明光谱的规律。

玻尔理论的基本假设基于以下几点。

1. 定态假设　原子系统只能处在一系列不连续的能量状态，在这些状态中，虽然电子绕核作加速运动，但并不辐射也不吸收电磁波，这些状态叫做**原子的稳定状态**，简称**定态**，相应的能量分别为 $E_1, E_2, E_3, \cdots(E_1<E_2<E_3\cdots)$。

2. 频率条件　当原子从一个能量为 E_n 的定态跃迁到另一个能量为 E_k 的定态时，就要发射或吸收一个频率为 ν 的光子

$$\nu=\frac{|E_n-E_k|}{h} \tag{6.3}$$

式中，h 为**普朗克常数**，$h=6.626\times10^{-34}\mathrm{J\cdot s}$；当 $E_n>E_k$ 时发射光子，$E_n<E_k$ 时吸收光子。式(6.3)叫做**玻尔频率公式**。

3. 量子化条件　在电子绕核做圆周运动时，其稳定状态必须满足电子的角动量 L 等于 $\frac{h}{2\pi}$ 的整数倍的条件，即

$$L=mvr=n\frac{h}{2\pi}\qquad n=1,2,3,\cdots \tag{6.4}$$

式中，n 为正整数，叫做**量子数**。$L=mvr$，叫做**轨道角动量**，即电子绕核转动的动量 mv 乘以到中心的距离 r。式(6.4)叫做**角动量量子化条件**，简称**量子化条件**。

根据上述假设，玻尔计算出在稳定态的轨道半径和能量。氢原子的核外电子在绕核做圆周运动时，核对电子的库仑引力就是向心力，即

$$\frac{\mathrm{e}^2}{4\pi\varepsilon_0 r^2}=m\frac{v^2}{r}$$

又根据角动量量子化条件

$$L=mvr=n\frac{h}{2\pi}\qquad n=1,2,3,\cdots$$

消去式中 v，以 r_n 代替 r，得

$$r_n=n^2\left(\frac{\varepsilon_0 h^2}{\pi m e^2}\right)\qquad n=1,2,3,\cdots \tag{6.5}$$

这就是原子中第 n 个稳定轨道的半径。由上式可知，电子轨道半径与量子数 n 的平方成正比，其量值是不连续的。当 $n=1$ 时，$r_1=5.29\times10^{-11}$ m，这是氢原子核外电子的最小轨道半径，叫做**玻尔半径**。r_1 的数量级与经典统计所估计的分子半径相符合，初步显示玻尔理论的正确性。图 6-2 表示氢原子处于各定态时的电子轨道。

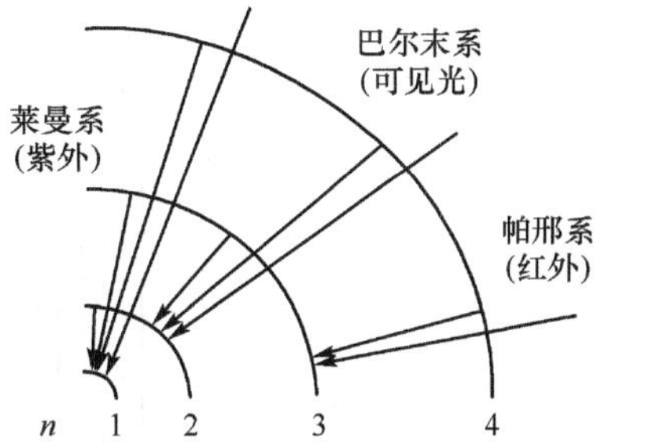

图 6-2　氢原子各定态电子轨道及跃迁图

当电子在半径为 r_n 的轨道上运动时，氢原子系统的能量 E_n 等于原子核与轨道电子这一带电系统的静电势能和电子的动能之和，如以电子在无穷远处的静电势能为零，得

$$E_n=\frac{1}{2}mv_n^2-\frac{e^2}{4\pi\varepsilon_0 r_n}=-\frac{e^2}{8\pi\varepsilon_0 r_n}=-\frac{1}{n^2}\left(\frac{me^4}{8\varepsilon_0^2 h^2}\right) \tag{6.6}$$

如 n 取 1,2,3,…时，原子系统的能量是不连续的，即能量是量子化的。这种量子化的能量叫做**能级**。式(6.6)叫做玻尔理论的**氢原子能级公式**。

当 $n=1$ 时，$E_1=-13.6$eV，这是氢原子最低能级，叫做**基态能级**，电子处于第一轨道上，这个最低能级对应的状态叫做**基态**。基态能量值与实验方法测得的氢原子电离电势符合得很好。$n>1$ 的各稳定态，其能量大于基态能量，随量子数 n 的增大而增大，能量间隔减少，这些状态叫做**激发态**。$n\to\infty$ 时，$r_n\to\infty$，$E_n\to0$，能级趋于连续。$E>0$ 时，原子处于电离状态，能量可连续变化。此外，从式(6.6)中可看出，原子能量都是负值，这说明原子中的电子没有足够的能量，就不能脱离原子核对它的束缚。

根据玻尔假设，当原子从较高能态 E_n 向较低能态 E_k 跃迁时，发射一个光子，其频率和波数为

$$\nu=\frac{E_n-E_k}{h}$$

$$\tilde{\nu}=\frac{E_n-E_k}{hc}$$

将式(6.6)代入，得

$$\tilde{\nu}=\frac{me^4}{8\varepsilon_0^2 h^3 c}\left(\frac{1}{k^2}-\frac{1}{n^2}\right) \tag{6.7}$$

式(6.7)叫做氢原子光谱的**波数公式**，与氢原子光谱经验公式(6.2)是一致的。式(6.7)中

$$R_{\text{理论}}=\frac{me^4}{8\varepsilon_0^2 h^3 c}=1.097\,373\,1\times10^7\text{m}^{-1}$$

可见理论值与实验值十分接近。由式(6.7)可得出氢原子能态跃迁时产生的各谱线系，与实验得出的谱线系符合得很好，图 6-3 表示氢原子的能级图。由此可知，玻尔理论在一定程度上反映单电子原子系统的客观实际。

玻尔理论圆满地解释了氢原子光谱的规律性，对类氢原子(只有一个电子绕核转动的离子，如 He^+、Li^{2+} 等)的光谱也能很好地说明，同时关于定态的概念和光谱频率的假设，在原子结构和分子结构的现代理论中，仍然是有用的概念。玻尔理论对量子力学的建立有着深远的影响。

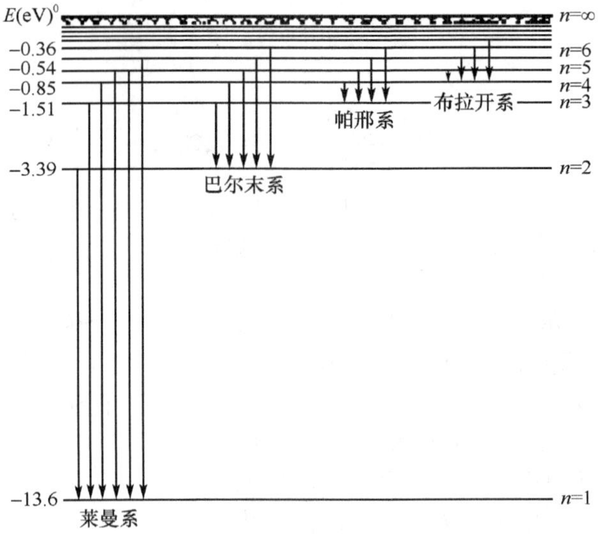

图 6-3　表示氢原子的能级图

玻尔理论虽然有很大的成就,但也有很大的局限性。例如,不能解释多电子原子的光谱;对谱线的强度、宽度等问题也不能解释。玻尔理论的缺陷,在于把微观粒子看做经典力学的质点,同时加上量子化的特征,没有一个完整的理论体系。因此只有量子力学才能完整地描述微观粒子的运动规律。

第 2 节　激　　光

激光(laser)是 20 世纪的重大发明之一,以其独特的性质广泛应用于工业、农业、军事、医药和日常生活等诸多领域。激光是受激辐射光放大的简称,本节将简要介绍激光的产生原理。

一、自发辐射　受激辐射

(一) 自发辐射

处于高能态的原子是不稳定的。在没有外界的作用下,高能态原子(激发态原子)会自发地向低能态跃迁,并发射出一个光子(光子的能量为 $h\nu = E_2 - E_1$),上述过程叫做**自发辐射**[图 6-4(a)]。

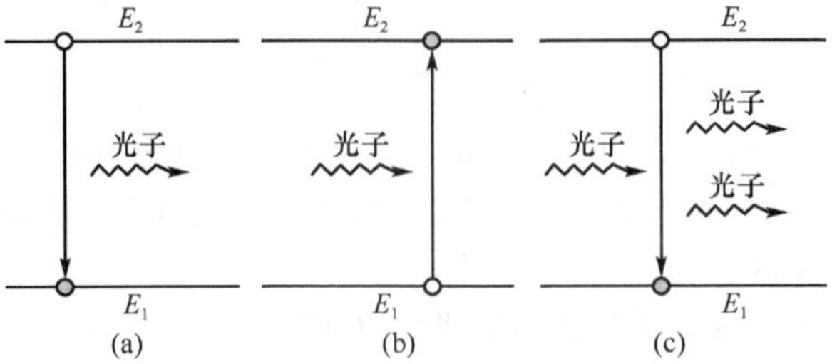

图 6-4　光的辐射和吸收

普通光源，如白炽灯等，它们的发光过程就是自发辐射。由于这些光源的发光物质中各个原子自发地、独立地进行辐射，它们所发出的光，无论是频率、振动方向，还是相位，都不一定相同，所以，自发辐射所发出的光不是相干光。

（二）受激吸收

原来处于低能态 E_1 的原子，受到频率为 ν 的光子照射时，若满足 $h\nu=E_2-E_1$，原子就有可能吸收光子向高能态 E_2 跃迁，这个过程叫做**受激吸收**[图 6-4(b)]。

（三）受激辐射

处于高能态原子，受到能量为 $h\nu=E_2-E_1$ 的外来光子的诱发作用，就有可能从高能态 E_2 跃迁到 E_1，并发出与外来光子一样特征的光子，这一过程叫做**受激辐射**[图 6-4(c)]。实验表明，受激辐射产生的光子，与外来的光子具有相同频率、相位、振动方向和传播方向。

在受激辐射中，一个入射光子作用的结果会得到两个特征完全相同的光子，这两个光子再引起其他原子产生受激辐射，就能得到更多特征完全相同的光子，这个现象叫做**光放大**。这样受激辐射得到放大了的光是**相干光**。

二、激光的发射原理

（一）粒子数的反转

在通常的热平衡状态下，工作物质中的原子，处于高能态的原子数远远小于处于低能态的原子数，这叫做**粒子数的正常分布**。在正常分布下，当光通过物质时，受激吸收过程较受激辐射过程占优势，不可能实现光放大。要使受激辐射占优势，就必须使处于高能态的原子数超过低能态的原子数，这种分布与正常分布相反，叫做**粒子数的反转分布**，简称**粒子数反转**。实现粒子数反转是产生激光的必要条件。

选取能实现粒子数反转分布的物质，这种物质叫做**激活介质**或**工作介质**，这种物质具有适当的能级结构。要实现粒子数反转，还必须从外界输入能量，使低能态的原子跃迁到高能态，这个过程叫做**激励**，也叫**泵浦**。

我们知道，处于激发态的原子是不稳定的，有些物质存在着比一般激发态稳定得多的亚稳态，但不如基态稳定。具有亚稳态的物质能实现粒子数反转，从而实现光放大。通常，产生激光的工作物质有三能级系统和四能级系统。我们以三能级为例来说明，在三能级系统中，如图 6-5(a)所示。

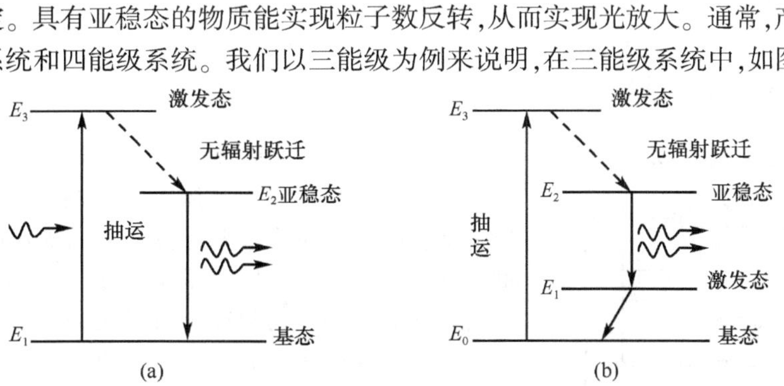

图 6-5 激活介质的工作模式

(a) 三能级系统；(b) 四能级系统

激励能源把 E_1 上的原子抽运到激发态 E_3 上，由于能级 E_3 寿命很短，E_3 上的原子很快地以无辐射跃迁方式转移到亚稳态 E_2 上，由于 E_2 态的原子寿命较长，加上外界强光的不断激励，使得 E_2 上的原子数不断增加，超过了 E_1 态的原子数，从而在 E_2 和 E_1 两能级间实现了粒子数的反转。

四能级系统的工作模式对粒子数反转的效率比较高，很多激光器都采用这种模式，如图 6-5（b）所示。

（二）光学谐振腔

使工作物质处于反转分布，产生光放大得到的激光，寿命短、强度弱，没有实用价值，为了获得有一定寿命和强度的激光，还必须加一个**光学谐振腔**。如图 6-6 所示，在工作物质两端放置一对互相平行的反射镜，其中一个是全反射镜，另一个是部分透光的反射镜，谐振腔的作用主要是产生和维持光振荡。光在粒子数反转的工作物质中传播时，得到光放大，当光到达反射镜时，又反射回来穿过工作物质，进一步得到光放大。这样往返地传播，使谐振腔内的光子数不断增加，从而获得很强的光，这种现象叫做**光振荡**。

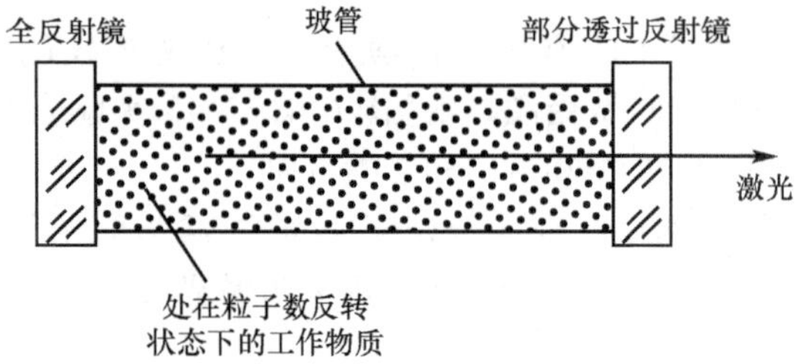

图 6-6　光学谐振腔

在谐振腔中，光在工作物质中传播时还有损耗，当光的放大与光的损耗达到动态平衡时，就形成稳定的光振荡。受激辐射的光可以向不同的方向传播，只有沿谐振腔轴线方向，从部分透射反射镜射出很强的光，这就是输出的**激光**。

三、激　光　器

自 1960 年第一台激光器问世以来，已有多种类型的激光器。激光器的基本结构由三部分组成，如图 6-7 所示。

（1）工作物质：有适合的能级结构能实现粒子数反转的介质。

（2）光学谐振腔：使激光有良好的方向性和单色性。

（3）激励能源：使原子激发，维持粒子数反转。

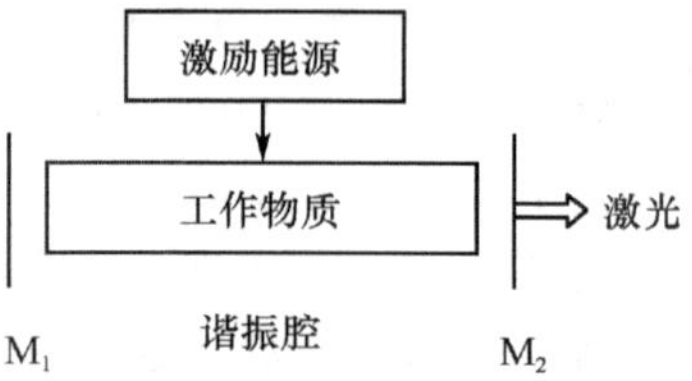

图 6-7　激光器结构示意图

激光器按工作物质来分，可分为气体激光器、液体激光器、固体激光器、半导体激光器和自由电子激光器等；按激光的输出方式，可分为连续输出激光器和脉冲输出激光器。

（一）红宝石激光器

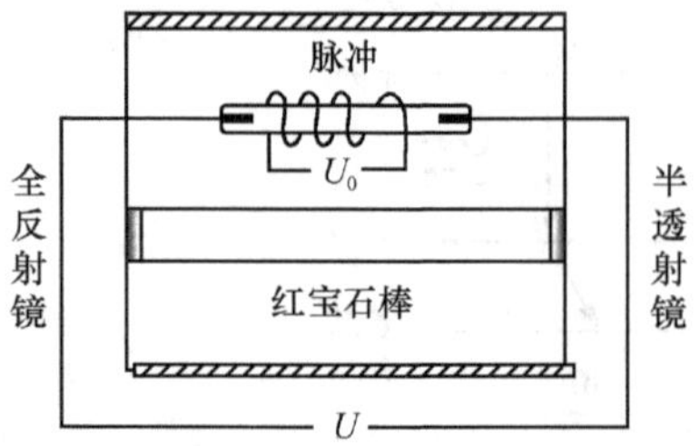

图 6-8　红宝石激光器基本结构

红宝石激光器是固体脉冲激光器，它的工作物质是掺有少量铬离子的红宝石晶体棒。结构如图 6-8 所示，棒的两端要求很光洁并严格平行，其中一个端面镀银，为全反射面，另一个端面半镀银，为部分反射面，棒外是氙灯，利用脉冲氙灯发出强烈的光脉冲进行激励，外面有聚光器加强照射效果。红宝石激光器发出的主要是波长为 694.3nm 的脉冲激光，其单色性并不好，但由于输出可见激光，因而在医学等许多领域仍有应用价值。

(二) 氦-氖激光器

氦-氖激光器是气体激光器,如图 6-9 所示,在密封的玻璃管内有一毛细管作为放电管,毛细管按 7 : 1 比例充入 He 和 Ne 气体,直至总压力为 266~399Pa。管的两端面为反射镜,组成光学谐振腔。激励是用气体放电形式进行的,在阳极和阴极间加上高电压,形成的激光通过部分反射镜输出。氦-氖激光器发出的是可见的红色连续激光,波长为 632.8nm。由于结构简单、体积小、价格低等优点,在定位、精密测量、光盘录放等方面得到了广泛应用。

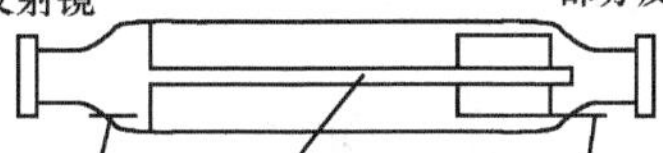

图 6-9 氦-氖激光器

拓展提高 **激光的特性及其应用**

激光是一种光频电磁波,同普通光相比具有独特的性质,其主要特性如下。

(1) 方向性好:激光具有很好的方向性,它几乎是一束平行光,发散角很小。如将激光射向几千米外,光束直径仅扩展几厘米,而普通探照灯扩展几十米。激光这种特性,可用于定位、导向、测距等。例如,用激光测定地球与月球的距离,其中误差仅为几十厘米。

(2) 单色性好:激光具有很好的单色性,它的谱线宽度窄。普通光源得到的单色光的谱线宽度约为 10^{-2}nm,单色性最好的氪灯的谱线宽度为 4.7×10^{-2}nm,而氦-氖激光器发射的 632.8nm 的激光的谱线宽度只有 10^{-9}nm,可应用于光纤通信和计量工作等。

(3) 相干性好:激光具有很好的相干性。由于激光是通过受激辐射发光的,具有相干性,可应用于检测等方面。

(4) 高强度:激光的方向性好,能量在空间高度集中,能在直径极小的区域内产生几百万度的高温。从一个功率约 1kW 的 CO_2 激光器发出的激光经聚光后,在几秒内就可将 5cm 的钢板烧穿。激光的这种特性,可用于打孔、切割、焊接、外科手术等。

激光的这些特点,在诸多领域得到了应用。在医药领域,激光首先用于眼科,视网膜脱离的焊接,虹膜切除等疾病的治疗;去除皮肤上的色斑、黑痣等皮肤科方面的应用;配合内镜治疗胃溃疡出血等消化方面的应用。利用激光光谱分析中草药的成分。随着科学研究工作的进展,激光在医药方面的应用也会越来越多。

第 3 节 光的粒子性和实物粒子的波动性

一、光电效应-光的粒子性

(一) 光电效应的实验规律

1887 年,德国物理学家赫兹(H. Hertz,1857—1894)在做电磁波实验时发现了光电效应。研究光电效应的实验装置,如图 6-10 所示。在一个抽成高度真空的容器内,阴极金属板 K 接电源的负极,阳极 A 接电源的正极,当紫外线照射在金属板 K 表面上时,可观察到电路中有电流。这是由于光照射到金属板 K 上时,金属板上的电子从表面逸出,在 AK 两端加速电势差的作用下,从 K 到达 A,从而在电路中形成电流,该电流叫做**光电流**。在光照射下,电子从金属表面逸出的现象,叫做**光电效应**,逸出的电子,叫做**光电子**。

1. 饱和电流　一定强度的单色光照射到金属板 K 上，光电流 i 随电势差 U 增大而增大，当电势差 U 足够大时，光电流达到饱和 i_m，表明金属板 K 发射出的电子全部为阳极 A 收集，如图 6-11所示，为光电效应的伏安特性曲线。保持电势差 U 不变，增大光的强度，光电流 i 也增大，相应的饱和值也增大。这表明单位时间内，受光照射的金属板释放出来的电子数与入射光的强度成正比。

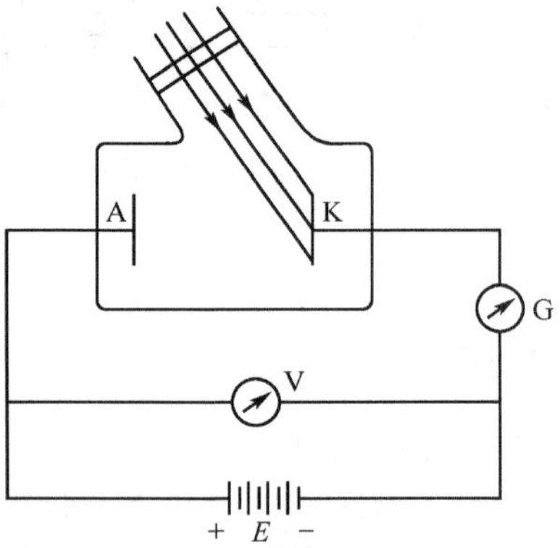

图 6-10　光电效应实验装置

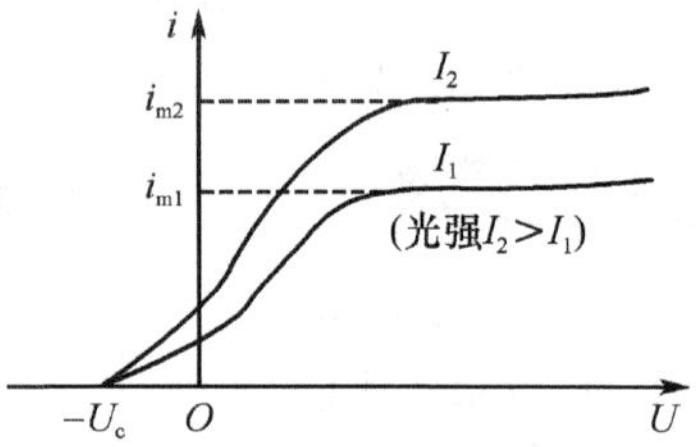

图 6-11　光电效应的伏安特性曲线

2. 遏止电势差　当电势差 U 减少时，光电流 i 也随之减少，当电势差 U 减少到零时，光电流 i 一般并不等于零，这表明金属板 K 释放出的电子具有一定的初动能。如使负电势差的绝对值继续增大到某一值 U_c 时，光电流降至零，这时 U_c 叫做**遏止电势差**。这表明光电子从金属表面逸出时的初速度有最大值，也表明光电子的初动能也有最大值，即

$$\frac{1}{2}mv^2 = eU_c \tag{6.8}$$

此式表明，光电子从金属表面逸出时具有一定的动能，最大初动能等于电子的电荷量和遏止电势差的乘积，与入射光的强度无关。

3. 遏止频率　对某一种金属来说，只有当入射光的频率大于某一频率 ν_0 时，电子才能从金属表面逸出，这个频率叫做**遏止频率**，也叫**红限**。如果入射光的频率 ν 小于遏止频率，无论光的强度有多大，都没有光电子从金属表面逸出。表 6-1 给出几种金属的遏止频率。

表 6-1　几种金属的遏止频率

金属	铯	钠	锌	铱	铂
遏止频率/Hz	4.545×10^{14}	4.39×10^{14}	8.065×10^{14}	1.153×10^{14}	1.929×10^{14}
所在波段	可见光(红)	可见光(绿)	近紫外	远紫外	远紫外

用不同频率的光照射到金属 K 的表面时，只要入射光的频率大于遏止频率，遏止电势差与入射光频率具有线性关系，如图 6-12 所示。

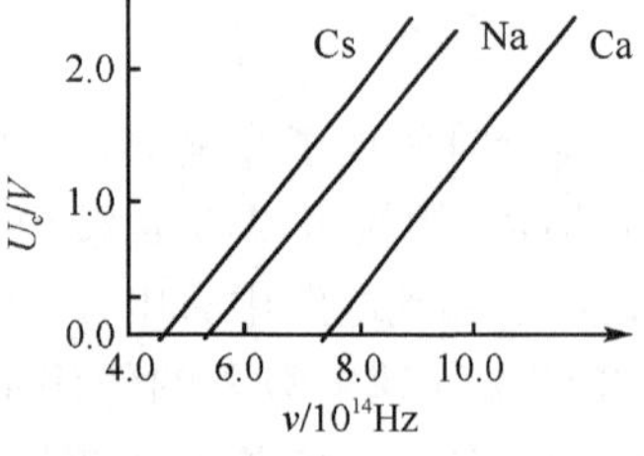

图 6-12　遏止电势差与频率的关系

4. 瞬时性　入射光照射到金属表面时，只要其频率大于遏止频率，几乎立刻就有光电子逸出，弛豫时间不超过 10^{-9}s。

用经典电磁理论说明光电效应时，遇到很大困难。根据经典电磁理论，无论何种频率的入射光，只要光强足够大，就能使电子具有足够的能量逸出金属。但是实验事实是每种金属都存在一个遏止频率。此外，电子逸出金属表面所需要的能量，按照经典电磁理论，要有一定的时间积累，然而，实验结果表明，当物

体受到光照射时，不论光怎样弱，只要频率大于遏止频率，立刻就产生光电效应。

（二）光子假说和光电效应方程

为了解决光电效应的实验结果与经典电磁理论的矛盾，1905 年爱因斯坦（A. Einstein，1879—1955）对光的本性提出了新理论。他认为，光在空间传播时，具有粒子性，一束光是一束以光速 c 运动的粒子流，这些粒子流叫做**光量子**，现称**光子**。每个光子的能量为

$$E=h\nu \tag{6.9}$$

式中，h 为普朗克常量；ν 为光子的频率。

爱因斯坦认为，当频率为 ν 的光子照射到金属表面上，光子的能量被单个电子所吸收，使电子获得能量 $h\nu$，如果 $h\nu$ 大于电子从金属表面逸出时所需的逸出功 A，可以使电子具有足够的能量从金属表面逸出。根据能量守恒定律，得

$$h\nu=A+\frac{1}{2}mv^2 \tag{6.10}$$

式中，$\frac{1}{2}mv^2$ 为光电子的**最大初动能**；A 为逸出功，电子逸出时所需要做的功，不同的金属逸出功不同。式(6.10)叫做**光电效应方程**。

光电效应方程代表了光电子的初动能与入射光之间的线性关系。入射光的强度增加时，光子数也增加，因而单位时间内光子数也将随之增加，这就解释了饱和光电流或光电子与光强之间的正比关系。

光电效应在生产、科研、国防等领域有着广泛的应用。在医学上根据光电效应原理制成的影像增强管被用于 X 射线的透视显示，可提高 X 射线机的透视条件和效果。应用光电效应原理制成的光电倍增管，在药物分析仪器中极为常见。

（三）光的波粒二象性

光子具有能量，还具有质量和动量等一般粒子共有的特性。根据相对论质能关系式，可得光子的**动质量**

$$m_\varphi=\frac{E}{c^2}=\frac{h\nu}{c^2} \tag{6.11}$$

式中，m_φ 的质量值是有限的，视光子的能量而定，而光子的静质量 $m_{\varphi 0}=0$。光子的动量为

$$p=m_\varphi c=\frac{h\nu}{c}=\frac{h}{\lambda} \tag{6.12}$$

由于光子具有动量，当光照射在物体上时，将对物体的反射面或吸收面施以压力。

光电效应体现光的粒子性，光的干涉、衍射和偏振现象又体现出光的波动性。光既具有波动性，又具有粒子性，光的这种双重性质叫做**光的波粒二象性**。一般说来，光在传播过程中突出显示波动性；当光与物质相互作用时，粒子性表现比较显著。

二、实物粒子的波动性

（一）波粒二象性

光具有波粒二象性，从式(6.9)和式(6.12)可知，描述粒子性的特征量：能量和动量，与描述

波动性的特征量频率和波长,通过普朗克常量联系起来。1924 年,法国物理学家德布罗意(De Broglie,1892—1987)在光的波粒二象性的启发下,从自然界的对称性出发,提出了实物粒子也具有波粒二象性的假设。

德布罗意认为,质量为 m 的粒子,以速度 v 匀速运动时,具有能量 E 和动量 p,从波动性方面来看,它具有波长 λ 和频率 ν,这些量之间的关系也和光波存在相类似的关系,即

$$E=mc^2=h\nu \tag{6.13}$$

$$p=mv=\frac{h}{\lambda} \tag{6.14}$$

所以对具有静止质量 m_0 的实物粒子来说,若粒子以速度 v 运动,则该粒子所表现的平面单色波的波长是

$$\lambda=\frac{h}{p}=\frac{h}{mv}=\frac{h}{m_0 v}\sqrt{1-\frac{v^2}{c^2}} \tag{6.15}$$

式(6.15)叫做**德布罗意公式**。把这种物质所表现的波叫做**德布罗意波**或**物质波**。

如果 $v \ll c$,那么

$$\lambda=\frac{h}{m_0 v} \tag{6.16}$$

以电子为例,电子经电场加速后,由下列关系式得到电子的速度

$$\frac{1}{2}m_0 v^2=\mathrm{e}U, \text{即 } v=\sqrt{\frac{2\mathrm{e}U}{m_0}} \tag{6.17}$$

将式(6.17)代入式(6.16)得

$$\lambda=\frac{h}{\sqrt{2\mathrm{e}m_0}}\frac{1}{\sqrt{U}} \tag{6.18}$$

将 $h=6.63\times10^{-34}\mathrm{J\cdot s}$, $\mathrm{e}=1.60\times10^{-19}\mathrm{C}$, $m_0=9.11\times10^{-31}\mathrm{kg}$ 等数据代入后,得

$$\lambda=\sqrt{\frac{150}{U}}\times10^{-10}\mathrm{m}=\frac{1.225}{\sqrt{U}}\mathrm{nm} \tag{6.19}$$

如果用 150V 的电势差加速电子,德布罗意波长等于 0.1nm;用 10 000V 电势差时,德布罗意波长等于 0.0122nm,所以德布罗意波长很短。由于实物粒子波长很短,难以探测到,这就是为什么人们容易认识到物质的粒子性,而不容易发现粒子波动性的原因。

微观粒子的波动性,使我们对自然界的认识向前迈进了一步,并且得到了广泛应用。由于电子波长很短,因而电子显微镜的分辨率比光学显微镜的分辨率要大很多。电子显微镜在工业、生物、医学、药学等领域有很多的应用。

(二) 物质波的统计解释

应当如何解释德布罗意波和它所描述的实物粒子之间的关系,德国物理学家玻恩(M. Born,1882—1970)提出了对德布罗意波的正确解释。在某处德布罗意波的强度是与粒子在该处邻近出现的概率成正比的,这就是**德布罗意波的统计解释**。因此,德布罗意波既不同于机械波,也不同于电磁波,而是一种体现微观粒子运动的概率波。

我们用上述观点来分析电子的衍射图样,从粒子的观点来看,衍射图样的出现,是由于电子射到各处的概率不同而引起的,电子密集的地方表示波的强度大,电子稀疏的地方表示波的强度小。所以,某处附近电子出现的概率就反映该处德布罗意波的强度。对于电子是如此,对于其他微观粒子也是如此。

拓展提高

不确定关系

在经典力学中，运动物体具有确定的轨迹。通过实验，可以同时测定物体的位置和动量。但是由于微观粒子的波粒二象性，我们不能用实验来同时精确确定它的位置和动量。现在我们来讨论这些不能同时准确测量的物理量之间的关系。

我们以电子的单缝衍射为例来说明这个问题。图 6-13 表示单狭缝实验装置，一束有确定动量的电子射向宽度为 a 的单缝，在放有照相底片的屏幕上，可以观测到衍射图样。我们知道，当一个电子通过狭缝时，很难确定它是从缝上哪一点通过的，即不能准确地确定该电子通过狭缝的坐标，也就是说电子坐标的不确定范围是 $\Delta x = a$。同时，由于电子的衍射，电子穿过狭缝后，偏离原来的方向。图 6-13 屏幕上显示了电子分布图（衍射图样），绝大多数电子都落在了一级衍射图样内，如果我们只考虑一级衍射图样，则认为电子被限制在一级最小的衍射角范围内。因此，在 x 轴方向上，电子动量 p_x 的可能值将在零和 $p\sin\alpha$ 之间，即

$$0 \leqslant p_x \leqslant p\sin\alpha$$

因此，在 x 轴方向上，电子动量的不确定范围为

$$\Delta p_x = p\sin\alpha$$

由单缝衍射公式，第一级暗纹中心的角位置 α 由下式决定

$$\Delta x\sin\alpha = \lambda$$

由德布罗意公式 $\lambda = \dfrac{h}{p}$，所以有

$$\sin\alpha = \frac{h}{p\Delta x}$$

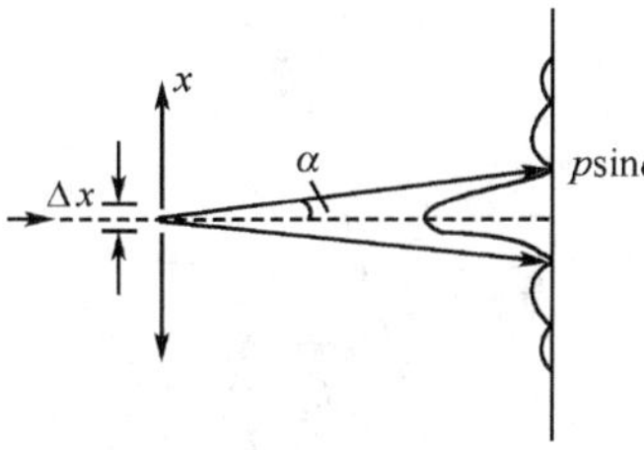

图 6-13 电子单缝衍射

将上式代入 Δp_x 的表达式可得 $\Delta p_x = \dfrac{h}{\Delta x}$，即 $\Delta x\Delta p_x = h$

上式只考虑了一级衍射的情况，如果考虑次级衍射，则上式应改写成

$$\Delta x\Delta p_x \geqslant h \tag{6.20}$$

更一般的理论是

$$\Delta x\Delta p_x \geqslant \frac{h}{4\pi} \tag{6.21}$$

不确定关系是海森伯（W. K. Heisenberg，1901—1976）于 1927 年给出的，因此常被称为**海森伯不确定关系或不确定原理**。

电子显微镜

由于光的衍射作用，使光学显微镜的分辨本领受到所用光波波长的限制，它的放大倍数一般不超过 2000 倍。要提高分辨本领，必须改用波长比可见光更短的波。人们用波长比可见光的波长短得多的电子射线来代替光波，设计出分辨本领更高、放大倍数更大的电子显微镜。

根据德布罗意公式 $\lambda = \dfrac{h}{mv}$，电子的波长可以用加速电压的改变来调节。当电子通过 100kV 的电势差时，电子的波长为 0.004nm，比可见光的波长短十万倍，电子显微镜可以把分辨本领提高到比普通光学显微镜高几百倍，放大倍数可达到几十万倍以上。

电子显微镜的光学系统和光学显微镜是类似的。图 6-14 表示它的基本结构。在电子显微镜中由灯丝（1）和阳极（2）组成发射电子的电子枪，它相当于光学显微镜的光源。电子会聚透镜（3）相当于光学显微镜的聚光器，使电子射线集中投射到被观察的标本（4）上。电子透镜（5）相当于光学显微镜的物镜，它把通过标本的电子射线聚焦在屏（7）上成一放大的标本像，称为中间像。屏中央有孔，通过它的电子再经投射镜（8）放大后在荧光屏（10）上形

成了标本的最后放大像。如果把荧光屏移开,也可以用照相底片(11)把最后放大的像记录下来。孔(6)和(9)是分别为了观察中间像和最后像用的。图 6-15 为电子显微镜与光学显微镜结构对比图。

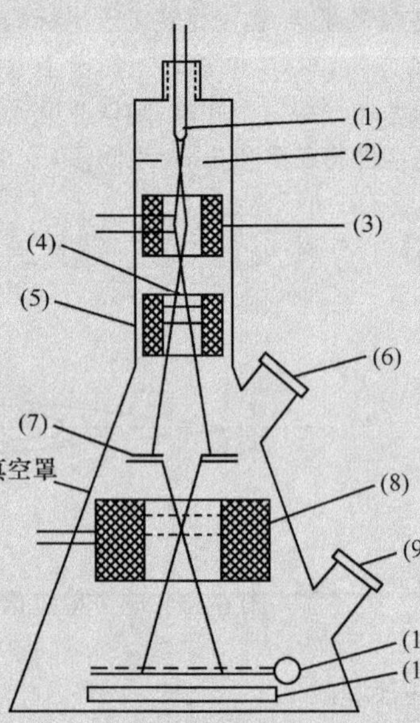

图 6-14 电子显微镜的基本结构

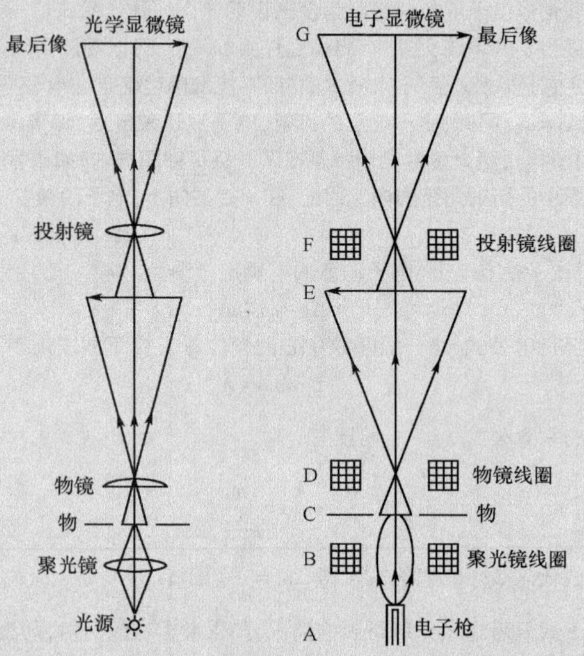

图 6-15 电子显微镜与光学显微镜对比示意图

电子显微镜中用的透镜(电子透镜)有两种:静电透镜和电磁透镜。静电透镜是利用静电场对电荷的作用力,使电子射线会聚或发散,如同电子射线示波器中聚焦原理一样。这种静电透镜用于放大倍数较小的小型电子显微镜。另一种电磁透镜是利用磁场对运动电子的洛仑兹力使电子会聚或发散。电子透镜对电子射线的作用与光学透镜对光线的作用结果是相同的。

为了使电子获得足够大的速度,电子枪的阴阳极间电压高达 30~100kV。因为空气分子对电子射线有散射作用,因此全部光学系统都放在密封的容器内,在工作时必须把容器内部抽成真空。

在光学显微镜中,由于标本各部分对透镜光束的吸收程度不一样,观察到的是一个明暗不同的彩色像。在电子显微镜中,电子在穿过标本时,与标本中的原子相碰撞而产生散射,标本中密度越大或越厚的部分,电子被散射得越厉害。被散射的电子不能透过光阑,在最后的像上相应部分就越暗,最后就得到一个与标本的厚薄疏密相关联的像。由于电子穿透标本的能力低,因此要求标本切得特别薄,约 0.2μm。

电子显微镜已经广泛地应用到各种科研工作中。现代的电子显微镜,能将最小分辨距离提高到 0.2nm。在医学和生物化学中,可以用来观察病毒、蛋白质的分子结构、酶、激素、维生素等,可以用来研究遗传物质,如脱氧核糖核酸(DNA),使生命科学的研究有了更有力的工具。

小小案例

第 4 节*　波函数及薛定谔方程

一、波　函　数

在对微观领域的研究工作中,人们发现微观粒子有着与宏观物体不同的属性和规律。要确定一个宏观物体的运动状态可以同时指出它在某一时刻的位置和速度,但对具有能量和动量的微观粒子,必然同时表现出波动性,需要用波函数描述它的状态。

由波动理论可知,机械波的波动方程为

$$y(x,t)=A\cos 2\pi\left(\nu t-\frac{x}{\lambda}\right) \tag{6.22}$$

式(6.22)也可写成复数形式

$$y(x,t)=Ae^{-i2\pi\left(\nu t-\frac{x}{\lambda}\right)} \tag{6.23}$$

取其实数部分就是式(6.22)。

如果粒子不受外力场的作用,则为自由粒子,其能量和动量是不变的,因而自由粒子的德布罗意波的波长和频率也是不变的。可以认为它是一平面单色波,其波函数为

$$\Psi(x,t)=\Psi_0 e^{-i2\pi\left(\nu t-\frac{x}{\lambda}\right)} \tag{6.24}$$

为了和一般波动区别开,在式中用 Ψ 代表 y。Ψ 叫做**波函数**,Ψ_0 是波函数的**振幅**。根据德布罗意假设,将 $E=h\nu$ 和 $p=\dfrac{h}{\lambda}$ 代入式(6.24),得

$$\Psi(x,t)=\Psi_0 e^{-i\frac{2\pi}{h}(Et-px)} \tag{6.25}$$

式(6.25)是描述能量为 E、动量为 p 沿 x 方向运动的自由粒子的德布罗意波的波函数。

统计指出,微观粒子分布多的地方,粒子的德布罗意波的强度大,而粒子在空间分布数目的多少,是和粒子在该处出现的概率成正比。因此,某一时刻出现在某点附近体积元 dV 中的粒子的概率,与 $|\Psi|^2dV$ 成正比

$$|\Psi|^2dV=\Psi\Psi^*dV \tag{6.26}$$

式中,Ψ^* 为 Ψ 的共轭复数;$|\Psi|^2$ 为在某一时刻在某点处单位体积内粒子出现的概率,叫做**概率密度**。

总之,在空间某处波函数的平方与粒子在该处出现的概率成正比,这就是波函数的统计意义。因此,德布罗意波也叫做**概率波**。

由于粒子必定要在空间的某点出现,所以粒子在空间各点出现概率总和等于 1,即

$$\int_V |\Psi|^2dV=1 \tag{6.27}$$

式(6.27)叫做**波函数的归一化条件**。

综上所述,在量子力学中,用来描述微观粒子状态的波函数是时间和空间的单值函数,空间某点波函数的模的平方表示粒子在该点附近出现的概率。波函数的物理意义,要求波函数是单值、连续、有限且是归一化的函数。

二、定态薛定谔方程

在量子力学中,微观粒子的状态是由波函数描述的,如果我们知道它所遵循的运动方程,那么,由其起始状态和能量就可以求解粒子的状态。薛定谔方程就是在此认识基础上建立的,它

是量子力学的基本方程,不能由其他基本原理推导出来,其正确性只能依靠实践来检验。下面介绍的是建立薛定谔方程的基本思路,而不是推导过程。

设有一质量为 m,动量为 p,能量为 E 的自由粒子,沿 x 轴运动,则其波函数可由式(6.25)表示,即

$$\Psi(x,t)=\Psi_0 e^{-i\frac{2\pi}{h}(Et-px)}$$

上式也可写成

$$\Psi(x,t)=\varphi(x)e^{-i\frac{2\pi}{h}Et} \tag{6.28}$$

式中,

$$\varphi(x)=\varphi_0 e^{i\frac{2\pi}{h}px} \tag{6.29}$$

式(6.29)叫做**振幅函数**,它是波函数中只与坐标有关,而与时间无关的部分,它也是与微观粒子在空间的定态分布概率直接相关的部分,因而也叫做**波函数**。现将波函数 $\varphi(x)$ 对 x 取二阶导数,有

$$\frac{d^2\varphi}{dx^2}+\left(i\frac{2\pi}{h}p\right)^2\varphi_0 e^{i\frac{2\pi}{h}px}=-\frac{4\pi^2}{h^2}p^2\varphi$$

考虑限于低速的情形,利用自由粒子的动量和动能的非相对论关系 $p^2=2mE_k$,代入上式,得

$$\frac{d^2\varphi}{dx^2}+\frac{8\pi^2 mE_k}{h^2}\varphi=0 \tag{6.30}$$

式(6.30)叫做**一维空间自由粒子的振幅方程**。

如果粒子不是自由的,而是在势场中运动,则总能量 E 等于动能 E_k 与势能 E_p 之和,即 $E=E_k+E_p$,代入上式,得

$$\frac{d^2\varphi}{dx^2}+\frac{8\pi^2 m}{h^2}(E-E_p)\varphi=0 \tag{6.31}$$

由于 φ 是坐标的函数,而与时间无关,所以式(6.31)叫做**势场中一维运动粒子的定态薛定谔方程**。此方程之所以被称为定态,不仅是因为粒子在势场中的势能只是坐标的函数,与时间无关,而且系统的能量也是与时间无关的常量,概率密度 $|\Psi|^2$ 也不随时间而改变,这就是定态所具有的特性。

如果粒子在三维空间中运动,式(6.31)可推广为

$$\frac{\partial^2\varphi}{\partial x^2}+\frac{\partial^2\varphi}{\partial y^2}+\frac{\partial^2\varphi}{\partial z^2}+\frac{8\pi^2 m}{h^2}(E-E_p)\varphi=0 \tag{6.32}$$

式中,$\varphi=\varphi(x,y,z)$,仅是 x,y,z 的函数,与时间无关。式(6.32)是**一般的定态薛定谔方程**。

由定态薛定谔方程不仅可以解得在给定势场中运动的粒子的波函数,从而知道粒子处于空间某一体积内的概率,而且还可以得到定态时系统的能量。

三、量子力学对氢原子的应用

玻尔的氢原子理论是半经典半量子理论,它只能解释具有一个电子的氢原子的光谱,下面用量子力学对氢原子问题有较好的论述。

在氢原子中,电子的势能为

$$E_p=-\frac{e^2}{4\pi\varepsilon_0 r}$$

式中,r 为电子到核的距离,由于核的质量很大,可假设原子核是静止的。将 E_p 代入薛定谔方程,得

$$\frac{\partial^2\varphi}{\partial x^2}+\frac{\partial^2\varphi}{\partial y^2}+\frac{\partial^2\varphi}{\partial z^2}+\frac{8\pi^2 m}{h^2}\left(E+\frac{e^2}{4\pi\varepsilon_0 r}\right)\varphi=0 \tag{6.33}$$

对上面方程求解,可得到波函数。由于求解氢原子的薛定谔方程数学计算较繁杂,我们只讨论求解这些方程后得出的一些重要结果。

(一) 能量量子化和主量子数

求解氢原子波函数,可得氢原子的能级是量子化的,其值为

$$E_n=-\frac{me^4}{8\varepsilon_0^2 h^2}\frac{1}{n^2} \tag{6.34}$$

式中,$n=1,2,3,\cdots$为**主量子数**。这一结果表明,由量子力学的薛定谔方程解得的能量值,与玻尔理论所得到的结果是相同的。

(二) 轨道角动量量子化和角量子数

求解氢原子波函数,可得氢原子中电子的角动量 L 为

$$L=\sqrt{l(l+1)}\frac{h}{2\pi} \tag{6.35}$$

式中,$l=0,1,2,\cdots,(n-1)$为**角量子数**。可见量子力学的结果与玻尔理论不同,虽然两者都说明角动量的大小是量子化的,但按量子力学的结果,角动量的最小值为零,而玻尔理论的最小值为$\frac{h}{2\pi}$。实验证明,量子力学的结果是正确的。

(三) 轨道角动量空间量子化和磁量子数

求解薛定谔方程,得出电子绕核运动的角动量 L 的方向在空间的取向不能连续地改变,而只能取一些特定的方向,即角动量 L 在外磁场方向的投影必须满足量子化条件,如图 6-16 所示。

$$L_z=m_l\frac{h}{2\pi} \tag{6.36}$$

式中,$m_l=0,\pm1,\pm2,\cdots,\pm l$ 为**磁量子数**。对于一定的角量子数 l,m_l 可取$(2l+1)$值,这表明角动量在空间的取向只有$(2l+1)$种可能。

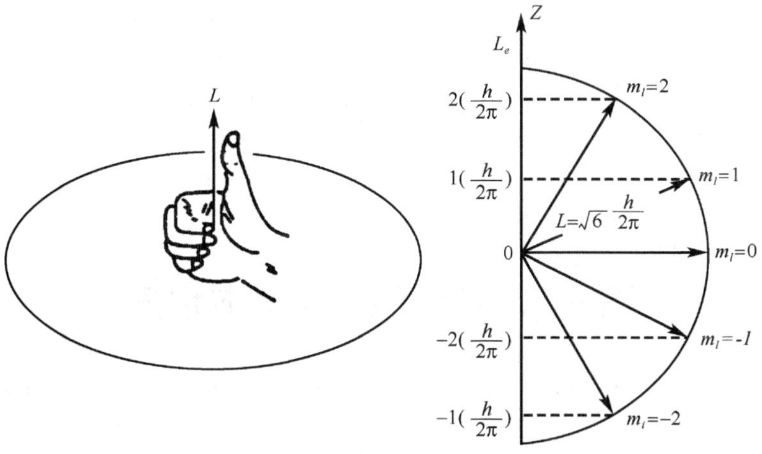

图 6-16　电子角动量的空间取向($l=2$)

氢原子中电子的稳定状态是用一组量子数 n、l、m_l 来描述的,在一般情况下,电子的能量主要决定于主量子数 n,与角量子数 l 只有微小关系。在无外磁场时,电子能量与磁量子数 m_l 无关。因此,电子的状态可以用 n、l 来表示。常用 s、p、d、f 等字母分别表示 $l=0,1,2,3$ 等状态。具有角量子数 $l=0,1,2,3,\cdots$的电子常分别称 s 电子、p 电子、d 电子及 f 电子等。表 6-2 列出氢原子内电子的状态。

表 6-2 氢原子内电子的状态

主量子数	$l=0$ s	$l=1$ p	$l=2$ d	$l=3$ f	$l=4$ g	$l=5$ h
$n=1$	1s					
$n=2$	2s	2p				
$n=3$	3s	3p	3d			
$n=4$	4s	4p	4d	4f		
$n=5$	5s	5p	5d	5f	5g	
$n=6$	6s	6p	6d	6f	6g	6h

(四) 电子自旋和自旋磁量子数

原子中的电子除轨道运动外,还存在着一种固有的自旋运动。电子在自旋过程中,也有自旋角动量,与轨道角动量一样,自旋角动量也是量子化的。自旋角动量为

$$L_s=\sqrt{s(s+1)}\frac{h}{2\pi} \tag{6.37}$$

式中,s 为**自旋量子数**,其值为 $s=\frac{1}{2}$。

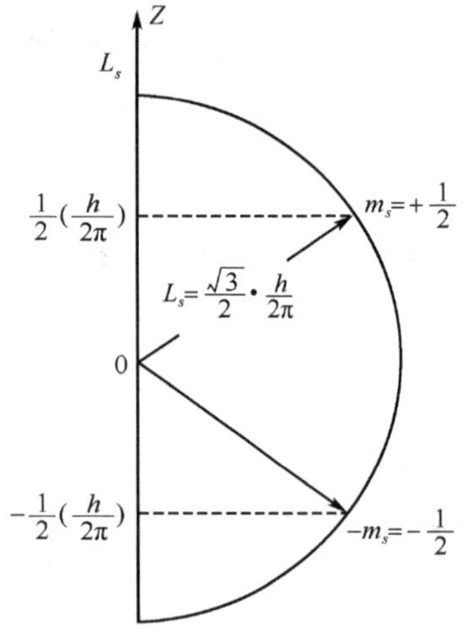

图 6-17 L_s 的空间取向

电子自旋角动量在特定方向(如 oz 轴)上的分量也是量子化的,它在 z 轴上的分量为

$$L_{sz}=m_s\frac{h}{2\pi} \tag{6.38}$$

式中,m_s 为**自旋磁量子数**,其可能值为 $m_s=\pm\frac{1}{2}$,这说明自旋角动量在特定方向的分量只能取两种数值,如图 6-17 所示。

总结上面的讨论,原子中电子的运动状态,应由 4 个量子数来确定。主量子数 n 决定电子的能量;角量子数 l 决定电子在核外运动的轨道角动量;磁量子数 m_l 决定轨道角动量在特定方向的分量;自旋磁量子数 m_s 决定自旋角动量在特定方向上的分量。运用这 4 个量子数可以确定原子核外电子的分布情况。

第 5 节 原子核的基本性质

原子核是原子的中心体,原子核物理是研究原子核特性、结构和变化等问题的一门学科。

一、原子核的电荷和质量

原子核的一个重要特征是它所带的电荷量。原子核带正电荷,数值 q 等于电子电荷量的绝对值 e 的整数倍,即 $q=Z|e|$,整数 Z 叫做这元素**原子核的电荷数**,也是化学元素的原子序数。

原子核的另一个重要特征是它的质量。原子核的质量同原子的质量相差极小,原子的质量应包括原子核的质量和核外电子的质量。在原子核物理中通常使用的单位叫做“**原子质量单位**”。按规定,取碳的同位素 $^{12}_{6}C$ 原子处于基态的静止质量的 1/12 为“原子质量单位”,以 u 表示,计算得

$$1u = 1.660\ 540\ 2\times10^{-27}kg$$

原子的质量以“原子质量单位”计算时都接近于一整数,这一整数叫做**原子核的质量数**,或叫**核子数**,以 A 表示。

电荷数 Z 和质量数 A 是标志原子核特征的两个重要物理量,常用 $^{A}_{Z}x$ 来标记某原子核,其中 x 代表与 Z 相应得化学元素符号。Z 和 A 都相同的原子核叫做某种**核素**,Z 相同而 A 不同的原子核叫做**同位素**,例如,氢有三种同位素,即氕($^{1}_{1}H$)、氘($^{2}_{1}H$)、氚($^{3}_{1}H$)。

二、原子核的组成

原子核是由质子和中子两种粒子组成,这两种粒子统称叫做**核子**。质子是一个 $^{1}_{1}H$ 的原子核,用符号 p 表示,它的质量为 1.007 276 466 88u。中子是质量为 1.008 664 915 78u 的中性粒子,用符号 n 表示。由于这两种粒子的质量数都是一,所以原子核的质量数 A 也代表构成这个原子核内质子和中子的总和,代表原子核内电荷数的 Z 也代表核内的质子数,$N=A-Z$ 是核内的中子数。

三*、原子核的自旋与磁矩

原子核是质子和中子组成的,核内的质子和中子也具有轨道角动量和自旋角动量。原子核内所有核子的轨道角动量和自旋角动量的矢量和,叫做**原子核的自旋角动量**,简称**核自旋**,一般可表示为

$$L_j = \sqrt{j(j+1)}\frac{h}{2\pi} \tag{6.39}$$

式中,j 为**原子核的自旋量子数**。

实验证明,处于基态时的原子核:偶偶核(质子数和中子数都是偶数)的自旋量子数都是零;奇奇核(质子数和中子数都是奇数)的自旋量子数都是整数;奇偶核(质子数、中子数一个是奇,一个是偶数)的自旋量子数都是半整数。核自旋在外磁场 z 方向上的投影为

$$L_z = m\frac{h}{2\pi} \tag{6.40}$$

式中,$m=j,j-1,\cdots,1-j,-j$,叫做**磁量子数**,共有 $2j+1$ 值。

由于质子和中子都具有自旋磁矩,所以原子核也有磁矩。原子核的总磁矩的表达式为

$$\mu = g\frac{e}{2m_p}L_j = g\frac{eh}{4\pi m_p}\sqrt{j(j+1)} = g\mu_N\sqrt{j(j+1)} \tag{6.41}$$

式中,$\mu_N = \frac{eh}{4\pi m_p} = 5.0508\times10^{-27}J\cdot T^{-1}$。

式中，e 为电子电荷量的绝对值；m_p 为质子的质量；μ_N 为**核磁子**，是核磁矩的基本单位；g 为**朗德因子**或 **g 因子**，其值不能通过公式算出，只能由实验测得，对于不同种类的核，g 因子数值不同，而且有正有负。质子的 g 因子 $g_p=5.5857$，中子的 g 因子 $g_n=-3.8261$。

原子核的总磁矩在外磁场 z 方向的分量为

$$\mu_z=g\mu_N m \tag{6.42}$$

式中，$m=j,j-1,\cdots,1-j,-j$，叫做**磁量子数**，共 $2j+1$ 值。表 6-3 列出了一些原子核的自旋量子数和磁矩的最大值。

表 6-3　原子核的自旋量子数和磁矩

原子核	自旋量子数	磁矩/μ_N	原子核	自旋量子数	磁矩/μ_N
^1_0H	1/2	-1.9131	$^{14}_7N$	1	+0.4047
^1_1H	1/2	+2.7928	$^{16}_8O$	0	0
^2_1H	1	+0.857387	$^{23}_{11}Na$	3/2	+2.2161
^4_2He	0	0	$^{39}_{19}K$	3/2	+0.39097
^6_3Li	1	+0.82192	$^{40}_{19}K$	4	-1.291
^7_3Li	3/2	+3.2560	$^{115}_{49}In$	9/2	+5.4960

拓展提高

磁　共　振

磁共振是利用物质中原子核有磁矩的特征，在稳定的磁场中放置要研究的材料样品，再加交变磁场，如果后者的频率合适，样品会从交变磁场吸收能量。下面简单介绍它的基本原理。

在热平衡时，低能级的原子核数高于高能级的原子核数，如果在垂直于稳恒磁场的方向上，再另加一个高频交变磁场，且频率满足下列关系式

$$h\nu=g\mu_N B$$

即

$$\nu=\frac{g\mu_N B}{h} \tag{6.43}$$

则处于此磁场中的原子核就会吸收高频交变磁场的能量，原子核从低能级跃迁到高能级。在外磁场中，原子核吸收特定频率电磁波的现象，叫做**磁共振**(magnetic resonance，MR)。

磁共振在化学、医学、药学、生物及农业等很多领域有应用。在药学方面，磁共振除用于药物的定性分析和结构分析外，还用于定量分析。例如，将复方阿司匹林(APC)的磁共振谱图，与阿司匹林、非那西汀和咖啡因的谱图进行对照，可以测出 APC 中三种药物的含量。磁共振也用于研究药物分子之间的相互作用，药物分子与生物高分子或细胞感受器之间的作用机制等。例如，由磁共振技术发现，青霉素分子只在一个部位通过芳香族侧链与细胞的蛋白质感受器结合而起药理作用。

在医学领域，由于人体大部分是水，这些水以及富含氢的分子的分布因种种疾病而发生变化，可以利用氢核的磁共振来进行医疗诊断。磁共振成像技术就是应用磁共振原理的技术，能对癌症和其他疑难病症做出早期诊断，是很有发展前途的医学影像技术。

第 6 节　原子核的结合能

原子核是由核子组成的，它的质量应等于全部核子的质量和，但实验测定的原子核质量总小于组成它的核子的质量和。它们差值为

$$\Delta m=Zm_p+(A-Z)m_n-m_x \tag{6.44}$$

叫做**原子核的质量亏损**。

式中，原子核${}_Z^A x$、质子和中子的质量，分别为 m_x、m_p 和 m_n。相对论指出，当系统有质量改变时，一定也有相应的能量改变，关系式为 $\Delta E=(\Delta m)c^2$，则

$$\Delta E=[Zm_p+(A-Z)m_n-m_x]c^2 \tag{6.45}$$

这种能量叫做**原子核的结合能**。由此可知，质子和中子组成原子核的过程中必有大量的能量放出，反之，要使原子核分解为单个的质子和中子应给予和结合能等值的能量。

由于原子核的结合能非常大，所以一般原子核是非常稳定的系统。然而不同的原子核，其稳定程度不一样，可用每个核子的平均结合能来说明

$$\varepsilon=\frac{\Delta E}{A} \tag{6.46}$$

式中，ε 为**比结合能**。核子的比结合能越大，原子核就越稳定。图 6-18 画出了比结合能对核子数的曲线图。

从图 6-18 中可以看出，比结合能曲线开始时有明显起伏，呈显著上升趋势，当处于中等质量核时，比结合能达到最大，然后随着质量数的增大，又缓慢地变小。因此，使重核裂变为中等质量的核，会放出能量，这种能量叫做**裂变能**。原子弹、原子能反应堆的能量就是这样产生的。同样，使轻核聚变为重质量的核，也会放出能量，这种能量叫做**聚变能**，氢弹的能量就是通过聚变产生的。

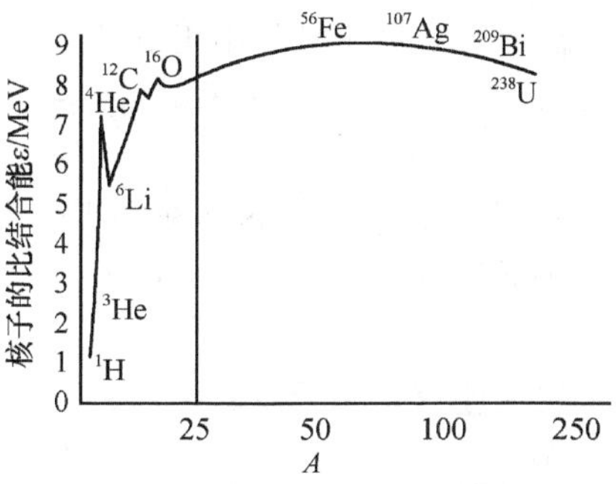

图 6-18　比结合能曲线

第 7 节　原子核的放射性衰变

1896 年，法国物理学家贝克勒耳（H. Becquerel，1852—1908）首先发现了元素铀能够发射出一种人看不见的射线，1898 年，居里夫妇（P. &M. Curie）发现了元素钋和镭也具有放射性。放射性具有使气体电离、照相底片感光和荧光物质发光等一系列特性。放射性现象是研究原子核内部性质和结构的重要途径之一，它在农业、工业、医药等许多领域有广泛应用。

自然界中不稳定的原子核，能自发地放射出某种射线而转变成另一种原子核，这种现象叫做**放射性衰变**，这类不稳定的同位素叫做**放射性同位素**。在人们发现的 2000 多种同位素中，绝大多数是不稳定的，1934 年，约里奥·居里夫妇发现了人工放射性，从而开始了人工制备放射性元素，并为应用放射性开辟了广阔的途径。

一、放射性衰变

原子核的放射性衰变模式主要有三种：α 衰变、β 衰变和 γ 衰变。

1. α 衰变　原子核自发放射出 α 粒子而衰变为另一种原子核的过程，叫做 **α 衰变**。α 粒子，即氦核${}_2^4\text{He}$。${}_{88}^{226}\text{Ra}$（镭）核的 α 衰变过程如下：

$${}_{88}^{226}\text{Ra}\rightarrow{}_{86}^{222}\text{Rn}+{}_2^4\text{He} \tag{6.47}$$

${}_{86}^{222}\text{Rn}$（氡）核也具有放射性，即

$${}_{86}^{222}\text{Rn}\rightarrow{}_{84}^{218}\text{Po}+{}_2^4\text{He} \tag{6.48}$$

在衰变中电荷数和质量数是守恒的。α 衰变使母核失去 2 个正电荷，子核在周期表上的位置将向前移两位，质量数减少 4，α 衰变得一般表示为

$${}_Z^A x\rightarrow{}_{Z-2}^{A-4}Y+{}_2^4\text{He} \tag{6.49}$$

2. β 衰变　**β 衰变**是核电荷改变而核子数不变的衰变。它主要包括 β^- 衰变、β^+ 衰变和电子俘获。

β^- 衰变是原子核放出电子 ${}_{-1}^{0}e$，实际上是核内的一个中子 ${}_{0}^{1}n$ 衰变为质子、电子 ${}_{-1}^{0}e$ 和反中微子 $\bar{\nu}_e$，即

$$ {}_{0}^{1}n \rightarrow {}_{1}^{1}H + {}_{-1}^{0}e + \bar{\nu}_e \tag{6.50} $$

磷核 ${}_{15}^{32}P$ 放出一个电子衰变成硫核 ${}_{16}^{32}S$，即

$$ {}_{15}^{32}P \rightarrow {}_{16}^{32}S + {}_{-1}^{0}e + \bar{\nu}_e \tag{6.51} $$

β^- 衰变的一般表达式为

$$ {}_{Z}^{A}x \rightarrow {}_{Z+1}^{A}Y + {}_{-1}^{0}e + \bar{\nu}_e \tag{6.52} $$

β^+ 衰变是原子核放出正电子 ${}_{+1}^{0}e$，即 β^+ 粒子，它的质量与电子质量相等，它的电荷量是电子电荷量的绝对值。β^+ 衰变得一般表达式为

$$ {}_{Z}^{A}x \rightarrow {}_{Z-1}^{A}Y + {}_{+1}^{0}e + \nu_e \tag{6.53} $$

在原子核内，质子也能转变为中子（留在核内）同时放出一个正电子和一个中微子。中微子是一种质量近乎为零的中性粒子。

$$ {}_{1}^{1}H \rightarrow {}_{0}^{1}n + {}_{+1}^{0}e + \nu_e \tag{6.54} $$

电子俘获是原子核从核外的电子壳层中俘获一个电子，使核内的一个质子转变为一个中子，并放出一个中微子。电子俘获的一般表达式为

$$ {}_{Z}^{A}x + {}_{-1}^{0}e \rightarrow {}_{Z-1}^{A}Y + \nu_e \tag{6.55} $$

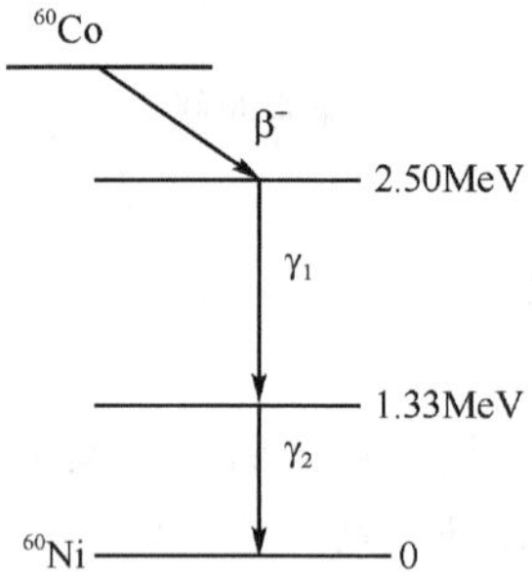

图 6-19　^{60}Co 的 γ 衰变

3. γ 衰变　γ 射线是一种电磁波，波长在 0.01nm 以下。当原子核发生 α 衰变和 β 衰变时，有些原子核处于激发态，处于激发态的原子核是不稳定的，它要向低激发态或基态跃迁，同时发射 γ 射线。例如，医学上治疗肿瘤最常用的放射源 ^{60}Co，它的衰变如图 6-19 所示。^{60}Co 以 β^- 衰变到 ^{60}Ni 的 2.50MeV 激发态，由于 ^{60}Ni 的激发态的寿命极短，它放出的能量分别为 1.17MeV 和 1.33MeV 两种 γ 射线而跃迁到基态。

二、放射性衰变定律

原子核衰变是原子核自发产生的变化，与周围环境的物理条件和本身的化学条件无关。原子核的衰变遵从一定的统计规律。

在 $t \rightarrow t+dt$ 时间内发生核衰变的原子核数目为 dN，它与当时存在的原子核数 N 成正比，也与时间 dt 成正比，即

$$ -dN = \lambda N dt \tag{6.56} $$

式中，λ 为比例常数，叫做**衰变常数**，是原子核发生衰变快慢的标志。负号表示原子核的数目在减少。

设 $t=0$ 时原子核的数目为 N_0，由式（6.56）得

$$ N = N_0 e^{-\lambda t} \tag{6.57} $$

这就是**放射性衰变定律**。

放射性同位素衰变其原有核数的一半所需的时间，叫做**半衰期**，用 $T_{1/2}$ 表示，即

$$ T_{1/2} = \frac{\ln 2}{\lambda} = \frac{0.693}{\lambda} \tag{6.58} $$

$T_{1/2}$ 是不同原子核衰变快慢的又一标志，由本身性质决定的，与外界无关。表 6-4 列出了几种核

的半衰期,表中的单位分别为 a(年)、d(天)、h(时)、s(秒)。

表 6-4　几种放射性同位素的半衰期

放射性同位素	衰变	半衰期	放射性同位素	衰变	半衰期
^{3}H	β	12.4a	$^{60}C_0$	β	5.27a
^{14}C	β	5568a	$^{142}C_e$	α	5×10^{15}a
^{32}P	β	14.3d	$^{212}P_0$	α	3×10^{-7}s
^{42}K	βγ	12.4h	^{235}U	α	7.04×10^{8}a
Ca	β	164d	^{238}U	α	4.46×10^{9}a

对于某种放射性同位素,有些原子核早衰变,有些晚衰变,也就是说有些寿命长,有些短,常用**平均寿命** τ 来表征衰变得快慢,它指的是核在衰变前存在的时间平均值,即

$$\tau=1.44T_{1/2} \tag{6.59}$$

三、放射性强度

放射性物质在单位时间内发生衰变的原子核数,叫做**物质的放射性强度**,又叫做**放射性活度**,用 A 表示,即

$$A=-\frac{\mathrm{d}N}{\mathrm{d}t}=-\lambda N_0\mathrm{e}^{-\lambda t}=A_0\mathrm{e}^{-\lambda t} \tag{6.60}$$

式中,$A_0=-\lambda N_0$,表示 $t=0$ 时的放射性强度。放射性强度随时间按指数规律减少。决定放射性强弱的量是 λ 和 N 的乘积。例如,天然钾中仅 0.012% 是放射性的 ^{40}K,普遍存在于我们的玻璃窗、玻璃杯中,^{40}K 的原子核数目 N 不算少,但它的半衰期为 1.3×10^{9}a,相应的 λ 十分微小,它的放射性强度很弱,它对我们身体健康没有大的影响。

放射性强度单位是**贝克勒尔**,简称**贝克**,符号 Bq,就是单位时间衰变一个核,即 $1\mathrm{Bq}=1\mathrm{s}^{-1}$。

放射性强度的另一种单位是**居里**,符号 Ci,$1\mathrm{Ci}=3.7\times10^{7}\mathrm{Bq}$。表 6-5 列举了一些辐射源的放射性强度。

表 6-5　一些辐射源的放射性强度

辐射源	辐射形式	放射性强度/Ci	辐射源	辐射形式	放射性强度/Ci
20 万 t 级原子弹的裂变产物	α,β	6×10^{11}	医疗用的 ^{131}I	β	约 10^{-1}
核反应堆	α,β	约 10^{10}	一只夜光表上涂的荧光物	β	约 10^{-6}
工业用的 ^{60}Co	β	约 10^{6}	一个人体内的天然 ^{40}K	β	约 10^{-7}
医疗用的 ^{60}Co	β	约 10^{3}			

放射性同位素

存在于自然界的天然放射性同位素只不过四十几种,而今天人工制造的放射性同位素已达 1000 多种,每种元素都有了放射性同位素。由于核反应堆和高能加速器的利用,各种放射性同位素可以大量地生产,在工业、农业、生物、医学、药学等领域得到广泛的应用。

放射性同位素的化学性质是完全相同的,把放射性同位素的原子掺到其他物质中去,让它们一起参与化学、生物和生理等的运动中,再用放射性探测仪器进行追踪,就可以观察到它参与变化过程的踪迹和分布,从而可以了解某些不容易查明的情况或规律。人们把这种用途的放射

性同位素叫做**示踪原子**。在医药领域，示踪原子法常用于诊断某些疾病。例如，放射性碘($^{131}_{53}I$)可以随注射的血浆蛋白一起进入脑部肿瘤，再用小型探测器的探针测量碘的放射性，就能确定肿瘤的部位和范围。用于诊断的放射性同位素绝大多数是放射γ射线的,因为γ射线的贯穿本领大,所以从体内放射γ射线的同位素，能在体外探测到。

放射性元素在治疗上的应用，是利用射线对生物组织的破坏作用。由于射线对正在分裂增殖的细胞破坏作用很显著，因此，对癌细胞的作用比对正常细胞的作用大。在医院，应用放射性钴($^{60}_{27}Co$)来治疗癌症。

放射性同位素还可以作为示踪工具来研究药物在人体内的作用机制，用以筛选药物。在药用植物的栽培方面，用放射性同位素通过生物合成，可以研究有效成分在植物各部分的分布情况。

在应用放射性同位素时，由于射线的生物效应，在人体受到过量射线的照射时，会引起各种放射性病变。因此要采取严格的安全措施，对射线进行防护，避免放射物的危害。

知识链接

本章小结

1. 玻尔氢原子理论

氢原子光谱：$\frac{1}{\lambda}=R\left(\frac{1}{k^2}-\frac{1}{n^2}\right)$　　玻尔频率公式：$v=\frac{|E_n-E_k|}{h}$

2. 光电效应

光电效应方程：$h\nu=A+\frac{1}{2}mv^2$　　遏止频率：$\nu_0=\frac{A}{h}$

3. 德布罗意波

$$E=m_\varphi c^2=h\nu \qquad P=m_\varphi c=\frac{h}{\lambda}$$

德布罗意公式

$$\lambda=\frac{h}{P}=\frac{h}{mv}=\frac{h}{m_0 v}\sqrt{1-\frac{v^2}{c^2}}$$

4. 不确定关系

$$\Delta x\Delta P_x\geqslant\frac{h}{4\pi}$$

5. 薛定谔方程

$$\frac{\partial^2\varphi}{\partial x^2}+\frac{\partial^2\varphi}{\partial y^2}+\frac{\partial^2\varphi}{\partial z^2}+\frac{8\pi^2 m}{h^2}(E-E_P)\varphi=0$$

(1) 主量子数 n：　$E_n=-\frac{me^4}{8\varepsilon_0^2h^2}\frac{1}{n^2}$　　$n=1,2,3,\cdots$

(2) 角量子数 l：　$L=\sqrt{l(l+1)}\frac{h}{2\pi}$　　$l=0,1,2,\cdots,n-1$

(3) 磁量子数 m_l：　$L_z=m_l\frac{h}{2\pi}, m_l=0,\pm1,\pm2,\cdots,\pm l$

(4) 自旋磁量子数 m_s：　$L_{SZ}=m_s\frac{h}{2\pi}$,　　$m_s=\pm1/2$

6. 原子核的组成　核由质子和中子组成。符号^A_Zx,质量数 $A=Z+N$。

7. 原子核的磁矩　原子核的总磁矩在外磁场 Z 方向上的分量为

$$\mu_Z = g\mu_N m \qquad m = j, j-1, \cdots, 1-j, -j$$

8. 磁共振

$$h\nu = g\mu_N B$$

9. 原子核的结合能

$$\Delta E = [Zm_p + (A-Z)m_n - m_x]c^2$$

比结合能

$$\varepsilon = \frac{\Delta E}{A}$$

10. 原子核的放射性衰变

放射性衰变定律：$$N = N_0 \mathrm{e}^{-\lambda t}$$

放射性强度：$$A = -\frac{\mathrm{d}N}{\mathrm{d}t} = \lambda N_0 \mathrm{e}^{-\lambda t} = A_0 \mathrm{e}^{-\lambda t}$$

半衰期：$$T_{1/2} = \frac{\ln 2}{\lambda} = \frac{0.693}{\lambda}$$

目 标 检 测

一、选择题

6-1. 由氢原子理论可知，当氢原子处于 $n=4$ 的激发态时，可发射几种波长的光 ( )

A. 3 种　B. 4 种　C. 5 种　D. 6 种

6-2. 根据玻尔理论，氢原子在 $n=5$ 轨道上的角动量与在第一激发态的轨道角动量之比为 ( )

A. 5/2　B. 5/3　C. 5/4　D. 5/5

6-3. 若两种不同质量的粒子，其德布罗意波长相同，则这两种粒子的 ( )

A. 能量相同　B. 动量相同　C. 动能相同　D. 速度相同

6-4. 金属的光电效应的红限依赖于 ( )

A. 入射光的频率　B. 入射光的强度

C. 金属的逸出功　D. 入射光的频率和金属的逸出功

6-5. 微观粒子满足不确定关系是由于 ( )

A. 粒子线度太小　B. 粒子具有波粒二象性

C. 测量仪器精度不够　D. 粒子质量太小

6-6. 不确定关系 $\Delta x \Delta p_x \geqslant \frac{h}{4\pi}$ 表示在 x 方向上 ( )

A. 粒子位置的不能确定　B. 粒子动量不能确定

C. 粒子位置和动量不能同时确定　D. 粒子位置和动量都不能确定

6-7. 在下列各组量子数中，可以描述原子中电子状态的是 ( )

A. $n=1, l=0, m_l=1, m_s=-\frac{1}{2}$　B. $n=1, l=2, m_l=1, m_s=\frac{1}{2}$

C. $n=2, l=2, m_l=0, m_s=-\frac{1}{2}$　D. $n=2, l=1, m_l=-1, m_s=\frac{1}{2}$

6-8. 原子中与量子数 $n=4$ 对应的状态数为 ( )

A. 32　B. 16　C. 9　D. 18

二、填空题

6-9. 玻尔氢原子理论的三个基本假设是(1) ______________，(2) ______________，(3) ______________。

6-10. 主量子数 $n=3$ 的量子态中，角量子数可能取值为__________，磁量子数 m_l 的可能取值为__________。

6-11. 描述微观粒子运动状态的波函数是 $\Psi(x,t)$。波函数 $\Psi(x,t)$ 应满足(1) ________________，(2) ________________，(3) ________________，三个条件，且是归一化的。归一化条件是________________________________。

三、计算题

6-12. 求氢原子光谱中，巴尔末系的最长和最短波长。

6-13. 一 He-Ne 激光器功率为 3mW，产生波长为 632.8nm 的激光，计算每秒该激光发射的光子数。

6-14. 铝的逸出功为 4.2eV，有波长 200nm 的紫外光照射到铝表面上，求：(1) 产生光电子的最大初动能；(2) 遏止电势差；(3) 铝的红限波长。

6-15. 求波长取下列数值时光子的能量、动量及质量：(1) 波长为 500nm 的可见光；(2) 波长为 20nm 的紫外线。

6-16. 人的红细胞直径约 8μm，厚 2~3μm 质量 10^{-13}kg。设测量红细胞位置的不确定量为 0.1μm，计算其速率的不确定量。

6-17. 电子显微镜中的电子从静止开始经电势差为 1000V 的静电场加速后，求其德布罗意波长。

6-18. 设某粒子的波函数

$$\varphi(x)=\begin{cases}0 & (x<0, x>L)\\ Ax(L-x) & (0\leqslant x\leqslant L)\end{cases}$$

求：(1) 归一化常数 A；(2) 粒子出现在 0~0.1L 的概率。

6-19. ^{131}I 常用来做甲状腺功能检查用，已知其半衰期为 8.04d，则其衰变常数是多少？

6-20. 在医学治疗中常用 ^{226}Ra(镭)针，镭的半衰期为 1590 年，那么，镭针的放射性强度是多少？

(邓岩浩)

第7章　直流电路

学习目标

1. 掌握基尔霍夫定律

2. 熟悉电路的组成、电路元件、电路模型、电路的三种工作状态、电功率、电能、电源的等效变换和叠加原理

本章主要介绍直流电路的基本定律以及分析直流电路的最基本方法。这些定律和方法具有普遍意义，是学习后面各章的基础。

第1节　电路的基本概念

一、电路的组成

电流流过的回路叫做**电路**。电路由电源、负载和中间环节三个部分组成。根据电流的性质不同，可分为直流电路和交流电路。根据所处理信号的不同，可分为模拟电路和数字电路。复杂的电路称为电网络，简称电网。例如，城乡的供电线路就是一种交流电网，如图7-1所示。

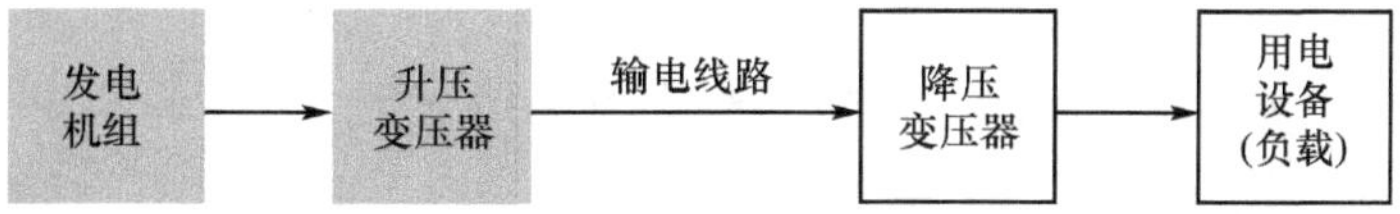
发电
机组
升压
变压器
输电线路
降压
变压器
用电
设备
(负载)

图7-1　电路示意图

电源是将其他形式的能转变成电能的装置。它为连接在电路中的用电设备提供能量。常用的直流电源有干电池、蓄电池、直流发电机、整流电源等。交流电源一般是由交流电网提供的，其主要来源是交流发电机组。

负载是将电能转换成人们所需的其他形式能量的设备。例如，电灯将电能转换成为光能，电炉将电能转换成为热能，电动机将电能转换成为机械能。所以电灯、电炉和电动机等都是电路中的负载。

中间环节是连接电源和负载的部分电路。一般包括导线、开关、熔断器以及测量仪表等，如图7-2所示。

二、电能和电功率

（一）电能

电以各种形式做功的能力称为**电能**。它有直流电能、交流电能、高频电能、低频电能等形式。

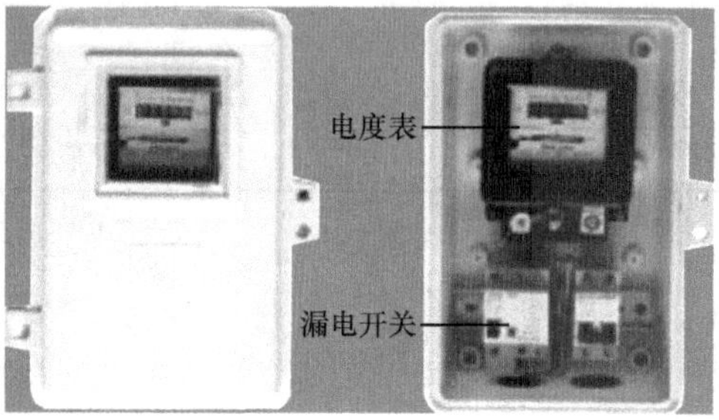

(a)

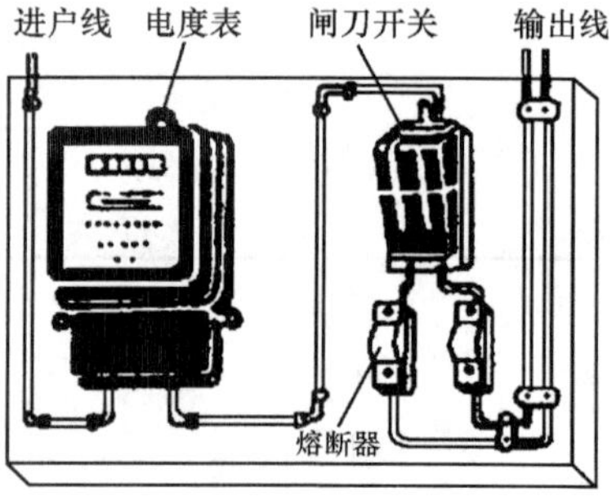

(b)

图 7-2 照明用户配电电路

(a) 配电箱;(b) 配电板

电气设备在工作时间内消耗的电能用 A 表示,

$$A=Pt=IUt \tag{7.1}$$

式中,I 为电流强度(A);U 为电压(V);t 为时间(s)。若设备的功率为 1kW,使用时间为 1h,耗电量为 1kW·h,为 1 度电。即

$$1\text{ 度电}=1000\times3600\text{J}=3.6\times10^6\text{J}$$

(二) 电功率

电气设备在单位时间内消耗(实际是转换)的电能称为**电功率**,简称功率,用 P 表示,单位为 W。计算直流电功率的公式为

$$P=IU \tag{7.2}$$

三、有载工作状态

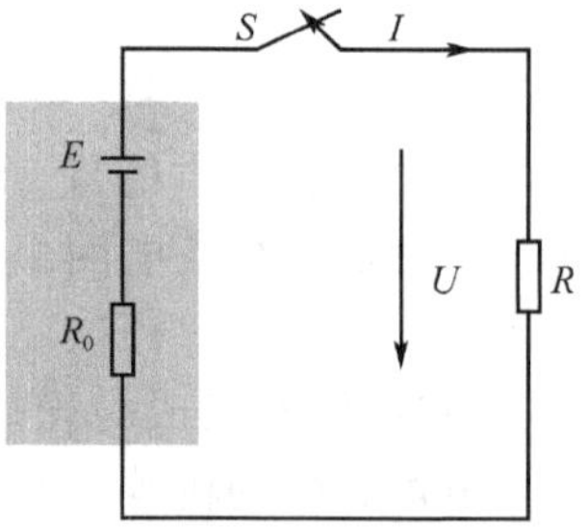

图 7-3 有载工作状态

如图 7-3 所示,把开关 S 闭合,电路便处于有载工作状态。图中 E 是干电池的电动势,R_0 是干电池的内阻。接通后的电流用 I 表示,其大小用全电路欧姆定律计算,即

$$I=\frac{E}{R+R_0} \tag{7.3}$$

计算电流可先选定一个参考方向,若计算结果为正值($I>0$),则实际电流方向与参考方向相同;若计算结果为负值($I<0$),则实际电流方向与参考方向相反。

电路接通后负载电阻两端的电压为

$$U=IR \tag{7.4}$$

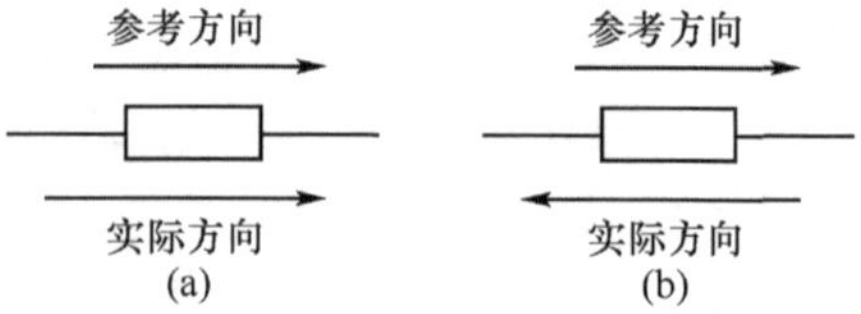

图 7-4 电压的参考方向

(a) $U>0$;(b) $U<0$

电压的极性(或称方向)可用箭头、正负号和双下标表示。用箭头表示时,先设一个参考方向,如果实际方向与参考方向相同,$U>0$;反之,$U<0$,如图 7-4 所示。用正(+)号、负(-)号表示时,先设正(+)号表示高电位端,负(-)号表示低电位端。当 $U>0$ 时,电压的实际极性与参考极性相同;当 $U<0$ 时,电压的实际极性与参考极性相反。用双下标表示时,如果计算出 $U_{ab}>0$,a 点

电位高于 b 点;如果计算出 $U_{ab}<0$,a 点电位低于 b 点。如果从负载的高电位端指向低电位端,电压也称为**电位降**。

电源的输出电压称为端电压。图 7-3 中,如不计连接导线的电阻,则电源的端电压就是负载的电压。由式(7.3)和式(7.4)可得电源端电压为

$$U=E-IR_0 \tag{7.5}$$

可见,当电动势一定时,电源的端电压随着电流的增大而降低,降低的程度取决于电源的内阻。电源端电压与电流的关系称为电源的外特性。可用曲线来表示,如图 7-5 所示。

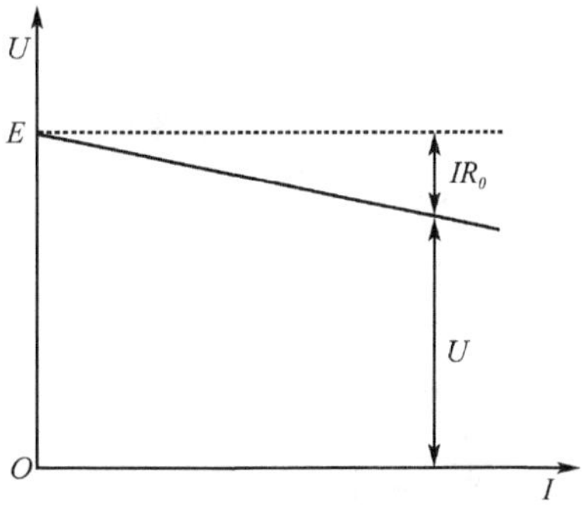

图 7-5 电源的外特性

如果电源的内阻为 0,则端电压等于电动势,其值将不随电流而变,外特性曲线是一根平行于横轴的水平线,如图 7-5 中虚线所示。这样的电源称为**理想电源**。

接在电路中的电气设备,它们的工作电流和电压都有一个规定的数值,这个数值称为**额定值**。按照额定值使用电气设备可以保证安全可靠地充分发挥设备的效能,并且保证正常的使用寿命。

四、开路状态

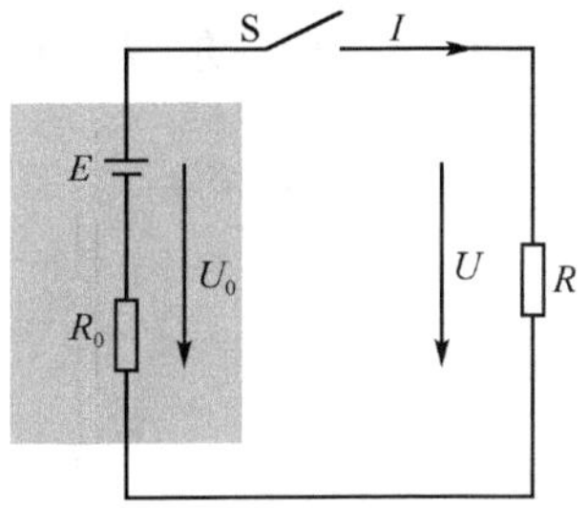

图 7-6 开路

图 7-6 中,当开关 S 处于分断位置时,电源则处于**开路**(空载)状态。外电路的电阻可认为是无限大,所以电路中没有电流。开路时电路中没有电流,负载上也没有电压,开路时电源的端电压称为开路电压或空载电压 U_0。显然有

$$I=0,\quad U=0 \qquad U_0=E \tag{7.6}$$

五、短路状态

当电源未经负载而直接被电阻接近于 0 的导体接通或部分负载被导体接通时,电路则处于短路状态,我们通常称前者为电源短路,后者为电路局部短路。图 7-7 中,电路的 a、b 之间若用一电阻甚小的导线接通时,称为 ab 处被**短路**。由于短路线的电阻很小,故可认为 a 点与 b 点重合,这时负载 R 上没有电压,所以负载电流 $I_R=0$。短路后电源回路的电流为

$$I_s=\frac{E}{R_0} \tag{7.7}$$

由于电源的内阻 R_0 往往很小,所以短路电流很大,这会引起电源或导线绝缘的损坏。

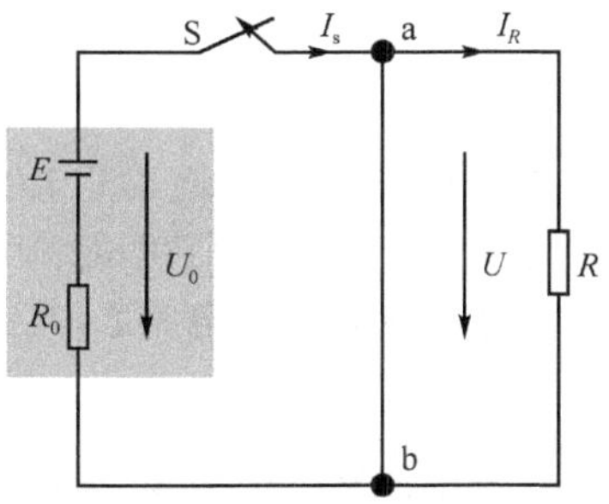

图 7-7 短路

短路是一种严重的电路事故。在供电线路中,由于绝缘破损、设备故障或操作不当等原因,短路现象是难以避免的,所以要有保护措施。简单可行的方法是在线路中安装熔断器,如果负载发生短路,熔丝会很快烧断,使电源和供电线路得到保护。

也有些短路是出于工作需要。例如,电动机在起动时电流很大(是正常运行时电流的几

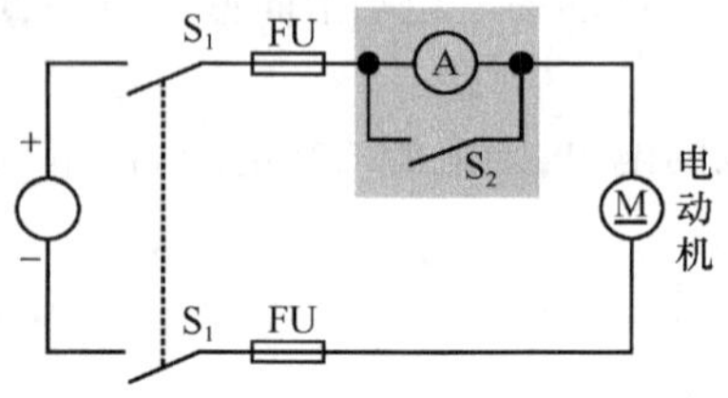

图 7-8　短接开关

倍)，容易损坏串联在电路中的电流表。若在电流表两端并联一个短路开关 S_2，如图 7-8 所示，只要在电动机起动时合上开关，使电流表短路，电流表就得到了保护。待电动机起动过程结束，再把开关打开，电流表就能显示电动机的工作电流。为了区别于事故短路，工作短路又称为短接或旁路。

例 7-1　有一电源，开路时电压 $U_0=12\text{V}$，当电流 $I=2\text{A}$ 时端电压 $U=11.8\text{V}$。(1) 求电源的电动势；(2) 求电源的内阻；(3) 求短路时的线路电流。

解：(1) 电源的电动势　　$E=U_0=12\text{V}$

(2) 电源的内阻　　$R_0=\dfrac{E-U}{I}=\dfrac{12-11.8}{2}=0.1\Omega$

(3) 短路电流　　$I_s=\dfrac{E}{R_0}=\dfrac{12}{0.1}=120\text{A}$

可见短路电流很大，在本例中为工作电流的 60 倍。

第 2 节　基尔霍夫定律

基尔霍夫(G. R. Kirchhoff，1824—1887)是德国物理学家。基尔霍夫定律包括基尔霍夫电流定律和基尔霍夫电压定律，它是分析电路的基本定律之一。下面首先介绍几个电路中的名词。

(1) 支路：电路中由一个或几个电路元件首尾相连所构成的单一路径叫**支路**。图 7-9 中有 a-R_1-E_1-b、a-R_3-b、a-R_2-E_3-b 三条支路，图中左边和右边的支路含有电源，称为有源支路，中间的支路称为无源支路。

(2) 节点：三条和三条以上支路的连接点叫做节点。图 7-9 中有 a 和 b 两个节点。

(3) 回路：电路中任意闭合的路径叫做**回路**。图 7-9 中有 acba、abda、acbda 三个回路。

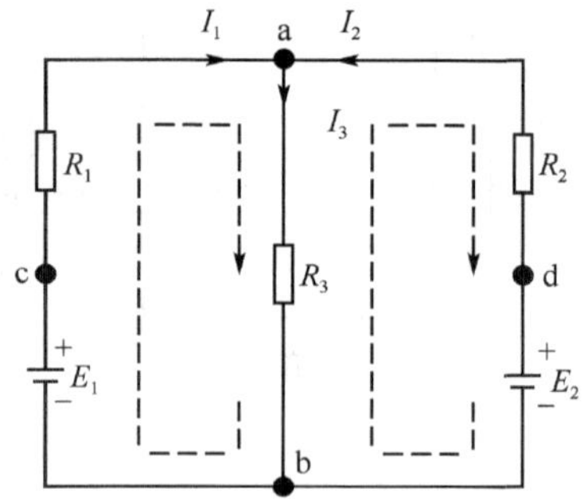

图 7-9　两个电源供电的电路

一、基尔霍夫电流定律

基尔霍夫电流定律，简称 KCL。根据电荷守恒定律，在稳恒电流流过电路的情况下，电路中任何节点均不能有电荷积累。因此，基尔霍夫电流定律可表述为：**在任一时刻，流入节点的电流之和等于流出节点的电流之和**，即

$$\sum I_{入}=\sum I_{出} \tag{7.8}$$

在图 7-9 中，对节点 a 可以写为

$$I_1+I_2=I_3$$

也可以写为

$$I_1+I_2-I_3=0$$

此式表明，在任一时刻，流过节点的电流的代数和恒等于 0，即

$$\sum I=0 \tag{7.9}$$

这是基尔霍夫电流定律的又一种表示方法。实际应用中，由于电路中各支路电流方向往往难以

确定,因此必须首先假定各支路电流的参考方向。然后根据计算结果的正、负判定电流的实际流向。

对于每一个节点都可以列出一个节点电流方程。但是,并不是每个节点电流方程都是独立的。可以证明,如果一个电路有 n 个节点,只有 $(n-1)$ 个节点是独立的,因此只有 $(n-1)$ 个电流方程是独立的。

例 7-2　已知图 7-10 中,$I_1=15\text{mA}$,$I_2=20\text{mA}$,$I_3=25\text{mA}$,求 I_4、I_5 和 I_g。

解:图 7-10 电路中共有 4 个节点,只有 3 个节点是独立的。

节点 d: $I_g=I_2-I_1=20-15=5\text{mA}$

节点 a: $I_5=I_1+I_3=15+25=40\text{mA}$

节点 c: $I_4=I_5-I_2=40-20=20\text{mA}$

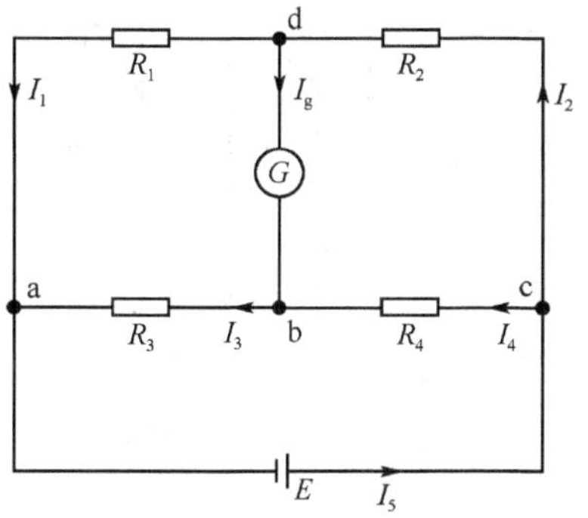

图 7-10　例 7-2 电路图示

拓展提高

广义节点

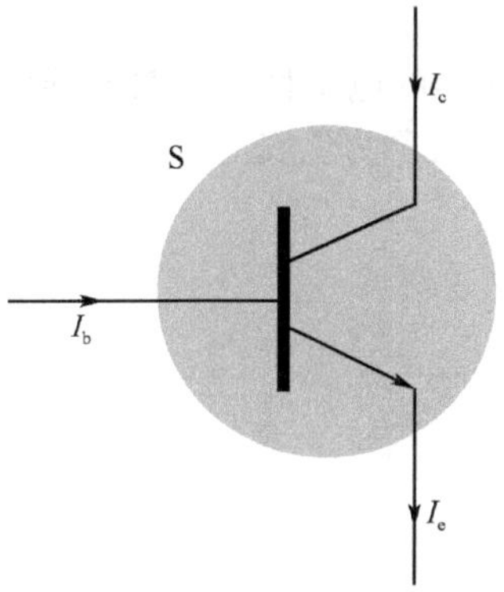

图 7-11　广义节点

如图 7-11 所示,假定用一个闭合面 S 将晶体三极管包围起来,则流出闭合面的电流 I_e 等于流入闭合面的电流 I_c 与 I_b 之和,即

$$I_e=I_c+I_b$$

式中,I_c 为集电极电流;I_b 为基极电流;I_e 为发射极电流。实际上,如果将闭合面包围的晶体三极管看成一个广义的节点,根据基尔霍夫电流定律也能得到相同的结论。

二、基尔霍夫电压定律

基尔霍夫电压定律,简称 KVL。内容为:**从电路任意一点出发,沿任一回路绕行方向,回路内各段电路的电势降落代数和等于 0**,即

$$\sum E+\sum IR=0 \tag{7.10}$$

应用该定律时,首先假设一个绕行方向和各段电路的电势降落方向,然后确定各段电路的电势降落。凡是电势降落的方向与绕行方向一致时,电势降落取正号;反之,则取负号。

在选择回路时,必须注意回路的独立性。为保证选择的回路是独立的,每个回路必须包含一条新的支路。如图 7-9 所示,该电路共有三个回路(abca、adba 和 adbca)。但只有两个是独立的回路,我们选择 abca 和 adba 两个独立的回路,根据基尔霍夫电压定律得

abca 回路:　$I_3R_3-E_1+I_1R_1=0$

adba 回路:　$-I_2R_2+E_2-I_3R_3=0$

拓展提高

不封闭的回路方程

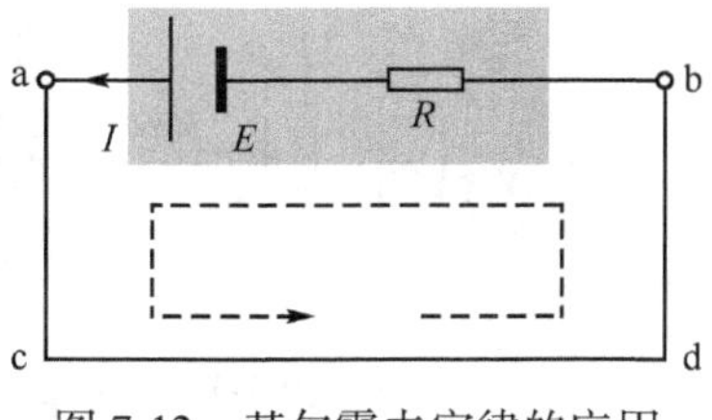

图 7-12　基尔霍夫定律的应用

基尔霍夫电压定律不仅可以用于闭合回路,还可以推广到任一不闭合的电路,但要将开口处的电势降落列入方程。如图 7-12 所示,ab 为一段不闭合的含源电路,设 ab 之间的电压为 U_{ab},根据基尔霍夫电压定律得

$$U_{ab}+IR-E=0$$

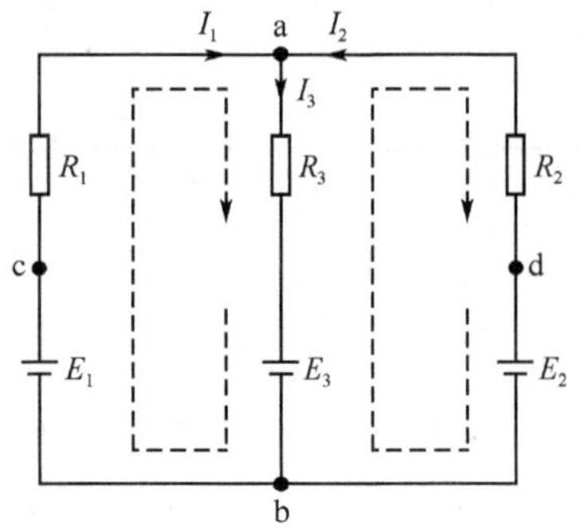

图 7-13　例 7-3 电路图示

例 7-3　图 7-13 中已知 $R_1=R_2=R_3=10\Omega$，$E_1=6V$，$E_2=3V$，$E_3=1.5V$。求各支路的电流。

解：选择顺时针方向绕行，根据基尔霍夫电压定律得

abca 回路：$I_1R_1+I_3R_3+E_3-E_1=0$　　(1)

adba 回路：$-I_2R_2+E_2-E_3-I_3R_3=0$　　(2)

选定节点 a，根据基尔霍夫电流定律得

节点 a：$I_1+I_2-I_3=0$　　(3)

将已知条件代入方程(1)、方程(2)后联解方程组可得

$I_1=0.25A$，　$I_2=-0.05A$，　$I_3=0.2A$

求出的电流 I_2 为负值，其实际方向与图 7-13 中选定的正方向相反。

第 3 节　电源的等效变换

一、电　压　源

若电源输出的端电压是一个定值，与电流的大小无关，我们将这样的电源称为**理想电压源**。理想电压源的图形符号见图 7-14，图 7-15 为其电压与电流的关系特性，称为伏安特性或外特性。

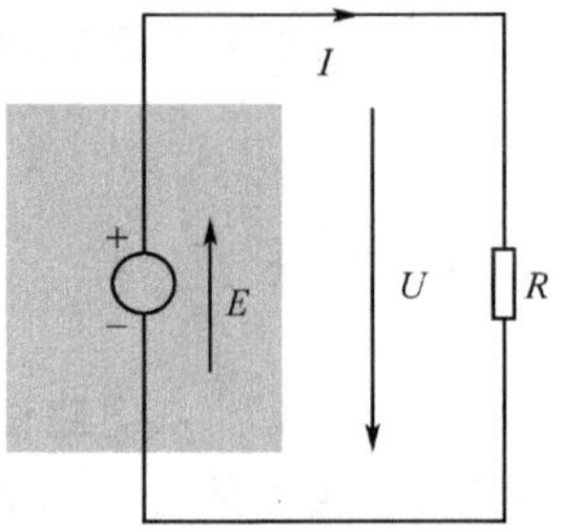

图 7-14　理想电压源

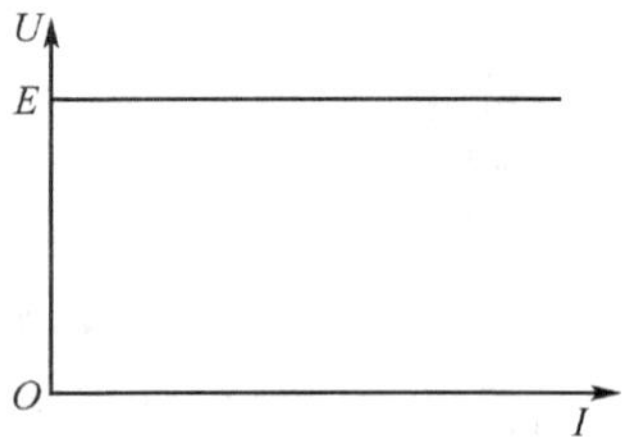

图 7-15　理想电压源的伏安特性曲线

一个实际的电压源可以等效为一个理想电压源 E 和一个内电阻 R_0 串联成的等效电源电路，如图 7-16 所示。

根据全电路的欧姆定律，得到电压源的端电压为

$$U=E-IR_0 \qquad (7.11)$$

式(7.11)称为电压源的外特性方程，由此可作出电压源的伏安特性曲线或外特性曲线，如图 7-17 所示。

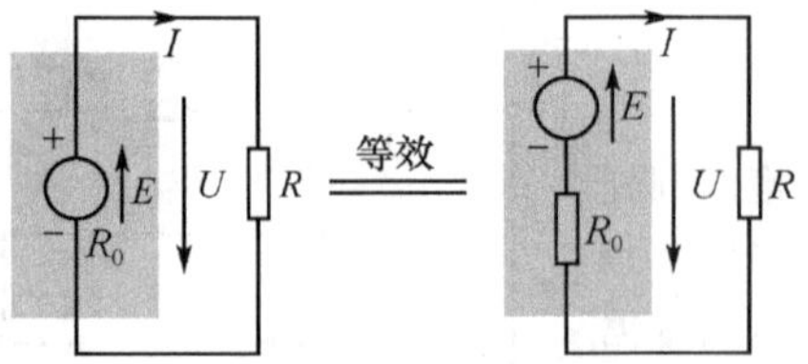

图 7-16　电压源

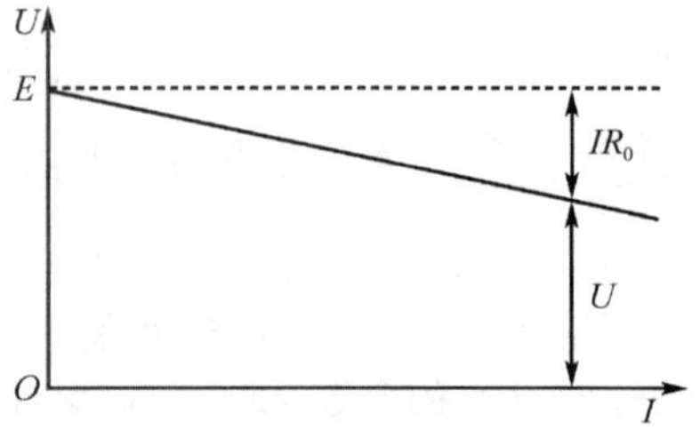

图 7-17　电压源的伏安特性曲线

二、电 流 源

若电源的电流是一个定值,与电源两端的电压无关,这样的电源称为**理想电流源**。理想电流源的图形符号如图 7-18 所示,其理想电流源的伏安特性曲线或外特性曲线如图 7-19 所示。

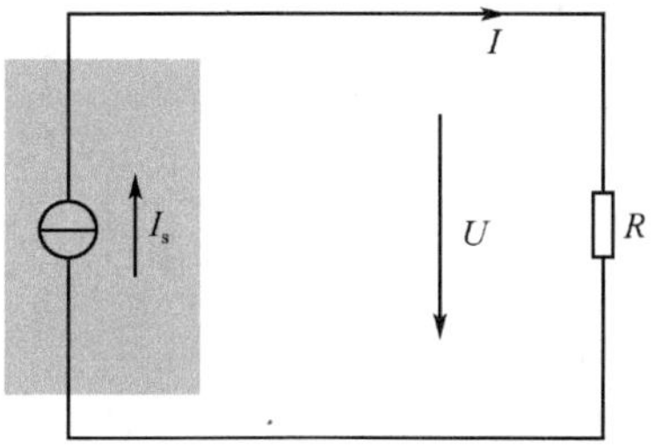

图 7-18 理想电流源

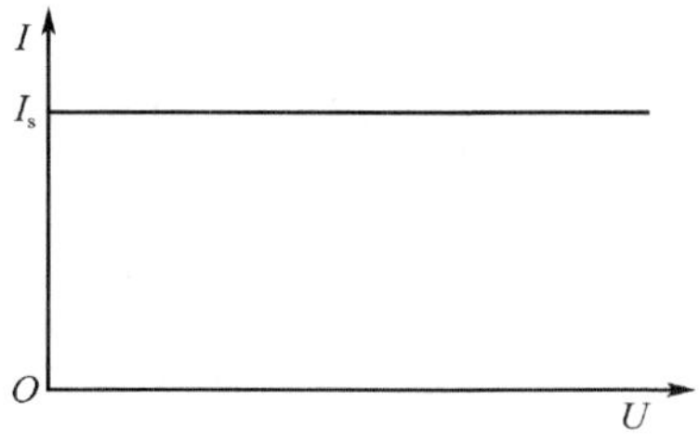

图 7-19 理想电流源的伏安特性曲线

对于一个实际电源也可以用一个电流为 I_s 的理想电流源与内电阻 R_0 并联的形式来模拟,如图 7-20 所示。

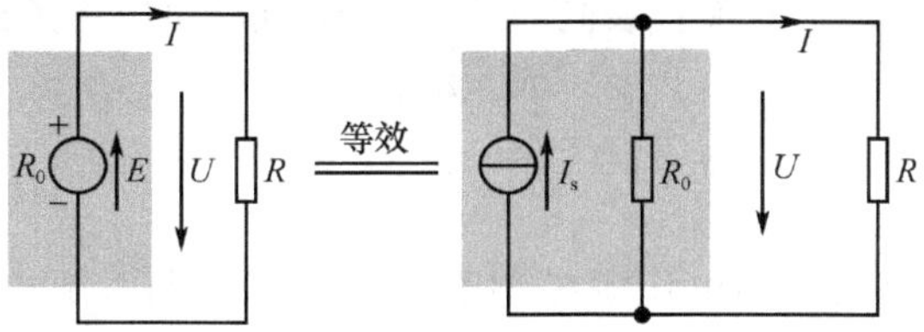

图 7-20 电流源

电源的外特性方程 $U=E-IR_0$ 可改写成

$$I=\frac{E}{R_0}-\frac{U}{R_0} \tag{7.12}$$

式中,I 为电源的输出电流(A);U 为电源的端电压(V);R_0 为电源的内阻(Ω)。令 $I_s=E/R_0$ 为电源的短路电流。式(7.12)即

$$I=I_s-\frac{U}{R_0} \tag{7.13}$$

图 7-21 为电流源的伏安特性曲线或外特性曲线。由图 7-21 可知,电源内部有内电阻 R_0,所以输送给负载的电流小于理想电流源的电流 I_s。内电阻越大,内部消耗的电流越小。当内电阻等于无穷大时,该电流源成为理想电流源。

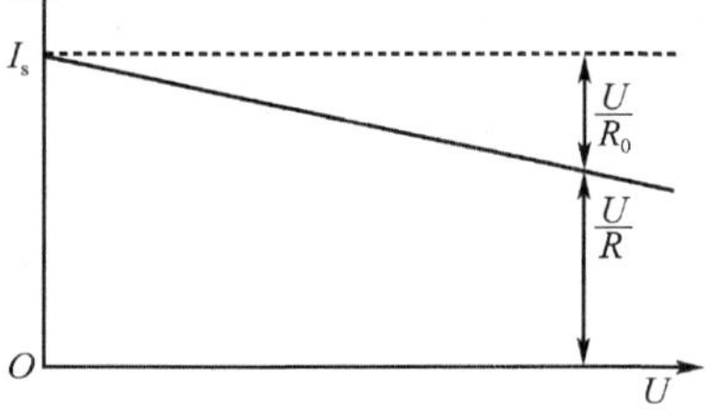

图 7-21 电流源的伏安特性曲线

三、电压源与电流源的等效变换

实际电源既可以模拟为电压源,也可以模拟为电流源。所以说电压源与电流源之间可以进行等效变换。这种等效变换对于外电路所产生的电流和电压都相同。图 7-22 所示的两种电源模型中有以下关系。

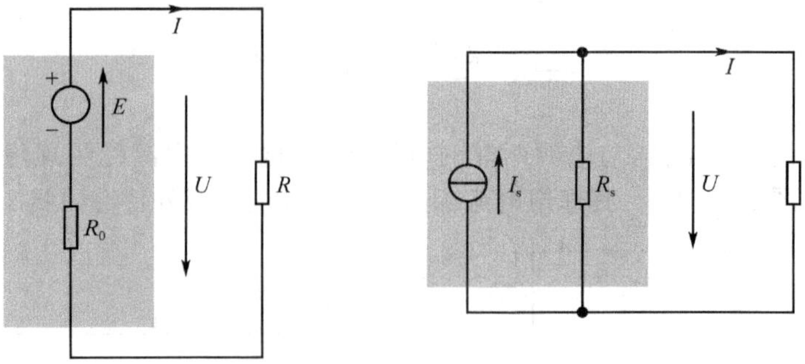

(a) (b)

图 7-22 电源的两种模型

(a) 电压源模型；(b) 电流源模型

电压源模型 $$I=\frac{E}{R_0}-\frac{U}{R_0}$$

电流源模型 $$I=I_s-\frac{U}{R_s}$$

可见，欲使两种模型的表达式能代表同一个电源，必须满足以下条件：

$$\left.\begin{aligned}R_s&=R_0\\I_s&=\frac{E}{R_0}\end{aligned}\right\}\tag{7.14}$$

式中，R_s 与 R_0 为电源的内阻，I_s 为电压源模型的短路电流。电压源与电流源的等效变换如图7-23所示。

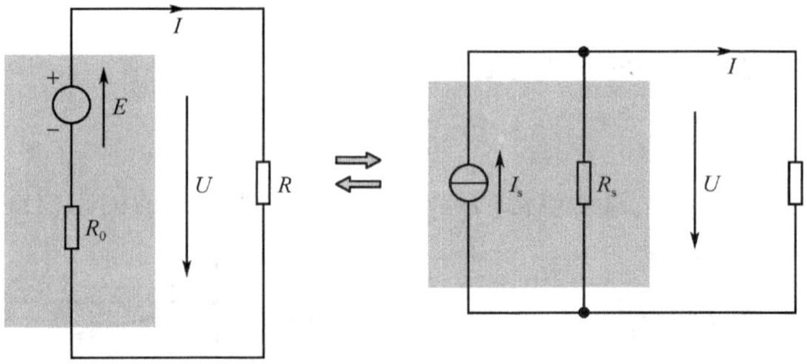

(a) (b)

图 7-23 电压源与电流源的等效变换

(a) 电压源电路；(b) 电流源电路

生活探秘 **风 车**

能源、环境保护问题已经成为当今世界的热门话题之一。煤炭、石油等传统能源的储量十分有限，会逐渐消耗殆尽，同时在使用过程中也带来很大污染。风力就是一种无污染的新能源。

风力发电的原理：利用风力带动风车叶片旋转，来促使发电机发电。依据目前的风车技术，大约是 $3\text{m}\cdot\text{s}^{-1}$ 的微风速度，便可以发电。我国青岛的平均风速是 $6.0\text{m}\cdot\text{s}^{-1}$，空气密度是1.2kg·$m^{-3}$。当此地安装一台风力发电机，如果它的风轮转动可形成半径为20m的圆面，且能将通过此圆面10%的气流的动能转变为电能时，则该风车发电的平均功率约为16kW，大约可满足5个普通家庭的日常生活用电需求。

第4节 叠加原理

在有多个电源作用的线性电路中，任一支路的电流，都可认为是由各个电源单独作用时分别在该支路中产生的电流的代数和。对于各元件上的电压也可认为是各个电源单独作用时在该元件上产生的电压的代数和。这就是**叠加原理**。

一、电流的叠加

在图7-24(a)中，有

$$I=\frac{E_1-E_2}{R_1+R_2}=\frac{E_1}{R_1+R_2}-\frac{E_2}{R_1+R_2}=I_1-I_2 \tag{7.15}$$

式中，

$$I_1=\frac{E_1}{R_1+R_2},\quad I_2=\frac{E_2}{R_1+R_2} \tag{7.16}$$

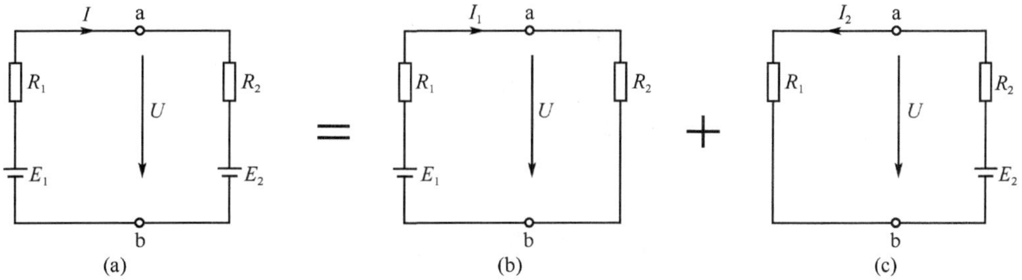

图7-24 叠加原理

由式可知，电流I为I_1和I_2两部分电流的叠加，I_1为E_1单独作用时产生的，如图7-24(b)所示，I_2为E_2单独作用时产生的，如图7-24(c)所示。

在式(7.15)中，I_1与I方向一致取正值，I_2与I方向相反取负值。

应用叠加原理求支路电流的步骤如下：

(1) 假定各支路的电流方向。

(2) 计算每个电源单独作用时，各支路的分电流。处理电路时应注意，除假设工作的电源外，应将其余电源的电动势视为0(用短接导线代替)，而电路中所有的电阻保持不变(包括所有电源的内电阻)。

(3) 将各支路的分电流合并，得出结果。合并时应注意，与支路电流参考方向一致的分电流为正，反之为负。

例7-4 如图7-25(a)所示，已知$E_1=12V$，$E_2=6V$，$R_1=R_2=R_3=10\Omega$。试用叠加原理求出R_3支路中的电流I_3。

解：设R_3支路的电流为I_3，其正方向如图中箭头所示。

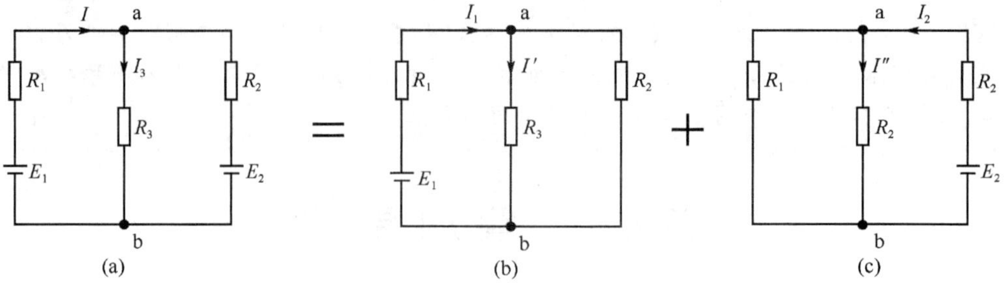

图 7-25 例 7-4 图示

设 $E_2=0$,让 E_1 单独作用,设 I_1 的正方向如图 7-25(b)所示,得

$$I_1=\frac{E_1}{R_1+\frac{R_2R_3}{R_2+R_3}}=\frac{12}{10+\frac{10\times10}{10+10}}=0.8\text{A}$$

设 $E_1=0$,让 E_2 单独作用,如图 7-25(c)所示,得

$$I_2=\frac{E_2}{R_2+\frac{R_1R_3}{R_1+R_3}}=\frac{6}{10+\frac{10\times10}{10+10}}=0.4\text{A}$$

又设图 7-25(b)中 R_3 支路的电流为 I',图 7-25(c)中 R_3 支路的电流为 I'',它们的正方向如图 7-25 所示。可得

应用分流公式可得
$$I'=\frac{R_2}{R_2+R_3}I_1=\frac{10}{10+10}\times0.8=0.4\text{A}$$
$$I''=\frac{R_1}{R_1+R_3}I_2=\frac{10}{10+10}\times0.4=0.2\text{A}$$

由此可得
$$I_3=I'+I''=0.4+0.2=0.6\text{A}$$

二、叠加原理的应用范围

(1) 叠加原理只适用于线性电路,不能用于非线性电路(元件上的电压与电流成正比,这种元件叫做线性元件。由线性元件构成的电路为线性电路)。

(2) 叠加原理不能用来计算功率,因为功率与电流或电压的关系是二次函数,不是线性关系。

(3) 应用叠加原理,作为一种计算方法,有时并不简便(计算机运算除外)。但是叠加性是一个很重要的概念,在分析电路时十分有用。

本章小结

1. 电流流过的回路叫做电路。它由电源、负载和中间环节三部分组成。

2. 电路的状态　电路状态包括有载、开路和短路三种。

(1) 有载状态　$I=\frac{E}{R_0+R}$;　$U=E-IR_0$

路端电压随负载电阻的增大而升高;随负载电阻的减小而降低。

(2) 开路状态　$I=0$;　$U=0$;　$U_0=E$

(3) 短路状态　$I=\frac{E}{R_0}$;　$U=0$

3. 电能　电以各种形式做功的能力称为电能

$$A=UIt$$

4. 电功率　电气设备在单位时间内消耗的电能称为电功率，简称功率

$$P=UI$$

5. 基尔霍夫定律　基尔霍夫定律是电路的基本定律，它是电荷守恒和能量守恒在电路中的具体体现，它总结了流经节点的电流之间和回路中各器件电压（或电位）之间的定量关系。

（1）基尔霍夫电流定律　$\sum I=0$ 或 $\sum I_{入}=\sum I_{出}$

（2）基尔霍夫电压定律　$\sum U=0$ 或 $\sum E_{升}=\sum U_{降}$

6. 电源的等效变换

$$I_s=\frac{E}{R_0};\quad R_s=R_0$$

7. 叠加原理　线性电路中多个电源同时作用在某条支路上所产生的电流（或端电压），等于各电源单独作用时分别在该支路上所产生的电流（或端电压）的代数和。

目标检测

一、选择题

7-1. 1度电可供“220V　25W”的灯泡正常发光的时间是　（　）

A. 25h　B. 40h　C. 45h　D. 50h

7-2. 电路开路时，路端电压与闭合电路中的电流关系是　（　）

A. $I=0;U=E$　B. $I=0;U=0$　C. $I=E/R_0;U=E$　D. $I=E/R_0;U=0$

7-3. 电路短路时，路端电压与闭合电路中的电流关系是　（　）

A. $I=0;U=E$　B. $I=0;U=0$　C. $I=E/R_0;U=E$　D. $I=E/R_0;U=0$

7-4. 如图7-26所示，闭合电键K时，伏特表与安培表的读数变化情况是　（　）

A. 伏特表读数变大，安培表读数变小　B. 伏特表读数变小，安培表读数变大

C. 伏特表与安培表的读数都变大　D. 伏特表与安培表的读数都变小

7-5. 如图7-27所示，根据基尔霍夫电流定律列出方程，正确的是　（　）

A. 对于节点a：$I_6+I_4-I_1=0$　B. 对于节点b：$I_5+I_4+I_3=0$

C. 对于节点c：$-I_2-I_3-I_6=0$　D. 对于节点d：$I_1+I_2-I_5=0$

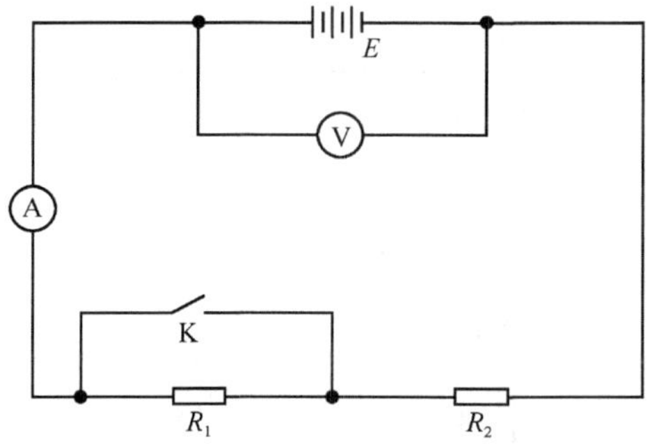

图7-26　检测题7-4电路图示

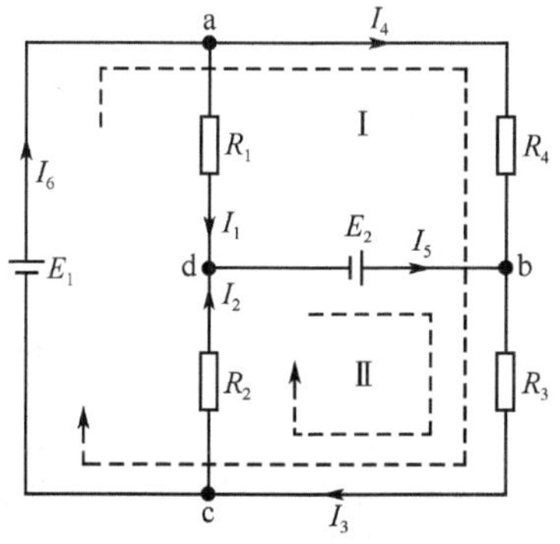

图7-27　检测题7-5电路图示

7-6. 如图7-27所示，根据基尔霍夫电压定律列出方程，正确的是　（　）

A. 对于回路Ⅰ：$I_4R_4+I_3R_3-E_1=0$　B. 对于回路Ⅰ：$I_4R_4+I_3R_3+E_1=0$

C. 对于回路Ⅱ：$I_2R_2+I_3R_3+E_2=0$　D. 对于回路Ⅱ：$I_2R_2+I_3R_3-E_1=0$

二、计算题

7-7. 一个电池的内阻为0.2Ω,当输出电流为5A时,其端电压为2V。试求电源的电动势是多少。

7-8. 电源的开路电压为1.5V,短路电流为3A。求电源的内电阻是多少。

7-9. 工作电流为100mA、电压为3V的电珠,其功率是多少?

7-10. 图7-28所示电路中,$E_1=12V$,$E_2=6V$,$R_1=10\Omega$,$R_2=50\Omega$,$R_3=100\Omega$。试求通过R_3的电流是多少。

7-11. 如图7-29所示,$E_1=3V$,$E_2=1.5V$,$R_1=100\Omega$,$R_2=50\Omega$,$R_3=10\Omega$,电池的内电阻忽略不计。求通过R_3的电流是多少。

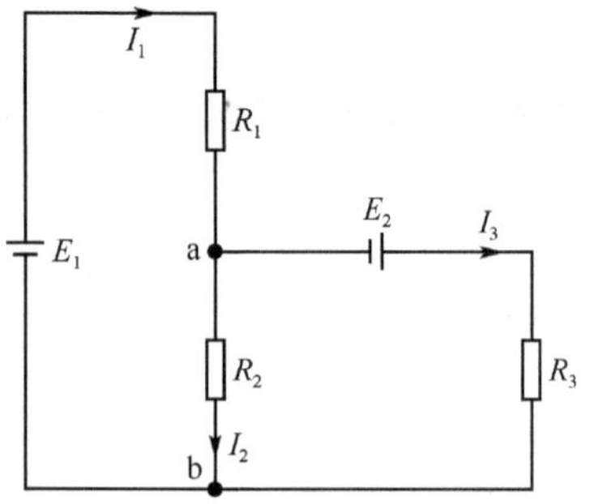

图7-28 检测题7-10电路图示

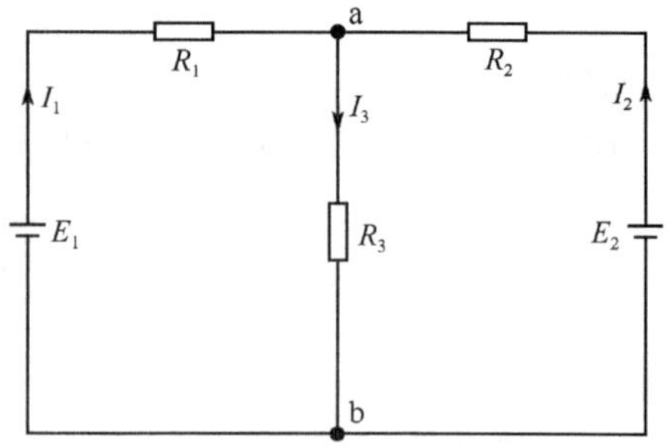

图7-29 检测题7-11电路图示

7-12. 如图7-30所示,$E_1=12V$,$E_2=6V$,$E_3=3V$,$R_1=R_2=R_3=R_4=4\Omega$,$R_5=10\Omega$,电池的内电阻忽略不计。求a、b断开时的电压U_{ab}是多少。

7-13. 图7-31所示电路中,已知$E_1=42V$,$R_1=12k\Omega$,$E_2=63V$,$R_2=3k\Omega$,$R_3=6k\Omega$。用支路电流法求各支路电流。

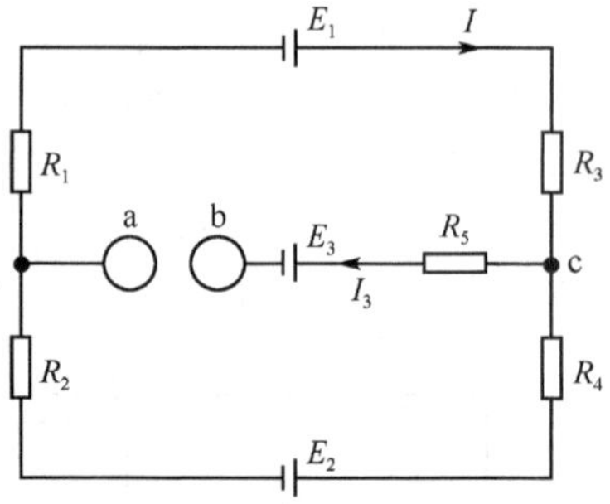

图7-30 检测题7-12电路图示

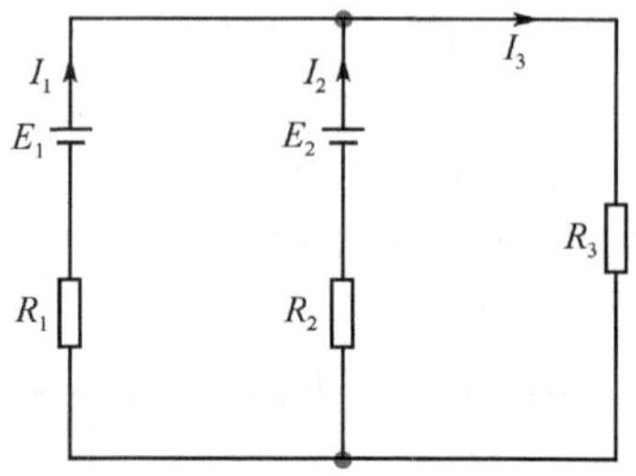

图7-31 检测题7-13电路图示

7-14. 求图7-32中,a、b、c三点的电势各是多少。

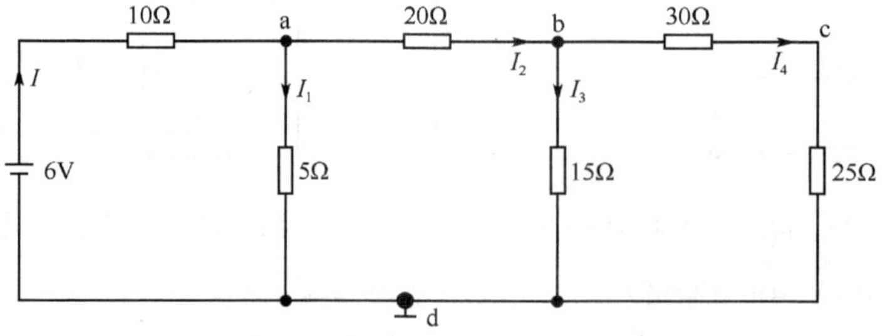

图7-32 检测题7-14电路图示

7-15. 用叠加原理求图 7-33 中的电流 I。

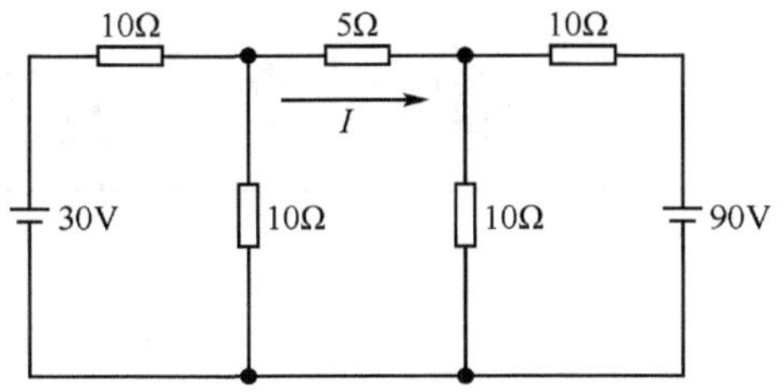

图 7-33　检测题 7-15 电路图示

7-16. 用电源变换的方法求图 7-34 中的电流 I。

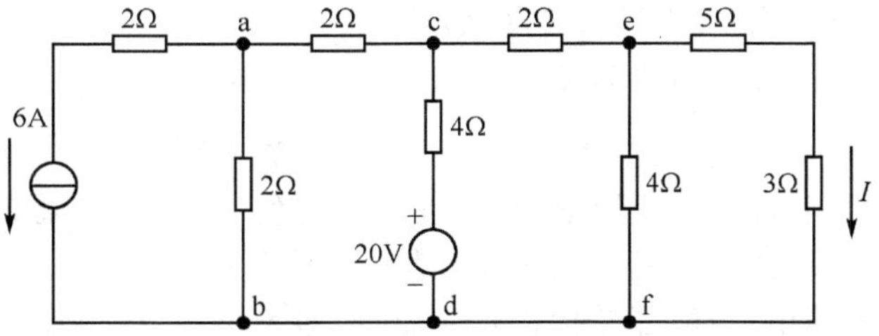

图 7-34　检测题 7-16 电路图示

（白培军）

第 8 章　正弦交流电路

学习目标

1. 掌握正弦交流电的基本概念、三相电源和三相负载的连接
2. 理解单一参数元件的交流电路、RL 串联电路、RLC 串联电路的基本性质，并能应用这些性质解决实际问题
3. 了解提高功率因素的方法和安全用电的措施

日常生活中，普遍使用交流电，这是因为交流电比直流电有更多的优点：第一，交流发电机比直流发电机的结构更简单、性能更可靠、维护使用更方便。第二，交流电的传输和变压方便，电能的远距离传送成本低。第三，交流电动机比直流电动机有更优越的综合性能。

我们通常所说的交流电，一般都是指正弦交流电，即大小和方向随时间按正弦规律变化的电流（或电压），简称**交流电**。本章主要介绍正弦交流电路的性质和规律，以及安全用电等电工学知识。

第 1 节　正弦交流电的基本概念

我们把随时间按正弦函数规律变化的电动势、电压和电流等物理量统称为正弦量，其数学表达式分别为

$$\left.\begin{aligned} e&=E_m\sin(\omega t+\varphi_{e0})\\ u&=U_m\sin(\omega t+\varphi_{u0})\\ i&=I_m\sin(\omega t+\varphi_{i0})\end{aligned}\right\}\qquad(8.1)$$

正弦量的变化情况是由最大值（或有效值）、频率（或周期）和初相位（或相位）来确定的，因而把正弦量的**最大值、频率和初相位称为正弦量的三要素**。

一、描述正弦量大小的物理量

描述正弦量大小的物理量有瞬时值、最大值及有效值。

1. 瞬时值　正弦量在某一时刻的数值称为瞬时值（或称即时值），它是随时间变化的，用小写字母 e、u、i 分别表示交流电动势、交流电压及交流电流的瞬时值，其数学解析式见式（8.1）。图 8-1 所示的是 $i=I_m\sin\omega t$ 的波形。

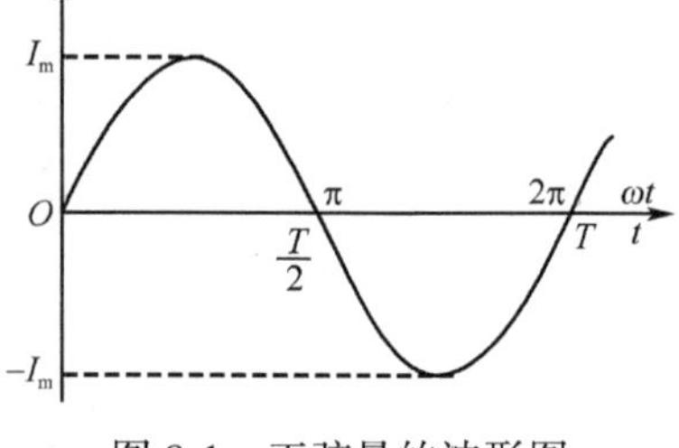

图 8-1　正弦量的波形图

2. 最大值　瞬时值中最大的值称为最大值（或称幅值），它描述了正弦量变化的范围。分别用 E_m、U_m、I_m 来表示电动势、电压及电流的最大值。

3. 有效值　由于瞬时值不断随时间变化，而最大值又间断出现，所以瞬时值和最大值都不能用来表示交流电产

生的效果。为了计算交流电产生的效果，我们引入了有效值（均方根值）的概念。有效值用对应的大写字母 I、U 和 E 来表示。

交流电的有效值是用电流的热效应来定义的。将阻值相同的两个纯电阻元件，分别接在交流电路和直流电路上。如果相同时间内，这两个电阻产生的热量相等，那么这两个电路对电阻产生的效果相同。于是将直流电路中的电流 I、电压 U、电动势 E 定义为该交流电路电流、电压、电动势的有效值。

从理论上可以证明有效值与最大值的关系为有效值 $=\frac{\text{最大值}}{\sqrt{2}}$，即

$$\left.\begin{aligned} I&=\frac{I_m}{\sqrt{2}} \\ U&=\frac{U_m}{\sqrt{2}} \\ E&=\frac{E_m}{\sqrt{2}} \end{aligned}\right\} \tag{8.2}$$

日常生活中的**照明用电 220V**，工厂的**动力用电 380V** 都是指交流电压的有效值。交流电器设备铭牌上标的电压、电流一般都是交流电的有效值。另外，常用的交流电流表和交流电压表所测量的值都是有效值。

二、描述正弦量变化快慢的物理量

描述正弦量变化快慢的物理量有周期、频率和角频率。

正弦量做一次周期性变化所需要的时间称为**周期**，用 T 表示，单位为 s。

在单位时间内，正弦量做周期性变化的次数称为**频率**，用 ν 表示，单位为 Hz。频率和周期互为倒数关系，即

$$\nu=\frac{1}{T} \tag{8.3}$$

我国和世界上大多数国家都采用 50Hz 作为工业电力标准频率（习惯上称为工频），有些国家（如美国、日本等）采用的标准频率为 60Hz。

正弦量在单位时间内变化的角度称为**角频率**，用 ω 表示，单位为 $\mathrm{rad\cdot s^{-1}}$。它与周期和频率的关系为

$$\omega=\frac{\theta}{t}=\frac{2\pi}{T}=2\pi\nu \tag{8.4}$$

从式（8.4）可知，角频率为振动频率的 2π 倍。

三、描述正弦量状态的物理量

1. 相位　正弦交流电在某一时刻的值，由正弦量的解析式中正弦符号后面的（$\omega t+\varphi$）决定，我们将（$\omega t+\varphi$）称为**相位角**，简称**相位**。正弦量在不同时刻的相位不同，其瞬时值也不同，即正弦量的状态不同。当相位角随时间连续变化时，正弦量的瞬时值也随之连续变化。可见相位也反映了正弦量变化的情况。

2. 初相位　我们把 $t=0$ 时的相位 φ 称为**初相位**，简称**初相**。它是决定正弦量初始值大小的物理量，当正弦量的初相不同，其初始状态也就不同，如图 8-2 所示。可见初相是反映正弦量初

始状态的物理量。

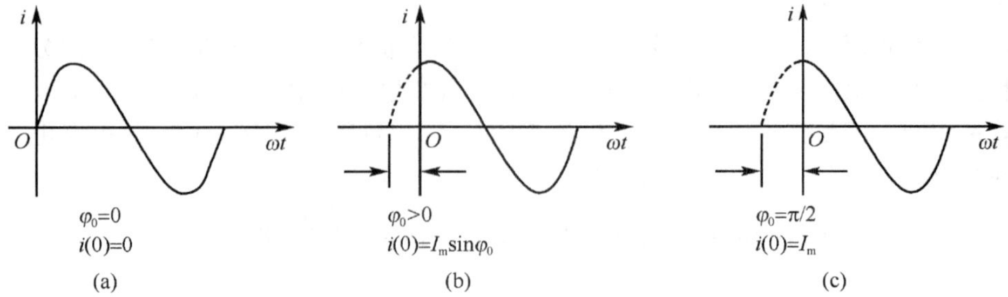

图 8-2 正弦量的初相位

3. 相位差 图 8-2 中电流的初相位不同,因而它们的步调不一致。两个正弦量的相位之差称为**相位差**。由于频率不同的两个正弦量的相位差是时间的函数,此情况比较复杂,因此,我们只讨论频率相同的情况。如某两个正弦量的解析式分别是

$$\left.\begin{aligned} u&=U_m\sin(\omega t+\varphi_1)\\ i&=I_m\sin(\omega t+\varphi_2)\end{aligned}\right\}$$

则它们的相位差为

$$\Delta\varphi=(\omega t+\varphi_1)-(\omega t+\varphi_2)=\varphi_1-\varphi_2 \tag{8.5}$$

可见,**两个频率相同的正弦量的相位差等于它们的初相位之差**。

式(8.5)中,当 $\Delta\varphi>0$ 时,说明电压比电流先到达最大值(或零值),我们称电压的相位比电流的相位超前 $\Delta\varphi$,或称电流的相位比电压的相位滞后 $\Delta\varphi$,如图 8-3(a)所示。

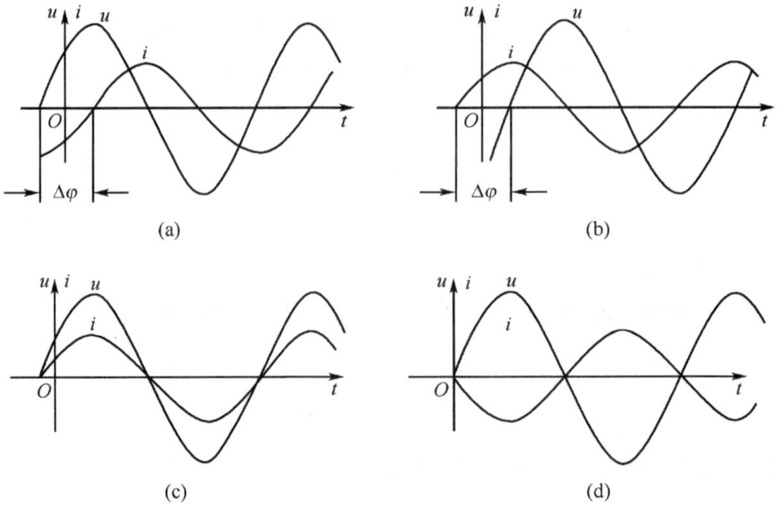

图 8-3 正弦量的相位差

(a) $0°<\Delta\varphi<180°$;(b) $-180°<\Delta\varphi<0°$;(c) $\Delta\varphi=0°$;(d) $\Delta\varphi=180°$

当 $\Delta\varphi<0$ 时,其结果与上述正好相反,如图 8-3(b)所示。

当 $\Delta\varphi=0$(或 2π 的整数倍)时,电压和电流同时到达最大值(或零值),其变化步调完全一致,我们称电压与电流同相,如图 8-3(c)所示。

当 $\Delta\varphi=\pi$(或 π 的奇数倍)时,则电压与电流的变化步调正好相反,我们称电压与电流反相,如图 8-3(d)所示。

例 8-1　我国的照明电 $u=220\sqrt{2}\sin\left(100\pi t+\frac{\pi}{6}\right)$V，求它的最大值、有效值、周期、频率、角频率和初相位。

解：由 $u=220\sqrt{2}\sin\left(100\pi t+\frac{\pi}{6}\right)$V 可知，照明电压的最大值

$$U_m=220\sqrt{2}\text{V}=311\text{V}$$

角频率
$$\omega=100\pi\text{rad}\cdot\text{s}^{-1}$$

初相位
$$\varphi_0=\frac{\pi}{6}$$

电压的有效值
$$U=\frac{U_m}{\sqrt{2}}=220\text{V}$$

照明电的周期
$$T=\frac{2\pi}{\omega}=\frac{2\pi}{100\pi}\text{s}=0.02\text{s}$$

频率
$$\nu=\frac{1}{T}=50\text{Hz}$$

第 2 节　正弦量的相量图表示法

正弦量可以采用不同的方式来描述：①解析法，即用式(8.1)的三角函数来表示正弦量；②波形图示法，即用图 8-1 所示的函数曲线来表示正弦量。解析法表述简明，波形图形象直观，但在合成正弦量时，上述两种方法都很不方便。为此，我们介绍一种新的表示方法——相量图表示法，简称相量法。

图 8-4 中，有向线段 U_m 以角频率 ω 沿逆时针方向旋转，我们将其称之为旋转矢量。U_m 是正弦量的最大值，U_m 与参考位置(x 轴)的夹角等于正弦量的初相位 φ。旋转矢量 U_m 在 y 轴上的投影 OA'、OB'、OC'、OD'、OE'分别与正弦函数 $u=U_m\sin(\omega t+\varphi)$的波形图上的 A''、B''、C''、D''、E''点相对应，旋转矢量 U_m 恰好能够表示正弦量的最大值、频率、初相位三个特征。

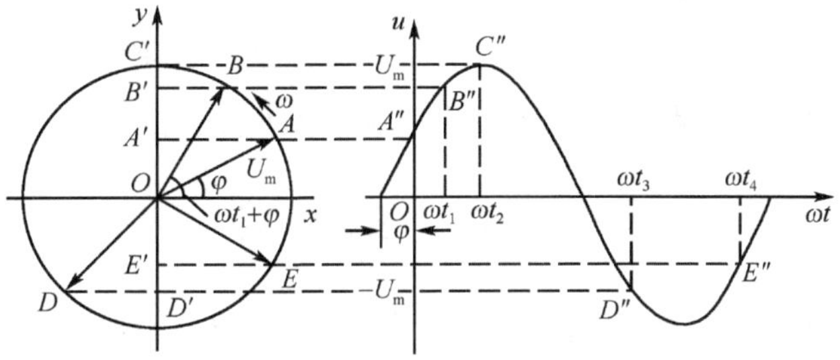

图 8-4　旋转矢量表示法

如果将每一时刻的值都用旋转矢量来表示，既繁琐也没有必要。因为在同一个交流电路中，交流电压和电流的频率是相同的，所以在讨论正弦交流电压和电流时，一般情况只要画出它的初始位置即可，即用有向线段表示正弦量的大小，有向线段与参考位置的夹角表示正弦量的初相位，这种表示正弦量的方法称为相量图表示法。

在相量图中，若有向线段的长度等于正弦量的最大值，则为**最大值相量图**。用符号 $\dot{E}_m$、$\dot{U}_m$、$\dot{I}_m$ 分别表示交流电动势、电压、电流的最大值相量，如图 8-5 所示。若有向线段的长度等于正弦量的有效值，则为**有效值相量图**。用符号 $\dot{E}$、$\dot{U}$、$\dot{I}$ 分别表示交流电动势、电压、电流的有效值相

量,如图 8-6 所示。

应当注意,相量的加、减运算遵循平行四边形定则。

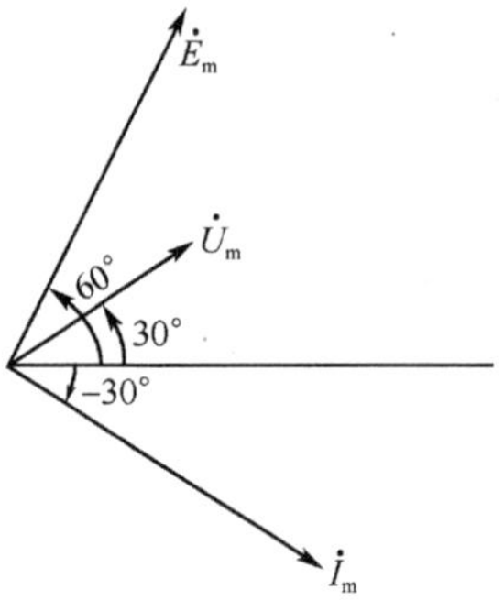

图 8-5 最大值相量图

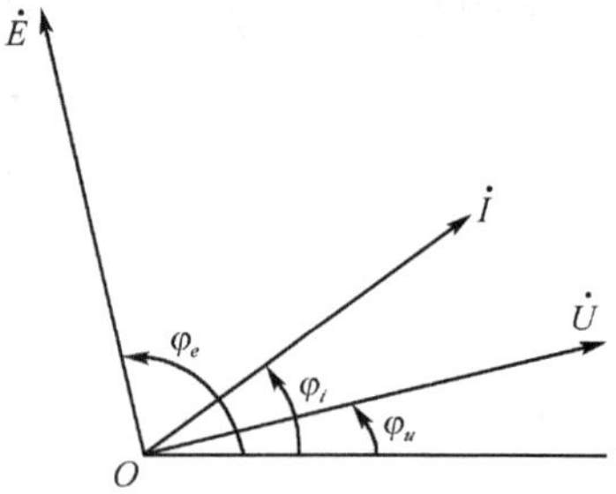

图 8-6 有效值相量图

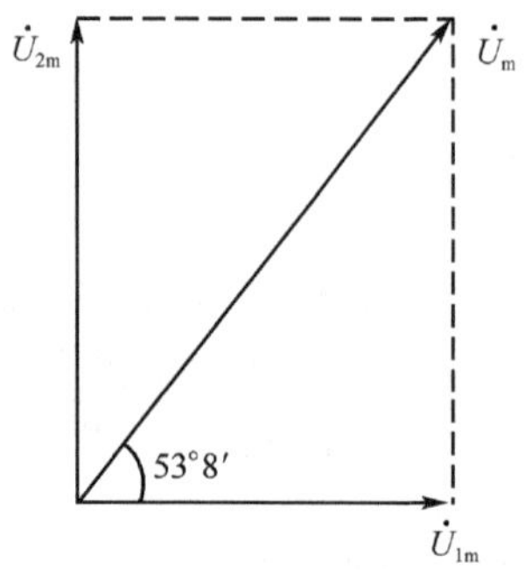

图 8-7 例 8-2 图示

例 8-2 已知正弦量 $u_1=3\sin\omega t$V,$u_2=4\sin(\omega t+90°)$V,求 u_1+u_2=?

解: 以 U_{1m} 为参考相量,画出 u_1、u_2 的最大值相量图,然后根据矢量合成法则合成两电压之和,如图 8-7 所示。

设 $u_1+u_2=u$,则 u 的最大值由图 8-7 可得

$$U_m=\sqrt{4^2+3^2}=5\text{V}$$

u 的初相位
$$\varphi=\arctan\frac{4}{3}=53°8'$$

$$u=U_m\sin(\omega t+\varphi)$$

所以
$$u=5\sin(\omega t+53°8')\text{V}$$

第 3 节 单一参数元件的交流电路

复杂的交流电路是由一些单一参数元件组合而成的,单一参数元件的交流电路是学习复杂交流电路的基础。下面介绍几种单一参数元件的交流电路。

一、纯电阻电路

电炉、电烙铁、白炽灯等负载,它们的电感对交流电路的作用与其电阻相比是很小的,可忽略不计,由这类负载组成的交流电路可视为纯电阻电路。

1. 电流与电压的关系 如图 8-8(a)所示。设电阻两端的电压为

$$u=U_m\sin\omega t \tag{8.6}$$

由欧姆定律 $i=\frac{u}{R}$,可得电阻的电流为

$$i=\frac{U_m\sin\omega t}{R}=I_m\sin\omega t \tag{8.7}$$

比较上面两式可得如下结论。

(1) 电压与电流的频率相同。

(2) 电流与电压的相位相同,其波形图和相量图见图 8-8(b)和(c)。

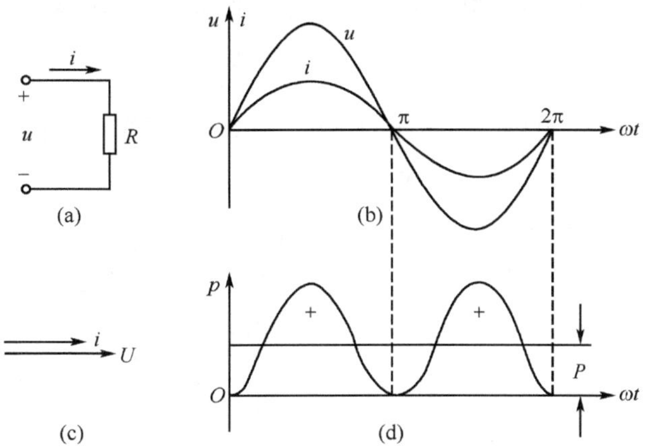

图 8-8 纯电阻电路

(3) 电压与电流的关系遵循欧姆定律。

由式(8.7)可得电流与电压最大值之间的关系为

$$I_m = \frac{U_m}{R} \tag{8.8}$$

将式(8.8)两边同除以$\sqrt{2}$,可得交流电流与电压的有效值之间的关系为

$$I = \frac{U}{R} \tag{8.9}$$

2. 功率 在纯电阻电路中,任意时刻,电阻元件的瞬时电压 u 与瞬时电流 i 的乘积,称为**瞬时功率**,用 p 表示,即

$$p = ui \tag{8.10}$$

$$p_R = ui = U_m I_m \sin^2 \omega t = UI - UI\cos 2\omega t \tag{8.11}$$

可见,瞬时功率是变化的,其波形如图 8-8(d)所示。电阻元件的瞬时功率没有负值,说明电阻元件总是从电源获取能量,是一种耗能元件。

瞬时功率随时间变化,不便于计量和测量,为此引入有功功率的概念。我们将瞬时功率在一个周期内的平均值,称为**平均功率**,也称**有功功率**,用大写字母 P 表示。纯电阻电路的有功功率为

$$P_R = \frac{1}{T}\int_0^T p_R \mathrm{d}t = \frac{U_m I_m}{2} = UI = I^2 R = \frac{U^2}{R} \tag{8.12}$$

有功功率反映了电路元件平均消耗电能的情况。一般用电设备上所标的功率都是有功功率。

二、纯电感电路

在交流电路和电子技术中,经常用到导线绕制而成的线圈,如电动机、变压器、日光灯的镇流器等,如图 8-9 所示。线圈具有电磁感应作用,属于电感元件,我们将具有电磁感应作用,而直流电阻可以忽略不计的空心线圈,称为纯电感元件。

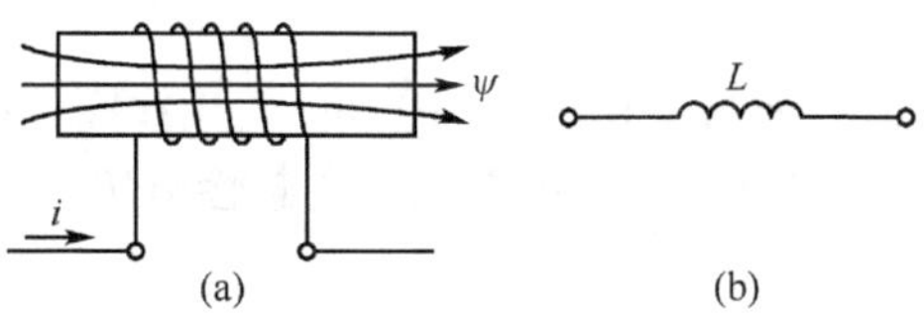

图 8-9 电感元件

(a) 电感线圈;(b) 符号

1. 电压与电流的关系 将纯电感接到交流电源上,就组成了纯电感交流电路,其电流、电动势和

电压的正方向如图 8-10(a)所示。根据电磁感应定律,线圈中自感电动势为

$$e=-L\frac{\mathrm{d}i}{\mathrm{d}t} \tag{8.13}$$

式中,L 为线圈的电感(H)。电感 L 与线圈的形状、匝数及线圈周围介质的磁导率等因素有关。

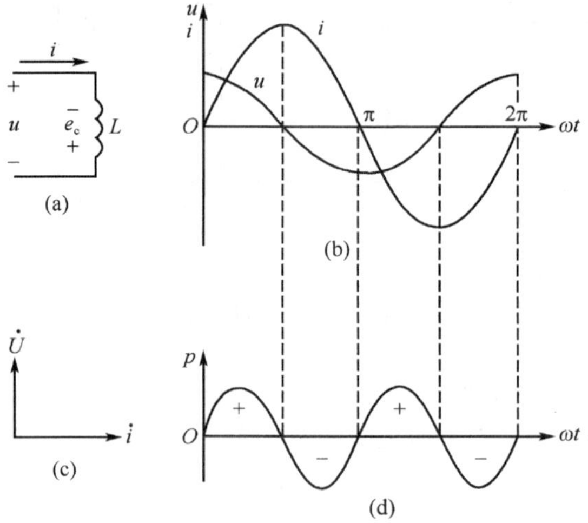

图 8-10 纯电感电路

由基尔霍夫电压定律可得

$$u=-e_L=L\frac{\mathrm{d}i}{\mathrm{d}t} \tag{8.14}$$

设纯电感元件的电流为

$$i=I_{\mathrm{m}}\sin\omega t \tag{8.15}$$

将式(8.15)代入式(8.14),可得

$$u=L\frac{\mathrm{d}i}{\mathrm{d}t}=\omega LI_{\mathrm{m}}\cos\omega t=U_{\mathrm{m}}\sin(\omega t+90°) \tag{8.16}$$

比较式(8.15)、式(8.16)可得如下结论:

(1) 电压与电流的频率相同。

(2) 电压的相位超前电流 90°(或电流的相位滞后电压 90°),即

$$\Delta\varphi=\varphi_u-\varphi_i=90° \tag{8.17}$$

电压与电流的波形图和相量图见图 8-10(b)和(c)。

(3) 电压和电流的最大值或有效值之间的关系遵循欧姆定律,由式(8.16)可得

$$U_{\mathrm{m}}=\omega LI_{\mathrm{m}} \tag{8.18}$$

式(8.18)两边同除以$\sqrt{2}$可得

$$I=\frac{U}{\omega L} \tag{8.19}$$

2. 感抗 由式(8.19)可知,当线圈的电压为定值时,ωL 越大则电流越小,说明 ωL 对交流电有阻碍作用,我们把它称为**电感性电抗**,简称**感抗**,用 X_L 表示,单位为 Ω。即

$$X_L=\omega L=2\pi\nu L \tag{8.20}$$

感抗 X_L 与电感 L 和交流电的频率 ν 成正比。当 L 一定时,交流电的频率越大,则线圈的感抗越大,线圈对交流电的阻碍作用越强;当 $\nu=0$,则 $X_L=0$。这说明电感具有"**通低频,阻高频;通直流,阻交流**"的特性。

将式(8.20)代入式(8.19)可得

$$I=\frac{U}{X_L} \tag{8.21}$$

3. 电功率　纯电感电路的瞬时功率为

$$p_L=ui=U_m\cos\omega t\times I_m\sin\omega t=UI\sin2\omega t \tag{8.22}$$

式(8.22)表明,电感电路中瞬时功率 p_L 是以 2ω 的角频率变化的,最大值为 UI。纯电感电路瞬时功率的波形如图 8-10(d)所示。

电感元件的有功功率

$$P_L=\frac{1}{T}\int_o^T UI\sin2\omega t\mathrm{d}t=0 \tag{8.23}$$

式(8.23)说明电感元件不消耗电能。由图 8-10(d)可知,当 p_L 为正时,线圈从电源吸取能量,将电能转化为磁场能;当 p_L 为负时,线圈将磁场能转化为电能,回送电源。在一个周期内,吸取和回送的电能相等。可见纯电感元件只与电源进行能量交换(不消耗电能),所以电感元件是储能元件。

我们用瞬时功率的最大值来衡量线圈与电源交换能量的能力大小,并称它为**无功功率**,用 Q_L 表示,单位为 var(1var=1W)。即

$$Q_L=UI=I^2X_L=\frac{U^2}{X_L} \tag{8.24}$$

无功功率在电工学中很重要,许多电器设备,如三相异步电动机、变压器等,都是利用电磁原理工作的,无功功率是这些设备正常工作的必要条件。

例 8-3　将一个 0.1H 的纯电感元件接到 $U=220\text{V}$、$\nu=50\text{Hz}$ 的正弦交流电源上,求电路中的电流大小?如果电源频率变为 5kHz,其余条件不变,则电流将变为多少?

解:(1) 当电源频率 $\nu=50\text{Hz}$ 时,线圈的感抗为

$$X_L=2\pi\nu L=2\times3.14\times50\times0.1=31.4\Omega$$

电路中的电流大小

$$I=\frac{U}{X_L}=\frac{220}{31.4}=7\text{A}$$

(2) 当电源频率 $\nu=5\text{kHz}$ 时,线圈的感抗为

$$X_L=2\pi\nu L=2\times3.14\times5\times10^3\times0.1=3.14\text{k}\Omega$$

电路中的电流大小

$$I=\frac{U}{X_L}=\frac{220}{3.14\times10^3}=0.07\text{A}$$

可见,在电源电压一定时,频率越高,线圈对电流的阻碍作用就越大,电流就越小。在电子技术中,常利用电感线圈的这一特性制作低通滤波器。

三、纯电容电路

电容器是由绝缘介质相隔的两个金属极板组成,如图 8-11 所示。电容器具有储存电能的作用,它储存电能本领的大小,用电容量(简称电容)来描述,符号为 C,单位为 F。常用的单位还有 μF 和 pF

$$1\text{F}=10^6\mu\text{F}=10^{12}\text{pF}$$

只有电容器的电路称为**纯电容电路**,如图 8-12(a)所示。

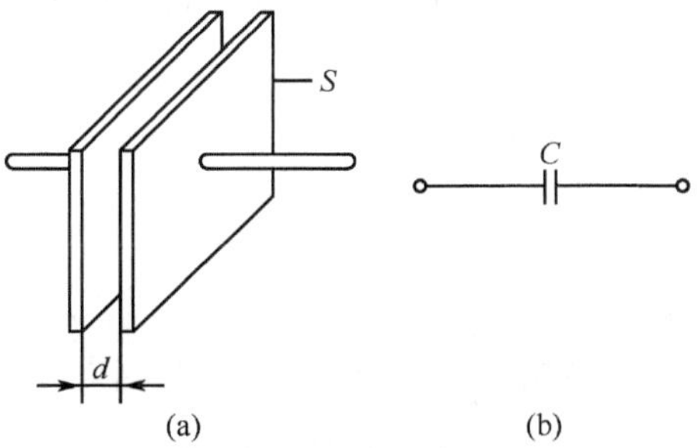

图 8-11　电容器
(a) 平行板电容器;(b) 符号

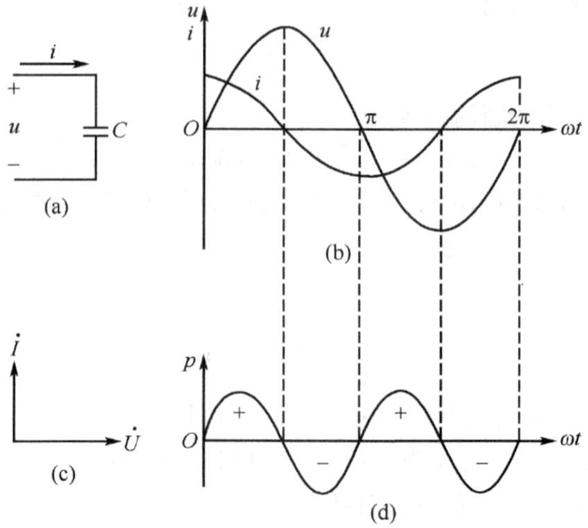

图 8-12　纯电容电路

1. 电压与电流的关系　纯电容交流电路中的电流

$$i=\frac{\mathrm{d}q}{\mathrm{d}t}$$

由于

$$q=Cu$$

所以

$$i=\frac{\mathrm{d}q}{\mathrm{d}t}=C\frac{\mathrm{d}u}{\mathrm{d}t} \tag{8.25}$$

设电容器两端的电压为

$$u=U_{\mathrm{m}}\sin\omega t \tag{8.26}$$

将式(8.26)代入式(8.25)中,得

$$i=C\frac{\mathrm{d}u}{\mathrm{d}t}=\omega cU_{\mathrm{m}}\cos\omega t=I_{\mathrm{m}}\sin(\omega t+90°) \tag{8.27}$$

比较式(8.26)、式(8.27)可得出如下结论

(1) 电压与电流的频率相同。

(2) 电流的相位超前于电压 90°(或电压的相位滞后于电流 90°),即

$$\Delta\varphi=\varphi_i-\varphi_u=90° \tag{8.28}$$

电压与电流的波形图和相量图见图 8-12(b)和(c)。

(3) 电压和电流的最大值或有效值之间的关系遵循欧姆定律。因为

$$I_{\mathrm{m}}=\omega CU_{\mathrm{m}}$$

上式两边同除以$\sqrt{2}$可得

$$I=\frac{U}{\dfrac{1}{\omega C}} \tag{8.29}$$

2. 容抗　由式(8.29)可知,当电压一定时,$\frac{1}{\omega C}$越大,电容电路的电流越小,这说明$\frac{1}{\omega C}$对电流有阻碍作用,所以将其称为**容抗**(电容性电抗),用 X_C 表示,单位为 Ω,即

$$X_C=\frac{1}{\omega C}=\frac{1}{2\pi\nu C} \tag{8.30}$$

将式(8.30)代入式(8.29)可得

$$I=\frac{U}{X_C} \tag{8.31}$$

由式(8.30)可知,容抗 X_C 是频率和电容的函数,当电容不变时,频率越低,容抗越高,电容器对电流的阻碍能力越强;当 $\nu=0$ 时,$X_C\to\infty$ 。可见电容器具有"**通高频,阻低频;隔直流,通交流**"的特性。在电子技术中常利用电容器的特性,将电容器用于多级放大电路的级间耦合、旁路、滤波等。

灯光会变吗?

在图 8-13 所示的电路中,L 为电感线圈,R 为电阻,C 为电容,如电源电压为 $u=220\sqrt{2}\sin100\pi t\text{V}$。现保持电压的大小不变,将电源频率改为 100Hz,则各灯泡的发光有无变化?

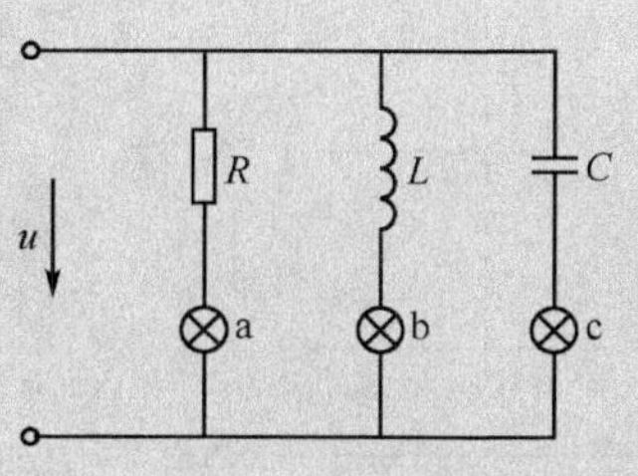

图 8-13　交流电路

小小案例

3. 电功率　纯电容电路的瞬时功率 p_C 为

$$p_C=ui=U_\text{m}\sin\omega tI_\text{m}\cos\omega t=UI\sin2\omega t \tag{8.32}$$

式(8.32)表明,纯电容电路中的瞬时功率 p_C 是以 2ω 的角频率变化的,最大值为 UI。其瞬时功率的波形如图 8-12(d)所示。

纯电容电路的有功功率为

$$P_C=\frac{1}{T}\int_o^T UI\sin2\omega t\text{d}t=0 \tag{8.33}$$

式(8.33)说明纯电容不消耗能量。由图 8-12(d)可知,当 p_C 为正值时,电源对电容器充电,将电能转化为电场能;当 p_C 为负值时,电容器放电,将电场能转化为电能还给电源。所以电容器不消耗能量,也是储能元件。

电容器与电源之间交换能量的能力,用无功功率来描述。电容器的无功功率为

$$Q_C=UI=I^2X_C=\frac{U^2}{X_C} \tag{8.34}$$

例 8-4　将电容量为 31.8μF 的电容器接到 $u=220\sqrt{2}\sin(314t+30°)\text{V}$ 的交流电源上,求:(1) 电容器的容抗;(2) 电路中电流的有效值;(3) 电路中电流的瞬时值的解析式;(4) 电容器的无功功率;(5) 电路中电压与电流的相量图。

解:(1) 电容器的容抗为

$$X_C=\frac{1}{2\pi\nu C}=\frac{1}{2\times3.14\times50\times31.8\times10^{-6}}=100\Omega$$

(2) 电压的有效值为

$$U=\frac{U_\text{m}}{\sqrt{2}}=\frac{220\sqrt{2}}{\sqrt{2}}=220\text{V}$$

电流的有效值

$$I=\frac{U}{X_C}=\frac{220}{100}=2.2\text{A}$$

(3) 电流的初相位

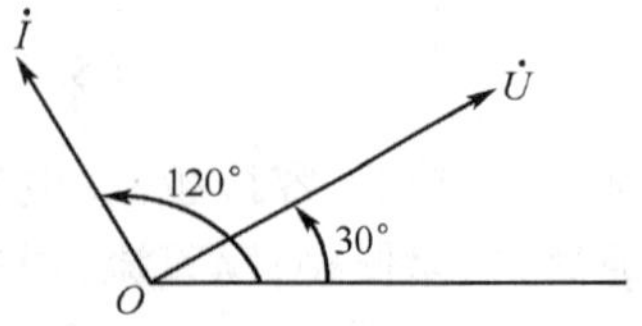

图 8-14 电压与电流的相量图

$$\varphi_i=\Delta\varphi+\varphi_u=90°+30°=120°$$

电流瞬时值的解析式

$$i=I_m\sin(\omega t+\varphi_i)=2.2\sqrt{2}\sin(314t+120°)\text{ A}$$

(4) 电容器的无功功率

$$Q_C=UI=220\times2.2=484\text{var}$$

(5) 相量图如图 8-14 所示。

生活探秘 **“二分频”音箱**

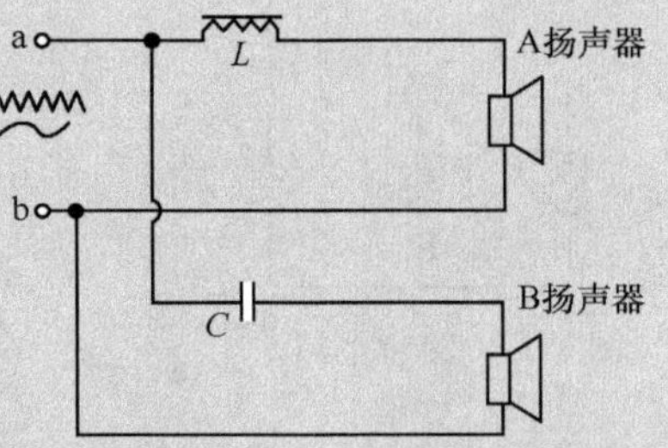

图 8-15 二分频音箱电路示意图

生活中,我们常使用音箱来提高音乐的品质,增加音乐的效果,“二分频”音箱是其中很常见的一种,它内部有高音和低音两组扬声器。音箱将放大器送来的含有不同频率成分的混合音频电流信号,按高频段和低频段分离出来,再分别送往对应的扬声器,以便产生高频的声振动和低频的声振动。

在图 8-15 所示的音箱等效电路图中,混合音频电流信号从 ab 端输入,L 是电感线圈,C 是电容器,它们的作用是什么? A、B 两个扬声器哪一个是高音扬声器?

第 4 节　*RL* 串联的交流电路

上一节讨论了单一参数的交流电路,但在实际电路中,通常是既有电感又有电阻,或既有电容又有电阻,甚至电阻、电感、电容都同时存在。我们将纯电阻和纯电感串联的电路,称为 *RL* 串联电路。例如,电动机、电磁铁、变压器、日光灯电路中的镇流器等都可以看作是 *RL* 串联电路,如图 8-16 所示。

一、电压与电流的关系

由于电阻 R 和感抗 X_L 串联,所以流过它们的电流是相同的,其参考正方向如图 8-16 所示。为了分析方便,设电路中的电流为

$$i=\sqrt{2}I\sin\omega t \tag{8.35}$$

则

$$u_R=\sqrt{2}RI\sin\omega t=\sqrt{2}U\sin\omega t \tag{8.36}$$

$$u_L=\sqrt{2}X_LI\sin(\omega t+90°)=\sqrt{2}U_L\sin(\omega t+90°) \tag{8.37}$$

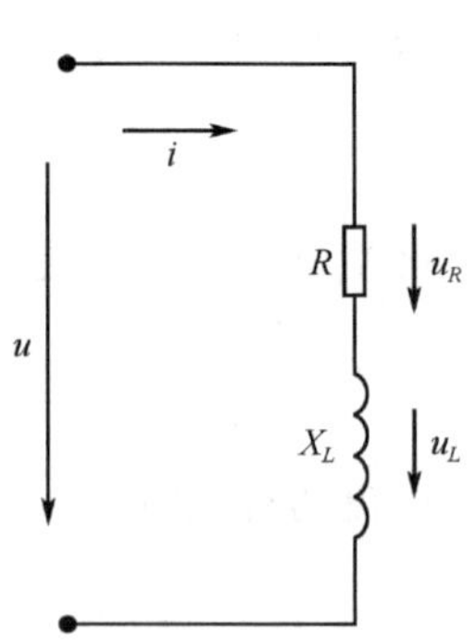

图 8-16 *RL* 串联电路

根据基尔霍夫电压定律,则有

$$u=u_R+u_L$$

其相量式为

$$\dot{U}=\dot{U}_R+\dot{U}_L$$

利用电压相量图 8-17(a)可得合相量$\dot{U}$的大小

$$U=\sqrt{U_R^2+U_L^2}=I\sqrt{R^2+X_L^2} \tag{8.38}$$

或写成

$$I=\frac{U}{\sqrt{R^2+X_L^2}} \tag{8.39}$$

可见,电阻的电压、感抗的电压和电路总电压的有效值组成了一个直角三角形,称之为电压三角形,如图 8-17(b)所示。

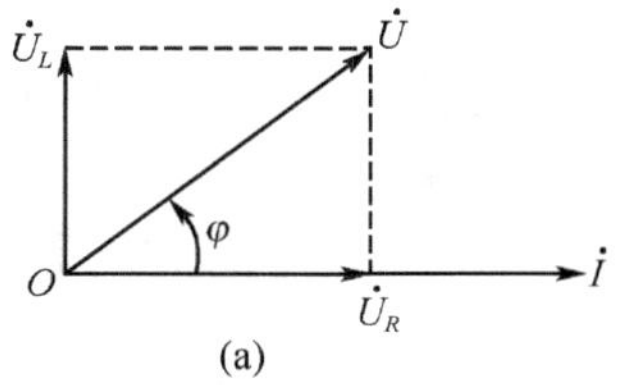

图 8-17　*RL* 串联电路的相量图及电压三角形

(a) 相量图;(b) 电压三角形

由图 8-17(a)可得电压与电流之间的相位差,即

$$\varphi=\arctan\frac{U_L}{U_R} \tag{8.40}$$

二、电路的阻抗

式(8.39)中的$\sqrt{R^2+X_L^2}$反映了对交流电阻碍作用的大小,我们称它为电路的阻抗,用$|Z|$表示,单位为Ω。即

$$|Z|=\sqrt{R^2+X_L^2} \tag{8.41}$$

可见 R、X_L 和$|Z|$三者大小构成了一个直角三角形,我们将其称为阻抗三角形,如图 8-18(a)所示。注意:R、X_L、$|Z|$不是正弦量,所以不能画成相量图。

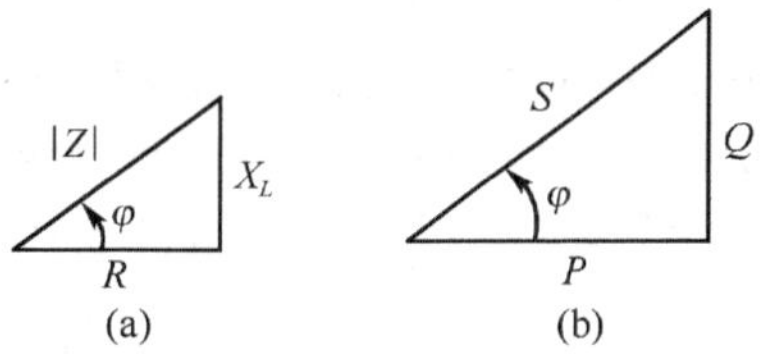

图 8-18　*RL* 串联电路的阻抗、功率三角形

(a) 阻抗三角形;(b) 功率三角形

将式(8-41)代入式(8-39)可得

$$I=\frac{U}{|Z|} \tag{8.42}$$

三、电路的电功率

1. 瞬时功率

$$p=ui=UI\cos\varphi-UI\cos(2\omega t+\varphi) \tag{8.43}$$

2. 有功功率

$$P=\frac{1}{T}\int_0^T p\mathrm{d}t=\frac{1}{T}\int_0^T[UI\cos\varphi-UI\cos(2\omega t+\varphi)]\mathrm{d}t=UI\cos\varphi$$

$$P=P_R=IU_R=UI\cos\varphi \tag{8.44}$$

可见,在 *RL* 串联电路中,只有电阻消耗电功率。

3. 无功功率

$$Q=U_LI=UI\sin\varphi=X_LI^2 \tag{8.45}$$

4. 视在功率　在交流电路中,我们将电压与电流有效值的乘积称为**视在功率**,用 S 表示,视在功率的单位是 VA 或 kVA。即

$$S=UI \tag{8.46}$$

交流电气设备是按照额定电压和额定电流来使用的，视在功率代表了电气设备的容量。由式(8.44)~式(8.46)可知交流电路的有功功率、无功功率和视在功率的关系为

$$S=\sqrt{P^2+Q^2} \tag{8.47}$$

式(8.47)表明，P、Q、S 这三个功率之间的关系也可以用直角三角形来表示，将该三角形称为功率三角形，如图 8-18(b)所示。

在同一正弦交流电路中，电压三角形、阻抗三角形和功率三角形都是相似三角形，总电流与总电压的相位差也可以用阻抗三角形和功率三角形来求解。

例 8-5 将一个可视为 RL 串联的线圈接在 50Hz、220V 的交流电源上，测得线圈的功率为 20W，电流为 0.5A，求线圈的电阻与电感。

解：因为电功率表测得的是用电器消耗的平均功率 P，根据

$$P=I^2R$$

故线圈的等效电阻为

$$R=\frac{P}{I^2}=\frac{20}{0.25}=80\Omega$$

线圈的阻抗大小

$$Z=\frac{U}{I}=\frac{220}{0.5}=440\Omega$$

线圈的感抗大小

$$X_L=\sqrt{Z^2-R^2}=\sqrt{440^2-80^2}=433\Omega$$

线圈的电感

$$L=\frac{X_L}{2\pi\nu}=\frac{433}{100\pi}=1.38\text{H}$$

拓展提高

日 光 灯

日光灯电路主要由灯管、镇流器和启辉器组成，如图 8-19 所示。灯管两端装有灯丝，玻璃管内壁涂有薄荧光粉，充入少量氩气和水银蒸气。镇流器是一个自感系数很大的线圈。启辉器内部充有低压氖气，并装有两个金属片，一个是静触片，另一个是用热膨胀系数相差较大的双金属片制成的"η"形动触片，如图 8-20所示。

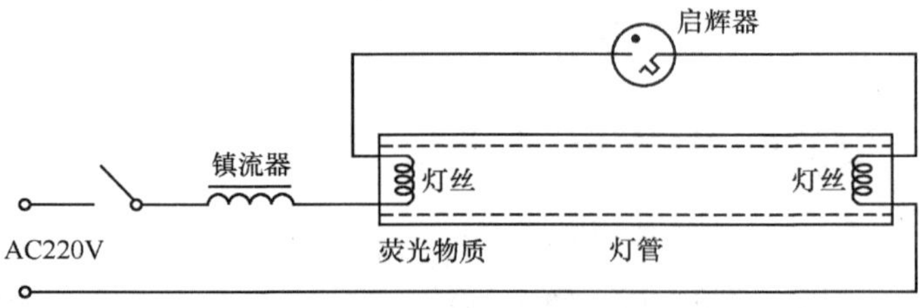

图 8-19 日光灯电路

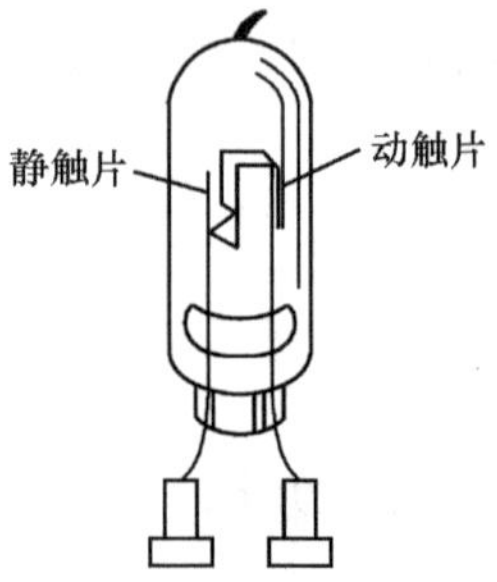

图 8-20 启辉器

当日光灯电路闭合，电源电压(220V)全部加在启辉器的静触片和动触片之间，使氖气电离产生辉光放电，动触片受热膨胀与静触片接触，这时启辉器两极间的电压下降为 0，启辉器停止辉光放电，1~3s 后双金属片冷却收缩，触点断开，电路中的电流突然消失，镇流器产生很大的自感电动势，此电压与电源电压叠加后加在灯管两端，使管内水银蒸气电离，产生弧光放电，发出紫外线，紫外线照射到管壁的荧光粉上就产生了可见光，灯管点亮。灯管开始发光后，镇流器起着降压限流作用，从而保证日光灯正常工作。

第 5 节 *RLC* 串联的交流电路

电阻、电感和电容的串联电路如图 8-21(a)所示，简称 RLC 电路。

一、电压与电流的关系

在 RLC 串联电路中,电压、电流的参考方向如图 8-21(a)所示。

设电流

$$i=\sqrt{2}I\sin\omega t \tag{8.48}$$

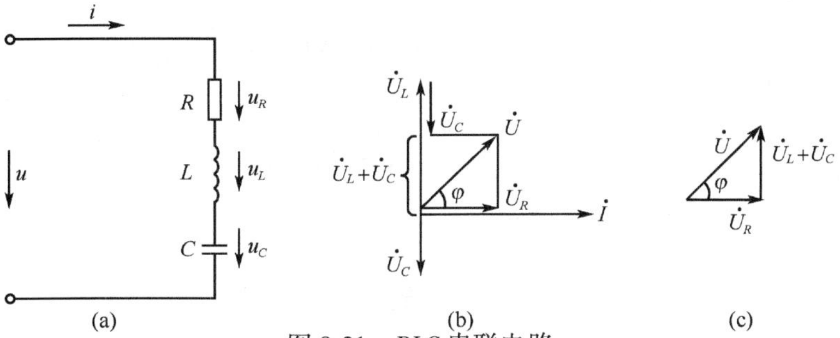

图 8-21　RLC 串联电路

则电阻、电感和电容元件上的电压分别为

$$u_R=Ri=\sqrt{2}RI\sin\omega t=\sqrt{2}U_R\sin\omega t \tag{8.49}$$

$$u_L=\sqrt{2}IL\omega\sin(\omega t+90°)=\sqrt{2}U_L\sin(\omega t+90°) \tag{8.50}$$

$$u_C=\sqrt{2}I\frac{1}{\omega C}\sin(\omega t-90°)=\sqrt{2}U_C\sin(\omega t-90°) \tag{8.51}$$

电路的总电压

$$u=u_R+u_L+u_C=\sqrt{2}U\sin(\omega t+\varphi) \tag{8.52}$$

根据$\dot{U}=\dot{U}_R+\dot{U}_L+\dot{U}_C$,可画出电压与电流的相量图,如图 8-21(b)所示,由电压的相量图可得电压三角形,如图 8-21(c)所示。由相量图可得

$$U=\sqrt{U_R^2+(U_L-U_C)^2}=I\sqrt{R^2+(X_L-X_C)^2} \tag{8.53}$$

相量$\dot{U}$与$\dot{I}$的相位差为

$$\varphi=\arctan\frac{U_L-U_C}{U_R}=\arctan\frac{X_L-X_C}{R} \tag{8.54}$$

由式(8.54)可知,频率一定时,电压与电流的相位差与电路的参数有关。下面讨论 RLC 串联电路中的几种情况。

(1) 当 $X_L>X_C$ 时,则 $\varphi>0$,电压的相位超前于电流,电路呈电感性。

(2) 当 $X_L<X_C$ 时,则 $\varphi<0$,电压的相位滞后于电流,电路呈电容性。

(3) 当 $X_L=X_C$ 时,则 $\varphi=0$,此时电压与电流的相位相同,电路呈电阻性。电路中阻抗最小,电流最大,称这种现象为谐振。

利用 RLC 串联电路产生谐振的条件 $X_L=X_C$,可得电路的谐振频率

$$\nu_0=\frac{1}{2\pi\sqrt{LC}} \tag{8.55}$$

谐振电路可用于收音机等无线电接收电路及金属冶炼生产中。

二、电路的阻抗

电路的阻抗$|Z|$为

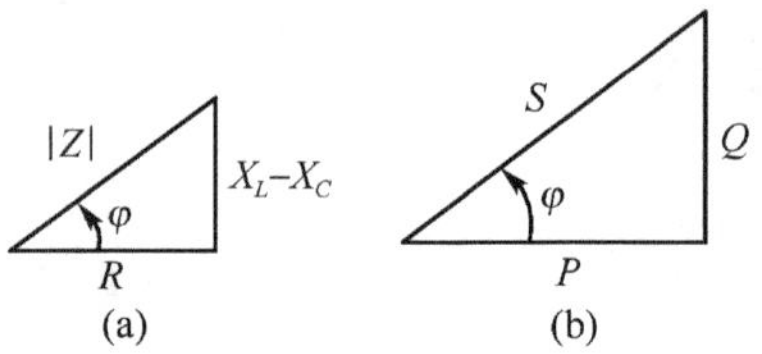

图 8-22 阻抗、功率三角形

(a) 阻抗三角形;(b) 功率三角形

$$|Z|=\sqrt{R^2+X^2}=\sqrt{R^2+(X_L-X_C)^2} \tag{8.56}$$

由式(8.56)可知 RLC 串联电路的 $|Z|$、X_L-X_C、R 构成了一个直角三角形,即阻抗三角形,如图 8-22(a)所示。其阻抗角

$$\varphi=\arctan\frac{X_L-X_X}{R} \tag{8.57}$$

阻抗 $|Z|$ 和电抗 X 的单位都是 Ω。当频率一定时,它们的值均取决于元件参数 R、L 和 C,而与电源电压无关。

三、电路的功率

1. 瞬时功率

$$p=ui=UI\cos\varphi-UI\cos(2\omega t+\varphi) \tag{8.58}$$

2. 有功功率

$$P=\frac{1}{T}\int_0^T p\mathrm{d}t=\frac{1}{T}\int_0^T[UI\cos\varphi-UI\cos(2\omega t+\varphi)]\mathrm{d}t=UI\cos\varphi$$

从图 8-21(c)电压三角形可得 $U_R=U\cos\varphi$,所以

$$P=P_R=IU_R=UI\cos\varphi \tag{8.59}$$

由式(8.59)可知在 RLC 串联电路中,只有电阻消耗电功率。

3. 无功功率

$$Q=Q_L-Q_C=U_LI-U_CI=I^2X=UI\sin\varphi \tag{8.60}$$

4. 视在功率

$$S=UI \tag{8.61}$$

由式(8.59)~式(8.61)可以发现 P、Q_L、S 之间的关系为

$$S=\sqrt{P^2+Q_L^2} \tag{8.62}$$

三个功率构成一个直角三角形,即功率三角形,如图 8-22(b)所示。

例 8-6 将电阻为 30Ω、电感为 127mH、电容 40μF 的元件串联在电压为 $u=220\sqrt{2}\sin(314t+20°)$V 的电源上,求:(1) 电路的阻抗;(2) 电流的有效值;(3) 各部分电压的有效值;(4) 有功功率、无功功率和视在功率。

解:(1)
$$X_L=\omega L=314\times127\times10^{-3}=40\Omega$$

$$X_C=\frac{1}{\omega C}=\frac{1}{314\times40\times10^{-6}}=80\Omega$$

电路的阻抗
$$|Z|=\sqrt{R^2+(X_L-X_C)^2}=\sqrt{30^2+(40-80)^2}=50\Omega$$

(2) 电流的有效值为
$$I=\frac{U}{|Z|}=\frac{220}{50}=4.4\text{A}$$

(3) 电路各部分电压的有效值分别为

$$U_R=IR=4.4\times30=132\text{V}$$
$$U_L=IX_L=4.4\times40=176\text{V}$$
$$U_C=IX_C=4.4\times80=352\text{V}$$

显然

$$U\neq U_R+U_L+U_C$$

(4) 电路的有功功率、无功功率、视在功率分别为

$$P=UI\cos\varphi=220\times4.4\times\cos(-53°)=220\times4.4\times0.6=580.6\text{W}$$
$$Q=UI\sin\varphi=220\times4.4\times\sin(-53°)=-774.4\text{var}$$
$$S=UI=220\times4.4=968\text{VA}$$

例 8-7　在图 8-23(a)的电路中,已知 $U=100\text{V}$,$R=10\Omega$,$X_L=5\Omega$,$X_C=10\Omega$,求电路的有功功率、无功功率和视在功率。

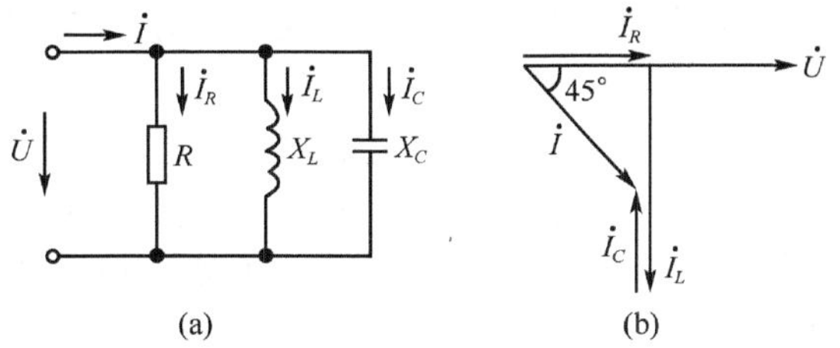

图 8-23　例 8-7 图示

解:电压、电流的参考方向如图 8-23(a)所示,以电压$\dot{U}$为参考正弦相量,画出各电流的相量如图 8-23(b)所示。其中,$\dot{I}_R$ 与$\dot{U}$同相,$\dot{I}_L$ 滞后$\dot{U}$ 90°,$\dot{I}_C$ 超前$\dot{U}$ 90°。总电流$\dot{I}$为$\dot{I}_R$、$\dot{I}_L$ 和$\dot{I}_C$ 的相量和。它们的数值分别为

$$I_R=\frac{U}{R}=\frac{100}{10}=10\text{A}$$
$$I_L=\frac{U}{X_L}=\frac{100}{5}=20\text{A}$$
$$I_C=\frac{U}{X_C}=\frac{100}{10}=10\text{A}$$

根据相量图 8-21(b),得

$$I=\sqrt{(I_L-I_C)^2+I_R^2}=\sqrt{(20-10)^2+10^2}=14.14\text{A}$$

总电流与电压的相位差为

$$\varphi=\arctan\frac{I_L-I_C}{I_R}=\arctan\frac{20-10}{10}=45°$$

电路的有功功率、无功功率和视在功率分别为

$$P=UI\cos\varphi=100\times14.14\times\cos45°=1000\text{W}$$
$$Q=UI\sin\varphi=100\times14.14\times\sin45°=1000\text{var}$$
$$S=UI=100\times14.14=1414\text{VA}$$

电视机的电源滤波器

图 8-24 所示的是彩色电视机的电源滤波器,两个线圈的自感系数很大,FU 是保险丝,R 是灵敏电阻(正常情况下阻值很大,当电压超过设定值时,阻值会迅速变小,可以保护与其并联的元件),S 为电视机开关。某次用户没有先关电视机就拔掉电源插头,结果烧坏了图中某电路元件,可能烧坏的是哪个电路元件?

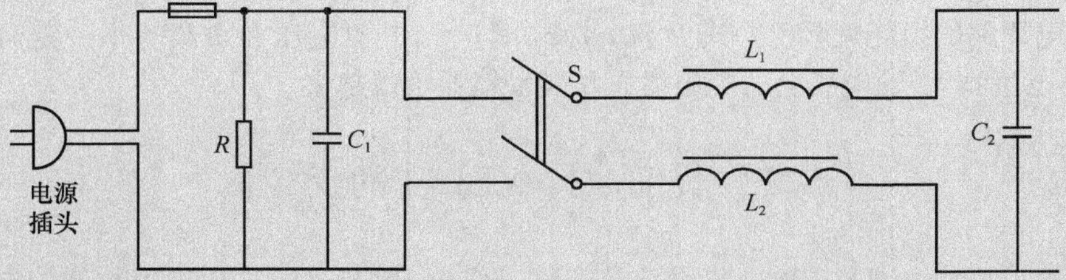

图 8-24　电源滤波器

小小案例

第6节 功率因数

一、功率因数的定义

由 $P=UI\cos\varphi$ 可知,交流电路的有功功率不仅与电路的电压和电流有关,而且还与负载的参数有关。在 U 和 I 都相同的条件下,电路的参数不同,电压与电流的相位差 φ 就不同,$\cos\varphi$ 也不同,电路的有功功率也就不一样。可见 $\cos\varphi$ 是决定电路有功功率的因素,将其称为电路的功率因数,即

$$\cos\varphi=\frac{P}{UI}$$

或

$$\cos\varphi=\frac{P}{S}=\frac{R}{|Z|} \qquad (8.63)$$

由此可见,**功率因数是指交流电路中有功功率与视在功率的比值**。它反映了电路对视在功率利用率的大小。提高用电设备的功率因数就可以使发电设备的容量得到充分利用,同时也能节约大量的电能。

二、功率因数低落的原因

功率因数远小于1时称为低落。生活中的电气设备,如电动机、变压器、日光灯的镇流器等大多属于电感性负载,它们工作时要消耗无功功率的,所以电感性负载是造成电路功率因数低落的主要原因。

三、功率因数低落的后果

1. 电源设备的利用率低　电源设备只能在额定电压和额定电流下运行,即电源设备视在功率是一定的。若电路的功率因数越低,则电源能提供的有功功率就越小,无功功率就越大,电源的利用率低,电能损失大。例如,电压为220V,额定容量为10kVA的电源变压器,若负载为40W的白炽灯,则可安装250盏,电源提供的有功功率为10kW,其电能的利用率为100%。如果是40W的日光灯(功率因数取0.5),则只能安装125盏,电源的有功功率为5kW,其电能的利用率仅为50%。在电力电网中,这种损失非常巨大。

因此,用电规则规定,高压工业用户必须保证其用电功率因数在0.95以上,其他用户应保持在0.90以上,否则将会受到严厉处罚。

2. 输电线路的损耗大　由公式 $P=UI\cos\varphi$ 可知,当电源电压和负载功率一定时,功率因数越低,线路电流越大,输电线上的电压损失和能量损耗也就越大。

四、提高功率因数的方法

1. 合理采用功率因数高的电气设备　实际工作中,应及时淘汰功率因数低的电气设备,大力开发新型品种。例如,国产Y系列的异步电动机就属于高效节能机型。此外,异步电动机满载时的功率因数可达0.85左右,而空载时却只有0.20~0.3。因此,合理使用异步电动机的功

率，避免轻载或空载运行，使电路的功率因数得以提高。

2. 人工补偿　如果仅靠提高电气设备本身的功率因数一般难以达到供电部门对功率因数的要求，因此，必须安装补偿电路或设备（补偿设备安装在用电大户或变电所）。最常用的方法就是在电感性负载两端并联适当的电容器，其电路图和相量图如图 8-25(a)、(b)所示。

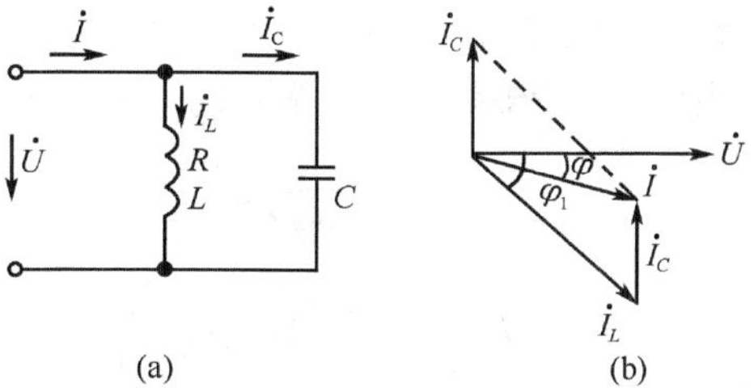

图 8-25　电容器与感性负载并联提高功率因素

由图 8-25(b)可知，并联电容器前，线路电流为 $\dot{I}_L$，电流与电压的相位差为 φ_1；并联电容器后，线路总电流 $\dot{I}$ 减小，电流与电压的相位差 φ 也减小，功率因素 $\cos\varphi$ 增大，从而提高了整个电路乃至电网的功率因数。但感性负载本身的电流和功率因数并没有改变。

实际上在感性负载两端并联电容后，减小了负载与电源之间的能量交换。感性负载所需要的无功功率主要由电容供给，从而减小了电源的无功功率，电源可以为更多的用户提供电能，电源的效率得以提升，容量得到充分的利用。

例 8-8　将功率为 100kW，功率因素为 0.6 的电感性负载接到电压为 220V、频率为 50Hz 的交流电源上，求将功率因素由 0.6 提高到 0.95，需并联多大的电容？

解：根据 $P=UI\cos\varphi$，由图 8-25(b)可知

$$\frac{P}{U}=I_L\cos\varphi_1=I\cos\varphi$$

而

$$I_C=I_L\sin\varphi_1-I\sin\varphi=I_L\cos\varphi_1\tan\varphi_1-I\cos\varphi\tan\varphi$$

所以

$$I_C=\frac{P}{U}(\tan\varphi_1-\tan\varphi)$$

因为

$$I_C=\frac{U}{X_C}=\frac{U}{\dfrac{1}{\omega C}}=U\omega C$$

所以功率因素由 0.6 提高到 0.95，需并联的电容为

$$C=\frac{P}{\omega U^2}(\tan\varphi_1-\tan\varphi)=6.593\times10^{-3}\mathrm{F}=6593\mu\mathrm{F}$$

第 7 节　三 相 电 源

三相交流发电机(组)所产生的三个最大值相等、角频率相同、初相位互差 120°的电动势称为三相对称电动势。三相交流发电机产生的电能，经电网分配输送给电力用户，这种供电系统就称为**三相电源**，简称**三相电**。

一、三相电动势的产生

三相电动势是由三相交流发电机(组)产生的。三相交流发电机的结构如图 8-26 所示，它主要由定子和转动的转子组成。

定子包括铁芯和绕组(电枢),在定子铁芯内表面的凹槽内,嵌入三个独立的匝数和形状都完全相同的绕组(图 8-27),每个绕组为一相,合称为三相绕组。每相绕组的始端分别用 A、B、C 表示,末端分别用 X、Y、Z 表示。将 AX 绕组称为 A 相绕组,BY 绕组称为 B 相绕组,CZ 绕组称为 C 相绕组。各相绕组的始端之间或末端之间彼此相差 120°,如图 8-26 所示。

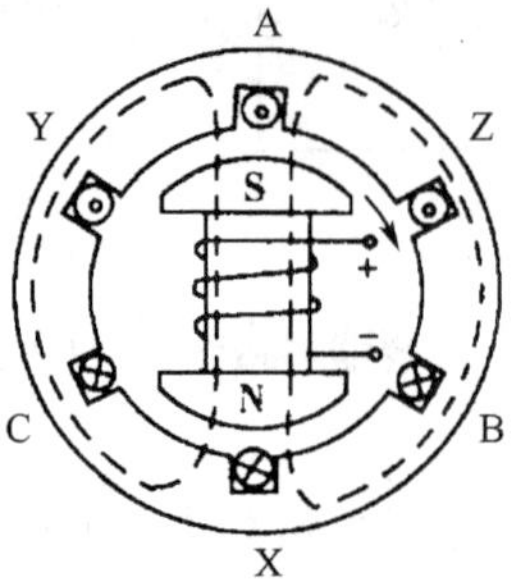

图 8-26　三相发电机定子

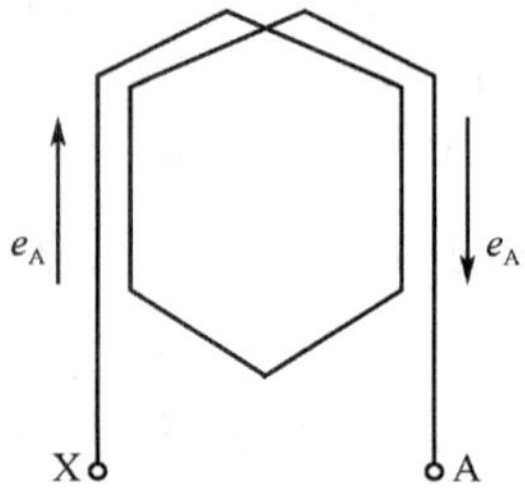

图 8-27　定子绕组示意图

转子的铁芯上绕有励磁绕组,用直流励磁,即转子为磁极。它由内燃机(或汽轮机、水轮机等)驱动,其磁极极面采用适当的形状,使定子与转子之间气隙中的磁感强度按正弦规律分布。当转子以恒定角速度 ω 旋转时,定子中的每相绕组依次切割磁感线,于是在定子绕组中就产生了感应电动势 e_A、e_B 和 e_C,其数学表达式为

$$\left.\begin{aligned} e_A &= E_m \sin\omega t \\ e_B &= E_m \sin(\omega t - 120°) \\ e_C &= E_m \sin(\omega t + 120°) \end{aligned}\right\} \tag{8.64}$$

其波形如图 8-28 所示,其相量图如图 8-29 所示。

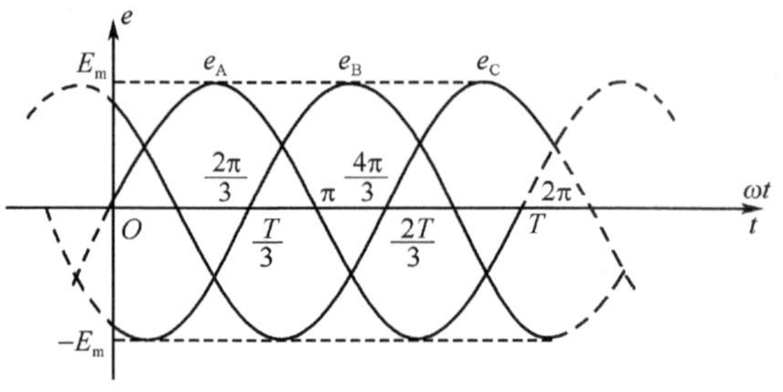

图 8-28　三相电动势波形图

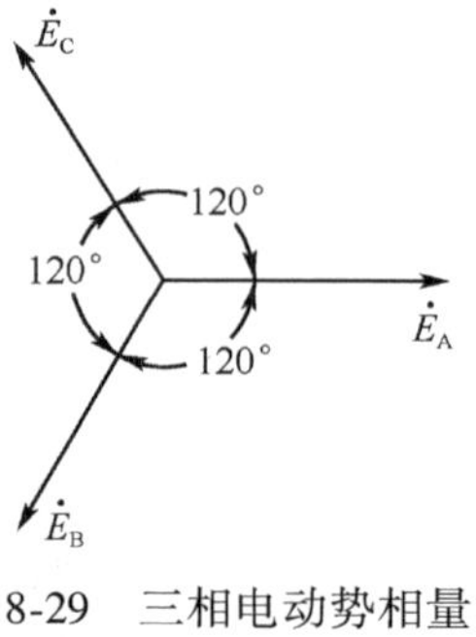

图 8-29　三相电动势相量图

二、三相电源的连接

三相电源的三个绕组不是独立地向负载供电,而是按一定方式连接起来向负载供电。其连接方式有星形("Y"形)和三角形("△"形)两种,如图 8-30(a)、(b)所示。

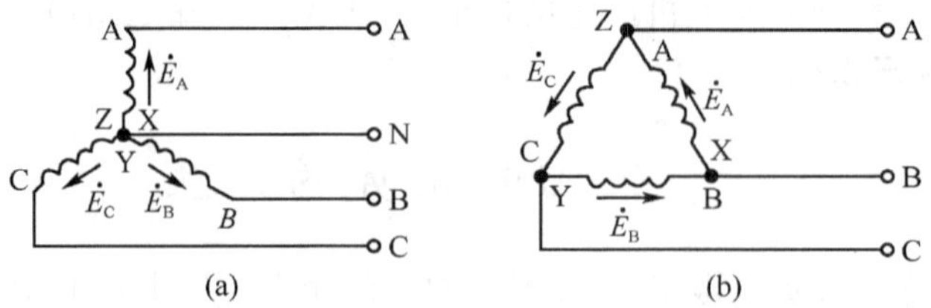

图 8-30　三相电源的连接方法

1. 星形连接　三相绕组做星形接法时，如图 8-30(a)所示，将三相绕组的末端 X、Y、Z 连接在一起的点，称为中性点。低压系统的中性点通常接地，因此中性点的电位为零，故称为零点。由中性点引出的线称**中性线**，用字母 N 或 O 表示，中性线又称**零线**。

由三相绕组的三个始端 A、B、C 引出的线称为相线或端线，相线对地有电位差，能使验电笔发光，所以称它为火线。

用三根相线和一根中性线供电的方式称为三相四线制供电，如果不用中性线则称为三相三线制供电。

在三相四线制供电系统中，相线与中性线之间的电压称为**相电压**，用 $\dot{U}_{AN}$、$\dot{U}_{BN}$ 和 $\dot{U}_{CN}$ 表示；相线与相线之间的电压称为**线电压**；用 $\dot{U}_{AB}$、$\dot{U}_{BC}$ 和 $\dot{U}_{CA}$ 表示。

如果不计电源三相绕组和输电导线的阻抗，三个相电压的大小就等于对应的三个电源电动势的大小，它们之间的相位差为 120°。按图 8-31 所设的电压正方向，线电压与相电压的相量关系为

$$\left.\begin{aligned}\dot{U}_{AB}&=\dot{U}_{AN}-\dot{U}_{BN}\\ \dot{U}_{BC}&=\dot{U}_{BN}-\dot{U}_{CN}\\ \dot{U}_{CA}&=\dot{U}_{CN}-\dot{U}_{AN}\end{aligned}\right\}\tag{8.65}$$

于是其相电压和线电压的相量图如图 8-32 所示。相电压和线电压的相量图也可画成闭合三角形的形式，如图 8-33 所示。

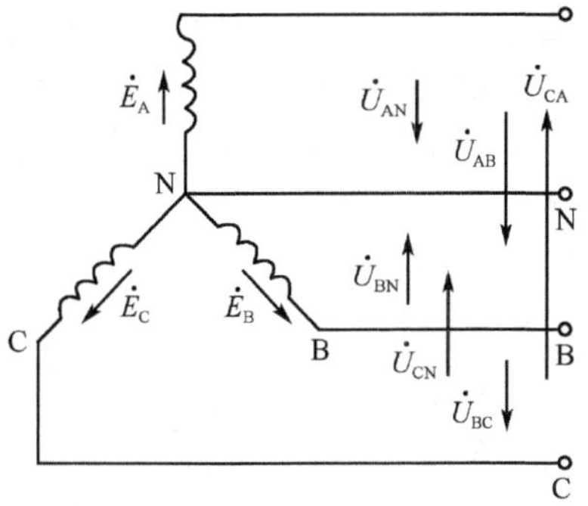

图 8-31　三相电源的星形连接

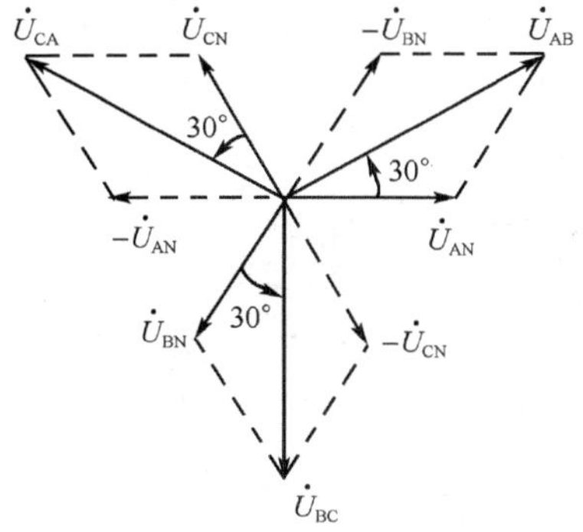

图 8-32　星形接法电压相量图

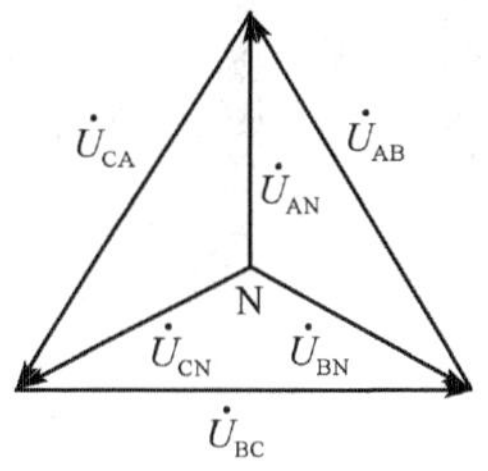

图 8-33　电压相量三角形

当相电压对称时，线电压也是对称的。由图 8-32 可知，各线电压分别超前于相应的相电压 30°，线电压 U_L 与相电压 U_P 有效值的关系为

$$\frac{1}{2}U_L=U_P\cos30°=\frac{\sqrt{3}}{2}U_P$$

故有

$$U_L=\sqrt{3}\,U_P\tag{8.66}$$

我国低压供电线路的相电压为 220V，线电压为 380V，即照明电和动力电。

2. 三角形接法　若电源的三相绕组采用三角形接法，其供电方式只能用三相三线制，如图 8-34 所示。从图 8-34 中可以看出，三相电源采用三角形接法只有一种输出电压，其线电压等于相电压，即

$$U_L=U_P\tag{8.67}$$

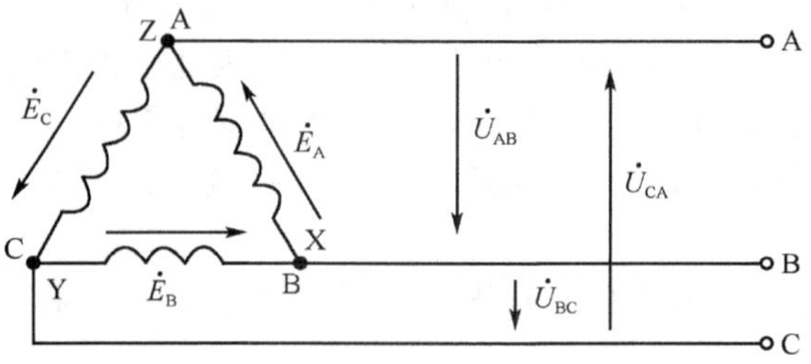

图 8-34　三相绕组的三角形接法

由于三相绕组采用三角形接法时,电源的三相电动势对称,所以在三相绕组自身所构成的回路中,三者的相量和为 0,三相绕组中的电流也为 0。因而发电机的绕组可采用直径相对较小的漆包线,这不仅节约材料,还可减小发电机的体积与重量。

注意:三相绕组的三角形接法,只能用于对称的三相发电机绕组。如果三相电动势不对称,则三者的相量和不为 0,因而不论电路中是否有负载,三相绕组都构成短路,这会严重损坏电源设备。

潮汐发电

关于潮汐,古人云:"潮者,据朝来也;汐者,言夕至也"。意思是说,每昼夜海水涨潮落潮各两次,早晨涨潮称为"潮",晚上涨潮称为"汐"。利用海洋潮汐的落差可以进行发电。涨潮时,关闭闸门,当潮水涨至最高水位时,打开闸门进水发电,如图 8-35(a)所示;当海湾水位最高时,关闭闸门,如图 8-35(b)所示;当落潮至最低水位时,开闸放水发电。如图 8-35(c)所示。

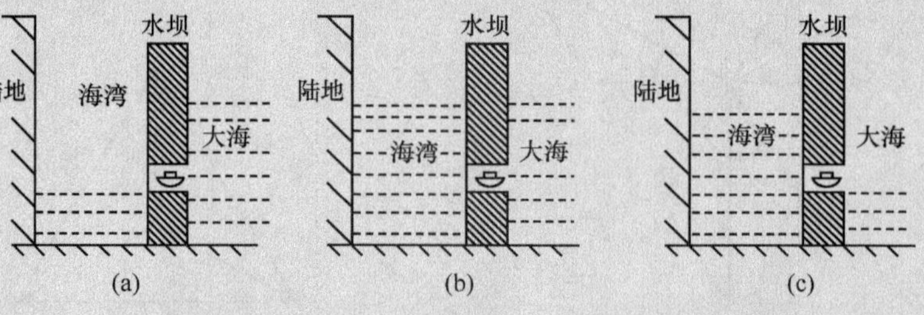

图 8-35　潮汐发电示意图

可见潮汐电站每昼夜发电 4 次。潮汐蕴藏着极为巨大的能量,我国大陆海岸线长,潮汐能资源很丰富,已建设了多座潮汐发电站。其中江厦潮汐电站装机容量为 3900kW,年平均发电 1070 万 kW · h,其规模仅次于法国朗斯潮汐电站(装机容量为 24 万 kW,年发电 5.4 亿 kW · h),是当时世界第二大潮汐发电站。

知识链接

第 8 节　三 相 负 载

三相交流电路的负载分为单相负载和三相负载。接在电源的某一相电压或某一线电压上,才能正常工作的负载称为单相负载,如家用电器、小功率的电炉、电烙铁、单相电动机等。接在三相电源上才能正常工作的负载称为三相负载,如三相异步电动机、大功率的电炉等。三相负载也可由不同相的单相负载所组成，如图 8-36 所示的照明电路。如果各相负载的阻抗相等，则三相负载对称，如图 8-36 中的三相异步电动机。如果各相负载的阻抗不相等，则三相负载不对称，如图 8-36 的照明电路。负载如何连接，应视其额定电压而定。三相负载有星形（“Y”形）和三角形（“△”形）两种连接方式。

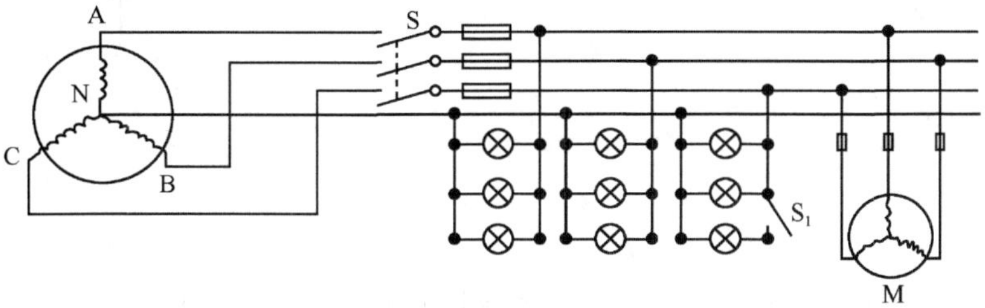

图 8-36　三相负载的连接

一、三相负载星形连接

图 8-37 为三相负载连接成星形的三相四线制电路，电源的线电压为 380V，相电压为 220V。图中 Z_A、Z_B 和 Z_C 为各相负载的阻抗，AN、BN 和 CN 为电源的三相绕组。如果不计连接导线的阻抗，每相负载承受的电压等于电源的相电压，而负载的线电压等于电源的线电压，所以

$$U_{YL}=\sqrt{3}U_{YP} \tag{8.68}$$

流过每相负载的电流称为相电流，用 I_P 表示，流过每根相线的电流称为线电流，用 I_L 表示。由图 8-37 可知，负载星形连接时，每相负载与电源构成单独的回路，彼此独立，互不影响，其相电流等于线电流。即

$$I_{YP}=I_{YL} \tag{8.69}$$

$$\left.\begin{aligned}\dot{I}_A&=\frac{\dot{U}_{AN}}{|Z_A|}\\ \dot{I}_B&=\frac{\dot{U}_{BN}}{|Z_B|}\\ \dot{I}_C&=\frac{\dot{U}_{CN}}{|Z_C|}\end{aligned}\right\} \tag{8.70}$$

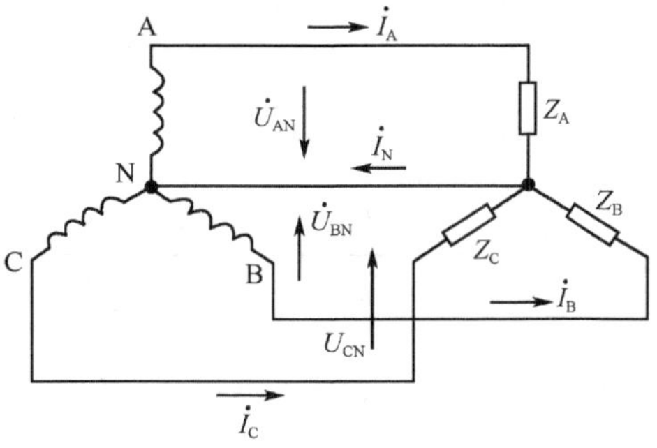

图 8-37　三相负载星形连接

对三相交流电路的电流，应该按式(8.70)逐相进行计算。

电流的参考方向如图 8-37 所示，其中性线的电流为

$$\dot{I}_N=\dot{I}_A+\dot{I}_B+\dot{I}_C \tag{8.71}$$

如果三相负载对称，即阻抗 $|Z_A|$、$|Z_B|$ 和 $|Z_C|$ 彼此相等，且性质相同，则三个相电流 $\dot{I}_A$、$\dot{I}_B$ 和 $\dot{I}_C$ 也是对称的（图 8-38），此时中性线上的电流为 0，如图 8-39 所示，这时可省去中性线，用三相三线制供电。

如果三相负载不对称，其相电流也不对称，则中性线的电流不为 0，如图 8-40 所示，这时的中性线使各相负载的相电压保持对称。因此，在不对称的低压供电系统中，电力规程规定：干线的中性线上，不允许安装熔断器、开关等，而中性线常用钢丝制成，防止意外断开。另外，在进行

电路连接时，应该把负载平均分配到各相电路，力求各相负载平衡，以减小中性线的电流。

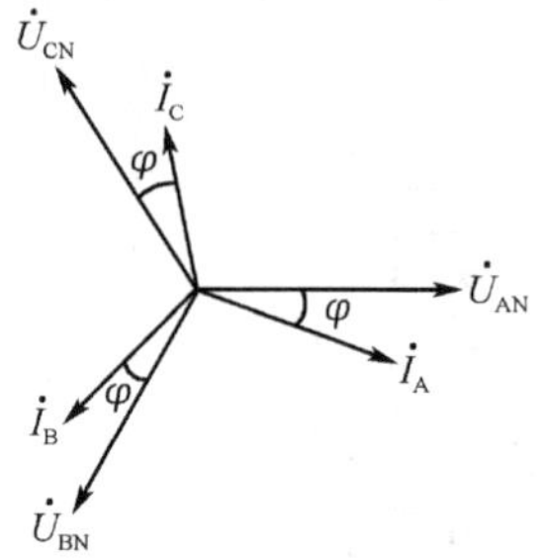

图 8-38　对称星形负载相量图

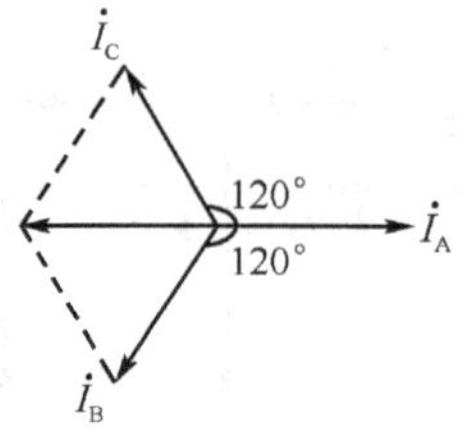

图 8-39　对称星形负载电流相量图

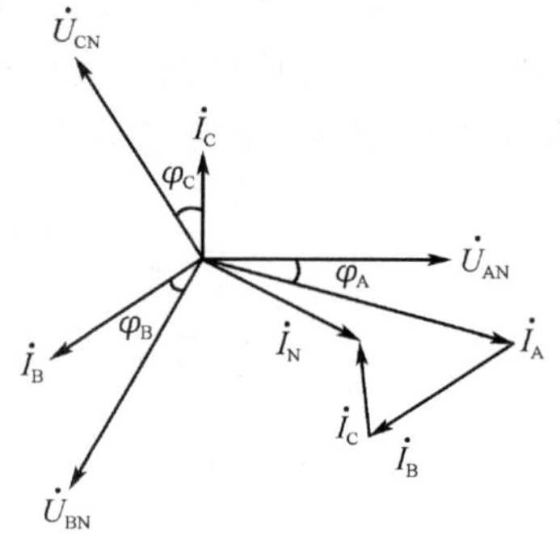

图 8-40　不对称星形负载相量图

例 8-9　如图 8-41 所示为三相四线制供电线路，已知电源电压为 380V/220V，三相负载都是白炽灯，其中 A 相电阻 R_A 为 11Ω，B 相电阻 R_B 为 22Ω，C 相电阻 R_C 为 44Ω，求：(1) 各线电流的大小；(2) 若 R_C 和中性线都断开，如图 8-42 所示，会产生什么后果？

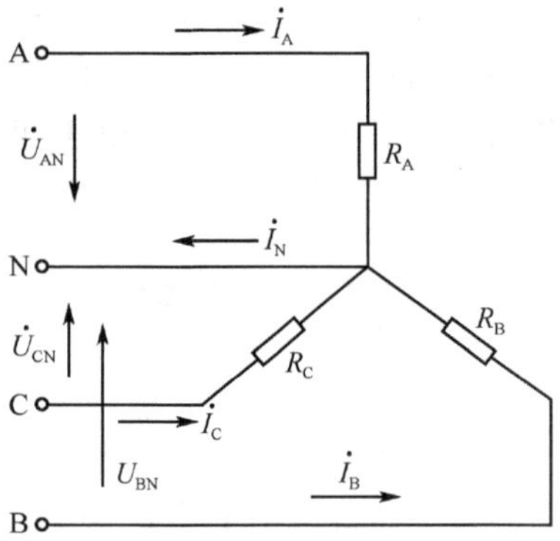

图 8-41　例 8-9 图示 1

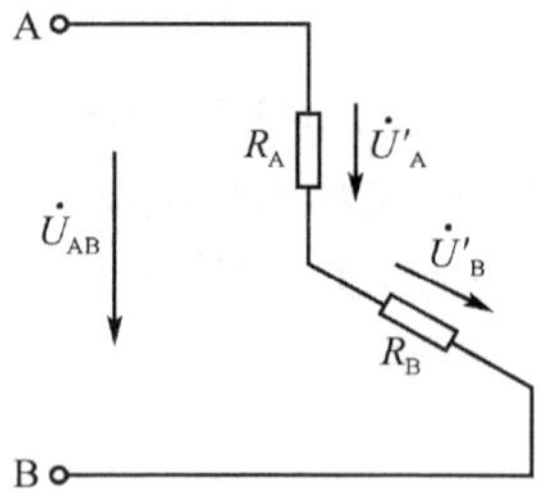

图 8-42　例 8-9 图示 2

解：(1) 因为 $I_{YP}=I_{YL}$，所以各线电流分别为

$$I_{YAL}=\frac{220}{11}=20\text{A}$$

$$I_{YBL}=\frac{220}{22}=10\text{A}$$

$$I_{YCL}=\frac{220}{44}=5\text{A}$$

(2) 当 R_C 和中性线都断开时，R_A 和 R_B 串联接在 380V 的电源上，如图 8-42 所示，则电路中的电流为

$$I_{YL}=\frac{U_L}{R_A+R_B}=\frac{380}{33}\text{A}$$

所以

$$U_{RA}=I_{Y2}R_A=\frac{380}{33}\times 11=126.7\text{V}$$

$$U_{RB}=I_{Y2}R_B=\frac{380}{33}\times 22=253.3\text{V}$$

可见，当 R_C 和中性线都断开时，各相的电压不对称，B 相的电压超过用电器的额定电压，B 相的用电器被烧坏。

生活探秘 **相序指示器**

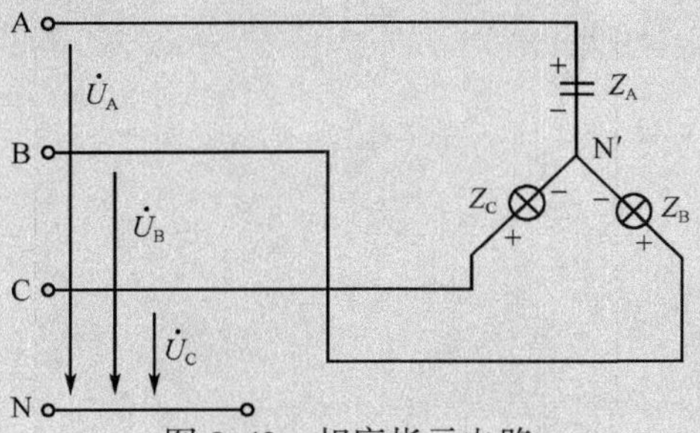

图 8-43 相序指示电路

实际生产中，我们经常需要知道电源的相序。如果压缩机是不能反转的，拖动压缩机的电动机的转向是由电源的相序来决定的。图 8-43所示的电路是相序指示器的电路原理图，它是由一个电容器和两个普通的白炽灯泡组成的星形连接电路。如果电容器接的是 A 相，则灯光较亮的为 B 相。

二、三相负载三角形连接

图 8-44 所示电路为三相负载的三角形连接。线电压与相电流的参考正方向按电源的顺相序依次设定，如图 8-44所示。

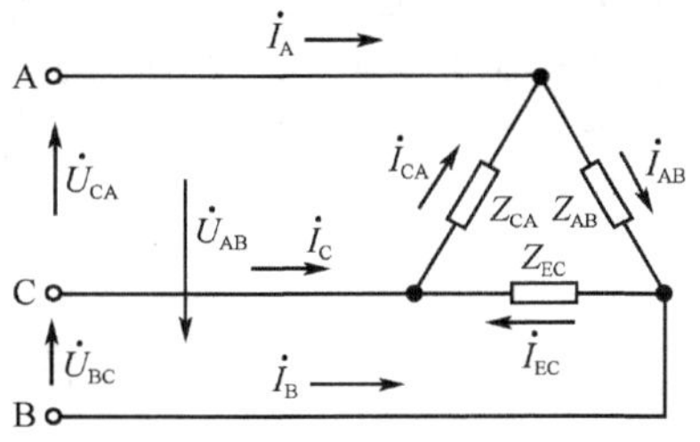

图 8-44 三角形连接

三角形接法的特点是每相负载所承受的电压（相电压）等于电源的线电压。由于各相负载的电压是固定的，则各相电流可以按单相电路的方法进行计算。由此可得相电流为

$$\left.\begin{aligned}\dot{I}_{AB}&=\frac{\dot{U}_{AB}}{|Z_{AB}|}\\\dot{I}_{BC}&=\frac{\dot{U}_{BC}}{|Z_{BC}|}\\\dot{I}_{CA}&=\frac{\dot{U}_{CA}}{|Z_{CA}|}\end{aligned}\right\}\qquad(8.72)$$

三角形接法不需要中线，所以供电模式为三相三线制。根据基尔霍夫电流定律得各线电流为

$$\left.\begin{aligned}\dot{I}_A&=\dot{I}_{AB}-\dot{I}_{CA}\\\dot{I}_B&=\dot{I}_{BC}-\dot{I}_{AB}\\\dot{I}_C&=\dot{I}_{CA}-\dot{I}_{BC}\end{aligned}\right\}\qquad(8.73)$$

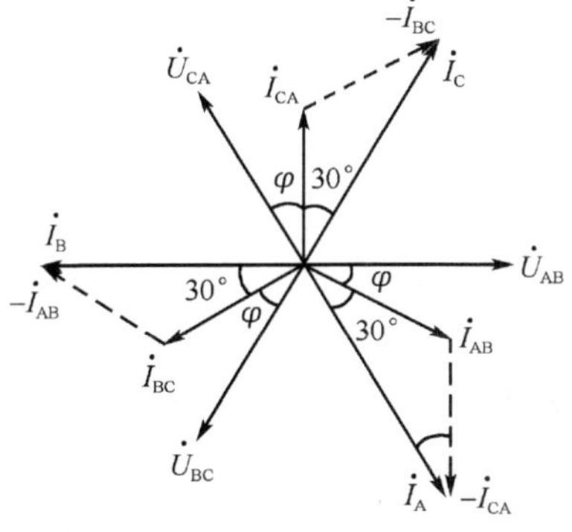

图 8-45 对称三角形负载相量图

如果三相负载对称，则相电流和线电流也一定是对称的。对称三角形负载的电压和电流的相量图如图 8-45 所示。从相量图中可以看出，在相位上线电流滞后于对应的相电流 30°，在数值上线电流为相电流的$\sqrt{3}$倍，即

$$I_{\Delta L}=\sqrt{3}I_{\Delta P}\qquad(8.74)$$

例 8-10 将电阻为 6Ω,感抗为 8Ω 的三个线圈连接成星形或三角形后,接在线电压为 380V 的三相四线制供电线路中,求负载星形连接和三角形连接的相电流和线电流的大小。

解:每个线圈的阻抗

$$|Z| = \sqrt{6^2+8^2} = 10\Omega$$

当三个线圈采用星形连接时,其线电流等于相电流,即

$$I_{YL} = I_{YP} = \frac{220}{10} = 22\text{A},$$

当三个线圈采用三角形连接时,其相电流为

$$I_{\Delta P} = \frac{U_{\Delta P}}{|Z|} = \frac{380}{10} = 38\text{A}$$

线电流为

$$I_{\Delta L} = \sqrt{3}\, I_{\Delta P} = 38\sqrt{3}\ \text{A}$$

教室的灯变暗

一天晚上,某教学楼电灯发生故障,二楼和三楼的电灯突然都暗淡下来,且三楼的灯比二楼的还要暗,但令人奇怪的是,一楼的灯居然正常发光。你能说出发生这种现象的原因吗?

小小案例

第 9 节　三相电路的功率

三相电路的功率分为有功功率、无功功率和视在功率。无论三相负载采用星形连接还是三角形连接,其**总的有功功率都等于各相有功功率之和**,即

$$P = U_A I_A \cos\varphi_A + U_B I_B \cos\varphi_B + U_C I_C \cos\varphi_C$$

若三相负载对称,则各相的有功功率相同,故三相有功功率为

$$P = 3U_P I_P \cos\varphi \tag{8.75}$$

式中,U_P 为相电压;I_P 为相电流;φ 为相电压与相电流的相位差。

当三相负载对称是星形连接,则有

$$U_{YL} = \sqrt{3}\, U_{YP}$$

$$I_{YL} = I_{YP}$$

当三相负载对称是三角形连接,则有

$$U_{\Delta L} = U_{\Delta P}$$

$$I_{\Delta L} = \sqrt{3}\, I_{\Delta P}$$

对称三相负载无论是星形连接,还是三角形连接,将上述公式分别代入式(8.75),则有

$$P = \sqrt{3}\, U_L I_L \cos\varphi \tag{8.76}$$

式中,φ 为相电压与相电流的相位差;$\cos\varphi$ 为一相负载的功率因数。

同理可证明,对称三相负载的三相无功功率为

$$Q = \sqrt{3}\, U_L I_L \sin\varphi \tag{8.77}$$

三相视在功率为

$$S = \sqrt{3}\, UI \tag{8.78}$$

例 8-11　星形接法和三角形接法负载的每相的电阻为 4Ω，感抗为 3Ω，电源的线电压为 380V。分别计算两种接法的三相负载的总功率。

解：每相负载的阻抗为

$$|Z|=\sqrt{4^2+3^2}=5\Omega$$

每相负载的功率因数为

$$\cos\varphi=\frac{R}{|Z|}=\frac{4}{5}=0.8$$

星形接法时

$$I_{\text{YL}}=I_{\text{YP}}=\frac{U_{\text{P}}}{|Z|}=\frac{380}{\sqrt{3}\times5}=44\text{A}$$

$$P_{\text{Y}}=\sqrt{3}\,UI\cos\varphi=\sqrt{3}\times380\times44\times0.8=23167.9\text{W}\approx23\text{kW}$$

三角形接法时

$$I_{\Delta\text{L}}=\sqrt{3}\,I_{\Delta\text{P}}=\sqrt{3}\times\frac{U_{\text{P}}}{|Z|}=\sqrt{3}\times\frac{380}{5}=131.6\text{A}$$

$$P_{\Delta}=\sqrt{3}\,U_{\text{L}}I_{\text{L}}\cos\varphi=\sqrt{3}\times380\times131.6\times0.8=69293\text{W}\approx69.3\text{kW}$$

由此可见，当电源的线电压相同时，三相负载三角形连接时的功率是星形连接时的 3 倍。

例 8-12　有一台三相异步电动机，每相的等效电阻为 $R=29\Omega$，等效感抗 $X_L=21.8\Omega$，求下列两种情况下电动机的相电流、线电流及三相总功率，并比较结果。(1) 绕组连接成星形，接在线电压为 380V 的三相电源上；(2) 绕组连接成三角形，接在线电压为 220V 的三相电源上。

解：三相异步电动机的每一相绕组的阻抗为

$$|Z|=\sqrt{R^2+X_L^2}=\sqrt{29^2+21.8^2}=36.3\Omega$$

功率因素为

$$\cos\varphi=\frac{R}{|Z|}=\frac{29}{36.3}=0.8$$

(1) 星形连接时

$$I_{\text{YL}}=I_{\text{YP}}=\frac{U_{\text{YP}}}{|Z|}=\frac{380}{\sqrt{3}\times36.3}=6.1\text{A}$$

$$P=\sqrt{3}\,U_{\text{L}}I_{\text{L}}\cos\varphi=3.2\text{kW}$$

(2) 三角形连接时

$$I_{\Delta\text{P}}=\frac{U_{\Delta\text{P}}}{|Z|}=\frac{220}{36.3}=6.1\text{A}$$

$$I_{\Delta\text{L}}=\sqrt{3}\,I_{\Delta\text{P}}=\sqrt{3}\times6.1=10.6\text{A}$$

$$P=\sqrt{3}\,U_{\text{L}}I_{\text{L}}\cos\varphi=\sqrt{3}\times220\times10.6\times0.8=3231.3\text{W}\approx3.2\text{kW}$$

电动机绕组在两种接法中，相电压、相电流及三相总功率均未改变，但是三角形连接的线电流是星形连接的线电流的$\sqrt{3}$倍。

实际工作中，为了减小大功率的三相异步电动机的起动电流，常用的方法是降压起动，星-三角起动就是常用的一种。这种起动方式，可将定子绕组的起动电压降到正常工作电压的$\frac{1}{\sqrt{3}}$。

第10节 安全用电

随着科学技术的发展,人们使用的电器设备日益增多,电力的应用几乎遍及各个领域。如果使用不当,会造成人员伤亡和财产损失,严重时会引发火灾、爆炸,甚至使电网瘫痪,造成大面积停电等严重的后果。因此懂得一些安全用电知识,了解一些安全用电措施是很有必要的。

一、触　　电

当人体直接接触带电体或人体与高压带电体的距离小于放电距离(或安全距离)时,就有电流通过人体,使人受到不同程度的伤害,就称为触电。

1. 触电的原因　引发人身触电的原因很多,但最主要的是以下几种情况。

(1) 不遵守用电操作规程。

(2) 不遵守电气设备的安装要求,私拉乱接电线。

(3) 无证上岗,带电作业,粗心大意。

(4) 设备陈旧且疏于维护等。

2. 触电对人体的伤害　人体触电会对人造成不同程度的伤害。电流通过人体时不仅会造成人体表面组织的伤害(此时称为电伤),而且还会破坏身体内脏器官,如心、肺及神经系统等的正常工作(此时称为电击)。研究表明,触电时人体受到伤害的程度与电流的大小、频率、通电时间的长短、电流经过人体的路径以及人体自身的健康状况等许多因素有关,但电流的大小和通电时间的长短是最主要的因素。这是因为大电流和长时间的通电会有较多的外部能量送入人体,因而对人体在生理方面造成的伤害就更加明显。另外,触电还可能对受害者造成心理损伤。

3. 人体触电的几种情况

(1) 单相触电:人站在地上或站在其他接地的导体上,而人的某一部位接触火线或漏电的设备发生触电,称为单相触电,如图 8-46 所示。

(2) 两相触电:人体的两个部位分别与两相带电体接触,称为两相触电,如图 8-47 所示。这时通过人体的电流很大,非常危险。

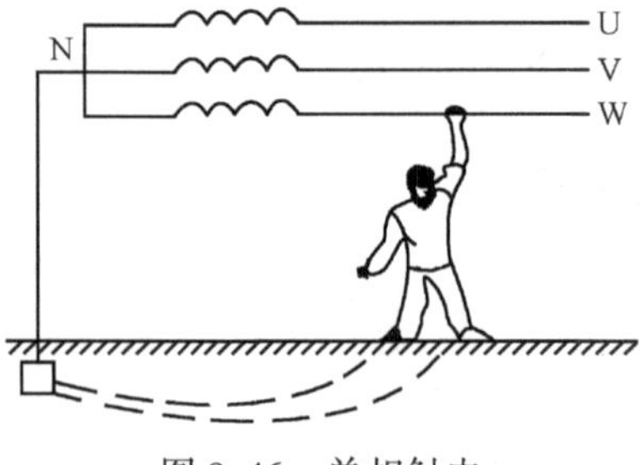

图 8-46　单相触电

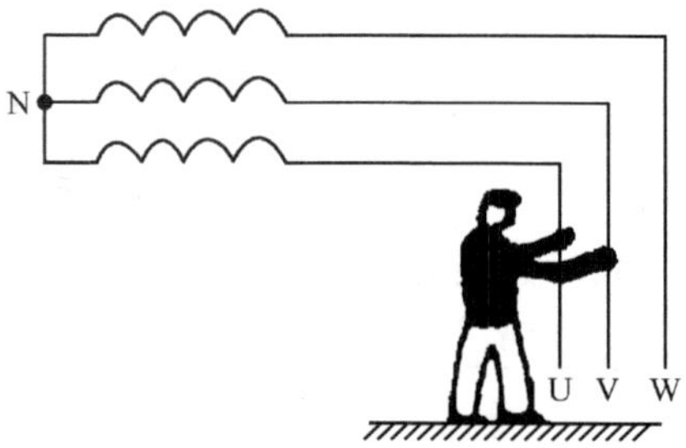

图 8-47　两相触电

(3) 跨步电压触电:当带电体触地时,有电流通过接地点流向大地,在接地点周围的土壤中将产生电位差。人接近时,在跨步的两脚之间有电压,这个电压称为跨步电压,这种触电称为跨步电压触电,如高压电线落地所致者属于这种情况。跨步电压触电不常见。

4. 触电的急救　触电事故总是突发性的,情况危急,“时间就是生命”,现场人员必须争分夺秒地进行现场救护。急救的方法有以下两种。

(1) 使受害者迅速脱离电源。方法主要有:断开电源开关、拔掉电源插头、拨出瓷插保险、用有绝缘手柄的电工钳或有干燥木柄的利器（如斧头）切断电源线、用绝缘硬棒挑开电源线、用绝缘绳索拉开电源线等。

（2）将受害者就近移至干燥通风的地方，视具体情况迅速进行现场救护。如果出现呼吸停止和心脏停搏，应立即进行人工呼吸，用胸外心脏按压法进行抢救。若伤势严重，就近马上送往医院。

二、安全电流与安全电压

1. 安全电流　实验表明，人体对于工频交流电流的反应有不同的情况，我们将能引起人感觉的最小电流称为感知电流，成年男性约为 1.1mA，成年女性约为 0.7mA；人触电后能主动摆脱的最大电流称为摆脱电流，成年男性约为 16mA，成年女性约为 10mA。能在较短时间内危及人生命的最小电流称为致命电流，它是相关部门规定安全电流的主要依据。一般认为 10mA 以下的工频电流（直流电为 50mA 以下）为安全电流。

2. 安全电压　我国有关部门规定工频交流电的安全电压不高于 36V。对手提照明灯等便携式电动工具，一般情况应采用 36V 或 24V，但在特别潮湿的环境中，要采用 12V 或 6V 的电压才是安全的。

三、安全用电的措施

1. 在电路中安装保护装置　保护装置有自动空气开关、漏电保护断路器和熔断器等。自动空气开关具有短路、过载等保护功能。漏电保护断路器具有短路、过载、漏电、欠压、失压等多种保护功能。一旦有危险，保护装置会自动切断电路，避免事故发生。

2. 正确安装用电设备　安装用电设备要按照说明书的要求操作，注意防潮，避免设备漏电。

3. 接零保护　接零保护就是将电气设备的金属外壳与电源的零线相连接，如图 8-48 所示。这种方法适用于 1000V 以下的中性点接地良好的三相四线制系统。采用接零保护措施后，如果设备的绝缘损坏，使相线与机壳的金属部分接触发生短路时，由于相线与零线组成的回路阻抗甚小，短路电流远远超过熔断器和自动保护装置所设定的动作电流，因而保护装置会迅速切断电源。

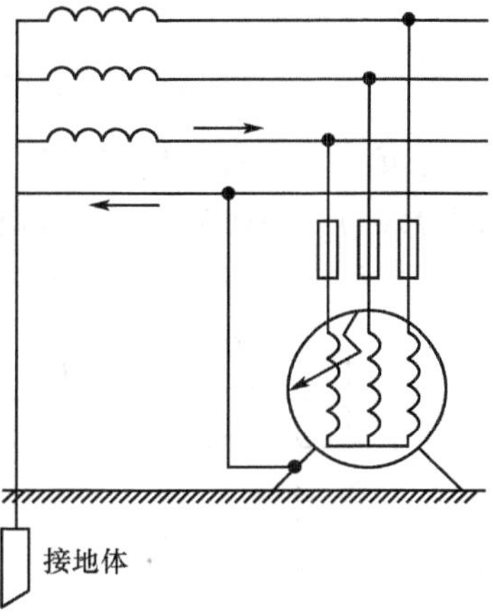

图 8-48　接零保护

4. 接地保护　在三相四线制系统中，由于负载不对称，零线是有电流的，因而零线对地电压不为零，距电源越远，电压越高，但一般都会在安全值以下，所以没有大的危险性。零线在进入建筑物入口处要接地，如图 8-49 所示。为了确保设备外壳对地电压为零，而专设了地线（也称保护零线），将电器设备的机壳接在地线上，称为接地保护。如果接地正确，则人接触带电机壳时，人体就与地线并联，从而避免触电所产生的伤害。电器设备的接地可分为以下三种。

（1）工作接地：电力系统出于运行和安全的考虑，而将中性点接地，这种接地方式称为工作接地，如图 8-50 所示。

（2）接地保护：将电器设备外壳与地线连接，如图 8-49（a）和图 8-51 所示。图 8-49（a）机器外壳正确接地；图 8-49（b）机器外壳接地错误；图 8-49（a）机器外壳没有接地。

（3）重复接地：在中性点接地系统中，除了采用接零保护以外，还要采用重复接地。重复接

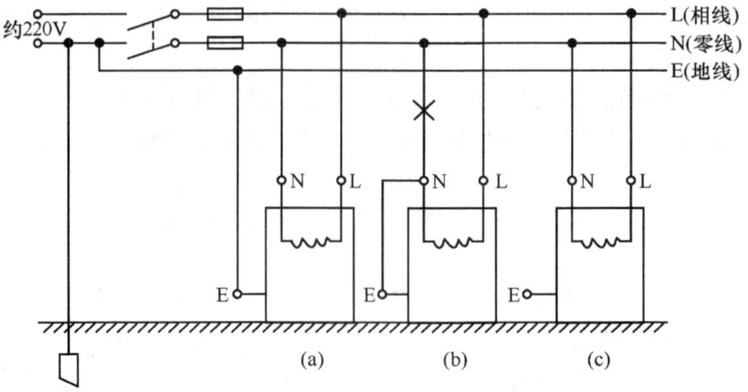

图 8-49　接地保护的正确连接

地是将零线相隔一定距离多处接地，如图 8-52 所示。这样可以避免中线断开造成的事故。

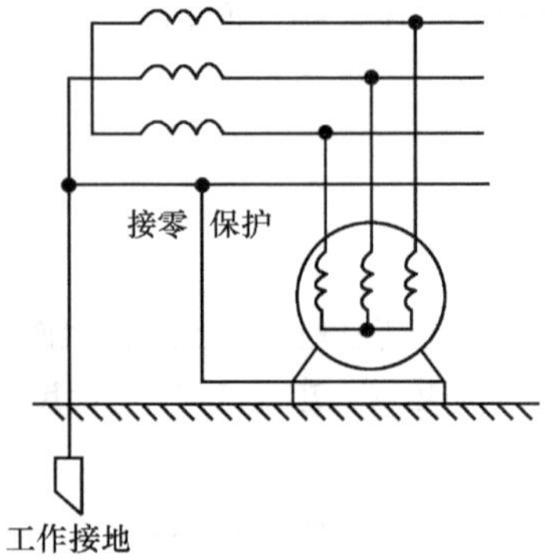

图 8-50　工作接地

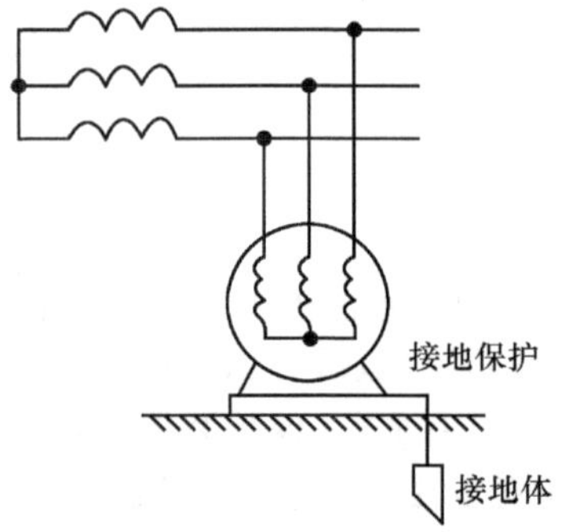

图 8-51　接地保护

5. 单相用电设备使用三孔插座和三角插头　将金属灯具、洗衣机、电冰箱等电器的金属外壳用导线与三角插头加长的插脚相连接，如图 8-53 所示。当三角插头插入三孔插座，则用电器的外壳就与地线相连，如果机器漏电，电流就会沿地线流入大地，从而避免事故的发生。

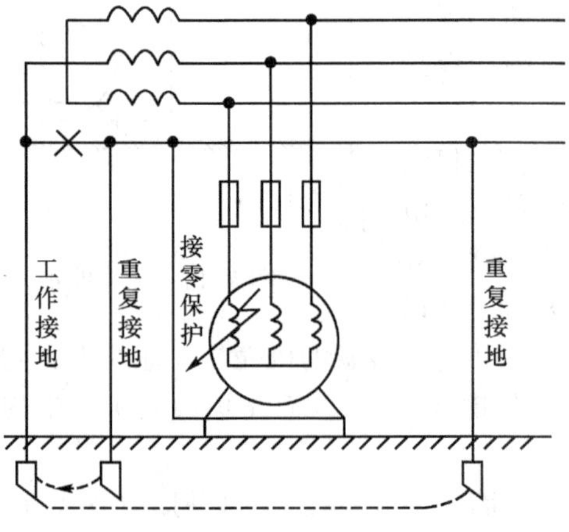

图 8-52　工作接地和重复接地

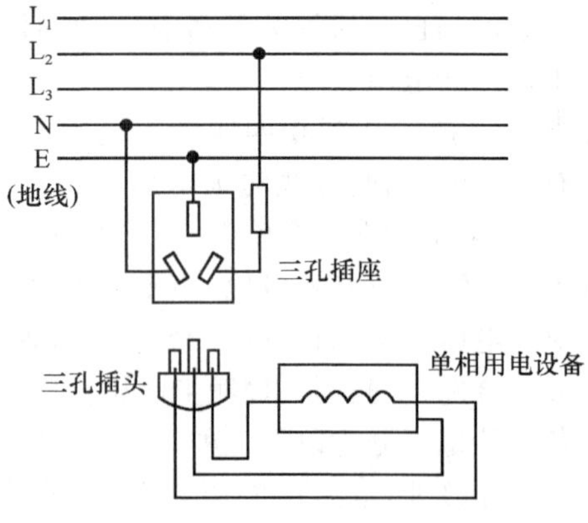

图 8-53　三孔插座和三脚插头

注意：对于电视机等用两脚插头的电器设备，则不能擅自去增设接地保护或接零保护，否则必将会有安全隐患。

四、安全用电的注意事项

（1）更换熔断丝、安装、检修和保养电器设备时，应切断电源，切勿带电操作，检查用电设备是否带电，必须用验电笔检测。

（2）在一个插座上不能接过多或功率过大的用电器。

（3）电器的开关必须安装在相线（火线）上，否则易发生触电事故。

（4）不能用潮湿的手触及开关，插座和灯头等电器装置。

（5）雷雨天不要靠近高压电线杆、铁塔以及避雷针的接地装置，至少要相距 10m，以防跨步电压触电。

（6）如果发生触电事故，首先切断电源，然后对触电者进行必要的护理或送医院进行治疗。

生活探秘　　**危险的台灯**

为什么室内固定电灯的开关一定要接在相线上？既然如此，我们常用的台灯，开关在相线上大约只有一半的机会，这岂不是太可怕了吗？你能把它说清楚吗？

本章小结

1. 正弦交流电的概念　大小和方向随时间按正弦规律变化的电流（或电压）叫做正弦交流电，简称交流电。

2. 正弦量的三要素　最大值、频率、初相位。

3. 正弦量的有效值与最大值的关系

$$有效值=\frac{最大值}{\sqrt{2}}$$

4. 描述正弦量变化快慢的物理量

（1）周期：正弦量完整变化一次所需的时间称为周期。

（2）频率：单位时间内，正弦量作周期性变化的次数称为频率。

（3）角频率：正弦量在单位时间内变化的角度，称为角频率。

（4）周期、频率和角频率之间的关系为

$$\omega=\frac{2\pi}{T}=2\pi\nu$$

5. 两个频率相同的正弦量的相位差等于它们的初相位之差

$$\Delta\varphi=\varphi_1-\varphi_2$$

6. 单一参数交流电路的性质，见表 8-1。

表 8-1　单一参数交流电路的性质

电路种类 / 电路性质	纯电阻电路 R	纯电感电路 L	纯电容电路 C
电流	$i=I_m\sin\omega t$	$i=I_m\sin\omega t$	$i=I_m\sin(\omega t+90°)$
电压	$u=U_m\sin\omega t$	$u=U_m\sin(\omega t+90°)$	$u=U_m\sin\omega t$
电压与电流的相位关系	相同	电压的相位超前电流 90°	电压的相位滞后电流 90°

续表

电路性质 \ 电路种类	纯电阻电路 R	纯电感电路 L	纯电容电路 C
阻碍作用	R	$X_L=\omega L$	$X_C=\dfrac{1}{\omega C}$
电压与电流的数值关系	$I=\dfrac{U}{R}$	$I=\dfrac{U}{X_L}$	$I=\dfrac{U}{X_C}$
有功功率	$P_R=UI=I^2R=\dfrac{U^2}{R}$	$P_L=0$	$P_C=0$
无功功率	——	$Q_L=UI=I^2X_L=\dfrac{U^2}{X_L}$	$Q_C=UI=I^2X_C=\dfrac{U^2}{X_C}$
能量转换	电能→热能	电能↔磁场能	电能↔电场能
特性	——	通低频，阻高频或通直流，阻交流	通高频，阻低频或隔直流，通交流

7. RL 串联电路与 RLC 串联电路的性质，见表 8-2。

表 8-2　*RL* 串联电路与 *RLC* 串联电路的性质

电路性质 \ 电路种类	RL 串联的交流电路	RLC 串联电路
电流	$i=I_m\sin\omega t$	$i=I_m\sin\omega t$
电压	$u=u_R+u_L=\sqrt{2}U\sin(\omega t+\varphi)$ $U=\sqrt{U_R^2+U_L^2}$	$u=u_R+u_L+u_C=\sqrt{2}U\sin(\omega t+\varphi)$ $U=I\sqrt{R^2+(X_L-X_C)^2}$
电压与电流的相位关系	$\varphi=\arctan\dfrac{X_L}{R}$	$\varphi=\arctan\dfrac{X_L-X_C}{R}$
阻抗	$Z=\sqrt{R^2+X_L^2}$	$\lvert Z\rvert=\sqrt{R^2+X^2}=\sqrt{R^2+(X_L-X_C)^2}$
电压与电流的数值关系	$I=\dfrac{U}{Z}$	$I=\dfrac{U}{\lvert Z\rvert}$
有功功率 P	$P=P_R=IU_R=UI\cos\varphi$	$P=P_R=IU_R=UI\cos\varphi$
无功功率 Q	$Q=U_LI=X_LI^2=UI\sin\varphi$	$Q=Q_L-Q_C=I^2X=UI\sin\varphi$
视在功率	$S=UI$	
S、P、Q 的关系	$S=\sqrt{P^2+Q^2}$	

8. 功率因数

（1）功率因数的概念：交流电路中有功功率与视在功率的比值称为功率因数。它反映了电路对视在功率利用率的大小。功率因数的大小与电路的参数有关。它的大小为

$$\cos\varphi=\frac{P}{S}=\frac{U_R}{U}=\frac{R}{Z}$$

（2）功率因数低落的原因：电感性负载是造成电路功率因数低落的主要原因。

（3）提高功率因数最常用的方法是在电感性负载两端并联适当的电容器。

9. 三相电源

（1）三相电源绕组星形连接时，一般采用三相四线制供电。电源能向负载提供两种电压，即线电压和相电压。它们之间的关系为

$$U_L=\sqrt{3}U_P$$

（2）三相电源绕组三角形连接时，线电压和相电压相等。

10. 三相负载的连接

(1) 星形连接：　$U_{YL}=\sqrt{3}U_{YP}$；　$I_{YP}=I_{YL}$

若三相负载对称，中性线的电流为 0，可以省掉中线。

中线的作用是使各相负载的相电压保持对称。

(2) 三角形连接：　$U_{\Delta P}=U_{L}$；　$I_{\Delta L}=\sqrt{3}I_{\Delta P}$

11. 三相负载的功率

有功功率：$P=\sqrt{3}U_{L}I_{L}\cos\varphi$

无功功率：$Q=\sqrt{3}U_{L}I_{L}\sin\varphi$

视在功率：$S=\sqrt{3}U_{L}I_{L}$

12. 安全用电

(1) 安全电流：10mA 以下的工频电流(直流电为 50mA 以下)为安全电流。

(2) 安全电压：一般情况下，安全电压不高于 36V，但潮湿的环境中电压要在 24V 以下才是安全的，特别潮湿的环境中 12V 或 6V 的电压才是安全的。

(3) 安全用电的措施主要有保护接零、保护接地和在电路中安装保护装置等。

目 标 检 测

一、判断题

8-1. 大小和方向随时间作周期性变化的电流称为正弦交流电。　(　　)

8-2. 相位是描述正弦交流电变化快慢的物理量。　(　　)

8-3. 两个频率相同的正弦量的相位差等于它们的初相位之差。　(　　)

8-4. 电容器具有通低频、阻高频的特性。　(　　)

8-5. 不高于 36V 的电压是安全电压。　(　　)

8-6. 在三相四线制供电的交流电路中，负载采用星形连接，中线一定有电流。　(　　)

8-7. 接零保护和接地保护都是将机壳与零线连接。　(　　)

8-8. 三相负载采用三角形连接时，线电压和相电压相等。　(　　)

二、填空题

8-9. 交流电的____________叫做交流电的三要素。

8-10. 交流电的周期为 0.02s，则它的频率为________，角频率为________。

8-11. 正弦交流电的电压 $u=100\sin(10\pi t+90°)$ V，电流 $i=50\sin(10\pi t+45°)$ A，则电压与电流的相位差为________，是________(超前或落后)。

8-12. 在三相四线制供电的交流电路中，有________根相线，有________零线。

8-13. 已知 $i=10\sin\left(50\pi t-\frac{\pi}{6}\right)$ A，则该电流的有效值为________，周期________，初相位________。

8-14. 已知三相对称电源的 A 相电动势为 $e_A=220\sqrt{2}\sin(314t+60°)$ V，则其他两相电动势的瞬时值表达式分别为____________。

8-15. 三相负载的连接方法有________和________两种。

8-16. 在三相四线制供电的交流电路中，中性线的作用是____________。

8-17. 在正弦交流电路中，若 $u=311\sin(314t+60°)$ V，$i=14.1\sin(314t+30°)$ A，如果用交流电压表和交流电流表分别测量它们的电压和电流，则电压表的示数________，电流表的示数________。

三、选择题

8-18. 一般交流电器设备的铭牌上所标的电压或电流是交流电的　(　　)

A. 瞬时值　B. 最大值　C. 平均值　D. 有效值

8-19. 交流电压表或交流电流表测量的是交流电的 ( )

A. 最大值 B. 有效值 C. 瞬时值 D. 平均值

8-20. 三相对称电源的相电压为220V,如果三相对称负载的额定电压为380V,则电源与负载应采用的连接方式为 ( )

A. 电源三角形连接,负载也采用三角形连接

B. 电源三角形连接,负载采用星形连接

C. 电源星形连接,负载采用三角形连接

D. 电源星形连接,负载也采用星形连接

8-21. 某电烤箱的加热电路由三根额定电压为220V的电热丝组成,若将其接到线电压为380V的三相电源上,应采用的连接方法是 ( )

A. 将三根电热丝连接成三角形 B. 将三根电热丝连接成星形,并且有中线

C. 将三根电热丝连接成星形,无中线 D. 无论怎样连接都行

8-22. 三相交流电的线电压为380V,它的最大值为 ( )

A. 220V B. 311V C. 380V D. 537V

8-23. 有一只额定电压为110V、额定功率为75W的白炽灯泡,因为需要,必须接在工频照明电源上使用,应怎样连接 ( )

A. 将两只额定电压为110V、额定功率为75W的白炽灯泡并联后,接入工频照明电源上使用

B. 将两只额定电压为110V、额定功率为75W的白炽灯泡串联后,接入工频照明电源上使用

C. 将一只额定电压为110V、额定功率为75W的白炽灯泡接入工频照明电源上使用

D. 以上三种方法都可以

8-24. 提高功率因数最常用的方法是 ( )

A. 在电感性负载两端并联适当的电容器 B. 在电感性负载两端串联适当的电容器

C. 在电感性负载两端并联适当的电阻 D. 在电感性负载两端串联适当的电阻

8-25. 在纯电感电路中 ( )

A. 电流的相位滞后电压90° B. 电流的相位超前电压90°

C. 电流与电压的相位相同 D. 电流与电压的相位相反

8-26. *RLC* 串联谐振的条件是 ( )

A. $L=C$ B. $R=L$ C. $R=C$ D. $X_L=X_C$

四、计算题

8-27. 已知 $u_1=141\sin(\omega t-30°)$ V, $u_2=282\sin(\omega t+45°)$ V。求:(1) u_1 与 u_2 的相位差;(2) 它们的有效值;(3) 画出相量图。

8-28. 在图8-54中,已知 $\nu=50$Hz, $I_1=10$A, $I_2=20$A, $U=100$V,请写出 i_1、i_2、u 的正弦函数表达式。

8-29. 图8-55中,已知 $R=10\Omega$, $u=141\sin(314t+30°)$ V,求电流表和电压表的读数。

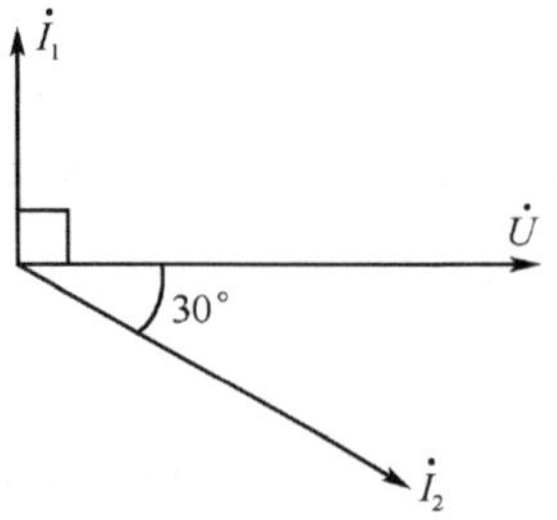

图8-54 检测题8-28图示

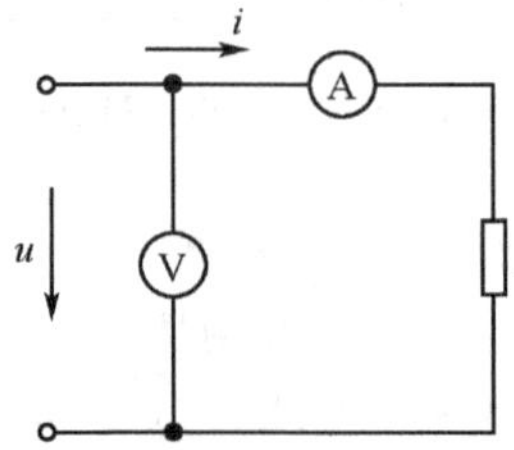

图8-55 检测题8-29电路图示

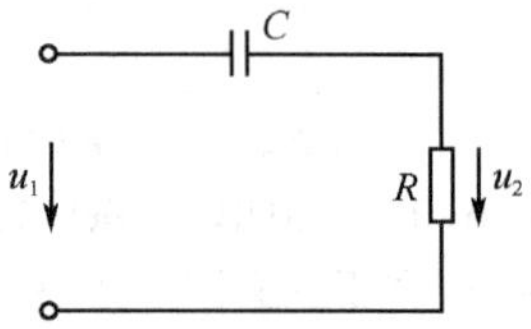

图8-56 检测题8-33电路图示

8-30. 已知线圈的电感 $L=100$mH,其电阻可以忽略不计。当线圈中的电流为 $i=14.1\sin(314t+30°)$ mA 时,求感抗 X_L、I、U 及线圈电压与电流的相位差压。

8-31. 某线圈接在60V的直流电源上时电流为10A,接在50Hz、60V的交流电源上时电流为6A。求该

线圈电阻 R、感抗 X_L 和电感 L。

8-32. 在 RL 串联电路中，已知 $R_1 = 30\Omega$，$X_L = 40\Omega$，$u = 141\sin(314t + 60°)$ V。求：(1) 电路的阻抗；(2) 电路中电流的有效值；(3) 电路的功率因素；(4) 电路的有功功率。

8-33. 图 8-56 是移相电路，已知电压 $U_1 = 10$mV，$\nu = 1$kHz，$C = 0.01\mu$F。要使 u_2 的相位超前于 u_1 60°，求 R 和 U_2。

8-34. 已知日光灯工作时灯管电阻为 530Ω，镇流器电阻为 120Ω，感抗为 600Ω，电源电压为 200V。求工作电流、镇流器电压、灯管电压及功率因数。

8-35. 在电阻、电感和电容的串联电路中，已知 $R = 8\Omega$，$X_L = 10\Omega$，$X_C = 4\Omega$，电源电压为 $U = 150$V，求电路电流及各分电压，画出相量图，并求电路的总有功功率。

8-36. 在图 8-57 所示电路中，已知 $R = 3\Omega$，$X_L = 4\Omega$，$X_C = 5\Omega$，电源电压为 $U = 100$V，求各支路电流，确定电路的性质。

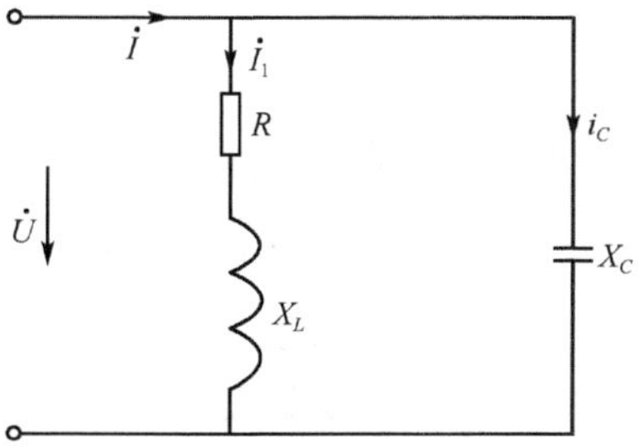

图 8-57 检测题 8-36 电路图示

8-37. 在电源电压为 380V 的三相四线制电源上，接有额定电压为 220V、功率为 100W 的白炽灯若干。设 A 相和 B 相各接 20 盏，C 相接 40 盏。求相电流和线电流。

8-38. 如果 8-37 题中，A 相因熔丝烧断而灯泡全部熄灭，中线又因故断开，求 B 相和 C 相灯泡上的电压大小。

8-39. 三相对称星形负载每相为 4Ω 电阻与 3Ω 感抗串联，接在线电压为 380V 的电源上。(1) 求三相总功率；(2) 若将该负载改为三角形连接，但要求三相总功率和功率因数保持不变，每相的电阻与感抗应为多少？

8-40. 已知三角形接法三相对称负载的总功率为 5.5kW，线电流为 19.5A，电源线电压为 380V。求每相的电阻和感抗。

（楼渝英）

第9章　变　压　器

学习目标

1. 掌握变压器变换电压、电流和阻抗的基本应用
2. 熟悉变压器的基本结构及工作原理
3. 了解变压器的损耗和效率
4. 了解变压器铭牌的主要数据及常用特种变压器

电工学研究的基本对象除电路外，还有磁路，很多电气设备(如变压器、电动机及电磁继电器等)不仅有电路的问题，同时还有磁路的问题。

在电力(电子)系统和电子设备中，经常用电与磁的相互作用来实现能量的传递和转换。

本章主要介绍变压器的基本知识。

第1节　磁路的基本概念

一、磁性材料的磁性能

磁性材料主要是指铁、钴、镍和它们的某些合金或铁氧体等一些材料。在外磁场作用下，磁性材料内部会产生一个与外磁场方向相同的磁场，我们称它为**磁化磁场**。这种现象说明磁性物质有被磁化的特性，因而它们的磁导率都很高，这就是所谓的磁性材料的**高导磁性**。

磁性材料在磁化过程中，材料内部所产生的磁化磁场不随外磁场的增强而无限增强的现象称为**磁饱和性**。

磁性材料在交变外磁场作用下反复磁化的过程中，磁性材料内部磁化磁场的变化滞后于外磁场的变化，这种现象叫做**磁滞性**。人们利用磁性材料的磁滞性来制造永久磁铁。

生活探秘　　　　吸铁石为什么能吸铁？

吸铁石靠近铁时能把铁吸住，就像慈母搂抱自己的孩子那样，所以古代称之为“慈石”，后来，人们才改称它为“磁石”。它为什么能吸铁呢？

我们知道，在原子内部，电子不停地自转并绕原子核旋转，电子的这两种运动都会产生磁性。但在大多数物质中，电子运动的方向各不相同，因此磁性就相互抵消了。所以，大多数物质在正常情况下不呈现出磁性。

而铁磁类物质则不同，它们内部的电子可以在小范围内自发地排列起来，形成一个自发磁化区，我们称之为磁畴。铁磁类物质磁化后，内部的磁畴排列整齐，使磁性加强，这样就构成了磁铁。其实，磁铁的吸铁过程就是对铁块的磁化过程，磁化了的铁块和磁铁不同磁极间产生吸引力，从而使双方“粘”在一起。

生活探秘 磁铁为什么怕火？

将磁铁放在火上烧烤，随着温度升高，磁铁内部分子热运动加剧，磁畴的排列就不那么规则了，从而导致磁性减弱。当磁铁被烧得通红，温度升到某一数值时，剧烈的分子热运动使磁畴全都回到了无序状态，这时，磁铁便彻底失去了磁性。材料学家称该温度为**居里温度**。钢铁的居里温度为769℃。

其实，除了高温可以破坏铁磁质的磁性以外，剧烈振动和高频磁场也会使磁铁的磁性减退或消失。

二、磁 路

电工设备中工作的磁场通常是由(励磁)电流产生的。为了用较小的电流产生足够强的磁场，人们用磁导率比周围空气或其他物质高得多的磁性材料构成一个路径(大部分时候，该路径是闭合的)，使磁通的绝大部分经过该路径而形成一个闭合的通路。我们将这种人为造出来的磁通的路径称为**磁路**，如图9-1所示。

我们知道的变压器的铁芯就是上述的一种磁路。

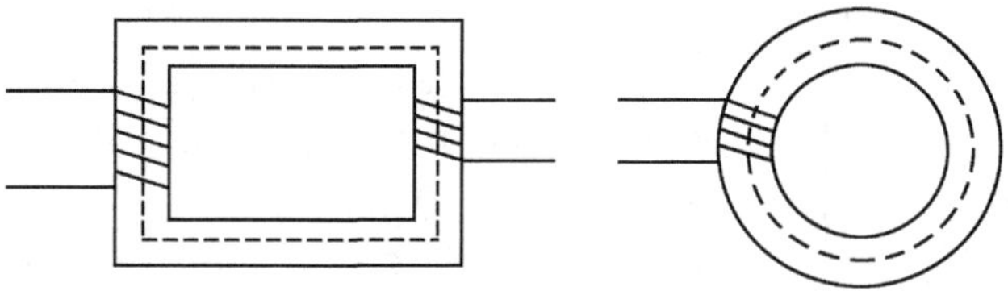

图9-1 磁路

三*、交流铁芯线圈电路

直流铁芯线圈通直流电来励磁，磁路中的磁通是恒定的，所以，线圈和铁芯中不会产生感应电动势，因而电路上电压、电流、功率及损耗与一般直流电路无异。交流铁芯线圈通交流电来励磁，磁路中的磁通是变化的，所以，交流铁芯线圈在电磁关系、电压与电流的关系及功率损耗等方面与直流铁芯线圈有很大差别。

(一) 电磁关系

图9-2所示的是铁芯线圈的交流电路。线圈匝数为N，线圈中的电流为i，我们把它们的乘积称为磁通势F，即

$$F=Ni$$

它的单位是A，磁通就是由它产生的。

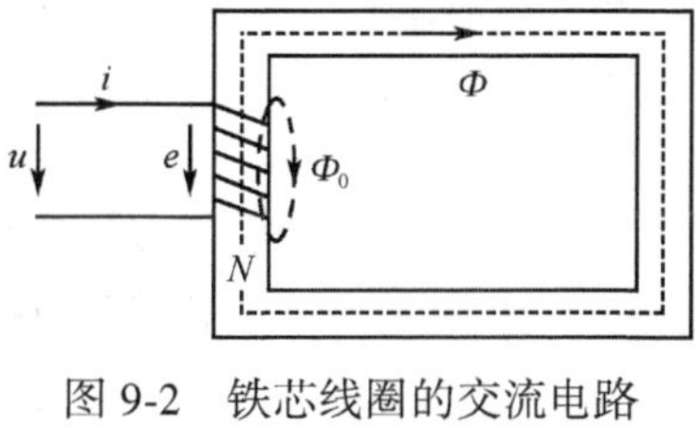

图9-2 铁芯线圈的交流电路

线圈中电流i所产生的磁通，绝大部分通过铁芯闭合，我们称其为主磁通$\boldsymbol{\Phi}$，其余极少的一部分通过空气或其他非导磁介质而闭合，我们称其为漏磁通$\boldsymbol{\Phi}_0$。因漏磁通产生的感应电动势很小，所以一般情况下都可以忽略不计。

设$\boldsymbol{\Phi}=\boldsymbol{\Phi}_{\mathrm{m}}\sin\omega t$，按照图9-2假设的正方向，根据电磁感应定律，有

$$u \approx e = N\frac{\mathrm{d}\Phi}{\mathrm{d}t} = 2\pi fN\Phi_{\mathrm{m}}\sin(\omega t+90°)$$

$$U \approx E = \frac{2\pi fN\Phi_{\mathrm{m}}}{\sqrt{2}} \approx 4.44fN\Phi_{\mathrm{m}} \tag{9.1}$$

式(9.1)表明,当电源电压和频率及线圈匝数一定时,变压器工作的主磁通的幅值保持不变,与磁路的性质无关。这是分析变压器和交流电机的一个重要结论。

(二) 功率损耗

交流铁芯线圈本身电阻上所产生的功率损耗(I^2R),我们把它称为**铜损**(P_{Cu})。

磁性材料磁化时因磁滞现象而产生的损耗称为**磁滞损耗**。磁性材料在交变磁场的作用下,铁芯内产生的涡流所引起的损耗称为**涡流损耗**。磁滞损耗和涡流损耗都是铁芯上的功率损耗,我们将它们统称为铁损(P_{Fe})。

铜损和铁损都是从电源吸取能量,并转化为热能从而使铁芯发热。因此,大容量的变压器和交流电机都需要采取适当的冷却措施。

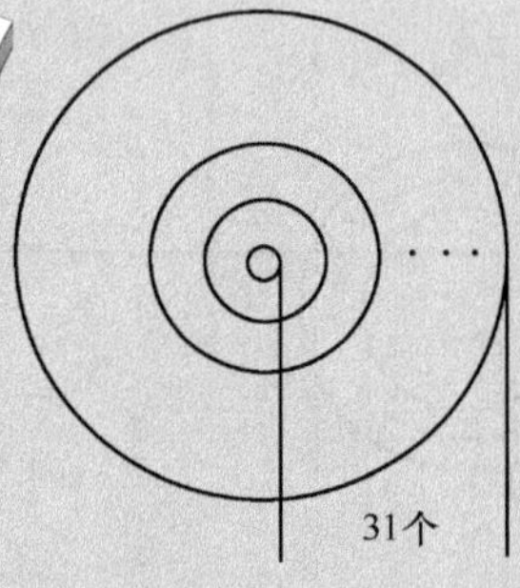

图 9-3　电磁炉底盘等效图

电　磁　炉

电磁炉是一种新型的加热器具,它利用电磁感应原理来发热,发热快,热损耗小,节能优势明显,它无明火烹饪,清洁卫生,安全可靠,被誉为"绿色灶具"。电磁炉起加热作用的底盘可以简化等效为如图 9-3 所示的 31 个同心导电圆环,各圆环之间彼此绝缘,电磁炉工作时,产生垂直于锅底方向的正弦交变磁场,各导电圆环中都将产生正弦交变电流,电流使圆环发热,从而输出热功率。发热功率一般为几百瓦至几千瓦。

小小案例

第 2 节　变压器的基本结构

变压器是一种常见的电气设备,具有改变电压、改变电流和变换阻抗的作用,在电力系统和电子线路中应用广泛。

单相小容量变压器主要由铁芯和绕组两部分组成。

铁芯一般由相互绝缘的硅钢片叠成,它的主要作用是构成闭合磁路,常见的结构有芯式与壳式两种,如图 9-4 所示。芯式结构的特点是线圈包围铁芯;壳式结构的特点是铁芯包围线圈。

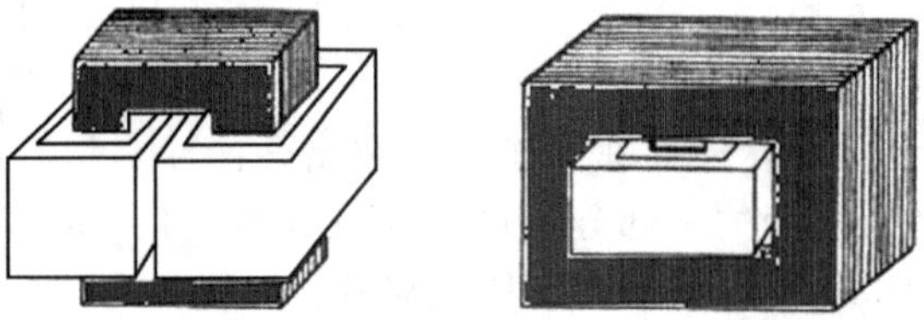

(a)　(b)

图 9-4　单相小容量变压器的结构

(a) 芯式;(b) 壳式

绕组就是线圈。一般采用高强度的漆包线绕成，它是变压器的电路部分。接电源的一侧绕组称为一次侧绕组(或原绕组)，接负载的一侧绕组称为二次侧绕组(或副绕组)。

由于变压器在工作时铁芯和线圈都要发热，故需考虑散热问题。小容量的变压器采用空气自冷式；大容量、中容量的变压器常采用油冷式，即把铁芯和绕组装入有散热管的油箱中。

拓展提高 **配电变压器**

配电变压器是一般用电单位最常用的一种变压器，主要是将电力网配送的35kV电压降压后给3kV或6kV的大功率电动机供电，或将电力网配送的10kV电压降为380V和220V给普通用户供电，其外形如图9-5所示。它主要由以下4个部分组成。

主体部分：主要包括铁芯和绕组，它们被固定在机箱内，铁芯和绕组一般都浸没在变压器油中。

冷却部分：主要包括油箱、油枕和油面指示计等，变压器油既能对铁芯和绕组进行冷却，又能使变压器的各绕组之间以及各绕组和地之间相互绝缘。油枕起着储油和补充油的作用，同时也减小了油与空气的接触面，从而降低了油的吸湿、吸尘和氧化的程度。

安全部分：主要有防爆管和瓦斯继电器等，它们主要对变压器的内部故障起到安全保护作用。

引出部分：主要有高压绝缘套管、低压绝缘套管和分接开关等。绝缘套管是变压器的引线装置，分接开关是调节电压输出的装置。

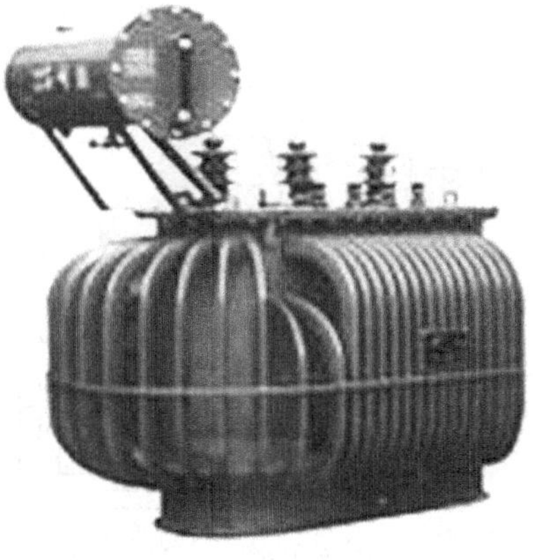

图9-5 配电变压器

第3节 变压器的工作原理

一、空载运行

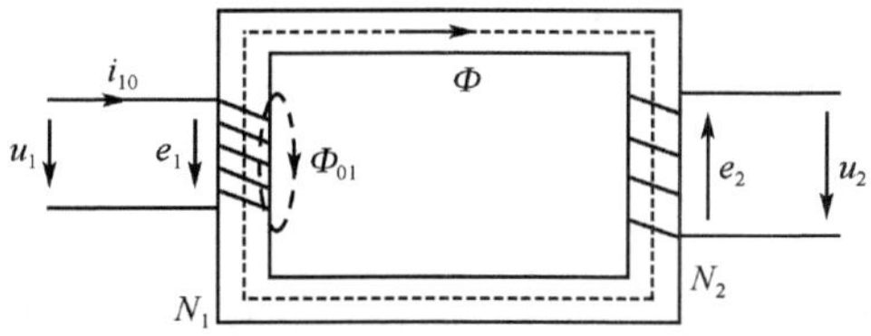

图9-6 变压器的空载运行

如图9-6所示为具有两个绕组的单相变压器，图中已设定各电压、电流、电动势和磁通的正方向，其中电流与磁通及磁通与电动势的正方向应符合右手螺旋定则。

变压器的一次侧绕组接上交流电压，二次侧绕组开路时的状态称为变压器的空载运行。变压器空载运行时，只有原绕组中有电流 i_{10}，此电流称为空载电流。

空载电流 i_{10} 通过匝数为 N_1 的一次侧绕组时，磁动势 $i_{10}N_1$ 产生的交变磁通绝大部分沿铁芯闭合，这就是所谓的主磁通 Φ。另外，在一次侧绕组中，还有少量通过空气或油闭合的漏磁通 Φ_{01}，我们将其忽略不计。主磁通在铁芯中交变时，在一次侧绕组和二次侧绕组中分别产生感应电动势 e_1 和 e_2。

设交变主磁通为

$$\phi=\phi_m\sin\omega t$$

根据式(9.1)得感应电动势 e_1 和 e_2 的有效值为

$$U_1=4.44fN_1\phi_m$$

$$U_2=4.44fN_2\phi_m$$

式中，N_1 和 N_2 分别为一次侧绕组和二次侧绕组的匝数。

由此可得变压器一次侧绕组电压和二次侧绕组电压的数值关系为

$$\frac{U_1}{U_{20}}\approx\frac{E_1}{E_2}=\frac{N_1}{N_2}=k \tag{9.2}$$

式中，k 为变压器的变压比。可见，当电源电压 U_1 不变时，只要改变变压器的匝数比，就可以得到不同的输出电压 U_{20}。

二、有载运行

（一）电流变换

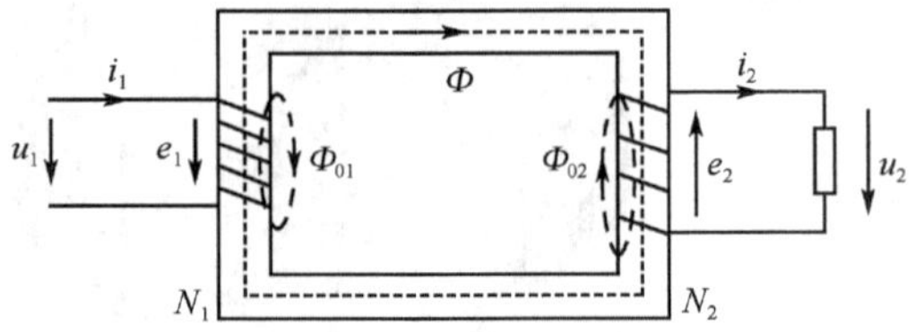

图 9-7 变压器的有载运行

当变压器二次侧绕组接有负载时，二次侧绕组回路中便产生了电流 i_2，如图 9-7 所示。由二次侧绕组电流 i_2 所建立的磁通势 i_2N_2 也将产生磁通。该磁通的绝大部分沿铁芯磁路闭合，仅有很少的一部分沿二次侧绕组周围的空气或油而闭合，我们称其为二次侧绕组的漏磁通，记为 Φ_{02}，因其也很小，它的作用在这里也忽略不计。

磁动势 i_2N_2 也作用在同一磁路上，并且力图改变一次侧绕组电流所产生的磁通，从而破坏空载运行时平衡关系，但在电源电压有效值及电源频率不变的条件下，由式(9.1)可知，主磁通 Φ 的最大值 Φ_m 也是定值。也就是说，铁芯中主磁通的最大值在变压器空载和有载时都基本保持不变。因此，达到新的电势平衡的条件是使空载时一次侧绕组的电流 i_0 随着 i_2 的出现增加到 i_1，其电流增量所产生的磁动势 $(i_1-i_0)N_1$ 恰好与二次侧绕组所产生的磁动势 i_2N_2 相抵消，从而维持铁芯中主磁通的大小基本不变。

根据以上分析可知，有载时的磁动势平衡关系为

$$(i_1-i_0)N_1=-i_2N_2$$

写成相量式即为

$$\dot{I}_{10}N_1=\dot{I}_1N_1+\dot{I}_2N_2$$

由于变压器的空载电流往往只有一次侧绕组额定电流的百分之几，所以在计算时一般可以忽略不计，由此可得变压器一次侧绕组和二次侧绕组的电流关系为

$$\frac{I_1}{I_2}\approx\frac{N_2}{N_1}=\frac{1}{k} \tag{9.3}$$

（二）电压变换

变压器的效率一般很高，如果不考虑其损耗，则可以近似地认为

$$U_1\approx E_1$$
$$U_2\approx E_2$$

由此得变压器一次侧绕组电压与二次侧绕组电压的近似关系为

$$\frac{U_1}{U_2}=\frac{I_2}{I_1}=\frac{N_1}{N_2}=k \tag{9.4}$$

(三) 阻抗变换

在忽略一次侧绕组和二次侧绕组阻抗压降的情况下,如果把复阻抗为 Z 的负载接到变压器的二次侧绕组,如图 9-8(a)所示,则

$$|Z|=\frac{U_2}{I_2}$$

对电源而言,变压器可用等效阻抗 Z'替代,如图 9-8(b)所示得

$$|Z'|=\frac{U_1}{I_1}$$

$$\frac{|Z'|}{|Z|}=\frac{U_1}{U_2}\times\frac{I_2}{I_1}=k^2$$

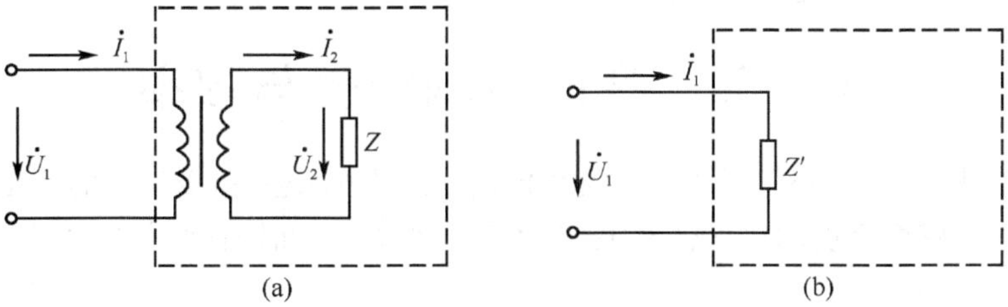

图 9-8 负载阻抗的等效变换

即

$$|Z'|=|Z|k^2 \tag{9.5}$$

可见,如果把阻抗为$|Z|$的负载接到变压器的二次侧绕组,对电源而言,则相当于接上等效阻抗为 $k^2|Z|$的负载。由于变压器具有这种变换阻抗的作用,故在电子线路中常用于前、后环节之间的阻抗匹配。

例 9-1 有一台降压变压器,一次侧绕组电压为 6000V,二次侧绕组电压为 230V,如果在二次侧绕组接入一个 40kW 的电阻炉,若不考虑变压器的绕组阻抗,问一次侧绕组和二次侧绕组的电流各为多少?

解:因为电阻炉的功率因数为 1,故二次侧绕组电流为

$$I_2=\frac{P}{U_2}=\frac{40\times10^3}{230}=174\text{A}$$

$$k=\frac{U_1}{U_2}=\frac{6000}{230}=26$$

$$I_1=\frac{1}{k}I_2=\frac{174}{26}=6.7\text{A}$$

计算结果表明,变压器在改变电压的过程中,也改变了电流。

例 9-2 收音机的扬声器可近似地认为是纯电阻负载,设其值为 8Ω。(1) 若直接连接在内阻 R_s 为 800Ω,电动势 E_s 为 10V 的交流放大器上,求放大器输送给扬声器的功率;(2) 若通过变压比为 5 的变压器连接在放大器上,求放大器输送给扬声器的功率。

解:(1) 如图 9-9(a)所示,扬声器(R)直接接在放大器上。放大器送给扬声器的功率为

$$P=RI^2=R\left(\frac{E_s}{R_s+R}\right)^2=8\times\left(\frac{10}{800+8}\right)^2=0.0012\text{W}=1.2\text{mW}$$

(2) 如图 9-9(b)所示,扬声器(R)通过变压器接在放大器上。根据图 9-9(c)的等效电路,

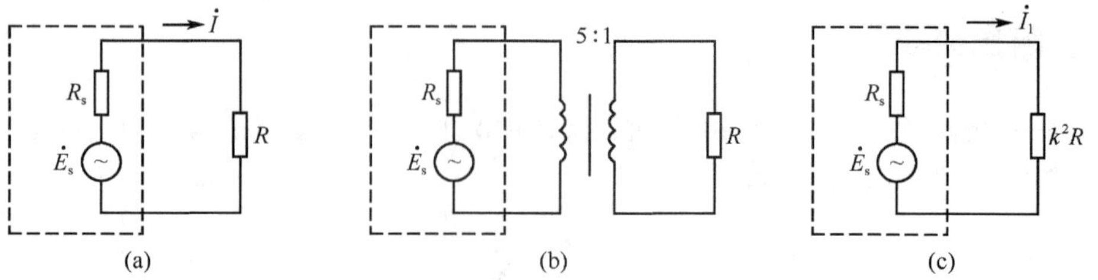

图 9-9 例 9-2 图示

扬声器得到的功率为

$$P = k^2RI_1^2 = k^2R\left(\frac{E_s}{R_s + k^2R}\right) = 5^2 \times 8 \times \left(\frac{10}{800 + 5^2 \times 8}\right)^2 = 0.02\text{W} = 20\text{mW}$$

可见，通过变压器进行阻抗变换以后，扬声器可以得到大得多的功率。

第 4 节　变压器的损耗与效率

和交流铁芯线圈一样，变压器的功率损耗包括铁芯中的铁损和绕组上的铜损两部分。铁损的大小与铁芯内磁感应强度的最大值有关，与负载大小无关，而铜损则与负载的大小有关。

变压器的效率为

$$\eta = \frac{P_2}{P_1} = \frac{P_2}{P_1 + P_{Fe} + P_{Cu}} \tag{9.6}$$

式中，P_2 为变压器的输出功率；P_1 为变压器的输入功率。

变压器的功率损耗很小，所以效率很高，通常在 95% 以上，在一般的电力变压器中，当负载为额定负载的 50%～75% 时，效率达最大值。

第 5 节*　变压器的铭牌

为了保证变压器的正常使用，制造商将设计的主要技术参数标明在变压器的铭牌上。常见的主要参数有以下几种。

1. 额定电压 U_{1N} 和 U_{2N}　额定电压是根据变压器的绝缘强度和容许温升而规定的正常工作电压。一次侧绕组额定电压 U_{1N} 是指应加在变压器一次侧绕组的(电源)电压，二次侧绕组额定电压 U_{2N} 是指一次侧绕组加上额定电压时二次侧绕组的空载电压。在三相变压器中，一次侧绕组和二次侧绕组的额定电压都是指线电压。

2. 额定电流 I_{1N} 和 I_{2N}　额定电流是根据变压器容许温升而规定的，变压器绕组长期工作时所允许通过的最大电流即为额定电流。在三相变压器中，一次侧绕组电流 I_{1N} 和二次侧绕组电流 I_{2N} 都是指线电流。

3. 额定容量 S_N　变压器的额定容量为变压器长期运行时，所允许输出的最大视在功率，它反映了变压器传送电功率的能力大小，但变压器在实际使用时的输出功率是由负载阻抗和功率因数决定的。变压器额定容量的大小为二次侧绕组额定电压与二次侧绕组额定电流的乘积，单位为 VA。

单相变压器的额定容量为

$$S_N = U_{2N}I_{2N} \tag{9.7}$$

三相变压器的额定容量为

$$S_N = \sqrt{3}\,U_{2N}I_{2N} \tag{9.8}$$

4. 额定频率 变压器的运行频率，即变压器应接入的电源频率。我国交流电源的标准工业频率为 50Hz。

第6节 特种变压器

一、自耦变压器

在普通变压器中，一次侧绕组和二次侧绕组之间仅有磁的相互耦合，并无电的直接联系。自耦变压器则不然，它的二次侧绕组是一次侧绕组的一部分，如图 9-10 所示。设一次侧绕组的匝数为 N_1，二次侧绕组的匝数为 N_2，则自耦变压器中电压和电流的关系与普通变压器相同，即

$$\frac{U_1}{U_2}=\frac{I_2}{I_1}=\frac{N_1}{N_2}=k$$

自耦变压器的优点是省材料、体积小、成本低。缺点主要是变压比小、容量有限，同时还由于两侧绕组之间有电的联系，所以使用时要注意安全。

实验室中常用的调压器是一种可改变二次侧绕组匝数的自耦变压器，其外形和电路如图 9-11所示。调压器可以在很大的范围内均匀地输出电压，使用甚为方便。

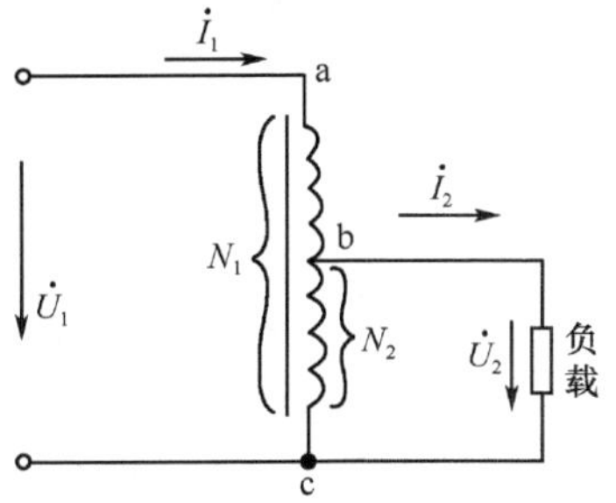

图 9-10 自耦变压器

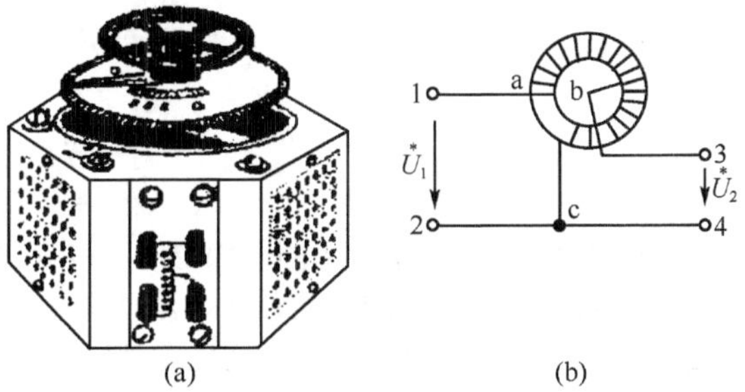

图 9-11 调压器

(a) 外形图；(b) 电路原理图

二、三相变压器

电力系统一般都采用三相制。在大容量的场合，三相交流电可以采用三台单相变压器组成三相变压器组进行变压，如图 9-12 所示。图 9-12 中三台单相变压器的一次侧绕组接成星形（“Y”形），二次侧绕组接成三角形（“△”形）。小容量的场合较多采用的是具有三个铁芯柱的三相变压器，如图 9-13所示。每个铁芯上都有两个绕组，其中 AX、BY、CZ 为一次侧绕组，ax、by、cz 为二次侧绕组。

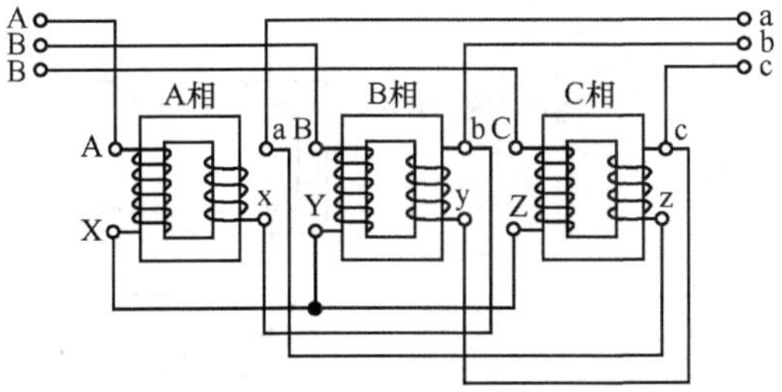

图 9-12 三相变压器组

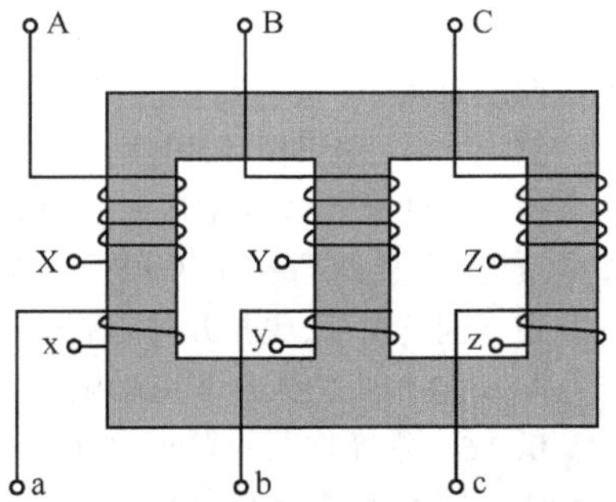

图 9-13 三相变压器构造示意图

三相变压器的一次侧绕组和二次侧绕组都可以分别接成星形（“Y”形）或三角形（“△”形）。用户可根据需要，灵活采用。

此外，用于测量的变压器称为仪用互感器，简称互感器。采用互感器的目的是扩大测量仪表的量程，同时使测量仪表和测量人员与大电流或高电压电路隔离。根据用途，仪用互感器可分为电流互感器和电压互感器。其工作原理与有载时的普通变压器相同。我们经常使用的钳形电流表，实际上就是一种特殊的电流互感器。

本章小结

1. 磁性材料具有高导磁性、磁饱和性和磁滞性等性能。
2. 用磁性材料构成的磁通的路径称为磁路。
3. 交流铁芯线圈电路中的电磁关系是

$$U \approx E = \frac{2\pi f N \Phi_m}{\sqrt{2}} \approx 4.44 f N \Phi_m$$

4. 变压器主要由铁芯和绕组组成，它能够改变电压、改变电流和变换阻抗。
5. 变压器一次侧绕组和二次侧绕组间电压、电流及阻抗变换公式为

$$\frac{U_1}{U_{20}} \approx \frac{E_1}{E_2} = \frac{N_1}{N_2} = k$$

$$\frac{I_1}{I_2} \approx \frac{N_2}{N_1} = \frac{1}{k}$$

$$|Z'| = |Z| k^2$$

6. 变压器的额定值主要有额定电压、额定电流和额定容量。
7. 自耦变压器的特点是既有磁的相互耦合，又有电的直接联系。
8. 电力系统中常用三相变压器来改变电压，根据需要，可将其两侧绕组连接成星形或三角形。

目标检测

一、选择题

9-1. 变压器油的作用是（ ）

A. 散热和润滑　B. 散热和冷却　C. 冷却和润滑　D. 散热冷却和润滑

9-2. 声音信号从话筒经过放大器放大后由扬声器还原出来。一般情况下，功率放大器的输出电阻为几千欧姆，而扬声器的电阻只有几欧姆（最常见是 8Ω 和 16Ω），在它们之间加什么器件可以使扬声器获得最大功率？（ ）

A. 电感器　B. 电容器

C. 电阻器　D. 变压器

9-3. 照明电路中，为了安全，一般在电能表后面的电路上安装一个漏电保护器，如图 9-14 所示。漏电保护器的 ef 两端无电压时，脱扣开关 S 始终保持接通，当 ef 两端一有电压时，S 立即断开。请问，在下列情况下，脱扣开关是否会断开？（ ）

A. 站在地上的人在 b 点触电

B. 站在绝缘物上的人两手分别触到 b 线和 d 线

C. 用户线路电流超载时

D. 用户线路电压过高或过低时

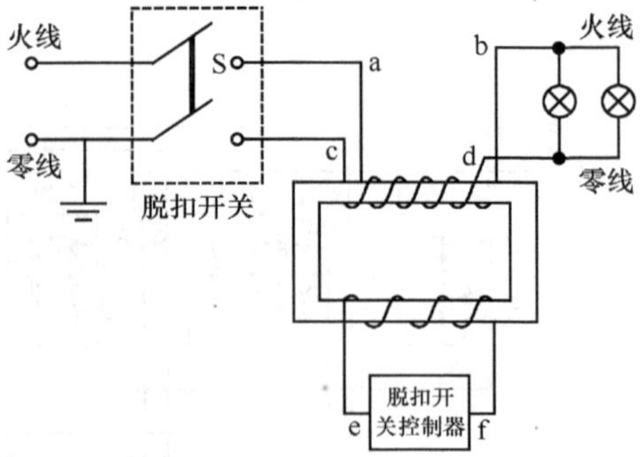

图 9-14　检测题 9-3 图示

二、问答题

9-4. 查阅有关资料,分别举例说明涡流的危害及应用。

9-5. 查阅相关资料,说明变压器在输配电系统中的用途。

9-6. 查阅相关资料,说明变压器的防爆装置与高压锅的防爆措施有何不同之处?

9-7. 比较磁路和电路,说说你对磁路的认识。

9-8. 变压器有哪些主要用途,根据你的生活经验说说哪些家用电器中使用了变压器。

9-9. 远距离输电系统中有发电机、升压变压器、降压变压器和电动机等电气设备,它们应用了物理学上的什么定律?

9-10. 图 9-15 所示的是曾经流行过的一种向自行车车头灯供电的小型交流发电机。请简述其发电原理。如果车头灯是 3V、0.5W 的小灯泡,则你需要知道哪些条件才能确定,车灯正常工作时,人骑行的速度至少是多少?

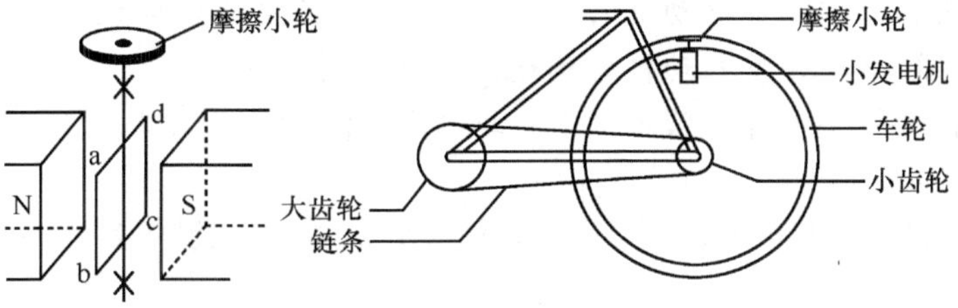

图 9-15 检测题 9-10 图示

三、计算题

9-11. 有一台单相照明变压器,容量为 10kVA,电压为 380V/220V。求:(1) 今欲在二次侧绕组接 40W、220V 的白炽灯,最多可接多少盏?计算此时的一次侧绕组和二次侧绕组的工作电流;(2) 欲在二次侧绕组接上功率因数为 0.44、电压为 220V、功率为 40W 的日光灯,问最多可接多少盏?

9-12. 变压器的容量为 1kVA,电压为 220V/36V,每匝线圈的感应电动势为 0.2V,变压器工作在额定状态。求:(1) 一次侧绕组和二次侧绕组的匝数各为多少。(2) 变压比为多少。(3) 一次侧绕组和二次侧绕组的电流各为多少。

9-13. 电源变压器一次侧绕组额定电压为 220V,二次侧绕组有两个绕组,额定电压和额定电流分别为 450V、0.5A 和 110V、2A。求原边的额定电流和容量。

9-14. 某小型发电站通过升压变压器、输电线和降压变压器把生产的电能输送给生产和照明组成的用户,已知发电机的输出功率为 100kVA,输出电压是 250V,升压变压器的变压比为 $k=0.04$,输电线上的功率损失为 4%,用户所需的电压为 220V。如果用户均为纯电阻负载,不计变压器的损耗,则:(1) 画出输电线路原理图。(2) 输电线的电阻是多少?(3) 降压变压器的变压比为多少?(4) 若有 60kVA 的容量分配给生产用户,其余用来照明,那么可装 25W 的白炽灯多少盏?

(丁桂祥)

第 10 章　交流电动机及其控制电路

学习目标

1. 掌握三相异步电动机及常用低压电器的基本原理和使用方法
2. 掌握三相异步电动机的最基本的继电接触器控制电路
3. 熟悉三相异步电动机的结构、工作原理及主要铭牌数据
4. 了解单相异步电动机的构造及基本工作原理

现代化工业生产中,各种生产设备的电力驱动广泛使用了电动机,所谓对设备的自动控制,绝大部分最终还是落实到电动机的运行控制上。

使用电动机来驱动生产机械,可以提高效率,节约成本,最关键的是能够实现自动控制和远距离遥控。

就交流电动机而言,三相异步电动机主要用于工业生产,单相异步电动机主要用于家用电器及小型电动工具。本章主要讨论三相异步电动机及其控制电路。

第 1 节　三相异步电动机

电机是用来实现电能和非电能之间相互转换的设备,它包括发电机和电动机两大类。其中,我们将非电能转换为电能的设备称为发电机,将电能变为机械能的设备称为电动机。

异步电动机与其他类型的电动机相比,具有结构简单、运行可靠、维护方便和价格低廉等优点。

随着电力电子技术的发展,异步电动机调速性能较差、功率因数较低等缺点得到了进一步完善和发展。使用现在变频技术,异步电动机的调速性能已可与直流电动机相媲美。

一、三相异步电动机的结构

三相异步电动机由两个基本部分组成,固定不动的部分为定子,旋转的部分为转子。其构造如图 10-1 所示。

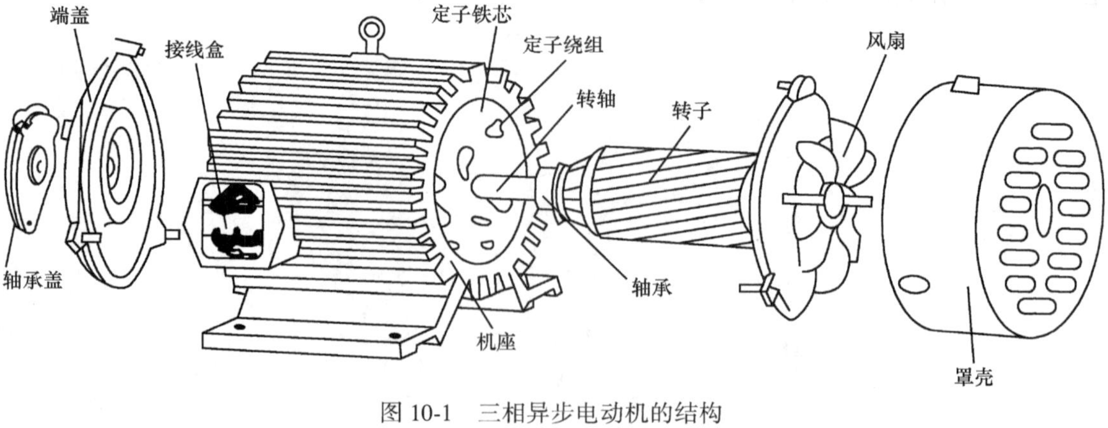

图 10-1　三相异步电动机的结构

（一）定子

定子由机座、定子铁芯、定子绕组和端盖等组成。机座通常由铸铁或铸钢制成，主要用来固定和防护电机。为增大散热面积，机座的表面一般都有凸起的散热筋（类似城墙上的女墙）。定子铁芯装在机座内，形状似圆筒，它是电动机磁路的组成部分。为了减少铁损，铁芯一般由互相绝缘的 0.5mm 厚的硅钢片叠压而成，铁芯内腔开有许多均匀分布的槽，槽内嵌放定子的三相绕组。定子绕组是定子的电路部分，一般用高强度的漆包线绕制而成。三相绕组共有 6 个出线端（在接线盒内），我们分别用 U_1、V_1、W_1 表示三个绕组的始端，用 U_2、V_2、W_2 表示三个绕组对应的末端。根据电动机的额定电压和电源电压，我们可以很方便地将三相定子绕组连接成星形或三角形，如图 10-2 所示。

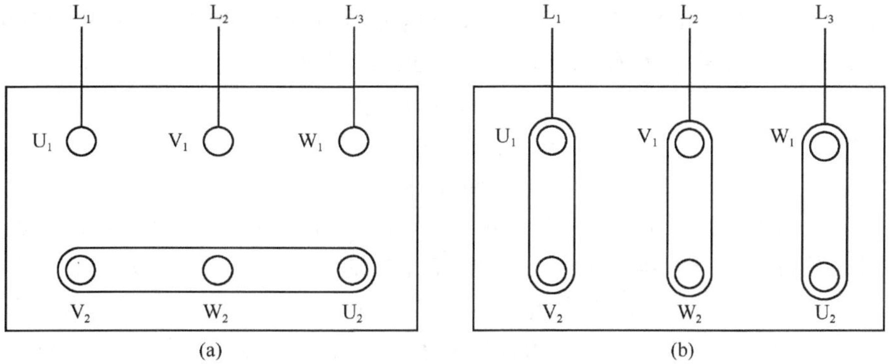

图 10-2　三相定子绕组的接法

（a）星形连接；（b）三角形连接

（二）转子

转子由转子铁芯、转子绕组、转轴、风扇等组成。转子铁芯也是由互相绝缘的硅钢片叠压而成的，形状是圆柱体，压装在转轴上。转子铁芯与定子铁芯之间有微小的空气隙，它们共同组成电动机的磁路。转子铁芯的表面冲有槽，槽内安放转子绕组，构成所谓的绕线式转子，如图 10-3 所示。与定子绕组相似，转子铁芯槽内嵌放的三相绕组也是对称的，一般多作星形连接，即转子绕组的三相末端连接在一起，三个首端分别接到安装在转轴上的三个彼此绝缘的铜质滑环上（环与环之间以及环与转轴之间相互绝缘），通过电刷与外电路的可变电阻相连接，用于起动和调速。如果在转子铁芯表面槽内放置铜条，在其两端用端环短接，这便构成所谓的鼠笼型转子。如果在槽内浇铸铝液（替代铜条），将转子绕组端环及作冷却用的风叶片用铝浇铸成一体，这便是所谓的铸铝转子，如图 10-4所示。这种结构，节约铜材，节省成本，坚固耐用，同时也大幅度节省制造时间，所以，我国目前中小型（额定功率在 100kW 以下）的笼型异步电动机大都采用铸铝转子。

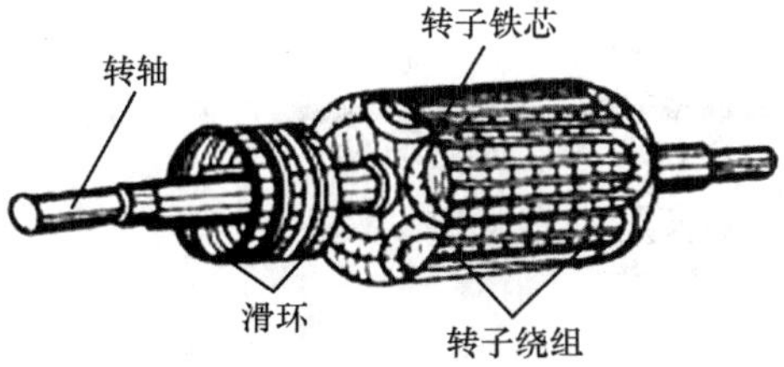

图 10-3　绕线式转子

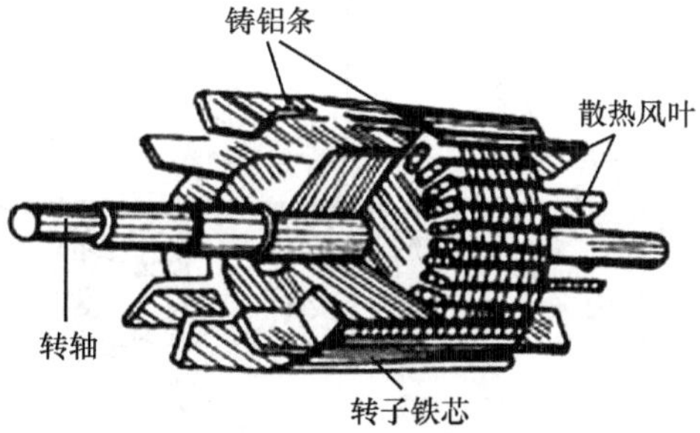

图 10-4　铸铝转子

二、三相异步电动机的工作原理

三相异步电动机是利用定子绕组中通入三相交流电所产生的旋转磁场与转子绕组内的感应电流相互作用,产生电磁转矩,从而使电动机工作。

(一)旋转磁场

1. 旋转磁场的产生　为了便于分析,这里将实际的定子绕组简化为三相绕组并作星形连接,如图10-5所示。电流的参考方向规定为由始端指向末端。

当对称的三相定子绕组接上对称的三相交流电源后,在定子绕组中便有三相对称电流,以U_1U_2绕组中的电流为参考电流,则三个绕组中的电流分别为

$$i_A = I_m \sin\omega t$$
$$i_B = I_m \sin(\omega t - 120°)$$
$$i_C = I_m \sin(\omega t + 120°)$$

它们的波形如图10-6所示。由波形图可知,在$\omega t = 0$的时刻,$i_A = 0$,U_1U_2绕组无电流;i_B为负,说明电流的实际方向与参考方向相反,即电流由末端V_2流进,从始端V_1流出;i_C为正,说明电流的实际方向与参考方向一致,即电流由始端W_1流进,从末端W_2流出。将每相电流产生的磁场相加,便可得出三相电流共同产生的合成磁场,其方向由右手螺旋定则判断可知为自下而上,如图10-7所示。

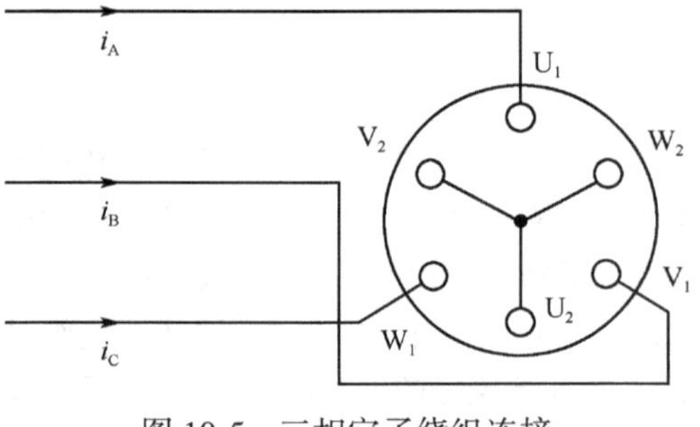

图10-5　三相定子绕组连接

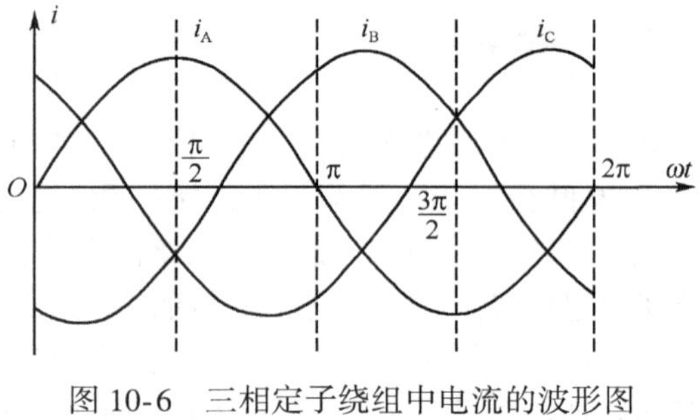

图10-6　三相定子绕组中电流的波形图

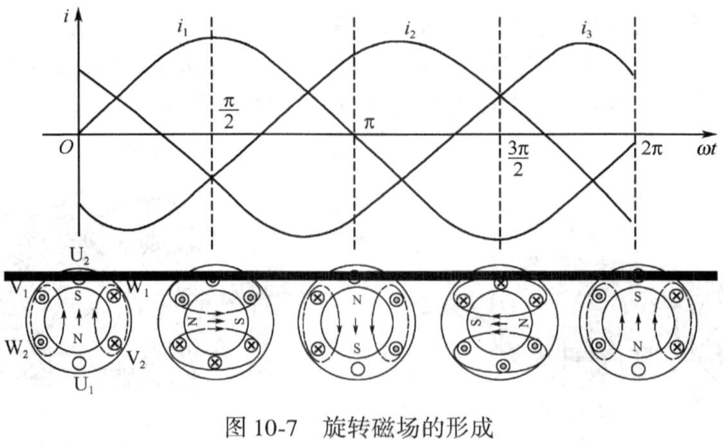

图10-7　旋转磁场的形成

用同样的方法可以得到各个时刻的合成磁场。图 10-7 中画出了几个特殊时刻的情况。

由此可见，在空间对称分布的三个定子绕组中通入对称的三相电流时，它们共同产生的合成磁场随时间在空间不断地旋转着，这就是我们所说的旋转磁场。该旋转磁场同磁极在空间旋转所起的作用效果是一样的。

2. 旋转磁场的转向　比较旋转磁场的转向和三相绕组中电流的相序（实际上也是电源的相序），我们不难发现，它们是一致的，因此，旋转磁场的转向与电源的顺相序相同。

3. 旋转磁场的磁数　三相异步电动机的极数就是旋转磁场的极数，旋转磁场的极数与三相绕组的安排有关。在图 10-5 所示的情况下，绕组始端相差 120°，则产生的旋转磁场具有一对磁极（两极），记作 $p=1$（p 为磁极对数）。如果将定子绕组安排如图 10-8 所示，即每相绕组有两个绕组串联，绕组始端相差 60°，则产生的旋转磁场具有两对磁极（四极），即 $p=2$。两对磁极以上的情况与此同理。

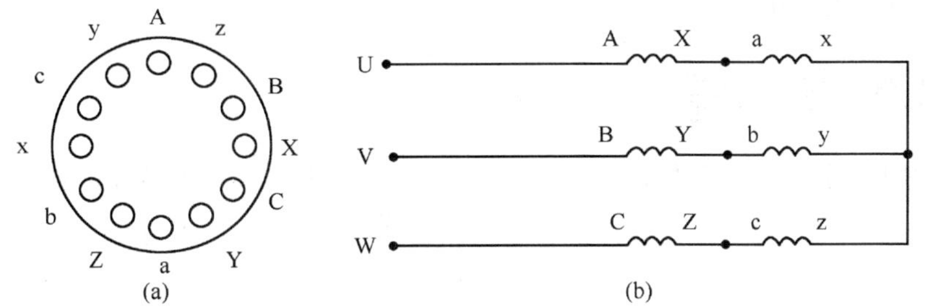

图 10-8　两对磁极的定子绕组

（a）绕组分布图；（b）绕组接线图

4. 旋转磁场的转速　旋转磁场的转速与磁极对数有关，在一对磁极的情况下，电流每变化一周期，磁场在空间也正好旋转一周。设电源频率为 f，则旋转磁场的转速为

$$n_0 = 60f(\mathrm{r \cdot min^{-1}})$$

两对磁极时，电流每变化一周期，磁场在空间仅旋转了 180°，3 对磁极时，电流每变化一周期，磁场在空间仅旋转了 120°。具体情况读者可自行分析。由此可以推知，对于 p 对磁极的旋转磁场，其转速为

$$n_0 = 60\frac{f}{p} \tag{10.1}$$

式中，n_0 为旋转磁场的转速，又叫做同步转速（$\mathrm{r \cdot min^{-1}}$）；$f$ 为电源频率（Hz）；p 为电动机磁极对数。

可见，同步转速取决于电源频率和旋转磁场的磁极对数，而磁极对数又取决于三相绕组的安置。

我国工频电的频率为 50Hz，故同步转速与磁极对数的关系如表 10-1 所示。

表 10-1　同步转速与磁极对数的关系

p	1	2	3	4	5	6
$n_0/(\mathrm{r \cdot min^{-1}})$	3000	1500	1000	750	600	500

（二）转动原理

当对称的三相定子绕组中通入对称的三相电流时，某瞬间定子电流产生的磁场如图 10-9 所示，它以同步转速 n_0 按顺时针方向旋转，设转子不动，则磁场与转子之间有着相对运动，即相当于磁场静止，转子以转速 n_0 沿逆时针方向切割磁感应线而产生感应电压，其方向用右手定则确

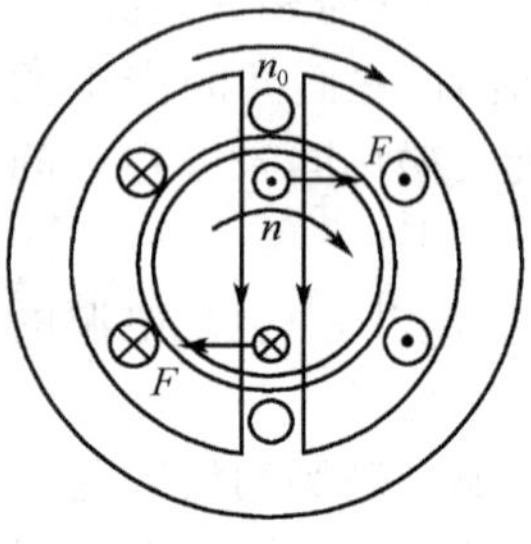

图 10-9 转动原理用图

定。由于转子绕组电路通过短路环自行闭合,所以在感应电压作用下,在转子导体中产生转子电流。该电流受磁场的作用产生电磁力,方向由左手定则确定,此电磁力对转轴形成电磁转矩 T,于是转子在电磁转矩作用下转动起来,其方向与旋转磁场的转向一致,这就是转子转动的工作原理。

异步电动机转子的转速(电动机转速) n 不可能达到同步转速 n_0。这是因为转子转动时,一定会受到电动机拖动的机械负载及摩擦力等阻力的作用,当转子在电磁力作用下被加速到一定的速度时,电磁力矩和阻力矩就会平衡,合力矩为0,转子开始靠惯性运动。当速度降低时,合力矩又大于0,转子又被加速,如此不断反复。由此可见,电动机的转速始终低于同步转速,即 $n<n_0$。这就是"异步"的含义。因为转子电流是电磁感应产生的,所以,这种类型的电动机又称为感应电动机。

(三) 转速差与转差率

电动机的同步转速与转子转速的差值称为转速差,转速差与同步转速的比值称为转差率,用 s 表示,即

$$s=\frac{n_0-n}{n_0} \tag{10.2}$$

转速差是分析异步电动机运动情况的一个重要参数。在电动机起动时 $n=0, s=1$。三相异步电动机在额定状态下运行时,其转差率为 $s=0.02 \sim 0.08$。

由于电动机的转向与旋转磁场一致,而旋转磁场的转动方向又与电源的顺相序一致,所以,电动机的转向与电源的顺相序一致,因此,要想改变电动机的转向,只要改变电源的相序即可,实际操作时,只要任意对调电源的两根相线即可实现反转。

三、三相异步电动机的铭牌

三相异步电动机的机座上,都有一块金属牌,上面写有该电动机的主要技术信息,我们称此金属牌为铭牌。若要正确使用电动机,就必须看懂铭牌(表 10-2)。现以 Y160L-2 型电动机为例来说明铭牌上各个数据的含义。

表 10-2 三相异步 Y160L-2 型电动机的铭牌

商标图案 商标文字		THREE-PHASE ASYNCHRONOUS MOTOR 三相异步电动机			
型号 TYPE	Y160L-2	功率 OUT PUT	18.5kW	电压 VOLTAGE	380V
电流 CURRENT	35.5A	绝缘 INSULATION	B	噪声 NOISE	87dB(A)
接法 CONNECTION △	W_2 U_2 V_2 U_1 V_1 W_1	转速 SPEED 重量 WEIGHT	$2930r \cdot min^{-1}$ 145kg	50Hz 出厂编号	IP44 No. ××
标准 STANDARD		JB/T9616-1999		日期 DATE	×年×月
制造商名称					

（一）型号

型号是电动机类型、规格的代号。国产异步电动机的型号由汉语拼音字母以及国际通用符号和阿拉伯数字组成。例如，Y160L-2 中，Y 为三相笼型异步电动机；160 为机座中心高，(mm)；L 为机座长度代号（S 为短机座，M 为中机座，L 为长机座）；2 为磁极数（磁极对数 $p=1$）。

（二）接法

接法是指电动机在额定电压下，三相定子绕组的接法。Y 系列三相异步电动机额定功率在 3kW 以下一般为“Y”形连接，4kW 以上的一般为“△”形连接。

铭牌上标有两种电压、两种电流的电动机应同时标有 Y/△两种接法。

（三）额定频率

额定频率是指电动机定子绕组所加交流电源的频率，我国工业用交流电标准频率为 50Hz。

（四）额定电压

额定电压是指电动机在额定状态下运行时，加在定子绕组上线电压的有效值。Y 系列的三相异步电动机的额定电压统一为 380V。有的电动机标有两种电压值，如 220V/380V 表示当电源线电压为 220V 时，电动机应采用三角形连接，当电源线电压为 380V 时，电动机应采用星形连接。

（五）额定电流

额定电流是指电动机在额定状态下运行时，定子绕组上线电流的有效值。标有两种电压的电动机应相应标出两种额定电流。例如，10.6A/6.2A，则表示当定子绕组采用三角形连接时，其额定电流为 10.6A，而采用星形连接时，其额定电流则为 6.2A。

（六）额定功率

额定功率是指电动机在额定工作状态下，转轴上输出的机械功率。

（七）额定转速

额定转速是指电动机在额定状态下运行时转子的转速。

（八）温升和绝缘等级

温升是指电动机运行时的温度允许高出环境温度的最大差值。例如，环境温度为 40℃，温升为 80℃的电动机，工作时的最高允许温度为 120℃。

绝缘等级（表 10-3）是按电动机定子绕组所用绝缘材料允许的极限温度来分等级的。有 A、E、B、F、H、C 6 级。目前一般电动机采用较多的是 E 级和 B 级。

表 10-3 电动机的绝缘等级和最高容许温度

绝缘等级	A	E	B	F	H	C
最高容许温度/℃	105	120	130	155	180	>180

(九) 功率因数

功率因数,即 $\cos\phi$,就是定子相电压与相电流相位差的余弦。三相异步电动机的功率因数较低,在额定运行时为 0.7~0.9,而在轻载和空载时极低,只有 0.2~0.3,因此,必须正确选择电动机的容量,防止“大马拉小车”,并尽量缩短空载运行时间。

第 2 节 单相异步电动机

单相异步电动机的定子绕组由单相电源供电,定子上有一个或两个绕组,转子多为笼型。单相异步电动机结构简单、价格低廉、噪声小,常用于功率不太大的电动工具(如电钻)、小型生产电器(如胶囊抛光机)和众多的家用电器。与同容量的三相异步电动机相比,单相异步电动机的体积较大,过载能力较差,运行性能较差。

当单相交流电通入单相异步电动机的单相定子绕组时,在绕组轴线方向上产生一个交变的脉动磁场,即空气隙中各点的磁感应强度在时间上随交变电流按正弦规律变化,所以,转子导体不切割磁感应线,电动机无法自行起动。但此时如果用外力推动一下转子,转子就会顺着外力推动的方向旋转起来。因此,要使单相异步电动机具有实际应用价值,首先必须解决它的自行起动的问题。

根据起动方法的不同,单相异步电动机可分为电容分相式、电阻分相式、电感分相式和罩极式等类型。

本小节主要介绍最常用的电容分相式异步电动机。

图 10-10 所示的是电容分相式异步电动机。它的定子上有两个绕组。一个是工作绕组(AX),另一个是起动绕组(BY),它们在空间相隔 90°,起动绕组经离心开关与电容器串联后并接于单相交流电源上。只要电容器选择适当,就可使起动绕组的电流与工作绕组的电流的相位差为 90°,当交流电分别通入这两个在空间互差 90°的绕组时,就能产生一个旋转磁场(读者可自行分析),于是转子就会顺着同一方向转动起来。在接近额定转速时,借助离心力的作用把离心开关断开(起动时靠弹簧使其闭合),以切断起动绕组,电动机成为单相运行,这种运行方式我们称其为电容起动式。

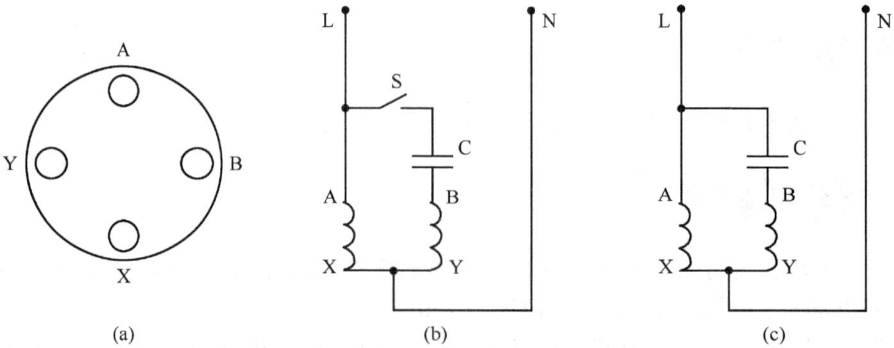

图 10-10 电容分相式异步电动机

(a) 定子绕组;(b) 电容起动式;(c) 电容运行式

如果让两个绕组一起参与运行,这就是电容运行式异步电动机。它的功率因数、转动力矩和过载能力等方面的性能均比电容起动式电动机要好。

电容分相式异步电动机的转动方向是由起动绕组和工作绕组的接法所决定的。若要改变其转向,只要任意对调一个绕组的始末端即可实现。

如果用合适的电阻器或电感器来代替电容器,这便是电阻分相式或电感分相式的异步电动机。

洗衣机正反转控制电路

如图 10-11 所示是洗衣机正反转控制电路的电气原理图。定子上的两个绕组 AX 和 BY 的转向性能完全一致,所以两个绕组在工作时可以互换。当开关 S 在 1 位置时,AX 为工作绕组,电容与 BY 绕组串联。此时,流过 BY 绕组的电流的相位超前 AX 绕组的电流 90°,电动机正转。而当开关 S 置于 2 位置时,BY 为工作绕组,电容与 AX 绕组串联,电动机反转,从而满足洗涤要求。

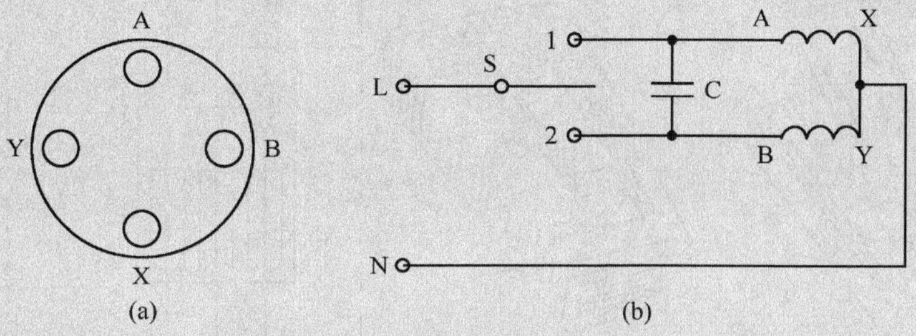

图 10-11　洗衣机正反转控制电路

(a) 定子绕组;(b) 绕组连接电路图

小小案例

拓展提高　罩极式异步电动机

罩极式电动机的结构如图 10-12 所示。在定子上有凸出的磁极,定子绕组就套装在这个磁极上,在磁极约 1/3 外开有一凹槽,槽内嵌入短路铜环,它相当于一个副绕组。

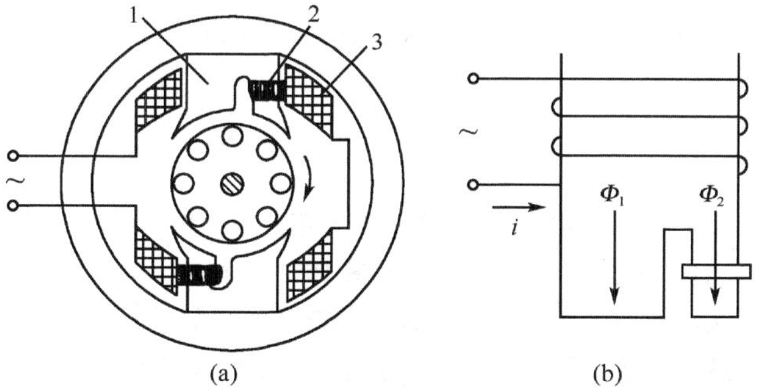

图 10-12　罩板式单相异步电动机

(a) 结构图;(b) 移动磁场

1. 磁极;2. 短路铜环;3. 定子绕组

当定子绕组通入交流电时,Φ_1 是励磁电流 i 产生的磁通,Φ_2 是 i 产生的另一部分磁通(穿过短路铜环)与短路铜环中的感应电流所产生的磁通的合成磁通。由于短路环中的感应电流阻碍穿过短路环磁通的变化，使 Φ_1 和 Φ_2 之间产生相位差，Φ_2 滞后于 Φ_1。当 Φ_1 达到最大值时，Φ_2 尚小；当 Φ_1 减小时，Φ_2 才增大到最大值。这相当于在电动机内形成一个向被罩部分移动的磁场，它使鼠笼式转子产生转矩而起动。

罩板式单相异步电动机结构简单，工作可靠，但起动转矩较小，效率、功率因数和过载能力等较差，常用于对起动转矩要求不高的小功率的设备中，如小型电风扇、电吹风机等。

第3节　常用低压电器

一、闸刀开关

闸刀开关又称刀开关，俗称闸刀，其外形与结构如图 10-13 所示。它是一种结构简单、应用最为广泛的手动控制电器。

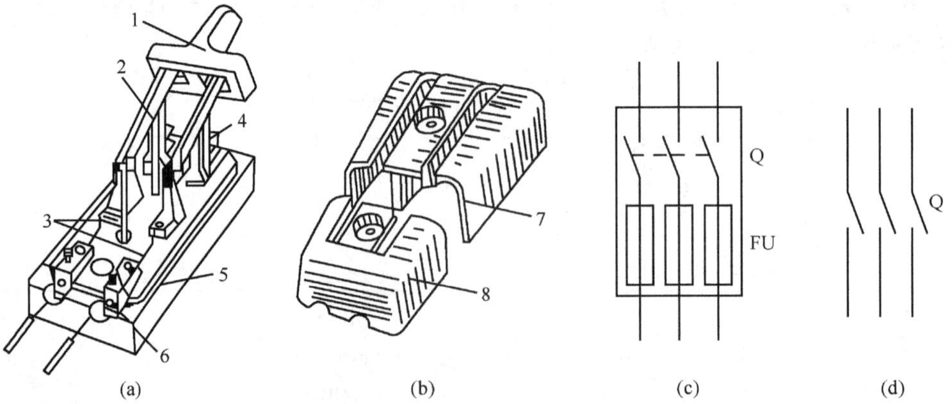

图 10-13　HK 系列胶盖瓷底开关

(a) 结构图；(b) 胶木盒；(c) 接线图；(d) 符号

1. 瓷质手柄；2. 静夹座；3. 熔丝；4. 进线座；5. 瓷底座；6. 出线座；7. 上胶盖；8. 下胶盖

常用的 HK 系列为开启式负荷开关，它主要由手柄、动刀片触头、静刀片触头、熔丝等组成，用 Q 表示。它结构简单、价格低廉、安装使用维修方便，故广泛应用于照明电路和 5.5kW 以下电动机不频繁起动停止的控制电路。安装时在合闸状态下手柄必须向上，以防手柄因自重落下而误合闸，电源进线由进线座接入，这样才能保证在断电的情况下更换熔丝。

二、熔断器

熔断器是最简便、最有效的短路保护电器，在电路严重过载的情况下，也能起到保护作用。常用的三种熔断器的外形和结构及图形符号，如图 10-14 所示，用 FU 表示。

熔断器中的熔片或熔丝是用导电性能良好的易熔合金（如铅锡合金）制成，或用截面积甚小的良导体（如铜、银）制成，前者多见于插入式熔断器，而后者多见于管式熔断器和螺旋式熔断器。线路在正常工作时，熔断器中的熔丝或熔片不应熔断。一旦发生短路事故或电路严重过载时，熔断器中的熔丝或熔片应立即熔断。

在照明和电热电路中，选用熔断器的额定电流应等于或略大于电器设备的额定电流。在电动机电路中，为了防止电动机起动时熔丝熔断，熔断器的额定电流一般选为电动机额定电流的 2~3 倍。熔丝的额定电流有多种规格，普通照明用户最常用的是 10A、15A、20A 的熔丝，更多的信息请查阅《电工手册》或登录相关网站。

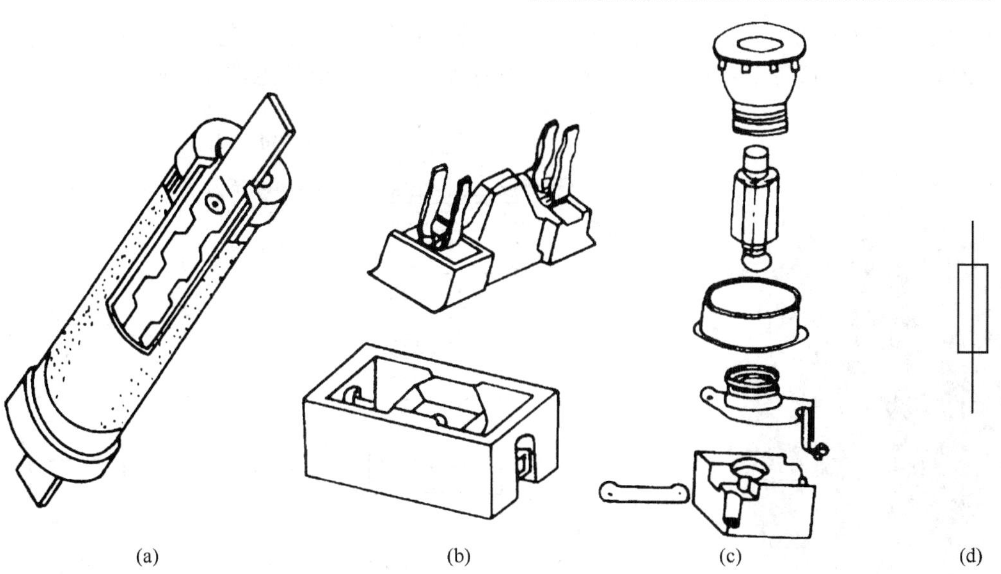

图 10-14　熔断器

(a) 管式熔断器；(b) 插入式熔断器；(c) 螺旋式熔断器；(d) 图示符号

三、按　　钮

按钮属开关类的控制电器，常被用来短时间接通或断开小电流的控制电路，从而对大电流的电动机或电气设备实现控制，因此也被称为主令电器。其外形和结构及图形符号如图 10-15 所示，用 SB 表示。

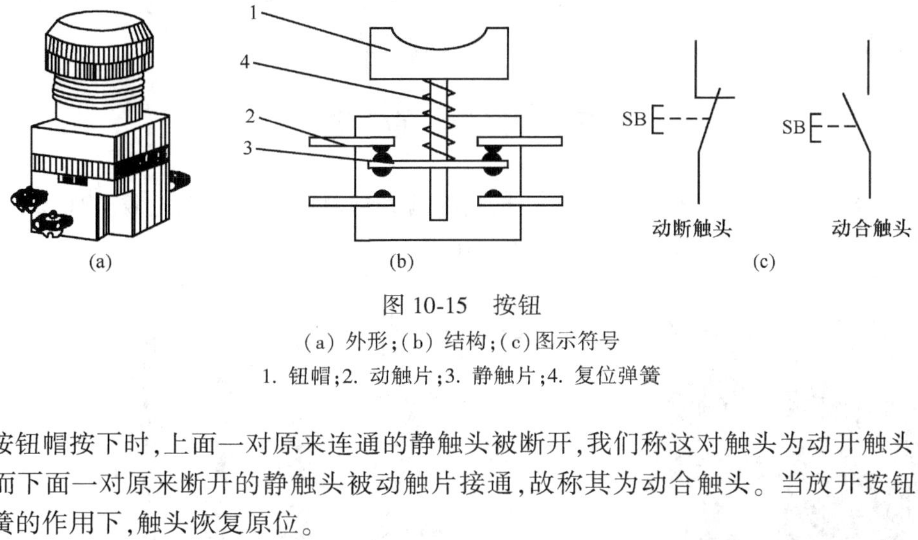

图 10-15　按钮

(a) 外形；(b) 结构；(c)图示符号

1. 钮帽；2. 动触片；3. 静触片；4. 复位弹簧

将按钮帽按下时，上面一对原来连通的静触头被断开，我们称这对触头为动开触头(或动断触头)，而下面一对原来断开的静触头被动触片接通，故称其为动合触头。当放开按钮帽后，在复位弹簧的作用下，触头恢复原位。

四、交流接触器

交流接触器是利用电磁力工作的自动控制电器，常用于接通或断开电气设备的主电路，每小时可动作数百次。

交流接触器主要由电磁铁和触头两部分组成，其外形和结构及图形符号如图 10-16 所示。

交流接触器触头按功能分为主触头和辅助触头。前者接触面积较大,允许通过较大的电流。因其在工作时经常有电弧产生,所以有些接触器设有灭弧罩。交流接触器用 KM 表示。

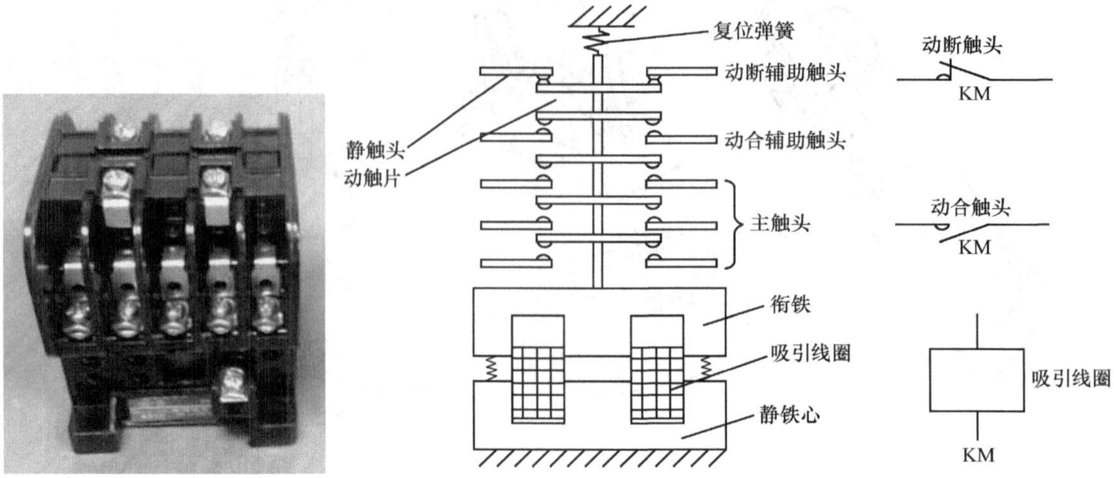

(a) (b) (c)

图 10-16 交流接触器

(a) 外形;(b) 结构;(c) 图示符号

交流接触器的触头系统由静触片和动触片组成,"E"字形衔铁与动触片连在一起,可以一起运动。当电磁铁的吸引线圈加上额定电压时,静铁芯与衔铁之间产生电磁力,使衔铁吸合,同时带动动触片一起运动,使原来不接触的触头接通(这部分触头被称为动合触头),另一部分原来连通的触头则断开(这部分触头被称为动开触头),当吸引线圈断电或电压低于吸引线圈额定电压较多时,电磁力小于复位弹簧的反作用力,使衔铁释放,带动动触片复位。可见,交流接触器除了能起控制作用外,还对电路有欠压保护和失压保护的功能。

五、热 继 电 器

热继电器是利用电流的热效应和物体热胀冷缩原理对电器的长期过载实现保护的电器。其外形和结构及图形符号如图 10-17 所示,用 FR 表示。

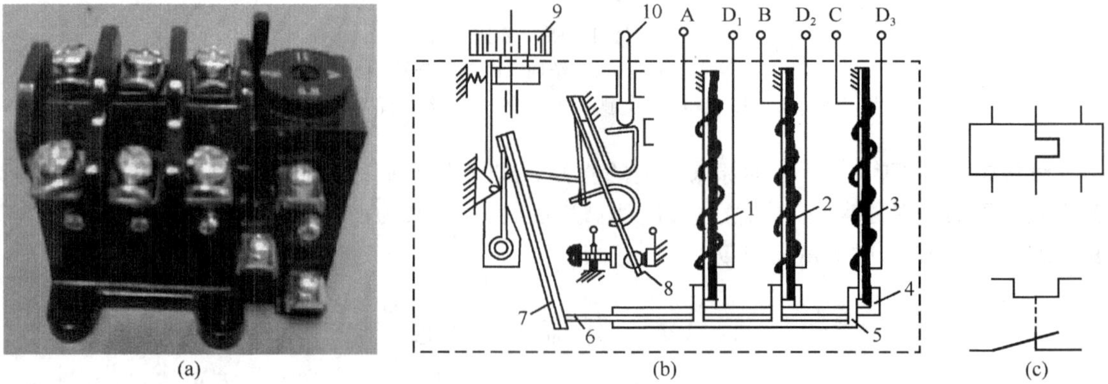

(a) (b) (c)

图 10-17 热继电器

(a) 外形;(b) 结构;(c) 图示符号

1、2、3. 金属热元件;4. 内导板;5. 外导板;6. 杠杆;7. 金属;8. 动开触头;9. 调电流钮;10. 复位钮

热继电器中的发热元件是一段电阻不大的电阻丝，它串接在电器的主电路中。双金属片由两种线膨胀系数差异很大的金属碾压而成。当主电路中的电流长期超过容许值（设定值）时，双金属片受热向左弯曲，推动底板使传动机构动作，从而使动开触头断开。

由于热惯性的原因，热继电器不能用作短路保护装置。因为发生短路事故时，我们要求电路立即断开，而热继电器是不能立即动作的。但这个热惯性用于电动机的过载保护是合理的，当电动机短期过载时（实际生产中，这是很常见的现象），热继电器不会动作，这可避免不必要的停车。

热继电器动作后，应查明原因，排除故障后方可对其复位，让设备重新运行。

六、中间继电器

中间继电器的结构及原理与交流接触器基本相同，只是电磁系统小些，触头多些，通常用来传递信号或同时控制多个电路，常见于 PLC 控制系统中，有时也直接用来控制其他电气执行元件，偶见直接控制小容量的电器。

中间继电器有直流的、交流的和交直流两用的，使用时要注意区分。

除了以上介绍的几种最常用的低压电器外，我们常见的还有行程开关、时间继电器、电磁阀等。

第 4 节　三相异步电动机的使用

一、三相异步电动机的选择

要为生产负载选配一台合适的异步电动机，首先考虑的是电动机的功率，在传动机构效率很高的情况下，电动机的额定功率等于或稍大于生产负载即可；其次选择电动机的种类，在没有特殊要求的情况下，一般都应采用交流电动机；再次考虑电动机的结构形式，制药行业基本上都是选用封闭式交流电动机，在尘雾较多（或有易燃易爆的气体）、易于引发爆炸事故的场所（如包衣车间），电动机宜选择防爆式；最后选择转速，通常不宜选取 $600r \cdot min^{-1}$ 以下的电动机，这是因为当功率一定时，电动机的转速越低，其尺寸就越大，价格就越高，且效率也较低，远不如高速电动机和减速器的组合经济实在。我国目前四极（两对磁极）电动机的使用最为常见。

二、三相异步电动机的起动

所谓起动，就是让电动机转起来，也是许多人所说的“开机”。

电动机起动时，我们主要关注它的起动电流和起动转矩。三相异步电动机在刚起动时，旋转磁场和静止转子间的相对转速很大，这时转子中的感生电流很大，与变压器原理相似，转子电流大，定子电流必然也大。一般的中小型感应电动机，其起动电流是额定电流的 5~7 倍。但由于起动过程较短（一般几秒钟），电动机在不频繁起动的场合，起动电流所产生的热（能）不会对电动机的安全构成威胁，但如果频繁起动，不断积累的热（能）会使电动机过热，严重时会烧毁电动机。

另外，电动机的起动电流对电网是有一定影响的。过大的起动电流在短时间内会在输电线路上造成较大的电压降，这会影响到同一电网中其他用电设备的正常运行。

下面接着讨论电动机的起动转矩。因为电动机的电磁转矩与电磁功率成正比，电动机在起动时,虽然转子电流很大,但由于转子的功率因数很低,所以在起动时,电动机的起动转矩并不大。如果起动转矩过小,就不能在满负荷下起动(当然,如果起动转矩过大,传动机构受冲击易损坏,此时又应设法减小)。

总之,为了减小起动电流,有时也是为了提高或减小起动转矩,电动机的起动就要采取合适的起动方式。

笼型电动机的起动方式有直接起动和降压起动两种。

(一) 直接起动

直接起动就是用闸刀开关或接触器将电动机直接接到具有额定电压的电源上。

一台电动机能否直接起动,主要与供电电源(变压器)的容量有关。一般规定:用电单位有独立的变压器,如电动机起动频繁,则电动机容量小于变压器容量的 20% 时,或电动机不经常起动,电动机容量小于变压器容量的 30% 时允许直接起动;如果用户没有独立的变压器,即与照明用电共用同一个电源,则电动机直接起动时所引起的电压降不应超过 5% 。

一般情况下,30kW 以下的三相异步电动机大都采用直接起动。

(二) 降压起动

笼型电动机的降压起动方式主要以下几种。

1. 串接电阻起动　如图 10-18 所示,即为串接电阻起动的电路原理图。此法简单易行,但选择大功率电阻不易,且浪费能源。实际应用时,可用白炽灯泡替代电阻,此法目前已不常用。

2. 自耦降压起动　自耦降压起动是利用三相自耦变压器将电动机在起动过程中的端电压降低的一种起动方式,如图 10-19 所示。它主要用于大容量或正常运行时连接成星形且不能采用星-三角起动器的三相异步电动机。因附属设施过多和体积庞大等原因,此法目前也不常用。

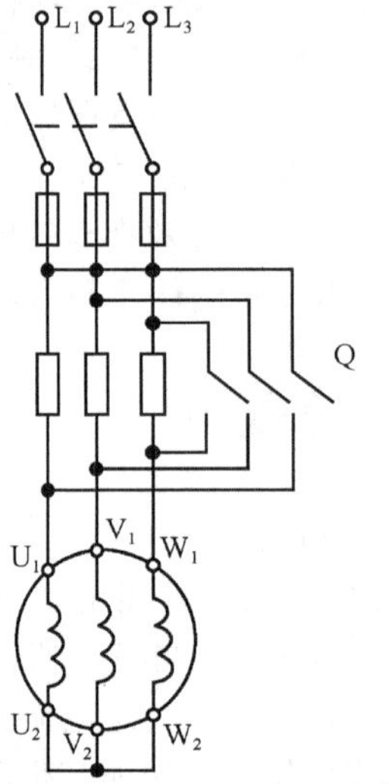

图 10-18　串接电阻起动

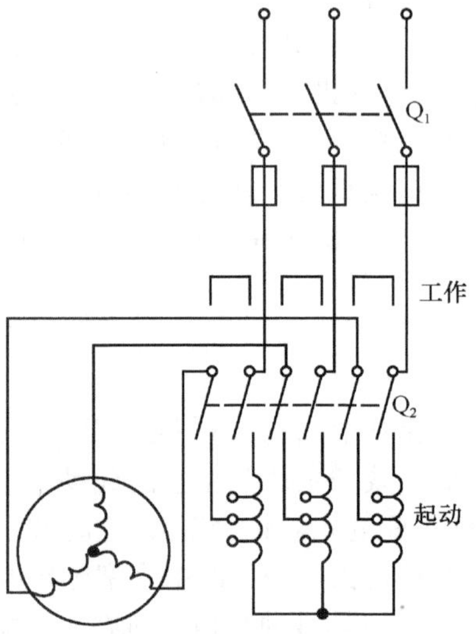

图 10-19　自耦降压起动

3. 星-三角变换起动　星-三角变换起动,即采用星形-三角形换接的一种起动方式。绝大部分需要降压起动的三相异步电动机,正常工作时都是三角形连接的,如果在起动时把它连接成星形,等到转速接近额定转速时再换接成三角形,这样,电动机在起动时每相绕组上的电压就降到正常工作电压的$\frac{1}{\sqrt{3}}$,从而实现了降压起动。其电气原理图如图 10-20 所示。

实际生产中,星-三角变换起动一般用星-三角起动器来实现,它的内部接线图如图 10-21 所示。星-三角变换起动器具有体积小、重量轻、成本低、寿命长、动作可靠及使用方便等优点。因我国目前 4～100kW 三相异步电动机都已设计为 380V 三角形连接运行,所以星-三角起动器得到了极其广泛的应用。

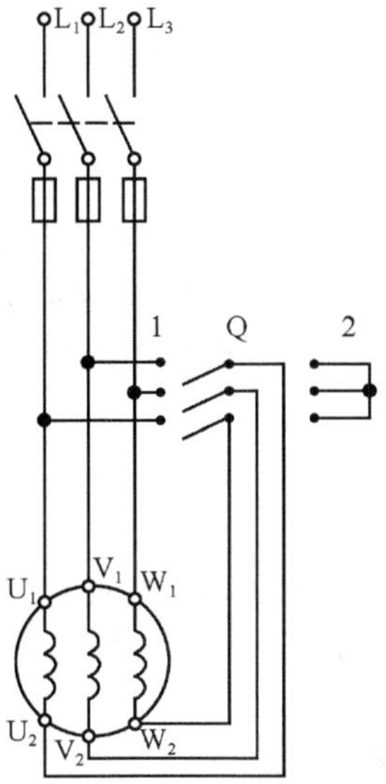

图 10-20 星-三角起动原理图

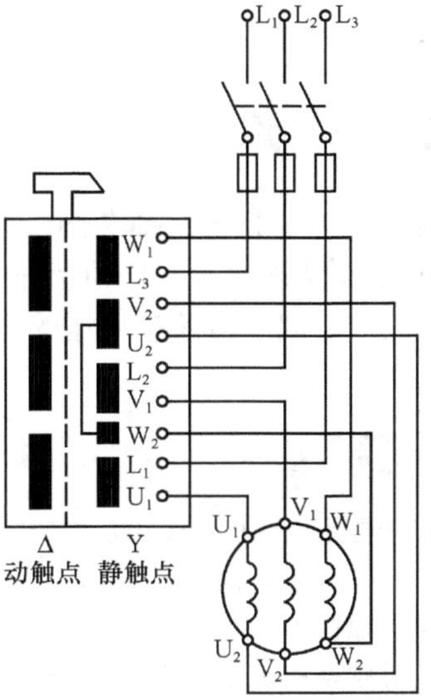

图 10-21 星-三角起动器接线图

必须注意的是,电动机采用星-三角变换起动时,因起动电压比额定电压低很多,所以电动机的起动转矩也减少了很多,因此,这种起动方法只适合于电动机空载或轻载时的起动。

三、三相异步电动机的调速

三相异步电动机的调速是指在负载不变的情况下,人为地改变电动机的转速,以满足各种生产机械的需求。调速的方法很多,可以采用机械调速(如用变速箱),也可以采用电气调速。由于电气调速可以大大简化机械变速机构,并能获得很好的调速效果,因而在自动控制类设备中得到了极其广泛的应用。

由式(10.1)和式(10.2)可得三相异步电动机的转速公式

$$n=\frac{60f}{p}(1-s) \tag{10.3}$$

由式(10.3)可知,改变电动机的转速有三种方法:改变磁极对数(变极调速)、改变电源频率(变频调速)和改变转差率。

(一)变极调速

改变定子绕组的接法,可以改变磁极对数,从而得到不同的转速,由于磁极对数只能是正整数,所以这种调速是有级的。目前已生产的变极调速电动机有双速、三速、四速等多速电动机。变极调速虽不能平滑地无级变速,但简单、经济,这种调速方法常用在机床上,医药行业一般不采用。

（二）变频调速

随着电力电子技术的迅速发展，现在变频技术很容易大范围平滑地改变电源的频率，由于异步电动机的转速和电源的频率成正比，所以，在电源和电动机之间装上变频器，就可以使电动机实现平滑的无级调速。这种调速方法，是交流电动机调速的发展方向，也是制药行业使用最普遍的一种调速方法。

（三）变转差率调速

变转差率调速只适用于绕线式转子的异步电动机。在绕线转子电路中接入一个调速电阻，改变电阻的大小，就能实现调速。这种调速方法设施简单、调速平滑、调速投资小，常用于起重设备或恒转矩负载中。因变转差率调速的电动机的机种局限，且调速时能量损耗较大，所以，一般单位也不常采用。

拓展提高

变　频　器

变频调速是三相异步电动机迄今为止最佳的调速方法，其调速性能已可与直流电动机相媲美。其主要优点是，调速范围广、调速平滑性好、动态特性和静态特性都好。工业生产中自动控制的无级变速设备几乎都应用了变频调速技术。

我们将改变电源频率的装置叫做变频器，下面以三菱变频调速器（FR-S500 型）为例来对其做简单介绍。

一、外形名称和铭牌

三菱变频器的各部分名称和铭牌如图 10-22 所示。

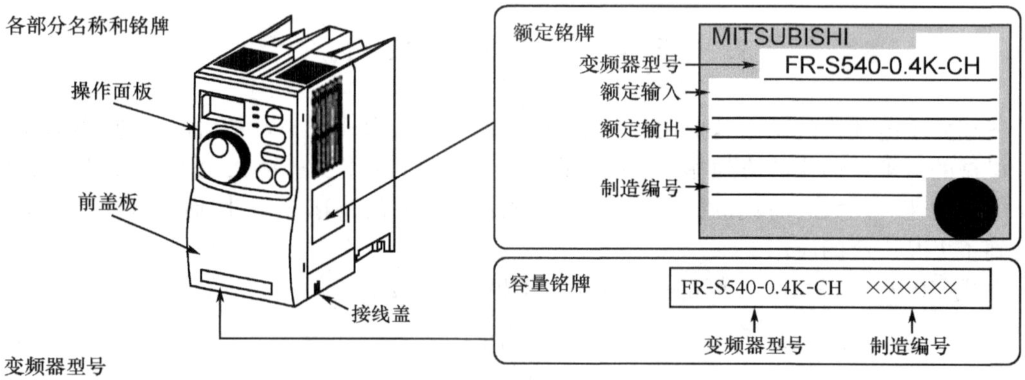

变频器型号

FR － S540 － 0.4 K － CH □

记号	电压系列
S540	三相400V系列
S520S	单相200V系列

表示变频器容量“kW”

记号	构造、端子记号等
无	封闭型
R	有RS-485通信功能

图 10-22　变频器各部分名称和铭牌

二、端子接线图

1. 三相 400V 电源输入　变频器端子接线图见图 10-23。

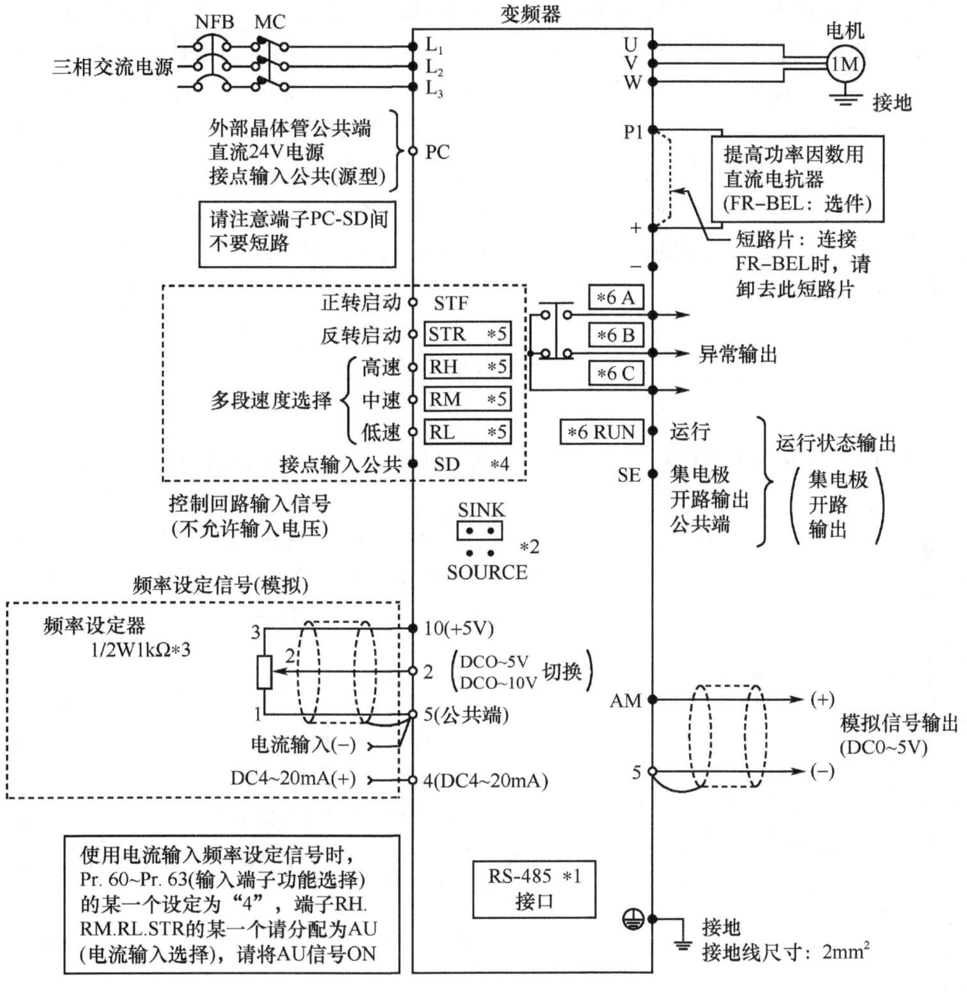

图 10-23　三相 400V 电源输入时变频器端子接线图

2. 单相 200V 电源输入　单相 200V 电源输入时接线图见图 10-24。

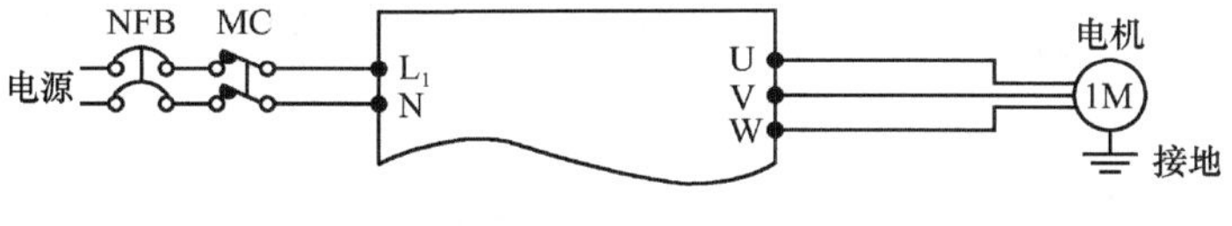

图 10-24　单相 200V 电源输入时接线图

说明：为安全起见，输入电源通过电磁接触器及漏电断电器或无熔丝断路器与接头相连。电源的开关用电磁接触器实施；输出为三相 200V。

第5节　三相异步电动机的继电接触器控制

控制电动机最基本的(也是最常用的)方法就是继电器控制。所谓继电器控制电路,实际上就是用小电流的控制电路来操控大电流的主电路中设备(如电动机)的工作。一般原则是,把负荷开关、熔断器、交流接触器的主触头(动合触头)、热继电器的发热元件等串接在主线路中(三根相线上);而把控制设备开(关)的按钮、交流接触器的线圈及辅助触头、热继电器的触头(动开触头)、控制位置的行程开关、控制时间的时间继电器、控制管道流体的电磁阀、控制温度的传感器等器件(或部件)连接到控制电路。控制电路虽形式各异,但基本控制方式是接通或切断接触器线圈中的电流,使接触器铁芯吸合或松开,从而实现主电路的接通或断开。进而实现对整个设备系统的自动控制。

一、点动控制

图10-25所示的是三相异步电动机点动控制电路的电气原理图,该电路设计的基本思路如下。

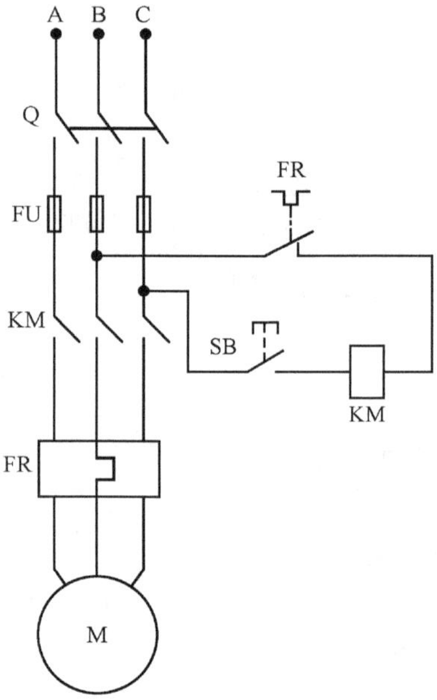

图10-25　点动控制

主电路中,用闸刀供电;用熔断器提供短路保护;为了用控制电路来控制主电路的运行,把交流接触器的主触头串接在主电路中;为了实现过载保护,把热继电器的发热元件串接主电路中。

控制电路中,用动合按钮开机;为了控制交流接触器,它的线圈必须串接在控制电路中;为了使热继电器发挥作用,它的动开触头必须串接在控制电路中。

点动控制电路的工作过程如下。

起动控制:合上Q→按下SB→KM线圈通电→KM主触头闭合→M工作;

停止控制:松开SB→KM线圈断电→KM主触头断开→M停转;

过载保护:M长期过载→FR触头断开→KM线圈断电→KM主触头断开→M停转;

短路保护:负载短路→FU烧断→M停转。

点动控制电路常用于频繁起动的场合,如电动工具中的冲击钻。

二、单向运转控制

点动控制电路中,手是不能离开动合按钮的,否则会停转。如果电动机不需要频繁起动,则使用点动控制电路将十分麻烦,为此我们可在开机按钮两端并联接触器的一对动合触头,控制电路接通后,它也闭合,该局部电路被称为"自锁"电路。为了关机,在控制电路中再串接一个动开按钮,这样就构成了一个三相异步电动机的单向控制电路,如图10-26所示。

单向运转控制电路的工作过程如下。

起动控制：按下 SB_1→KM 线圈通电→KM 主触头和自锁触头闭合→M 工作；

停止控制：按下 SB→KM 线圈断电→KM 主触头和自锁触头断开→M 停转。

三相异步电动机的单向运转控制是所有控制的基础，所以要牢固掌握。

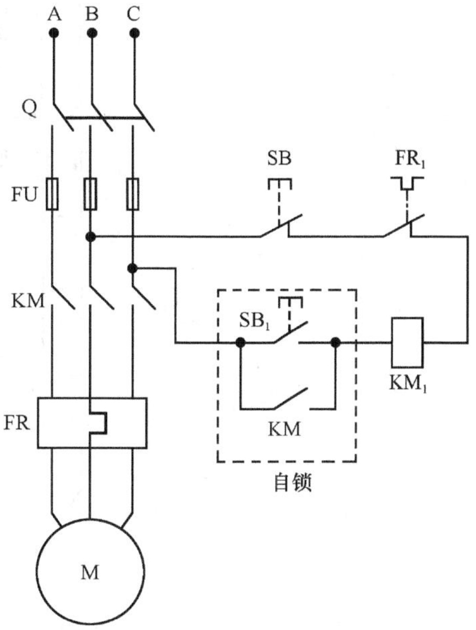

图 10-26　单向运转控制

三、正反转控制

异步电动机正反转控制是所有控制的基础，各种设备的往返、进出等周期性循环的运行几乎都是由电机的正反转来实施的，所以在控制电路中它有特别重要的位置。

设计正反转控制的基本思路：用 KM_1 实现正转，用 KM_2 实现反转，KM_2 由电源引进电动机的相序必须与 KM_1 相反。把直接起动的控制电路部分“复制”一份控制 KM_2，如图 10-27 所示，然后合并公用元件，即得如图 10-28 所示的三相异步电动机正反转控制的电气原理图。

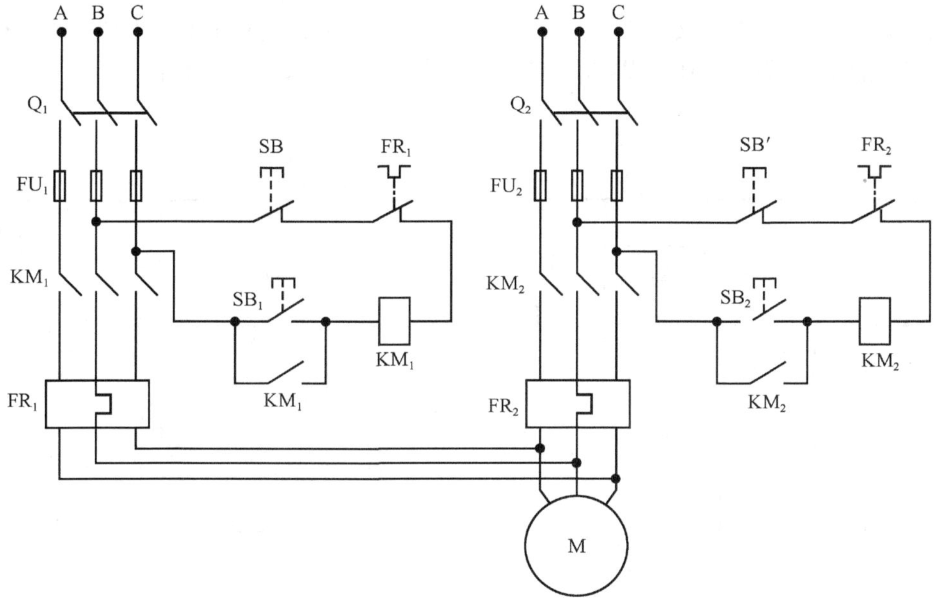

图 10-27　异步电动机的正反转控制电气原理图

在图 10-28 所示的正反转控制电路中，存在一个明显的缺陷：如果改变电动机的转向，必须先关机，然后再按反转（或正转）按钮，否则会造成电源短路（图中为 A 相和 C 相）的严重事故，这在实际生产中是一个极大的安全隐患。

为了解决因误操作而引起的电源短路问题，我们常采用联锁保护电路。电气联锁电路便是其中之一。其原理是把正转接触器 KM_1 的一个动开辅助触头串接在反转接触器 KM 的线圈电

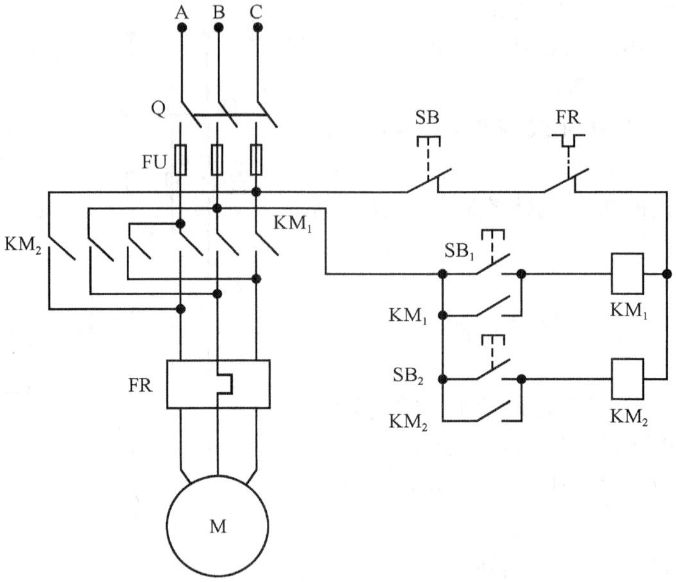

图 10-28 异步电动机的正反转控制

路中，而把反转接触器 KM_2 的一个动开辅助触头串接在正转接触器 KM_1 的线圈电路中，如图 10-29(a)所示。当按下 SB_1 时，线圈 KM_1 通电，主触头 KM_1 闭合，电动机正转，同时联锁触头断开了反转接触器 KM_2 的线圈电路，即使误按反转起动按钮 SB_2，反转接触器也不能动作。

根据同样的思路，用复式按钮也能构成"联锁"电路，我们称之为机械联锁电路，如图 10-29(b)所示。它不仅能防止误操作，还可以在改变转向时直接按反转起动按钮来执行。

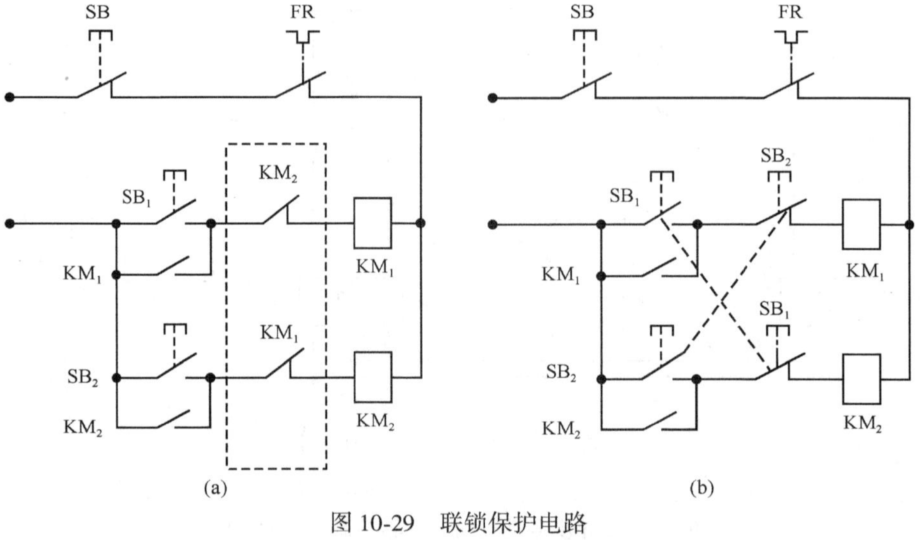

图 10-29 联锁保护电路

(a) 电气联锁；(b) 机械联锁

实际生产中，为了增加电路的安全性，我们经常同时使用电气联锁和机械联锁，使电气电路得到双重保护。

上述所介绍的继电器控制系统，因机械触点多、接线复杂、可靠性低、功耗高、通用性和灵活性较差等原因，已很难满足现代生产过程复杂多变的控制要求，目前已逐渐被以中央处理器为核心的可编程控制器(PLC)取代。

安瓿灭菌干燥器自动安全门电路

安瓿灭菌干燥器是制药行业常用的设备之一。为了生产安全，干燥器在运行时，门是不能打开的。“山东新华”灭菌干燥器的门是按如下要求设计的。

(1) 门有两层。开启时，内层先上升 5cm 左右(过多、过少均不行)，然后才能连同外层一起打开。

(2) 关闭时，内层先下降 5cm 左右(过多、过少均不行)，然后才能连同外层一起关闭。

(3) 内层如不升降相应的高度，就无法开门或关门。

(4) 设备运行时，无法开门。

(5) 门未关上，设备无法运行。

(6) 门的状态，有指示灯显示。

图 10-30 中，KM_1 控制内门上升，KM_2 控制内门下降，KM_0 为控制灭菌室继电器的触头，SQ_0 是安在门与灭菌室之间的行程开关，L_1、L_2 为门状态指示灯。

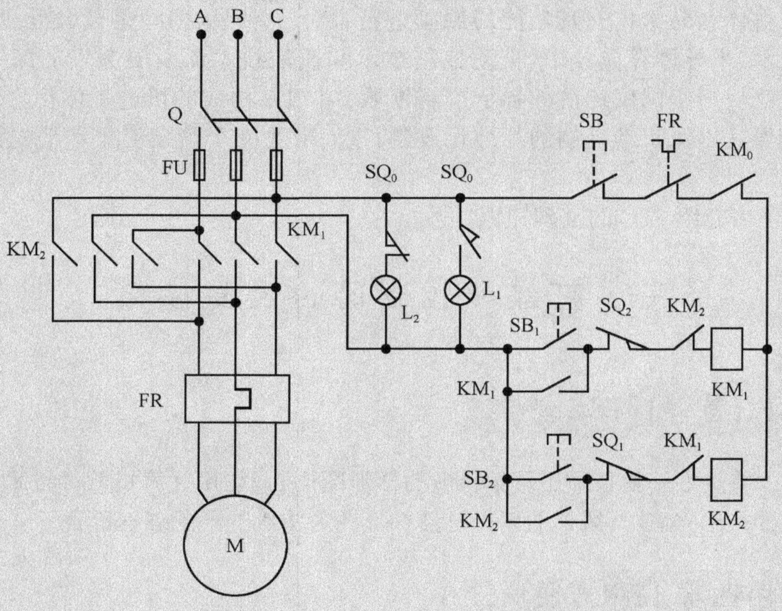

图 10-30　安瓿灭菌干燥器自动安全门电路的电气原理图

控制过程分析：

灭菌室工作→KM_0 断开→M 无法接通；

按下 SB_1→KM_1 线圈有电→KM_1 主触头闭合→M 正转→内门上升→升高 5cm 时 SQ_2 断开→M 停转→开门；

按下 SB_2→KM_2 线圈有电→KM_2 主触头闭合→M 反转→内门下降→下降 5cm 时 SQ_1 断开→M 停转→关门；

门打开→SQ_0 复位→L_1 熄灭→L_2 亮；

门关上→SQ_0 动合触头闭合(动开触头断开)→L_2 熄灭→L_1 亮；

将 SQ_0 的动开触头串接到 KM_0 的线圈中→门打开→SQ_0 复位→KM_0 线圈断开→灭菌室无法运行。

说明：厂家出于技术原因，在产品使用说明书中并未给出该电路，图 11-30 所示的电路是笔者根据设备的工作情况拟合的，不足之处，敬请读者批评指正。

小小案例

第6节* 可编程序控制器

上节所介绍的三相异步电动机的控制是采用继电接触器来实现的。随着大工业化的发展，人们对工业自动化的要求越来越高，依赖性也越来越强，传统的控制方式因为众多的原因已越来越难以满足现代化生产的控制要求。为了提高市场的竞争力，在电子技术和计算机发展的基础上，美国数字设备公司(DEC)率先于1969年研制成功了世界上第一台可编程控制器。

可编程序控制器(programmable controller，PC)，因易于私人计算机PC(personal computer)相混淆，故仍沿用早期的名称programmable logic controller(PLC)。

国际电工委员会(IEC)对PLC的定义如下："可编程控制器是一种数字运算操作的电子系统装置，专为工业现场应用而设计。它采用可编程序的存储器，用于在其内部存储执行逻辑运算、顺序控制、定时/计数和算术运算等操作的指令，并通过数字式或模拟式的输入和输出，控制各种类型的机械或生产过程。可编程控制器及其有关设备都应按易于与工业控制器系统联成一个整体和易于扩充其功能的原则进行设计。"可见，PLC是以微处理器为核心，综合了计算机技术、半导体存储技术、自动控制技术和通信技术而发展起来的新一代工业控制器。目前已广泛应用于国民经济的各个控制领域，用PLC构成的机电一体化自动控制系统已成为当今工业发达国家自动控制的标准化设备，进而成为一个国家工业水平先进程度的一个重要标志。

本节为初学者介绍PLC的基础知识。

一、可编程控制器的主要特点

(一) 编程(软件)简单、易学

PLC的最大特点之一就是采用易学易懂的梯形图语言，它用计算机软件技术构成人们惯用的继电器模型，形成一套独具风格的以继电器梯形图为基础的形象编程语言。

(二) 通用性强、使用方便

(1) 硬件配置方便。PLC的硬件都是生产厂家按一定标准和规格生产的，硬件可按实际需要来配置，十分方便。当现场控制流程发生变化，控制系统需要更新或扩展功能时，只要增加输入和输出接口模块(或更换若干模块)和修改操作程序即可实现。

(2) 安装方便。PLC用程序来实现控制，与继电接触器控制系统相比，大大减少了电器的安装和接线工作。

(3) 使用方便。PLC采用软件编制程序来实现控制要求。编程时使用的各种编程元件，它们可提供成千上万个动开触点和动合触点。PLC能在线修改程序，也能方便地扩展输入接口与输出接口的点数。

(4) 维护方便。PIC有完善的运行监控和自诊断功能，配备有许多监控提示信号，能检查自身的故障，并随时显示给操作者。

(5) 设计、施工和调试方便。系统硬件的设计任务可以根据用户的要求来配置模块，因此简化了系统硬件的设计工作。软件的结构化，可使技术人员分工合作，同时进行。

（三）可靠性高，抗干扰能力强

PLC 是专为工业控制而设计的，采用大规模集成电路和计算机技术来提高抗干扰能力和工作可靠性。一般产品平均无故障时间可高达$(5\sim10)\times10^4$h。

（四）体积小、质量轻、功耗低

PLC 结构紧密，体积小巧，易于装入机械设备内部，是实现机电一体化理想的控制设备。

（五）PLC 发展趋势

PLC 目前已向智能化、微型化、系列化和网络化方向发展。

二、可编程序控制器的结构及各部分的作用

PLC 类型繁多，功能和指令系统也不尽相同，但其结构和工作原理却极其相似，一般由中央处理机、输入接口和输出接口（I/O 接口）、电源、编程器、扩展接口和外部设备接口等组成，如图 10-31所示。外部的各种信号为输入变量，经输入接口寄存到 PLC 内部的数据存储器中，经逻辑运算或数据处理后以输出变量形式送到输出接口，从而控制输出设备。

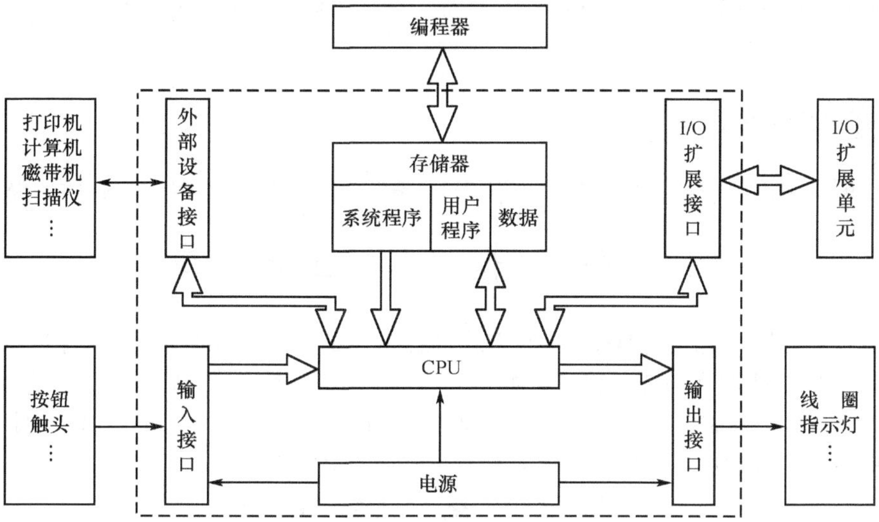

图 10-31　PLC 结构框图

（一）中央处理机

中央处理机包括中央处理器（CPU）、系统程序存储器、用户程序存储器和数据存储器。

CPU 是 PLC 的指挥监控中心，其主要作用是运行用户程序，监控中央处理机和输入/输出接口状态，响应外部设备的请求，经运算判断后，将结果送达输出端；系统程序存储器主要存放系统管理和监控程序，编译处理用户程序的程序，出厂前，系统程序已被厂家固化，用户不能修改；用户程序存储器是用户自己编制的应用程序，可以根据生产过程和工艺要求现场在线修改。

（二）输入接口和输出接口

输入接口和输出接口是PLC输入设备和输出设备连接的部件，前者接受输入设备（如按钮和传感器等）的控制信号，后者将中央处理机的运算结果通过输出电路去驱动输出设备（如接触器和电磁阀等）。

（三）电源

PLC的电源是指将交流电转换成供CPU、存储器、输入接口和输出接口等内部电子电路工作的直流稳压电源。通常也为输入设备及外围电路提供直流电源。

（四）编程器

编程器是PLC最重要的外围设备。用户需要它输入、检查、修改、调试程序，或者用它来监视PLC的工作情况。除手持编程器外，还可将PLC和计算机连接，并利用专用的工具软件进行编程或监控。

（五）输入和输出扩展接口

输入和输出（I/O）扩展接口用于将扩充外部I/O端子数的扩展单元与基本单元（主机）连接在一起。

（六）外部设备接口

此接口可将编程器、打印机、条码扫描仪等外部设备与主机相连，以完成相应的操作。

三、可编程控制器的工作原理

PLC是采用"顺序扫描、不断循环"的方式进行工作的。如果无跳转指令，即按指令步序号（或地址号）作周期性循环扫描。PLC开始运行时，首先清除输入和输出状态寄存器原来的内容，然后进行自诊断，自检CPU及I/O组件，确认工作正常后开始循环扫描。PLC的扫描工作过程可分为输入采样、执行程序、集中输出刷新三个阶段，如图10-32所示。

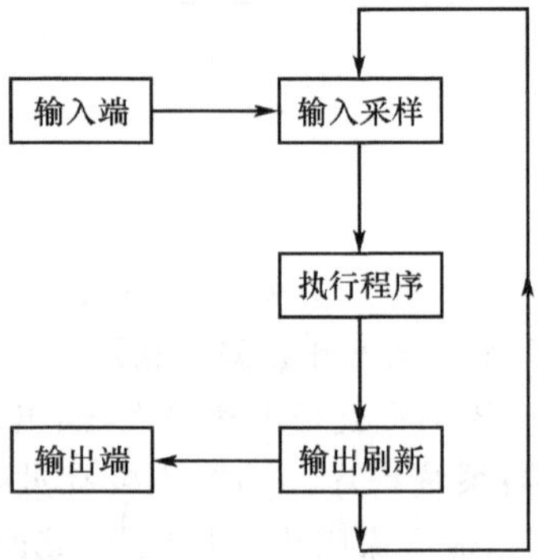

图10-32 PLC的扫描工作示意图

（一）输入采样阶段

该阶段不论输入端接线与否，CPU均按顺序读取全部输入端信息（输入端继电器等的通断状态或输入数据），并将此信息写入输入寄存器中保存起来，即刷新输入，随即关闭输入端口，进入程序执行阶段。在程序执行阶段，即使输入状态有变化，输入状态寄存器的内容也不会改变，变化了的输入状态只能在下一个扫描周期的输入采样阶段被读入。

（二）程序执行阶段

微处理器按存放顺序对用户程序进行扫描，然后将指令逐条调出并执行，经过相应的运算和处理后，再将正确的结果送到输出状态寄存器。输出状态寄存器中所有的内容随着程序的执行而改变。

（三）输出刷新阶段

全部指令执行完毕后，将输出状态寄存器的状态信息送到输出锁存器中，通过输出部件（继电器、晶体管或晶闸管）转换成被控设备所能接收的电压或电流信号，以驱动输出设备来执行本周期运算结果的新工作。然后，CPU 又进行自我诊断（如查出有异常或故障，则显示出错信息或采取应对措施），重复下一个周期的扫描。

由于 PLC 采用的是“集中采样、集中输出”的方式工作，所以 PLC 在程序执行阶段，只根据输入和输出状态表中的内容进行，与外电路完全隔离，这对 PLC 的可靠运行是有利的。但同时也使输入信号与输出信号之间存在时间差（一般为几毫秒），即输出滞后输入，这在一定程度上降低了系统的响应速度。

为了应对高速运行的控制对象，可以改变 PLC 的信息刷新方式，即把集中控制系统改为分散控制系统。例如，多个处理器一起完成控制和管理功能，通过网络或总线系统来通信，这样几乎可以实时（零时）响应。

四、可编程控制器的器件符号及功能

PLC 器件的作用和继电接触器控制系统中的继电器十分相似，也有线圈和触点（它们其实是 PLC 存储器的存储单元，不是电气设备中的继电器），它们经过软件编程，连接组成内部逻辑控制电路。故 PLC 器件只在编程时使用，当写入该单元的逻辑状态为“1”时，则表示相应继电器的线圈接通，其动合触点闭合，动断触点断开。为了便于区分，PLC 内部的继电器称为软继电器或内部继电器。

用户程序通常是根据梯形图（一种编程语言，类似于电气原理图，稍后介绍）进行编制，图中器件的符号有所改变。表 10-4 中列出了最常用的几个。

表 10-4　几个元件的对应图形符号

名称	动合触头	动开触头	线圈
电气原理图	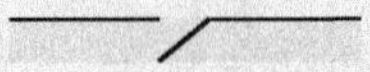	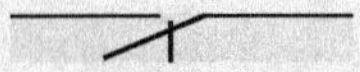	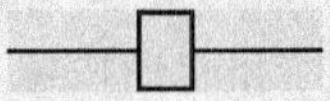
梯形图	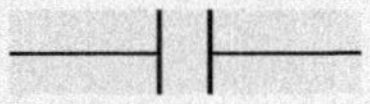	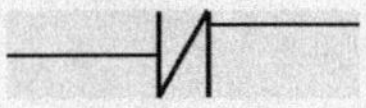	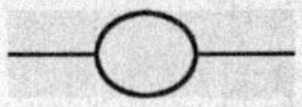

PLC 各种编程元件的代表字母、数字编号及点数因机型和制造商不同而有所差异。表 10-5 中列出了 F 系列 PLC 常用编程器件的代号及功能简介。

表 10-5　F 系列 PLC 常用编程器件的代号及功能

器件名称	代表字母	功能简介
输入继电器	X	接收输入设备的信号，送给 PLC，编程指令不能控制它
输出继电器	Y	输出程序执行结果给外部设备
辅助继电器	M	实则为存储单元，类中间继电器，只能在程序内部使用
移位寄存器	M	由 8 个或 16 个辅助继电器组成，作寄存器用的辅助继电器不可另作他用
定时器	T	延时定时继电器，时间由编程器设定，触点在程序内部使用
计数器	C	减 1 计数继电器，触点在程序内部使用，初始值由程序设定

除了表 10-5 中所列的器件外，F 系列 PLC 还有运行监视、禁止全部输出等功能的辅助继电器，详细资料请查阅相关手册或登录相关网站。

五、可编程控制器的编程语言

PLC 的程序有系统程序和用户程序两种。系统程序一般由制造商固化在存储器中，用户不能更改（类计算机的操作系统）。用户程序是用户根据自身要求，利用 PLC 供应商提供的程序编制语言编写应用程序。所谓编程就是编制用户程序。

不同系列的 PLC 所使用的编程语言也不尽相同，但一般都使用梯形图和指令两种编程语言，且两者经常联合使用。

（一）梯形图语言

1. 梯形图　梯形图是一种图形语言，可以认为它是由电气原理图演变而来的。它形象、直观，因此梯形图在 PLC 中用得最多。

图 10-33 所示为三相异步电动机的直接起动控制电路的电气原理图（主电路未画出）。其中图 10-33（a）为电气原理图，图 10-33（b）为梯形图。对照表 10-4 中的对应符号，很容易看懂梯形图。

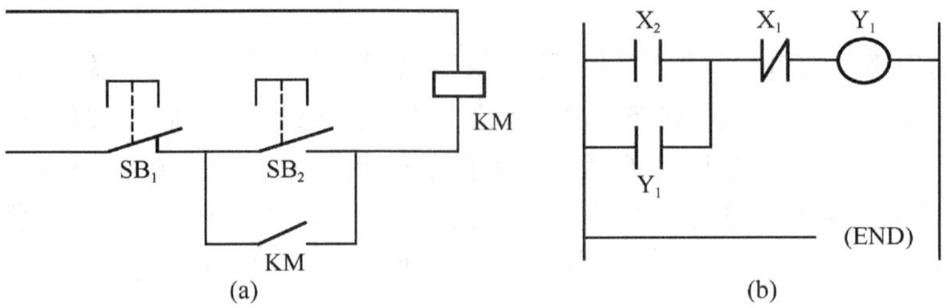

图 10-33　三相异步电动机的直接起动控制

（a）电气原理图；（b）梯形图

图 10-33 中 X_1 和 X_2 分别表示 PLC 输入继电器的动开触头和动合触头，它们分别对应停机按钮 SB_1 和起动按钮 SB_2。Y_1 表示输出继电器的线圈和动合触头，与交流接触器 KM 的线圈和动合触头相对应。

这里有以下几点需要说明。

（1）梯形图中的继电器不是物理继电器，而是 PLC 存储器的一个存储单元。当写入该单元的逻辑状态为“1”时，则表示相应继电器的线圈接通，其动合触点闭合，动断开点断开。

（2）梯形图按从左到右、自上而下的顺序排列。每一逻辑行（或称梯级）起始于左母线，然后是触点的串联或并联，最后是线圈与右母线相连。

（3）梯形图中每个梯级流过的不是物理电流，而是“概念电流”，它只是用来形象地描述用户程序执行中满足线圈接通的条件，其两端并没有电源。

（4）输入继电器用于接收外部输入信号。例如，图 10-33（a）中，按下起动按钮 SB_2 时，输入继电器接通，其动合触点 X_2 就闭合，而不能由 PLC 内部其他继电器的触点来驱动。因此梯形图中只出现输入继电器的触点，而不出现其线圈。输出继电器输出程序执行结果给外部输出设备。当梯形图中的输出继电器线圈接通时，就有信号输出，但不是直接驱动输出设备，而要通过输出接口的继电器、晶体管或晶闸管才能实现。输出继电器的触点也可供内部编程使用。

2. 编程原则

(1) PLC 编程器件的触点在编制程序时可无限制使用。

(2) 梯形图每一行都是始于左母线,终于右母线。所有的触点都不能放在线圈的右边,如图 10-34 所示。

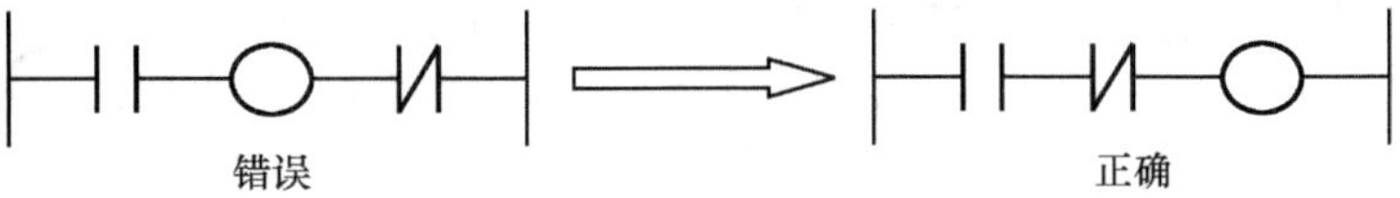

图 10-34　原则(2)说明图

(3) 线圈不能直接接在左母线上,如图 10-35 所示。

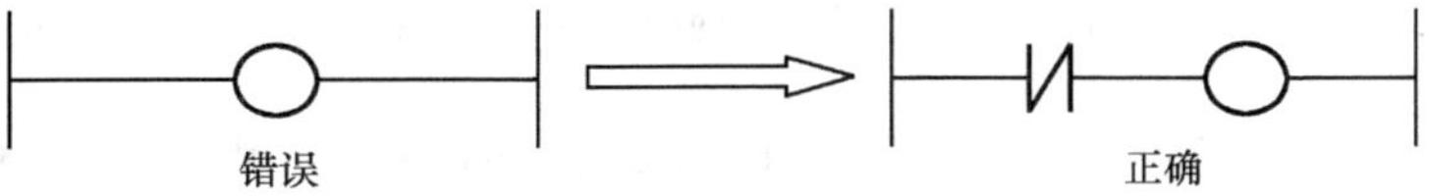

图 10-35　原则(3)说明图

(4) 编制梯形图时,应尽量做到“上重下轻、左重右轻”以符合“从左到右、自上而下”的执行程序的顺序,并易于编写指令语句表,如图 10-36 所示。

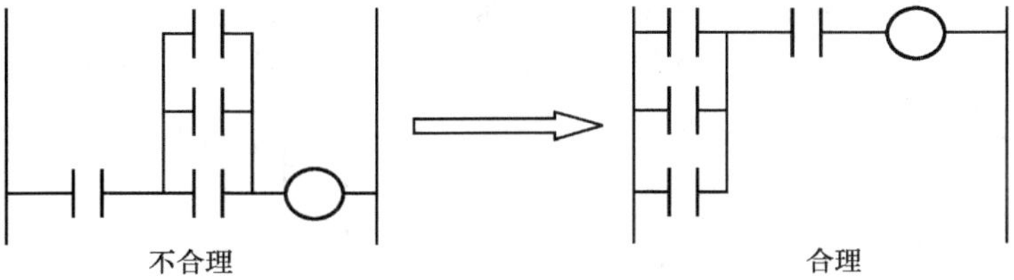

图 10-36　原则(4)说明图

(5) 在梯形图中应避免将触点画在垂直线上,这种桥式梯形图无法用指令语句编程,应改画成能够编程的形式,如图 10-37 所示。

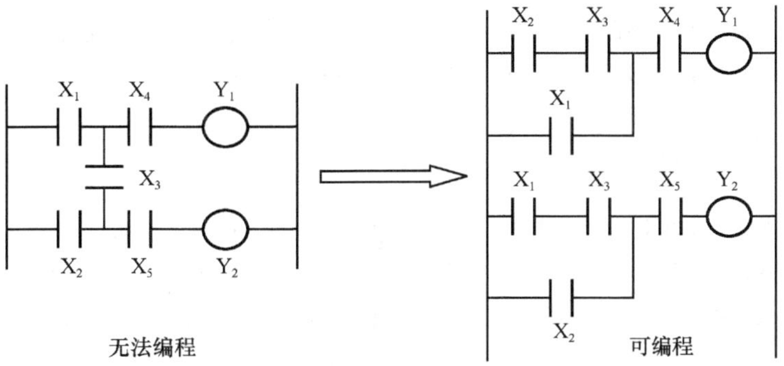

图 10-37　原则(5)说明图

(6) 应避免同一继电器线圈在程序中重复输出,否则将引起误操作。

3. 外部输入设备动开触头的处理　图 10-33(a)所示为三相异步电动机直接起动控制的电气原理图,其中停止按钮 SB_1 是动开触头。如用 PLC 来控制,则停止按钮 SB_1 和起动按钮 SB_2 是它的输入设备。在外部接线时,SB_1 有两种接法。

(1) 按图 10-38 的接法,SB_1 仍接成动开,接在 PLC 输入继电器的 X_1 端子上,则在编制梯形图时，就必须用动合触点 X_1。这是因为 SB_1 闭合，输入为“1”，所以对应的 PLC 输入继电器接通，这时它的动合触点 X_1 是闭合的，Y_1 才能有电。同理在停机时，按下 SB_1，断开输入继电器，X_1 才断开。

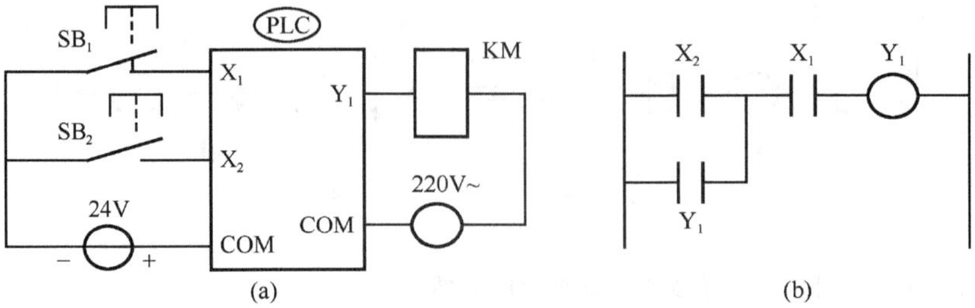

图 10-38　三相异步电动机直接起动控制接线图（a）和编程图之一（b）

（2）按图 10-39 的接法，将关机按钮 SB_1 接成动合，则在梯形图中，用的是常闭触点 X_1。因为 SB_1 断开，这时对应的输入继电器断开，其动断触点 X_1 仍然闭合。当按下 SB_1 时，接通输入继电器，X_1 才断开。所以，为了使梯形图和控制电路电气原理图一一对应，PLC 输入设备的触点应尽可能地接成动合形式。

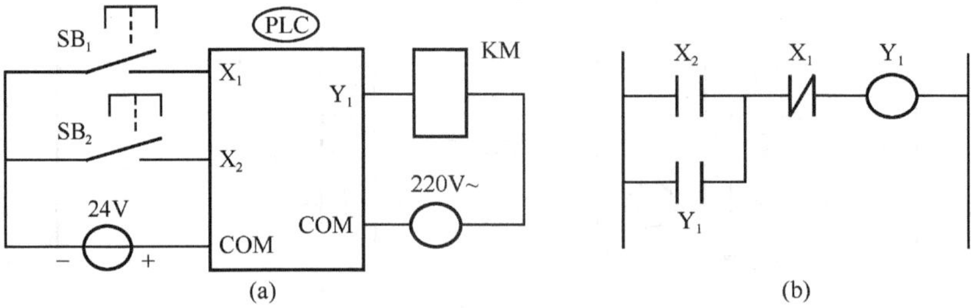

图 10-39　三相异步电动机直接起动控制接线图（a）和编程图之二（b）

此外，热继电器 FR 的触点只能接成常闭，通常不作为 PLC 的输入信号，而将其直接与接触器线圈串接。

图 10-38 和图 10-39 的外部接线图中，输入边的 24V 直流电源通常是由 PLC 内部提供的，输出边的 220V 交流电源是外接的。COM 是两边各自的公共端。

（二）指令语句表语言

指令语句表语言，或叫指令助记符语言，简称指令。指令就是用助记功能缩写符号来表达 PLC 各种功能的语言。通常每一条指令由指令语和器件编号两部分组成，它类似于计算机的汇编语言，但又比一般的汇编语言简单。若干条指令组成的程序就是指令语句表。这种程序表达方式，编程设备简单，逻辑紧凑，系统化、连接范围不受限制，但比较抽象，目前各种 PLC 都有指令的编程功能。

F 系列 PLC 共有 20 条基本指令，下面主要介绍一些最常用的。

LD：动合触头与左母线连接指令；

LDI：动开触头与左母线连接指令；

AND：用于单个动合触头的串联，一行上动合触头的个数不限；

ANI：用于单个动开触头的串联，一行上动开触头的个数不限；

OR:单个动合触头的并联,并联的个数不限;

ORI:单个动开触头的并联,并联的个数不限;

OUT:驱动指定输出线圈;

ANB:电路块串联连接,串联电路块的个数不限;

ORB:电路块并联连接,并联电路块的个数不限;

END:程序结束;

NOP:空操作,为修改或增加指令时预留的步序空间;

下面我们以三相异步电动机的直接起动控制为例来简单说明用指令语句表语言编程的过程。

对照图 10-39 的梯形图,按照从左到右,自上而下的规则,使用指令可写出如下程序(表 10-6)。

表 10-6 图 10-39 梯形图(编程图)的指令语句程序

步序(地址)	指令语	器件号	简单说明
0	LD	X_2	动合触头 X_2 与左母线相连
1	OR	Y_1	动合触头 Y_1 与 X_2 并联
2	ANI	X_1	串联动断头 X_1
3	OUT	Y_1	驱动输出继电器线圈 Y_1
4	END		程序结束

本章小结

1. 三相异步电动机由定子和转子两部分组成。根据电源电压的不同,三相定子绕组有星形和三角形两种连接方法。转子有笼型和绕线转子两种结构。笼型结构简单,使用维护方便,应用广泛。

2. 三相异步电动机的转动原理:三相定子绕组中通入三相交流电流产生旋转磁场,在该磁场的作用下,转子绕组中会产生感应电流,从而使转子受到电磁力的作用产生电磁转矩,驱动转子顺着旋转磁场的方向转动。

3. 三相异步电动机旋转磁场的转速(或同步转速)大小为 $n_0=\frac{60f}{p}\text{r}\cdot\text{min}^{-1}$。

4. 三相异步电动机转子的转速(电动机转速)始终低于同步转速,即 $n<n_0$,其差值称为转速差,转速差与同步转速的比值为转差率 $s=\frac{n_0-n}{n_0}$。它是异步电动机的一个重要参数。

5. 异步电动机的转向与三相电源的顺相序相同。任意对调电源的两根相线,就可以改变电动机的转向。

6. 异步电动机铭牌上的数据都是额定值,是正确使用和选用电动机的主要依据之一。

7. 单相异步电动机的结构和原理与三相异步电动机基本相似,只是定子绕组产生旋转磁场的方法不同。单相异步电动机有电容分相式、电阻分相式、电感分相式和罩极式等几种。

8. 电动机的控制与保护电路中,经常用到的低压控制电器主要有开关、熔断器、交流接触器和热继电器等。

9. 闸刀开关又称刀开关,广泛用于照明电路和 5. 5kW 以下电动机不频繁起动停止的控制电路中。

10. 熔断器是最简便、最有效的短路保护电器,也可起到严重过载保护作用。在照明和电热电路中,选用熔断器的额定电流应等于或略大于电器设备的额定电流。在电动机电路中,熔断器的额定电流一般选为电动机额定电流的 2~3 倍。

11. 交流接触器是利用电磁力而工作的自动电器，常用于接通或断开电气设备的主电路。它另有欠压和失压保护功能。在选用交流接触器时，必须使吸引线圈的额定电压符合电源电压，其主触头的额定电流必须大于负载正常工作时的电流。

12. 热继电器是利用电流的热效应对电动机进行过载保护的电器。

13. 使用三相异步电动机主要包括选择、起动、调速、制动和保护等方面。三相异步电动机的起动方式有直接起动和降压起动两种。三相笼型异步电动机的调速主要有变极调速、变频调速和变转差率调速三种方式。变频调速可以实现无级变速，是交流调速的发展方向。

14. 电动机的直接起动控制电路是最简单的控制电路之一，适用于中、小容量的异步电动机的一般起停。该电路必须要采用自锁控制，即将交流接触器的一对动合触头并联在起动按钮两端。

15. 将两个自锁控制电路并联，即可通过改变通入电动机的三相交流电的相序来实现电动机的正反转。实际生产中常采用按钮与接触器的双重联锁保护控制电路，以增加设备的安全性。

16. 可编程控制器一般由中央处理机、输入接口和输出接口（I/O 接口）、电源、编程器、扩展接口和外部设备接口等组成；PLC 的工作过程粗略地可分为输入采样、执行程序和集中输出刷新三个阶段；PLC 使用的编程语言有梯形图和指令语句两种编程语言。

目标检测

一、选择题

10-1. 某三相异步电动机的铭牌数据为 380V、10kW、1440r · min^{-1}、50Hz。则该电动机的磁极对数为几对？（　　）

A. 1 对　　B. 2 对　　C. 3 对　　D. 4 对

10-2. 某三相异步电动机的铭牌数据为 380V、10kW、1440r · min^{-1}、50Hz。则该电动机的额定转差率为多少？（　　）

A. 0.02　　B. 0.04　　C. 0.06　　D. 0.08

10-3. 下列哪一种方法可以改变异步电动机的转向？（　　）

A. 把电源相序由 A→B→C 变为 B→C→A

B. 把电源电压由 380V 变为 220V

C. 把定子绕组的接法由星形改为三角形

D. 任意对调三相电源的两根相线

10-4. 在下列家用电器中，哪一个未使用单相异步电动机？（　　）

A. 洗衣机　　B. 电冰箱　　C. 电风扇　　D. 电视机

10-5. 下列哪一个低压电器有欠压保护功能？（　　）

A. 闸刀开关　　B. 交流接触器　　C. 热继电器　　D. 熔断器

10-6. 下列哪一个低压电器有短路保护功能？（　　）

A. 闸刀开关　　B. 交流接触器　　C. 热继电器　　D. 熔断器

10-7. 下列哪一个低压电器有过载保护功能？（　　）

A. 闸刀开关　　B. 交流接触器　　C. 热继电器　　D. 熔断器

二、简答题

10-8. 三相电源是有相序的，就三相异步电动机本身而言，它有没有相序？

10-9. 某人在国外生活期间买了一台小电风扇，带回来后第一次使用就坏了，你能帮他找出原因吗？

10-10. 三相异步电动机的额定功率是指的输入电功率，还是输出机械功率？额定电压是指线电压还是相电压？

10-11. 电动机主电路中已经安装了熔断器，为什么还要安装热继电器？而在照明电路中，为什么一般只安装熔断器？

三、设计题

10-12. 请用交流接触器设计出星-三角降压起动的控制电路。

10-13. 设计一个三相异步电动机既能连续工作,又能点动工作的继电器控制电路。

10-14. 请设计出能在两地控制同一台电动机的控制电路。

10-15. 铝塑包衣机的传送带是由三相异步电动机拖动的,已知电源电压380V,请根据下列生产要求,设计一个异步电动机的控制电路。具体要求如下:(1)短路保护;(2)过载保护;(3)欠压保护;(4)走带时指示灯亮,停车时电铃报警(指示灯及报警铃的额定工作电压为220V)。

10-16. 请根据下列要求,设计一个异步电动机的控制电路。具体要求如下:(1)能正反转;(2)短路保护;(3)过载保护;(4)失压保护;(5)运行和停车时有指示。

(丁桂祥)

第 11 章　电子技术基础

学习目标

1. 掌握晶体二极管整流电路、滤波电路、稳压电路

2. 熟悉半导体材料、晶体二极管、晶体三极管的电流放大作用和特性曲线、射极输出器、多级放大器和传感器

3. 了解晶体三极管的结构及主要参数、共射极放大电路的组成及微变等效电路分析法、差动放大器、数字电路和集成电路

自 1947 年发明第一个晶体管以来,科学技术一直在迅猛发展。1958 年做成了第一块集成电路。2007 年英特尔的 45nm 技术创新催生了新的半导体技术。大量的自动化程度高的先进制药设备应用于生产中,制造出了许多高质量的药品,推动了制药技术的不断提高。

本章主要讨论最常用的半导体元件及其基本电路的结构和工作原理。

第 1 节　半导体元件

一、半导体材料

导电能力介于导体与绝缘体之间的物质称为**半导体**。例如,硅、锗、硒以及大多数金属氧化物和金属硫化物都是半导体。

纯净半导体导电能力差,绝缘性能也不强。当温度升高、光照或掺入杂质时,半导体的导电能力显著增强,这就是通常半导体材料具有的**热敏性**、**光敏性**和**掺杂性**。利用半导体的这些特性可制成不同类型的半导体元件,如热敏电阻、光敏电阻、光电二极管和光电三极管等。

(一) 本征半导体

完全纯净的、具有晶体结构的半导体称为**本征半导体**。硅和锗是最常用的半导体材料,它们都是 4 价元素,原子最外层有 4 个价电子。将硅制成单晶时,原子整齐排列,呈均匀分布,每一个原子的 4 个价电子与相邻 4 个原子的价电子结合,形成共价键结构,如图 11-1 所示。共价键结构中,原子核最外层的 4 个电子对处于相对稳定状态,所以常温下,纯净半导体的导电能力很弱。

在温度升高或受光照射获得一定的能量后,共价键中被原子核束缚的电子受到激发而成为自由电子,它所留下的带正电的空位叫做**空穴**。自由电子和空穴是成对产生的,我们称它为**电子-空穴对**,如图 11-2 所示。自由电子和空穴都是导电粒子,统称为**载流子**。显然,半导体中的载流子数量越多,其导电能力就越强。

半导体中,空穴的导电依靠自由电子填补空穴来完成。如图 11-3 所示,a 点电子-空穴对中的自由电子填补 b 点的空穴后,就等效于 b 点的空穴移动到 a 点处,从而形成空穴电流。这种自由电子填补空穴的过程,叫做**复合**。

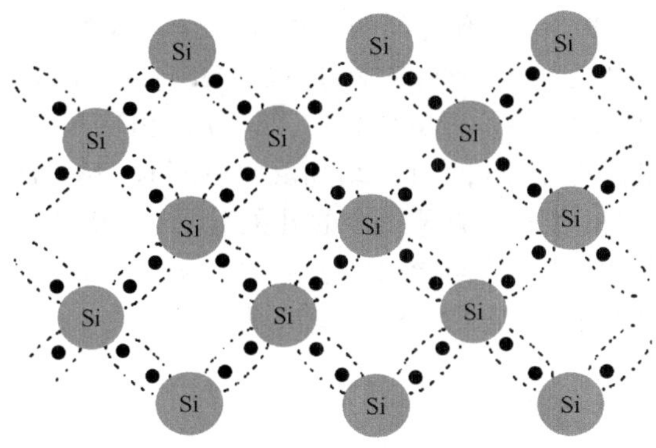

图 11-1　半导体的共价键结构

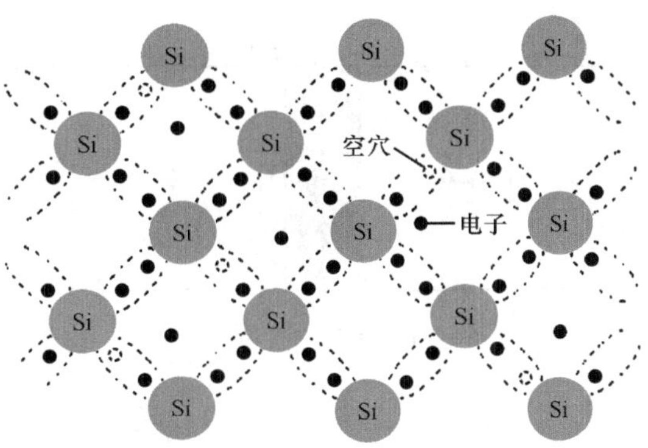

图 11-2　电子-空穴对

如果本征半导体两端没有外加电场,自由电子和空穴的运动是杂乱无章的,所以不形成电流。如果在本征半导体两端外加一个电场,如图 11-4 所示,在电场力的作用下,自由电子定向移动形成电子电流,空穴定向移动形成空穴电流。因此,本征半导体中的电流,是电子电流与空穴电流的总和。

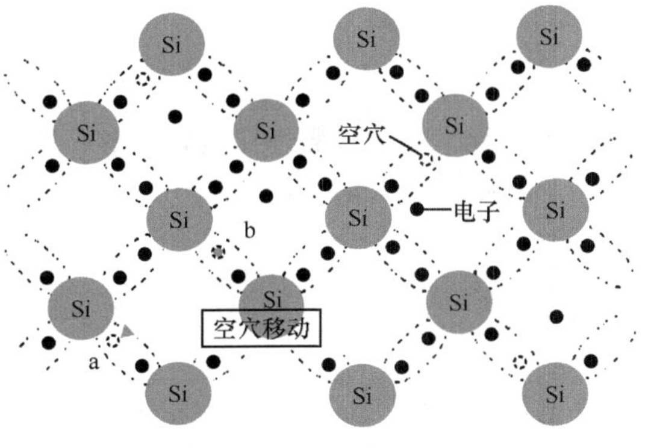

图 11-3　空穴移动

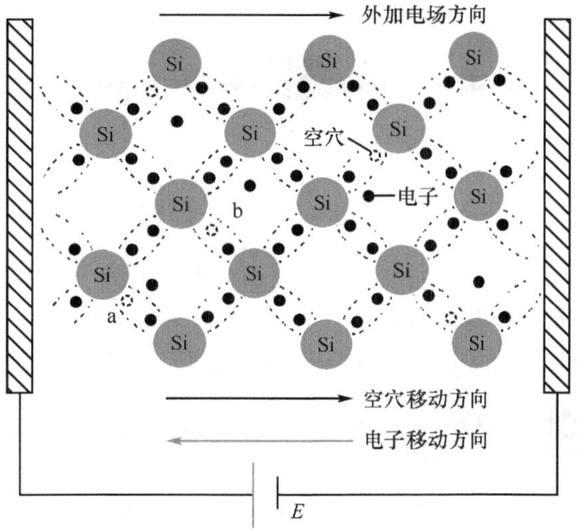

图 11-4　电子电流与空穴电流的形成

(二) 掺杂半导体

1. N 型半导体　在本征半导体中掺入微量的磷元素或其他 5 价元素,磷原子中的 4 个价电子与周围的硅原子形成共价键结构,多余的第 5 个价电子就很容易挣脱原子核的束缚而成为自由电子,这种半导体的主要载流子是电子。我们称这种半导体为**电子型半导体**或 **N 型半导体**。

2. P 型半导体　在本征半导体中掺入微量的铟元素或其他 3 价元素,因铟只有 3 个价电子,这时共价键结构中因缺少一个价电子而出现一个空穴,这种半导体的主要载流子是空穴,我们称这种半导体为**空穴型半导体**或 **P 型半导体**。

二、PN　　结

通过一定的工艺将一块单晶片两边分别制成 P 型半导体和 N 型半导体。在它们的交界处形成了一个特殊的空间电荷区,我们称它为 **PN 结**,如图 11-5 所示。

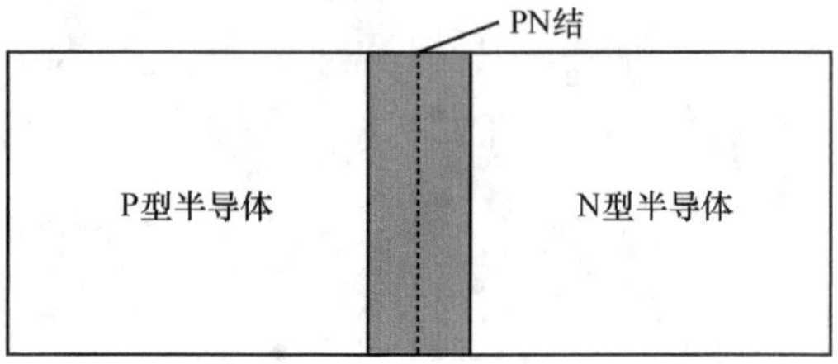

图 11-5 PN 结

PN 结具有特殊的导电性能，当 PN 结加正向电压时(P 型半导体的一端加高电位，N 型半导体的一端加低电位)，PN 结**导通**(相当于一个闭合的开关)，当 PN 结加反向电压时，PN 结**截止**(相当于一个未闭合的开关)。这一特性，称为 PN 结的**单向导电性**。因此，PN 结具有开关作用，这种作用称为 PN 结的**开关特性**。

三、晶体二极管

(一) 二极管的结构

把 PN 结封装在管壳内，并由 P 区和 N 区分别引出两个金属电极，就构成一个晶体二极管，如图 11-6 所示。P 区引出的电极是正极，N 区引出的电极则是负极。

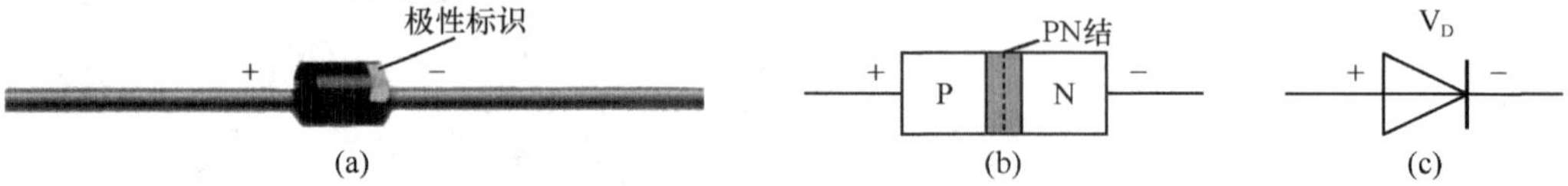

图 11-6 二极管的结构示意图及符号

(a) 实物；(b) 结构；(c) 符号

晶体二极管的外壳上除印有型号外，一般还印有极性的标志。大多数用二极管图形符号表示正负极；有的在管壳的一端印一个有色圈表示负极；有的则在管壳的一端印一个"+"表示正极。使用时要注意识别，不要接错。

(二) 二极管的单向导电特性

1. 正向导通 我们将两节干电池、一只 2.5V 的小电珠、一只电流表、一个开关及一个二极管，按图 11-7 所示电路连接，给二极管加正向电压。实验发现，小灯泡亮，电流表指示有电流通过。这说明图 11-7 所示电路是通的，有电流通过二极管。我们称此时二极管为**正向导通**状态。

2. 反向截止 当我们按图 11-8 所示电路给二极管加上反向电压时，小灯泡不亮，电流表中没有电流通过。我们称此时二极管为**反向截止**状态。

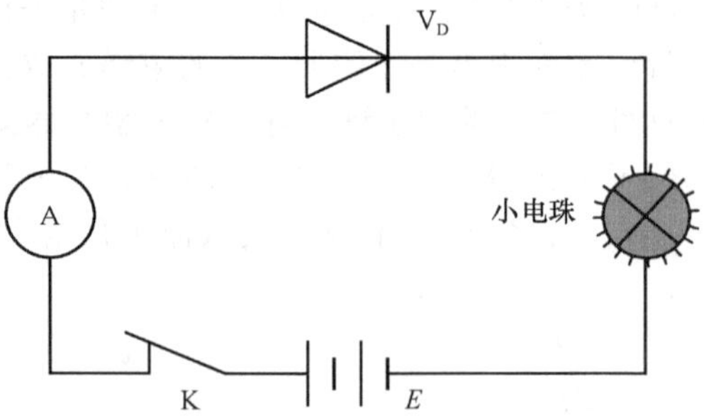

图 11-7 二极管正向导通电路

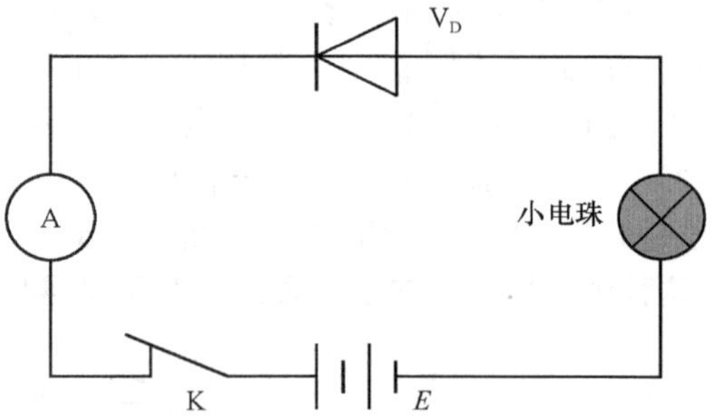

图 11-8 二极管反向截止电路

（三）二极管的特性曲线

通过实验或查阅半导体器件手册，可获得每种二极管的特性曲线。如图 11-9 所示为 2CP10 硅二极管的特性曲线。二极管的特征曲线分为死区、正向导通区、反向截止区和反向击穿区 4 个部分。

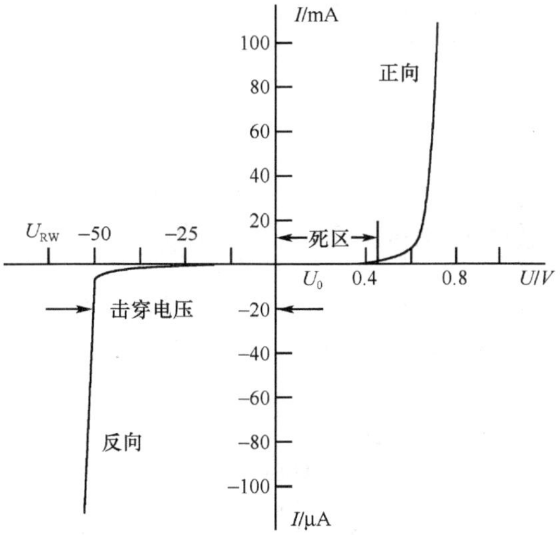

图 11-9　二极管特性曲线

1. 死区　二极管加正向电压时，二极管导通，但当正向电压低于某一数值（0～0.5V）时，正向电流很小，几乎为 0，我们称该区域为**死区**，该临界点电压称为**死区电压**。一般情况下，硅管的死区电压为 0.5～0.7V，锗管的死区电压为 0.15～0.3V。开关电路中，二极管经常工作在这个区域。

2. 正向导通区　正向电压大于 0.5V 后，电流增长很快，此时二极管导通，但导通电压几乎不变，为 0.7V 左右，所以我们把 0.7V 作为硅二极管的**导通压降**（锗管的导通压降为 0.3V 左右）。整流电路中，二极管经常工作在这个区域。

3. 反向截止区　反向电压 0～50V 这部分的反向电流很小，几乎为 0，我们把该区域称为**反向截止区**，反向截止区的范围因管子不同而不同。开关电路中，二极管也常工作在这个区域。

4. 反向击穿区　当反向电压大于 50V 以后，由图 11-9 可知，反向电流突然增大，二极管失去单向导电性，我们称这种现象为“击穿”。所对应的电压为二极管的**反向击穿电压**。二极管被击穿时，大的反向电流会使 PN 结产生大量热量，易使二极管烧坏。所以在使用二极管整流时，反向电压一定要小于反向击穿电压。

（四）二极管的主要参数

1. 最大整流电流　最大整流电流为二极管长期工作时，允许通过二极管的最大正向平均电流。在使用二极管整流时，不得超过此值，否则很容易烧坏二极管。

2. 最高反向工作电压　最高反向工作电压为允许加在二极管两端的最高反向工作电压。一旦超过该电压，二极管将极易损坏。一般产品手册中给出的数值是反向击穿电压的 2/3。

除了上述两个主要参数外，在半导体器件手册上还给出了最大反向电流、最高工作频率、最高使用温度及最低工作温度等参数。

用万用表判断晶体二极管的极性

因为晶体二极管的正向电阻小于反向电阻，所以用万用电表的电阻挡，可以判断一支标记模糊不清的晶体二极管正、负极。将万用电表拨到×100 或×1k 电阻挡。当万用电表测量的电阻值较小时，与黑表笔连接的是二极管的正极；与红表笔连接的是二极管的负极。当万用电表测量的电阻值较大时，与黑表笔连接的是二极管的负极；与红表笔连接的是二极管的正极。

小小案例

拓展提高　**利用发光二极管种植植物**

人们通过研究发现,红光可使植物的光合作用更为活跃,蓝光可使萝卜等植物的根部变大,从而大大提高产量。通过发光二极管发出不同颜色的光线照射植物,同时对不同颜色的光做适当的调整,就能更高效地生产植物。此外植物中糖分和维生素的含量也会根据光线颜色的不同和照射时间的长短出现变化。例如,生菜只要多照红光,光合作用就会活跃起来,所含糖分随之增加,味道也会变得较甜。掌握了这一规律,种植者便不难对所种植物的营养成分和口味做出调整,种植出比露天种植营养更丰富、味道更好或药用价值更大的植物来。

四、晶体三极管

(一) 晶体三极管的结构

按照 P 型半导体和 N 型半导体的组合方式,将晶体三极管分成 PNP 型和 NPN 型两类。其结构示意图及符号如图 11-10 所示。

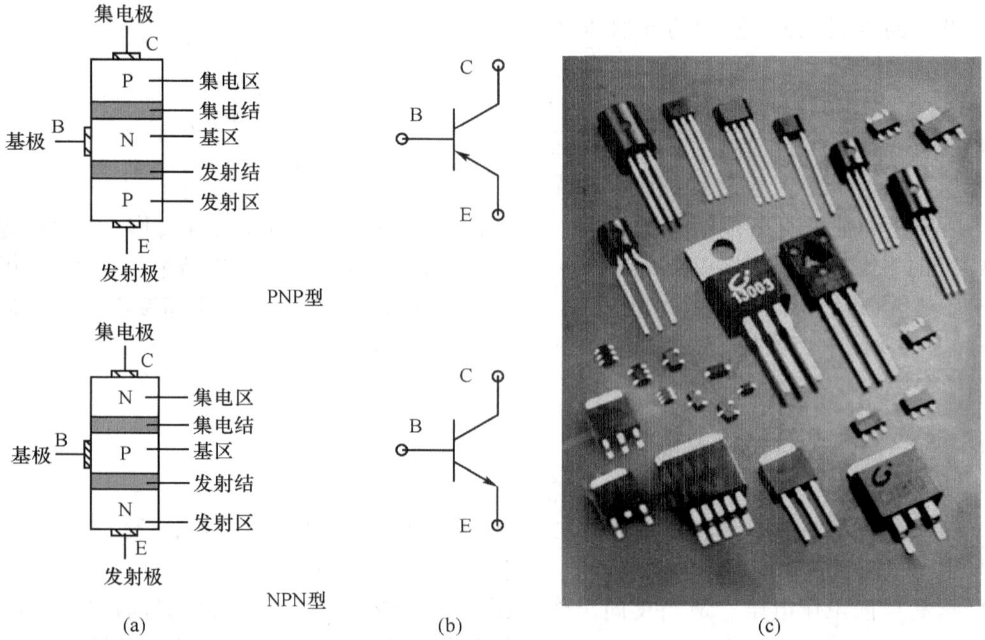

图 11-10　晶体三极管结构

(a) 示意图;(b) 符号;(c) 实物图

晶体三极管有三个导电区,中间很薄的一个导电区为基区,由此引出的电极叫基极 B,体积最大的一个导电区为集电区,掺杂浓度最高的一个导电区为发射区,它们引出的电极分别是集电极 C 和发射极 E。基区和发射区之间的 PN 结称为发射结,基区和集电区之间的 PN 结称为集电结。

(二) 三极管的电流分配及放大作用

要使三极管能够实现电流放大作用,发射结正向电压就必须大于死区电压,集电结反向电压大于 2V。

图 11-11 为 NPN 型晶体三极管的电流放大实验电路。电路中，我们把三极管接成了两个回路，即基极与发射极的回路，我们称其为输入回路；集电极与发射极的回路，我们称其为输出回路。由于发射极是公共端，所以，这种接法称为共发射极接法。实验时改变可变电阻 R_B，则基极电流 I_B、集电极电流 I_C、发射极电流 I_E 都发生变化，实验结果见表 11-1。

表 11-1　晶体三极管各极电流测量值

数据种类 \ 次数	1	2	3	4	5	6
基极电流 I_B/mA	0.00	0.01	0.02	0.02	0.04	0.05
集电极电流 I_C/mA	0.10	0.50	0.95	1.42	1.91	2.41
发射极电流 I_E/mA	0.10	0.51	0.97	1.45	1.85	2.46

通过对表 11-1 分析，我们很容易得到如下结论：

$$I_E = I_B + I_C$$
$$\Delta I_E = \Delta I_B + \Delta I_C \tag{11.1}$$

而且 I_C 和 I_E 比 I_B 大得多，ΔI_C 和 ΔI_E 比 ΔI_B 大得多，如图 11-12 所示。

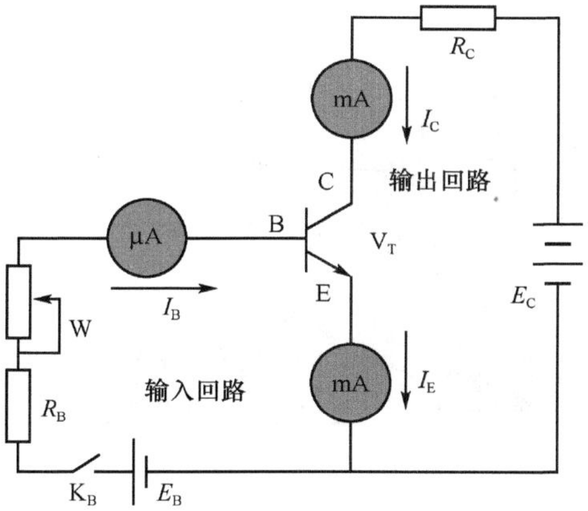

图 11-11　三极管电流放大实验电路

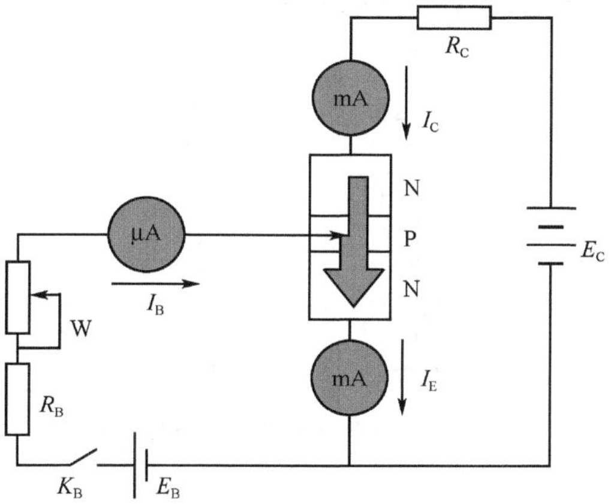

图 11-12　三极管电流分配规律

从表 11-1 可以看出，基极电流的微小变化将引起集电极电流的较大变化。我们把这种控制作用称为**晶体三极管的电流放大作用**。为了表达三极管的电流放大作用，我们把集电极电流与基极电流的比值，称为晶体管的**直流电流放大系数**（倍数），用 β_0 表示，即

$$\beta_0 \approx \frac{I_C}{I_B} \tag{11.2}$$

把集电极电流的变化量与基极电流的变化量之比，叫做**交流电流放大系数**，用 β 表示，即

$$\beta = \frac{\Delta I_C}{\Delta I_B} \tag{11.3}$$

晶体管的电流放大系数是一个十分重要的参数，从实验数据发现，$\beta_0 \approx \beta$。在进行一般估算时，可以用 β 表示电流放大系数，于是有

$$I_C = \beta I_B \tag{11.4}$$

$$I_E = (1+\beta) I_B \tag{11.5}$$

（三）三极管的特性曲线

晶体三极管的特性曲线是三极管各极电压和电流之间相互关系的曲线。它从外部直观地表达出三极管内部的物理变化规律,反映出三极管的性能。三极管特性曲线分为输入特性曲线和输出特性曲线。工程上最常用的是共发射极接法时的特性曲线,它可通过实验、查阅半导体器件手册或在相关网站获得。

1. 输入特性曲线　集电极与发射极之间的电压 U_{CE} 为常数时,基极电流 I_B 与基极、发射极间的电压 U_{BE} 的关系曲线称为三极管的**输入特性曲线**。

当 $U_{CE}=0$ 时,输入特性曲线类似于二极管的正向特性曲线。当 $U_{CE}>0$ 时,曲线向右移动;当 $U_{CE}\geqslant 1V$ 时,后面的曲线基本重合。所以,半导体器件手册中一般只画 $U_{CE}\geqslant 1V$ 的一条输入特性曲线。

图 11-13 所示的是 3DG6 硅三极管在常温(25℃)下的输入特性曲线。由图 11-13 可知,晶体三极管的输入特性曲线上也有一段死区(死区电压与二极管的基本相同)。只有在发射结外加电压大于死区电压后,三极管才会产生基极电流 I_B。

2. 输出特性曲线　在不同的基极电流 I_B 条件下,三极管集电极与发射极之间的电压 U_{CE} 和集电极电流 I_C 之间的关系曲线称为三极管的**输出特性曲线**。对于不同的 I_B,可得到不同的特性曲线,因此输出特性曲线是一个曲线族,如图 11-14 所示。

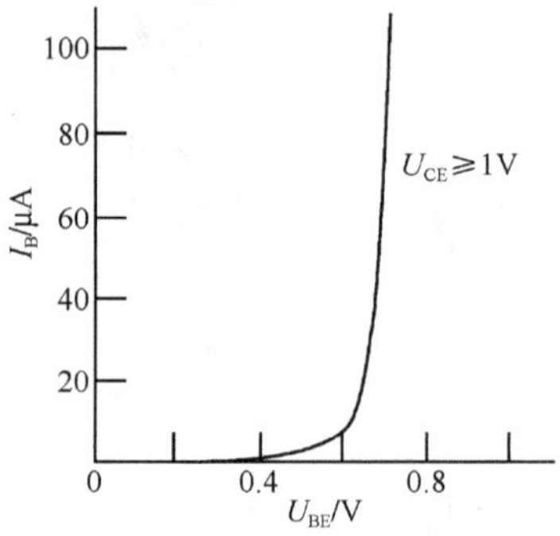

图 11-13　3DG6 的输入特性曲线图

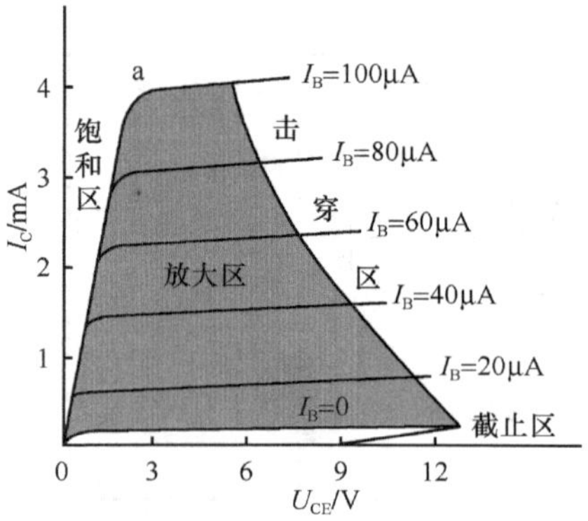

图 11-14　3DG6 的输出特性曲线

由图 11-14 可知,各条特性曲线的形状基本上是相同的。根据晶体三极管工作状态不同,我们通常把输出特性曲线分为三个工作区。

(1) 截止区:$I_B=0$ 时,集电极电流 I_C 被称为**穿透电流 I_{CE0}**。通常三极管的穿透电流 I_{CE0} 极小,可以忽略不计,故认为三极管集电极与发射极之间处于断开状态,即三极管截止。这时输出特性曲线上 $I_B=0$ 以下的区域被称为**截止区**。

(2) 饱和区:当发射结和集电结均处于正向偏置状态时,I_C 基本上不随 I_B 而变化,失去了放大功能。集电极和发射极之间相当于开关的闭合状态。在输出特性曲线上位于 0a 曲线以左和纵轴之间的部分称为**饱和区**。

(3) 放大区:截止区以上,介于饱和区与击穿区之间的区域为**放大区**。这是放大电路的工作区。在放大区中 $\Delta I_C=\beta I_B$,即 I_C 受 I_B 的控制,且 $\Delta I_C\gg\Delta I_B$,也就是说此区域内三极管具有电流放大作用。

（四）晶体三极管的主要参数

晶体三极管主要参数分为表征性能优劣的参数和使用极限的参数两类。它们用来表征其性能优劣和适应范围，是设计电路时选用三极管的主要依据。

1. 性能参数

（1）直流（静态）电流放大系数 β_0：当三极管共发射极接法时，静态（无输入信号时）的集电极电流 I_C 与基极电流 I_B 的比值称为直流（静态）电流放大系数 β_0，即

$$\beta_0 = \frac{I_C}{I_B} \tag{11.6}$$

（2）交流（动态）电流放大系数 β：当三极管共发射极接法时，动态（有输入信号时）的集电极电流的变化量 ΔI_C 与基极电流的变化量 ΔI_B 的比值称为交流（动态）电流放大系数 β，即

$$\beta = \frac{\Delta I_C}{\Delta I_B} \tag{11.7}$$

在低频、小信号的放大电路中，进行一般估算时不必区分。我们常用的三极管的 β 值为10～100。β 值太小放大作用差，太大又不易使管子的性能稳定，一般放大器采用 $\beta = 30 \sim 80$ 的三极管为宜。

（3）集-基极反向饱和电流 I_{CB0}：当发射极开路、集电结加反向电压时，流过集电结的反向电流称集-基极反向饱和电流。它是衡量集电结优劣的重要参数。I_{CB0} 越小越好。在室温下，小功率锗管的 I_{CB0} 约为 10μA，硅管则小于 1μA。

（4）集-射极反向饱和电流（穿透电流）I_{CE0}：当基极开路、集电极与发射极间加反向电压时，流过集电极与发射极之间的反向电流称集-射极反向饱和电流 I_{CE0}。它是衡量三极管优劣的重要参数，I_{CE0} 大、β 高的三极管的稳定性差。在室温下，小功率锗管的 I_{CE0} 为 10～100μA，硅管则小于几微安。

2. 极限参数

（1）集电极最大允许电流 I_{CM}：它是指三极管的参数变化不超过允许值时，允许流过集电极的最大电流。常用 β 值下降到正常值的 2/3 时所对应的集电极电流作为集电极最大允许电流。

（2）集电极最大允许耗散功率 P_{CM}：它是指集电结最大允许的功率。超过此值会使管子性能变差或烧毁。它主要受环境温度的限制，锗管的上限温度约 70℃，硅管可达 150℃。当晶体三极管加散热片使用时，可使 P_{CM} 提高很多。

第 2 节　晶体管直流稳压电路

一、整 流 电 路

在各种制药设备中经常使用直流电源供电，而电网提供的是交流电。为了得到直流电，目前广泛采用的方法是将交流电转变成直流电。把交流电变成直流电的过程称为**整流**。

一般情况下，一个直流稳压电源包括变压器、整流器、滤波器和稳压器 4 个部分。其工作原理方框图如图 11-15 所示。

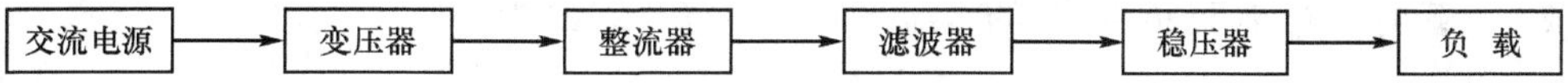

图 11-15　直流稳压电源的原理方框图

(一) 单相半波整流电路

单相半波整流电路如图 11-16 所示。它是由整流变压器 B、整流二极管 V_D 和负载电阻 R_L 所组成。

1. 工作原理与波形分析　设电源变压器二次侧绕组电压为 $u=\sqrt{2}U\sin\omega t$，其波形如图 11-17(a)所示。

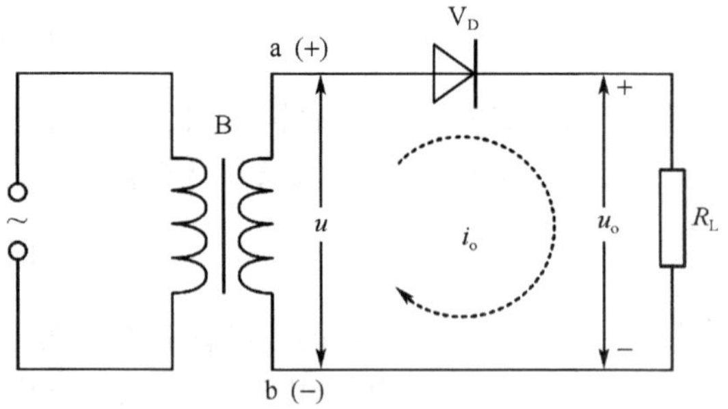

图 11-16　单相半波整流电路图

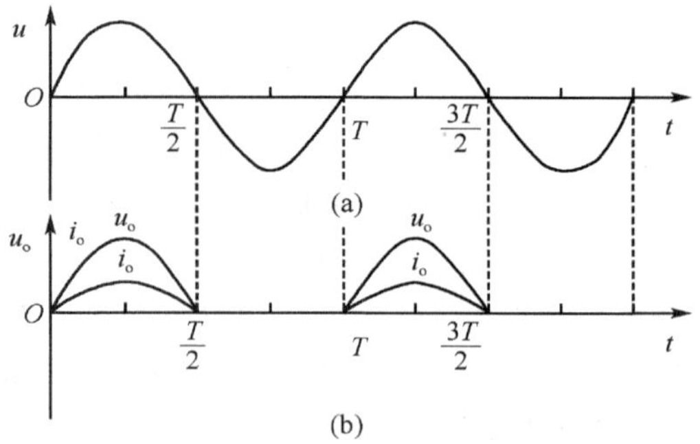

图 11-17　单相半波整流波形图

当 $0<t\leqslant\frac{T}{2}$ 时，u 处于正半周，a 点(图 11-16)为高电位，b 点为低电位，二极管在正向电压作用下导通，回路中有电流 i_o 通过。负载两端电压 u_o 的波形与电流 i_o 的波形相似，如图 11-17(b)所示。

当 $\frac{T}{2}<t\leqslant T$ 时，u 处于负半周，a 点(图 11-16)为低电位，b 点为高电位，二极管在反向电压作用下截止，回路中没有电流 i_o 通过。因而在负载 R_L 两端也无电压降，故 $u_o=0$ 。u_o 的波形与电流 i_o 如图 11-17(b)所示。下一个周期又将重复上述过程。

这种电路的电源电压是正弦量，而负载 R_L 两端的电压只保留了正弦量的正半周，负半周没有起作用。所以我们称这种电路为**半波整流电路**。

2. 电路中的主要参数

(1) 整流输出电压 U_o：交流电经过整流后变成脉动直流电。负载电阻 R_L 在一个周期内所获得的平均整流电压称为**整流输出电压**，即

$$U_o=\frac{1}{T}\int_0^T u\mathrm{d}t \tag{11.8}$$

或

$$U_o=\frac{1}{2\pi}\int_0^{2\pi} u\mathrm{d}(\omega t) \tag{11.9}$$

半波整流电路的内阻很小，可以忽略不计，整流后的输出电压的平均值 U_o 为

$$U_o=\frac{1}{2\pi}\int_0^{\pi}\sqrt{2}U\sin\omega t\mathrm{d}(\omega t)=\frac{\sqrt{2}}{\pi}U\approx 0.45U \tag{11.10}$$

式中，U 为变压器副线圈输出电压的有效值。

(2) 负载电流 I_o：流过负载 R_L 的直流平均电流有效值 I_o 为

$$I_o=\frac{U_o}{R_L}=0.45\frac{U}{R_L} \tag{11.11}$$

（3）二极管的整流电流 I_D

$$I_D = I_o = \frac{U_o}{R_L} = 0.45\frac{U}{R_L} \tag{11.12}$$

（4）整流元件承受的最高反向电压 U_{DM}：由图 11-16 可知，u 的最大值就是二极管 V_D 截止时所承受的最大反向电压（又称**反向工作峰值电压**）。即

$$U_{DM} = U_m = \sqrt{2}U \tag{11.13}$$

为了保证二极管能安全可靠地工作，应选用最大整流电流和反向工作峰值电压分别大于计算出的 I_D 和 U_{DM} 的二极管。

单相半波整流电路虽然很简单，但明显的缺点是直流输出电压低，脉动程度大，整流效率低。这种整流电路现在已不常用。

（二）单相桥式整流电路

为了克服单相半波整流的缺点，常采用单相桥式整流电路，如图 11-18（a）所示，图 11-18（b）是简化画法。

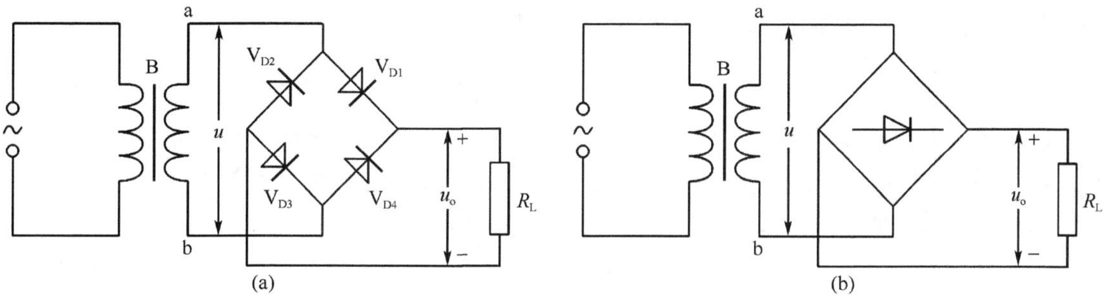

图 11-18　单相桥式整流电路图

1. 工作原理与波形分析　设整流变压器二次侧绕组电压为 $u=\sqrt{2}U\sin\omega t$，其波形如图 11-19（a）所示。

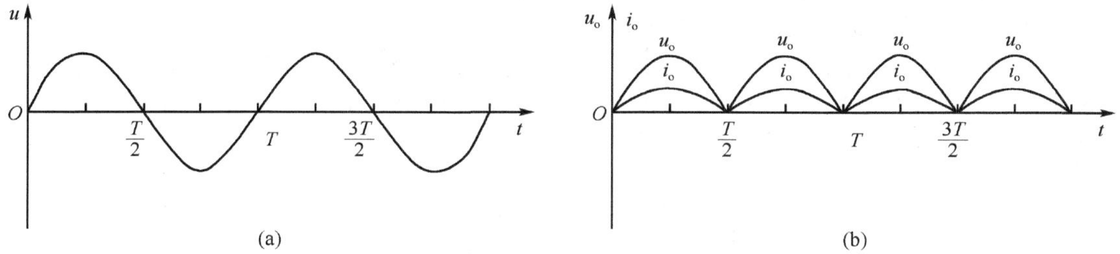

图 11-19　单相桥式整流波形

当 $0<t\leqslant\frac{T}{2}$ 时，a 点（图 11-18）为高电位，b 点为低电位，二极管 V_{D1}、V_{D3} 在正向电压作用下导通，V_{D2}、V_{D4} 承受反向电压作用而截止。电流自 a 端流出，经 V_{D1}、R_L、V_{D3} 至 b 端。负载电阻 R_L 上得到一个半波电压，如图 11-19（b）所示。

当 $\frac{T}{2}<t\leqslant T$ 时，a 点（图 11-18）为低电位，b 点为高电位，二极管 V_{D2}、V_{D4} 在正向电压作用下导通，V_{D1}、V_{D3} 承受反向电压作用而截止。电流自 b 端流出，经 V_{D2}、R_L、V_{D4} 至 a 端。同样在负载

电阻 R_L 上也得到一个半波电压，如图 11-19(b) 中 $\frac{T}{2} \sim T$ 段所示。

由以上分析可知，在交流电整个周期内，负载上就能得到一个单一方向的全波脉动电压和电流。

2. 电路中的主要参数

(1) 整流输出平均电压 U_o：对于桥式整流，忽略整流电路的内阻时，则整流后输出电压的平均值 U_o 为

$$U_o = \frac{1}{\pi}\int_0^{\pi}\sqrt{2}U\sin\omega t\mathrm{d}(\omega t) + \frac{1}{\pi}\int_{\pi}^{2\pi} -\sqrt{2}U\sin\omega t\mathrm{d}(\omega t)$$

$$= 2 \times \frac{\sqrt{2}}{\pi}U \approx 0.9U \qquad (11.14)$$

(2) 负载电流 I_o：流过负载电阻 R_L 的直流平均电流与前相比较当然也增加了 1 倍，即

$$I_o = \frac{U_o}{R_L} = 0.9\frac{U}{R_L} \qquad (11.15)$$

(3) 二极管的整流电流 I_D：因 4 只二极管分两组轮流与负载串联导通，所以流过整流元件(每只二极管)的平均电流为负载电流 I_o 的一半，即

$$I_D = \frac{1}{2}I_o = 0.45\frac{U}{R_L} \qquad (11.16)$$

(4) 整流元件承受的最高反向电压 U_{DM}：由图 11-18 可知，如忽略二极管的正向压降，当 V_{D1}、V_{D3} 导通时，截止管 V_{D2}、V_{D4} 的负极电位就等于 a 点的电位，正极电位就等于 b 点的电位。所以整流元件承受的最高反向电压就是变压器副线圈电压的最大值，即

$$U_{DM} = \sqrt{2}U \qquad (11.17)$$

二、滤波电路

交流电经过整流后所得到的输出电压脉动程度比较大，对于大多数电子设备而言不能满足要求。为了获得较平滑的输出电压，改善其脉动程度，可在整流电路后加上滤波电路。下面以单相半波整流，电容滤波为例简述其滤波原理。

如图 11-20 所示，当 u 的正半周开始时，若 $u>u_c$，电源对负载供电的同时也对电容器充电。电容器两端的电压随电源电压 u 的上升而升高，如图 11-21(b) 中 Om 段。如不考虑二极管的正向压降，则 $u_c=u_o=u$。

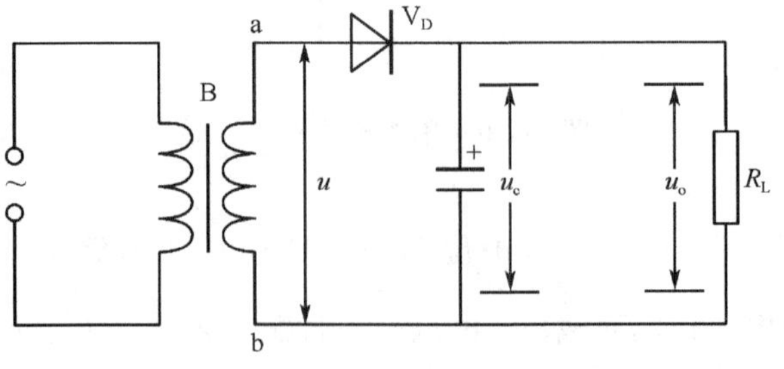

图 11-20 电容滤波电路图

当 u 上升到最大值 U_m 时，u_c 也充电到最大值 U_m，这时二极管 V_D 两端电位相等。此后，u 和 u_c 都从最大值开始下降，u 按正弦规律下降，u_c 按指数规律下降，其下降的快慢程度取决于电路

的放电时间常数 $\tau=R_LC$。因为 u 在最大值附近的下降速度是先慢后快，而电容 C 上的电压下降速度则是先快后慢。经过一段时间后，如图 11-21(b)中 mn 段所示，$u<u_c$，二极管受反向电压作用而截止，电容 C 对负载电阻 R_L 放电，因此负载中仍有电流流过(此时的电容器担当了临时电源的角色)。如果 $\tau=R_LC$ 足够大，放电可持续到 u 的下一个正半周中的 $u=u_c$ 时为止，如图 11-21(b)中 nk 段所示。当再一次出现 $u>u_c$ 时，二极管 V_D 又重新导通，电容 C 再次被充电，重复上述过程。所以负载两端电压 u_o 的变化规律如图 11-21中的实线所示。一般情况下，由于电容滤波电路中时间常数 $\tau=R_LC$ 比较大，电容器的放电速度比充电速度慢得多，因此在放电期间，u_c 下降不大，即输出电压 u_o 下降不大。输出电压 u_o 比纯电阻负载半波整流电路平滑得多，同时还提高了输出电压的直流分量。为了得到比较理想的直流电压，一般取

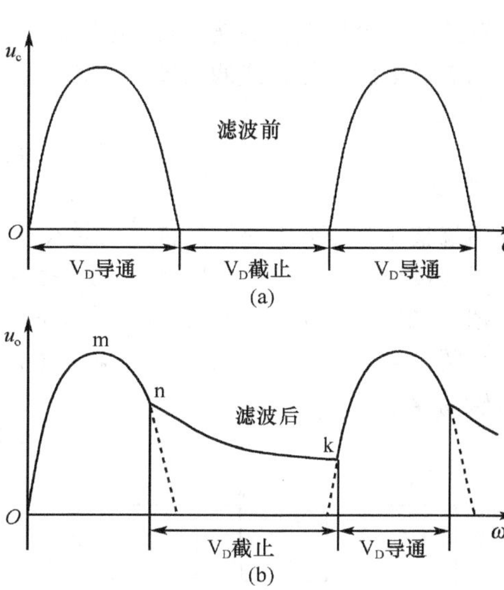

图 11-21　电容滤波电路的波形图

$$\tau \geqslant (3\sim5)T \qquad (对半波整流) \tag{11.18}$$

$$\tau \geqslant (3\sim5)\frac{T}{2} \qquad (对全波整流) \tag{11.19}$$

式中，T 为交流电源电压的周期。

接入滤波电容器后，负载上的直流电压 U_o 取决于滤波电容 C、负载电阻 R_L 及交流电的角频率 ω，ωR_LC 越大，输出电压 U_o 越接近于 U_m。一般按下式估算

$$U_o \approx U \qquad (半波整流) \tag{11.20}$$

$$U_o \approx 1.2U \qquad (全波整流) \tag{11.21}$$

在选择二极管时应注意，因为电容器的起始充电电流很大，必须使其正向工作电流和反向工作电压均要有一定的余量，以免损坏。对于滤波电容，通常选用电解电容器，数值一般在几十微法到几千微法。使用时要注意电解电容器的极性，不能接反。

例 11-1　有一单相半波整流电路，采用一个电容器进行滤波，已知交流电源频率 $f=50\text{Hz}$，负载电阻 $R_L=100\Omega$，要求直流输出电压 $U_o=6\text{V}$，试选择整流二极管和滤波电容器。

解：流过二极管的电流

$$I_D=\frac{U_o}{R_L}=\frac{6}{100}=0.06(\text{A})=60(\text{mA})$$

二极管所承受的最高反向电压

$$U_{DM}=\sqrt{2}U=\sqrt{2}\times6\approx8.49(\text{V})$$

因此可选用 1N4000 型二极管，其最大整流电流为 1A，反向工作峰值电压为 25V。

取 $\tau=R_LC=5\times T$，则有

$$R_LC=5\times\frac{1}{50}=0.1(\text{s})$$

$$C=\frac{0.1}{R_L}=\frac{0.1}{100}=1\times10^{-3}(\text{F})=1000(\mu\text{F})$$

因此，可选用 1000μF、10V 的电解电容器。

单纯用电容器进行滤波，虽然电路简单、输出电压较高，但其效果并不太好。所以现在一般都采用效果更好的复合式滤波器，如 LC 滤波器、“π”形滤波器等。

三、稳压电路

通过整流和滤波电路以后能将交流变为比较平滑的直流，但直流电压往往会受到电网电压波动以及负载变动而变化。因此，为了得到稳定的直流电压，必须增加稳压电路。

图 11-22 所示为稳压管稳压电路，稳压电路由电阻 R 和稳压二极管 V_{DZ} 组成，R_L 为负载电阻。从图 11-22 中可知，稳压电路的输入电压 U_i 就是整流滤波器的输出电压，输出电压 U_o 等于稳压管的稳定电压 U_Z，即

$$U_o = U_Z = U_i - I_R R$$

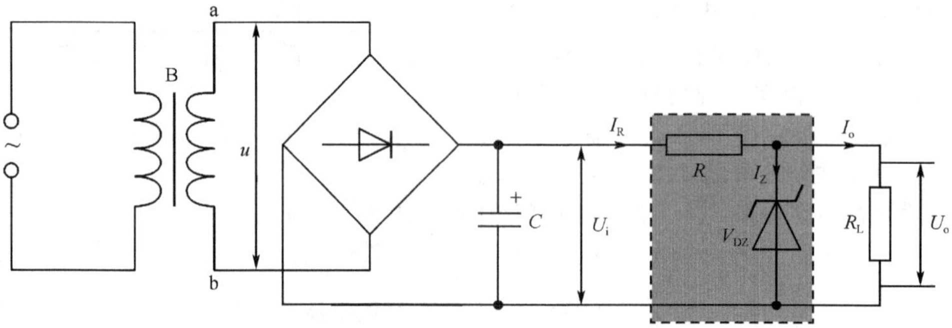

图 11-22 稳压管稳压电路

当电网电压增加时，输入电压 U_i 也增加，输出电压 U_o 也随着升高。由稳压管的稳压特性可知，稳压管两端的反向电压 U_Z 升高时，将引起稳压管电流 I_Z 显著增加，流过限流电阻 R 的电流 I_R 也增加，致使限流电阻上的压降 $I_R R$ 增加，从而使输出电压 U_o 基本不变。当电网电压减小时，稳压过程正好相反。

电池供电与脉动直流供电

对一台晶体管收音机分别使用电池、半波整流电源、桥式整流电源、加装电容滤波器的桥式整流电源和稳压电源 5 种不同的电源供电。在收听收音机中播放的节目时会发现，使用电池供电，放音效果最好。使用半波整流电源供电，放音效果最差。使用桥式整流电源供电的放音效果比使用半波整流电源供电好。使用加装电容滤波器的桥式整流电源供电又比使用桥式整流电源供电的放音效果好。使用稳压电源供电的效果与使用电池供电的效果差别不大。这是因为除电池这种电源是一种稳恒直流电外，其余 4 种电源都是一种脉动直流电。只是每个电源的脉动幅度不同罢了。电源的脉动幅度越大，收音机里的“嗡嗡”声就越大。

知识链接

第 3 节* 晶体三极管放大电路

晶体三极管的主要用途之一是利用其放大作用组成放大电路。使微弱的电信号得到放大，并去控制较大功率的负载。例如，在灭菌干燥器上，首先将压力、温度等非电量通过传感器变换为微弱的电信号，经过晶体三极管放大后，用来推动执行元件以实现自动控制，或者从显示仪表

上直接读出非电量的大小甚至打印出来。在安瓿联动线上，需要将反映工作要求的控制信号加以放大，得到一定输出功率以推动执行元件（电磁阀、电动机等）。可见放大电路的应用十分广泛，是电子设备中最普遍的一种基本单元。

在实际放大电路中，晶体三极管有三种常见的组成方式，即共发射极放大电路、共基极放大电路和共集电极放大电路。本节主要介绍共发射极放大电路的结构、工作原理、分析方法以及特点和应用。

一、共发射极单管低频电压放大电路

（一）共发射极放大电路的组成

图 11-23 所示为基本的共发射极放大电路。电路由输入电路、输出电路和晶体管三部分组成。输入电路由耦合电容 C_1、基极偏流电阻 R_B 和基极电源 E_B 组成。输出电路由耦合电容 C_2、集电极负载电阻 R_C 和集电极电源 E_C 组成。

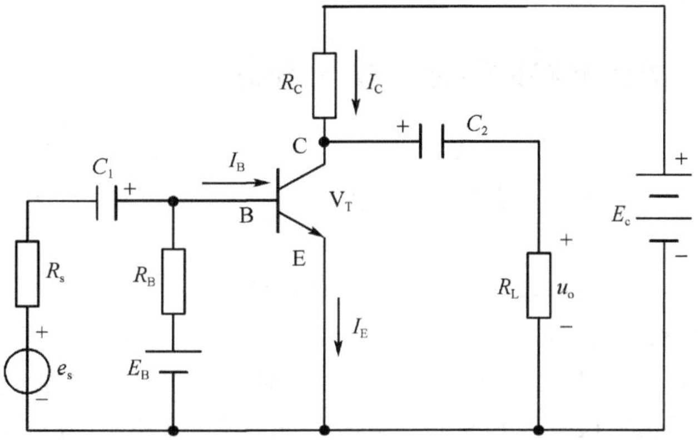

图 11-23　共发射极放大电路

基极电源 E_B 通过基极偏流电阻 R_B 给晶体管的发射结加以正向偏压，使晶体管能在放大区正常工作。E_B 一般为几伏。

基极偏流电阻 R_B 与 E_B 一起给晶体管发射结提供一个合适的正向偏压，同时有限流作用。调节基极偏流电阻 R_B 的大小，可以使基极获得一个合适的基极偏流 I_B，使放大器具有较好的工作性能。R_B 一般为几十千欧到几百千欧。

集电极电源 E_C 通过集电极负载电阻 R_C 给晶体管的集电结加以反向偏压，并对放大器提供能源。E_C 一般为几伏到几十伏。

集电极负载电阻 R_C 与 E_C 一起给晶体管集电结一个合适的反向偏压，同时把三极管的电流放大作用转变为电压放大作用，另外也有限流的功能。R_C 一般为几千欧到几十千欧。

耦合电容 C_1 和 C_2 的主要作用是耦合和隔直流。即隔断放大器与信号源、放大器前后级、放大器与负载之间的直流通路，同时保证交流信号的前后畅通。C_1、C_2 一般为几微法到几十微法。

晶体三极管 V_T 是电路中放大元件。

图 11-23 中用 E_C 和 E_B 两个电源对放大器供电很不方便。实际上可用 E_C 一个电源来供电。图11-24(a)所示为改进后的单电源供电放大电路。

在放大电路中，常常把信号的输入、输出和电源的公共端称之为地。但实际上公共端并不一定与大地连通。这样规定的目的,是把公共端作为电路中其他各点的参考点,即把它的电位设为0。同时为了简化电路的画法,习惯上常不画电源 E_C 的符号,而只在连接其正极的一端标出它对地的电位值 U_{CC},如图11-24(b)所示。

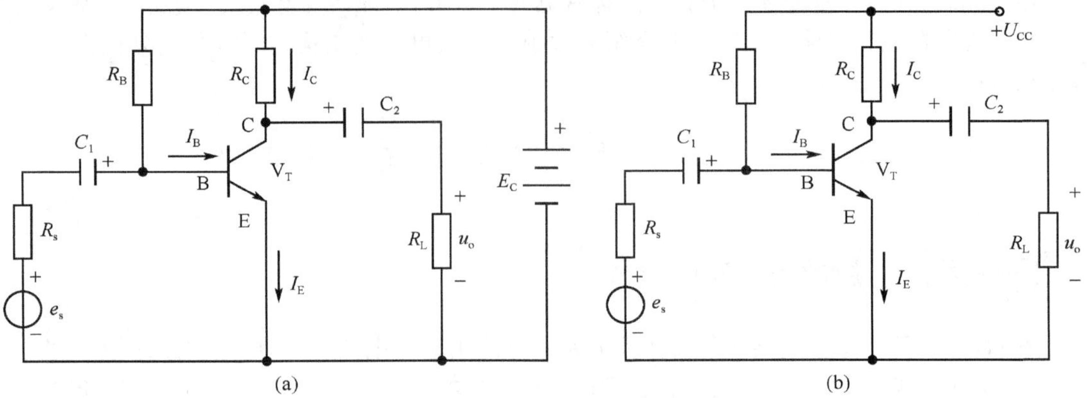

图11-24 基本交流放大电路

(二) 共发射极放大电路的直流与交流通路

放大电路的工作状态分为静态和动态两种。在没有信号输入(或输入信号为0)时,放大器处于的直流工作状态称为**静态**。而有信号输入放大器时的工作状态称为**动态**。因此,静态是动态的基础。

放大电路静态工作时,直流电流所经的路径称为**直流通路**。画直流通路的方法:①耦合电容断路;②保留三极管和其他固定电阻。如图11-25所示为图11-24(b)的直流通路。

放大器动态工作时,交流信号的等效通道称为**交流通路**。画交流通路的方法:①耦合电容短路;②电源短路;③保留三极管和其他固定电阻。如图11-26所示为图11-24(b)的交流通路。

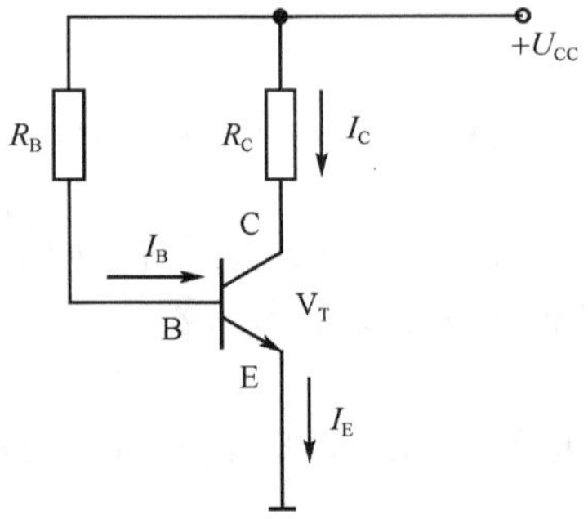

图11-25 直流通路

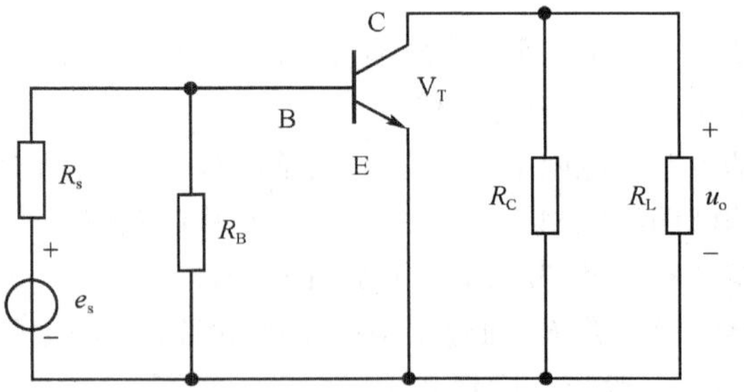

图11-26 交流通路

特别指出:放大电路质量的好坏与其静态值关系甚大!

(三) 放大器的静态工作点

当放大器工作在静态时,晶体三极管各极间的直流电压值和各极的直流电流值称为放大器的静态工作点。当加上交流信号时,放大器中各极间的电流和电压值都在静态工作点的基础上变化。

由于交流信号是在静态工作点上变化的，根据三极管的特性曲线，为了避免交流信号的变化进入三极管的截止区或饱和区，使输出信号出现失真。静态工作点一般选择在三极管特性曲线放大区域的中间，如图 11-27 所示。

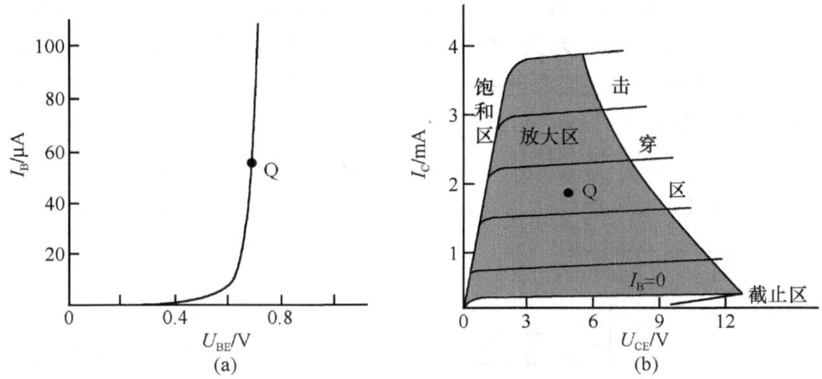

图 11-27　三极管输入、特性曲线、输出特性曲线上的静态工作点

(四) 微变等效电路分析法

将三极管静态工作点 Q 附近小范围的特性曲线近似地看成直线，即将三极管这个非线性元件作为线形元件来处理的一种放大电路分析方法称为**微变等效电路分析法**。这种分析方法只有在放大电路中输入微小变化的信号时是正确的。它便于对三极管在低频、小信号输入时的工作情况进行分析。

1. 晶体三极管微变参数　在图 11-28(a)所示的晶体三极管的输入特性曲线中，当输入小信号时，对于直流分量，静态工作点 Q 附近的曲线可视为一段直线，这时 ΔI_B 与 ΔU_{BE} 成正比；对于交流分量，i_b 与 u_{be} 也成正比。因此，可以用一个等效电阻 r_{be} 来表示它们之间的关系，这个等效电阻称为晶体三极管的输入电阻(或输入阻抗)，即

$$r_{be}=\frac{\Delta U_{BE}}{\Delta I_B}=\frac{u_{be}}{i_b} \tag{11.22}$$

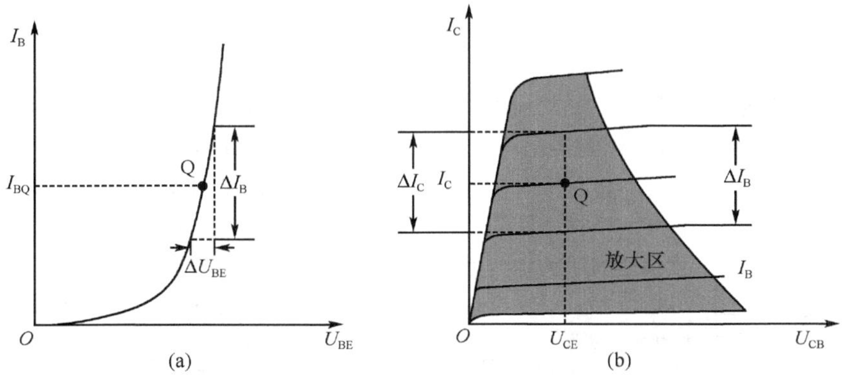

图 11-28　晶体三极管微变参数

晶体管的输入电阻常用下式估算：

$$r_{be}=r_b+(1+\beta)\frac{26\text{mV}}{I_{EQ}\text{mA}} \tag{11.23}$$

式中，I_{EQ}为发射极电流的静态工作点；r_b 为晶体管基区电阻，对于小功率三极管，低频应用时，r_b 约为 300Ω，对于高频管或开关管，r_b 为 100~200Ω。低频小功率管的 r_{be}一般为几百欧到几千欧，手册上常用 h_{ie}表示。式(11.23)的适用范围为 0.1mA<I_{EQ}<5mA。

图 11-28(b)是晶体三极管的输出特性曲线，在 Q 点附近，曲线近似为一组与横轴平行的直线，对应的直流分量 I_C 几乎与 U_{CE}无关，而只取决于 I_B。在数值关系上，$\Delta I_C=\beta\Delta I_B$。如果 I_B 不变，则 I_C 也基本不变，因而具有电流源的特性。所以在低频、小信号的条件下，三极管的输出电路可用一个等效的理想电流源 $i_c=\beta i_b$ 替代，以此来表示三极管的电流控制作用。

2. 晶体三极管微变等效电路　根据对晶体三极管输入特性、输出特性的分析，输入电路在输入微小信号时，可等效为输入电阻 r_{be}；输出电路可等效为一个受控电流源，如图 11-29 所示。

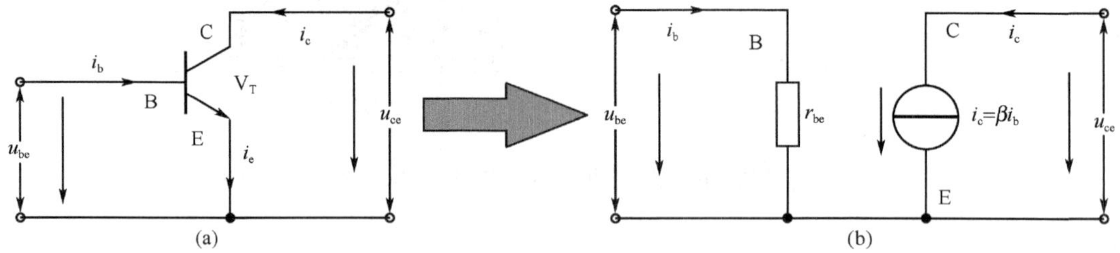

图 11-29　三极管的微变等效电路

3. 放大电路的微变等效电路　图 11-30(b)是图 11-30(a)放大电路的微变等效电路。电路中标出的电压和电流参考方向都是针对交流量的。

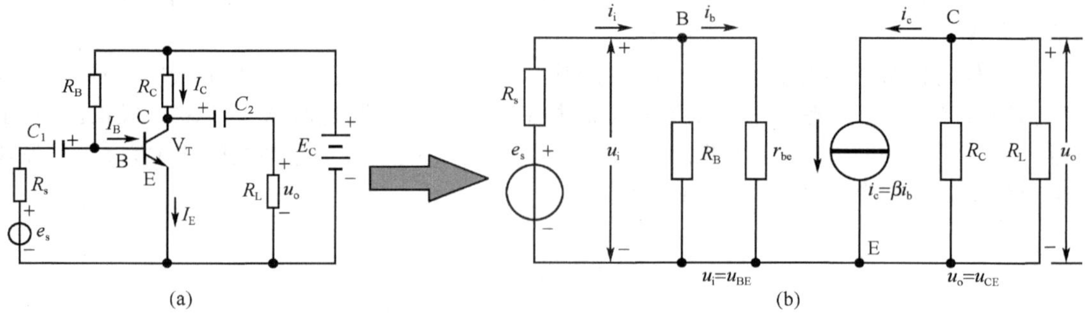

图 11-30　放大电路的微变等效电路

4. 放大电路参数的估算　下面我们用计算的方法来估算图 11-31 放大电路的主要参数。

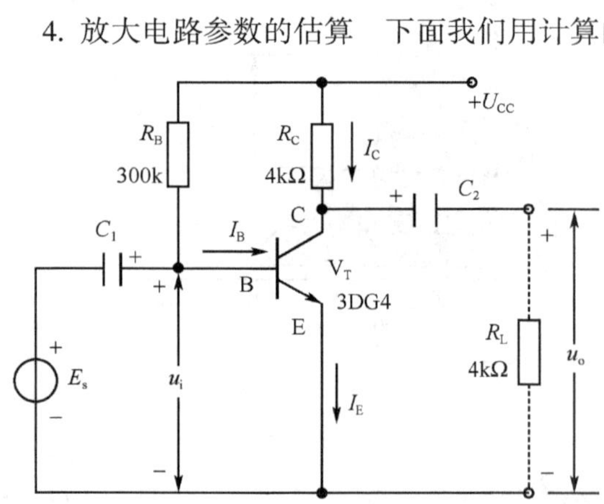

图 11-31　基本放大电路

(1) 静态工作点。

三极管的基极电流 I_B

$$I_B=\frac{U_{CC}-U_{BE}}{R_B}\approx\frac{U_{CC}}{R_B} \tag{11.24}$$

将电路参数代入得

$$I_B\approx\frac{U_{CC}}{R_B}=\frac{12}{300\times10^3}=40\times10^{-6}\text{A}$$

三极管的集电极电流 I_C

$$I_C\approx\beta I_B \tag{11.25}$$

β 取 37.5，则

$$I_C\approx\beta I_B=37.5\times40=1500\mu\text{A}=1.5\text{mA}$$

三极管的集电极与发射极之间的电压 U_{CE}

$$U_{CE}=U_{CC}-I_CR_C \tag{11.26}$$

将电路参数代入得

$$U_{CE}=U_{CC}-I_CR_C=12-1.5\times10^{-3}\times4\times10^3=6V$$

(2) 电压放大倍数 A_u。

根据图 11-31 的微变等效电路图(图 11-32)得到。

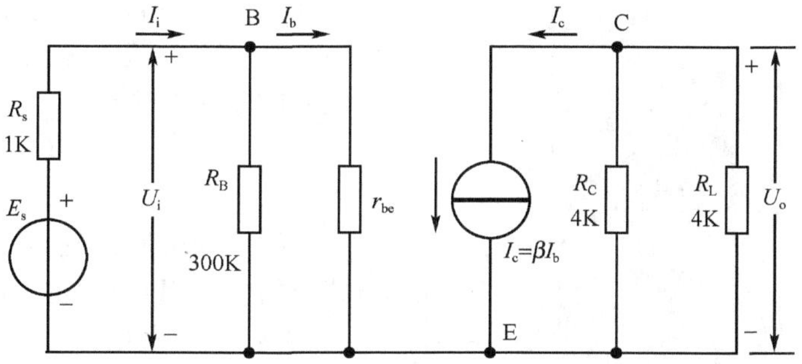

图 11-32 图 11-31 的微变等效电路图

有负载 R_L 时

$$U_i=I_br_{be}$$

$$U_o=-I_cR'_L=-\beta I_bR'_L$$

$$R'_L=R_C//R_L$$

$$A_u=\frac{U_o}{U_i}=-\beta\frac{R'_L}{r_{be}} \tag{11.27}$$

将电路参数代入得

$$r_{be}=300\Omega+(1+\beta)\frac{26\text{mV}}{I_{EQ}\text{mA}}=300+(1+37.5)\times\frac{26}{1.54}=950\Omega$$

$$R'_L=\frac{R_LR_C}{R_L+R_C}=\frac{(4\times10^3)^2}{2\times4\times10^3}=2\times10^3\Omega$$

$$A_u=-\beta\frac{R'_L}{r_{be}}=-37.5\times\frac{2\times10^3}{950}\approx-79$$

无负载 R_L 时

$$A_u=-\beta\frac{R_L}{r_{be}} \tag{11.28}$$

将电路参数代入得

$$A_u=-\beta\frac{R_L}{r_{be}}=-37.5\times\frac{4\times10^3}{950}\approx-158$$

式中的负号,表示放大电路的倒相作用。计算结果表明,有载时的电压放大倍数比空载时的电压放大倍数低。

如果考虑信号源的内电阻。假设信号源的内电阻为 1kΩ,放大器带负载工作,则放大电路对信号源的放大倍数为

$$A_{us}=-\beta\frac{R'_L}{R_s+r_i} \tag{11.29}$$

式中,r_i 为放大器的输入电阻,将图 11-32 中的参数代入式(11.29)中得

$$A_{us}=-\beta\frac{R'_L}{R_s+r_i}=-37.5\times\frac{4//4}{1+1}=-37.5$$

由于信号源存在内电阻,所以输入信号在内电阻上损失了一部分,使放大器的实际放大倍数有所下降。为了提高放大器的放大倍数,希望放大电路的输入电阻 r_i(尤其是输入级)高一些,而输出电阻 r_o(尤其是末级)则尽量低一些。

(3) 放大电路的输入电阻 r_i。

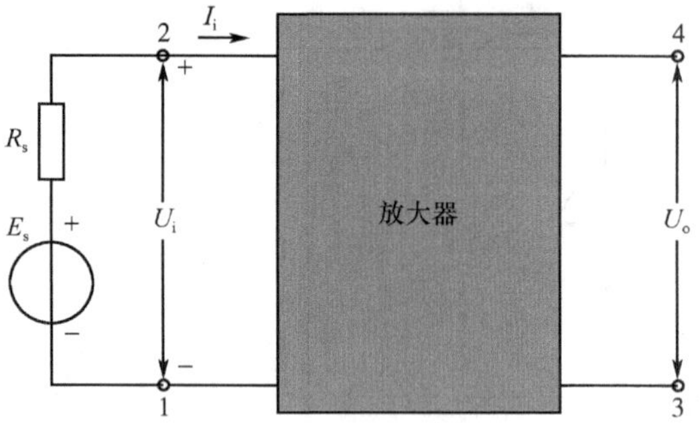

图 11-33 放大器的输入电阻

如图 11-33 所示,一个放大器是一个四端网络。其输入电压与输入电流的比值称为放大电路的**输入电阻 r_i**,即

$$r_i=\frac{U_i}{I_i} \tag{11.30}$$

一级放大电路的输入端总是与前级放大电路或信号源相连的,它对信号源而言是一个负载,可以用一个电阻(或阻抗)来等效代替它。这个电阻就是信号源的负载电阻,同时也是放大电路的输入电阻 r_i,输入电阻 r_i 越大,信号源的负担越轻,同时信号源提供给放大电路的输入电压 u_i 就越大,信号源的利用率也就越高。因此,通常我们希望放大器输入级的输入电阻高一些。从图 11-32 可以得到放大电路的输入电阻为

$$r_i=R_B//r_{be}\approx r_{be} \tag{11.31}$$

(4) 放大电路的输出电阻 r_o。

从输出端(3 端、4 端)看,放大电路对负载(或后级放大电路)来说,就是一个信号源,如图 11-34所示。信号源的内电阻即为放大电路的**输出电阻**。如果放大电路的输出电阻较大,在负载变化时,输出电压的变化较大,也就是说放大电路带负载的能力较差。因此,我们通常希望放大器输出级的输出电阻低一些。

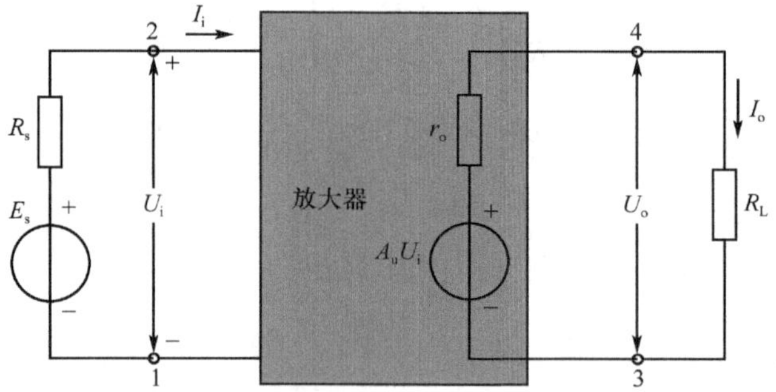

图 11-34 放大器的输出电阻

在断开负载 R_L 的情况下,由图 11-32 可知

$$r_o\approx R_C \tag{11.32}$$

二、射极输出器

共发射极放大电路具有电压放大倍数较高的优点,但缺点是输入电阻较小,输出电阻较大。射极输出器则具有较高的输入电阻和较小的输出电阻,因此可以与共发射极放大电路搭配

使用,以弥补它的缺点。射极输出器常用作多级放大器的输入级或输出级,起到提高多级放大器的输入电阻和降低输出电阻的作用。

射极输出器电路如图 11-35(a)所示。图 11-35(b)是它的微变等效电路。这种电路的负载 R_L 接在三极管的发射极上,即输出电压 u_o 是从三极管的发射极上取出,所以被称为**射极输出器**。由图 11-35 可知,集电极是输入回路和输出回路的公共端(接地端),所以它属于共集电极电路。

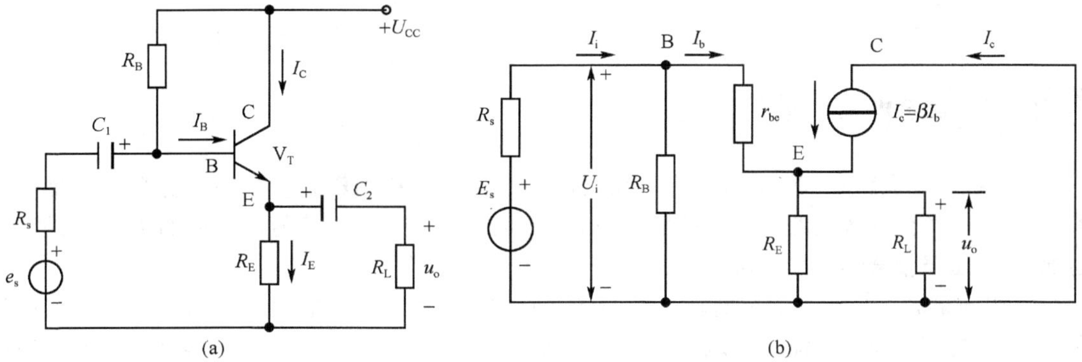

图 11-35　射极输出器与微变等效电路

射极输出器的静态工作点为

$$U_{CC}=I_BR_B+U_{BE}+I_ER_E$$

$$I_E=I_B+I_C=(1+\beta)I_B\approx I_C$$

$$U_{CC}\approx I_BR_B+(1+\beta)I_BR_E$$

$$I_B\approx\frac{U_{CC}}{R_B+(1+\beta)R_E} \tag{11.33}$$

$$U_{CE}\approx U_{CC}-I_CR_E \tag{11.34}$$

射极输出器的主要特点:

(1) 输入电阻高,一般可达几十千欧至几百千欧。

(2) 输出电阻低,一般为几十欧到几百欧。

(3) 电压放大倍数近似为 1(略小于 1)。

(4) 输入电压、输出电压的相位相同,具有跟随作用,故射极输出器又被称为**射极跟随器**。

三、多级放大电路

实际应用中,放大器的输入信号很微弱,大约为毫伏级或微伏级,输入功率常在 1mW 以下。为了推动负载工作,仅靠单级放大器显然不够。于是我们常用到多级放大器,图 11-36 所示为典型扩音机方框图。图 11-36 中输入级和前两级电压放大器常称为前置放大器,它的主要任务是将微弱的信号进行电压放大,然后输出给功率放大器进行功率放大,以满足推动负载的电流、电压要求。

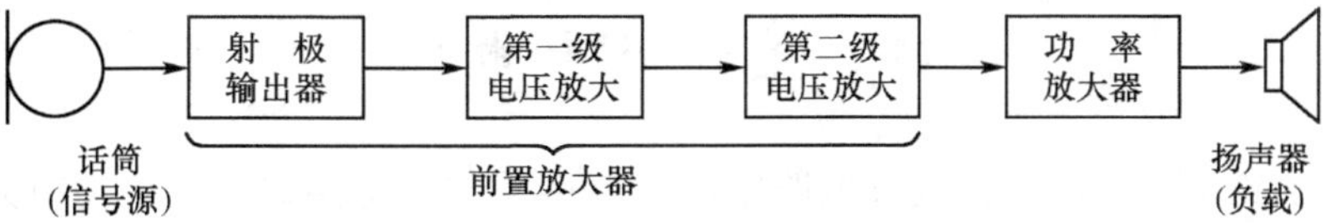

图 11-36　扩音机方框图

(一) 多级放大器的主要参数

(1) 放大器的总电压放大倍数 A_u:总电压放大倍数为各级电压放大倍数的积。如结果为正,说明输入相位与输出相位相同,如为负,则输入相位与输出相位相反。

$$A_u = A_{u1}A_{u2}\cdots A_{un} \tag{11.35}$$

(2) 放大器的总输入电阻 r_i:第一级放大器的输入电阻即为放大器的总输入电阻。

(3) 放大器的总输出电阻 r_o:最后一级放大器的输出电阻即为放大器的总输出电阻。

(二) 级间耦合方式

在多级放大电路中,前、后级放大电路之间的连接称为**级间耦合**。级间耦合必须满足两个条件:一是必须保证各级的工作点能顺利设置;二是能顺利地传送信号。常见的耦合方式有**阻容耦合**、**变压器耦合**和**直接耦合**三种。

1. 阻容耦合　理想的电容器具有“隔直流,通交流”的作用。它可使前、后级的直流工作状态相互独立,而交流信号能顺利地从前级传递到后级。但由于实际使用的电容器对交流电也有一定的阻碍作用,为了满足级间耦合的需要,在选择耦合电容时,其电容器的容抗必须很小。特别是信号的频率越低,耦合电容的数值应越大,通常为几微法到几十微法。

对于耦合频率很低的信号,需要的电容器容量较大,电容器的体积随着容量的增大而增大,阻容耦合广泛的用于分立元件电路,不适用于集成电路,也不适用于直流信号(包括频率很低的信号)的放大电路。

2. 变压器耦合　变压器能改变交流电压与电流。将它用于耦合电路容易使前、后级的直流工作状态相互独立而交流顺利地通过。该电路最大的优点:一是能够进行电压与电流的变换;二是能进行前、后级的阻抗匹配。但最大的缺点:一是体积大;二是重量大。因此变压器在放大电路中的应用已逐渐减少,同时它也不适宜传送缓慢变化的信号或直流信号。

3. 直接耦合　把前级的输出端直接接到后级的输入端称为**直接耦合**。它广泛地用于放大缓慢变化的信号或直流信号。

直接耦合的优点:使用的电路元件少,频率特性好,因此广泛地用于集成电路放大器中。缺点:前、后级的静态工作点互相牵制、影响和**零点漂移**。

所谓零点漂移,就是把放大电路的输入端短接时,其输出端电压并不保持恒值,而是缓慢地、无规则地变化着,这种现象也简称零漂。存在零点漂移的放大器,当输入信号后,这种漂移就伴随着信号共存于放大电路中,严重时会湮灭信号,使放大电路无法工作。因此,抑制零点漂移就成为制作高质量直接耦合放大器的一个重要问题。在多级放大电路的各级零点漂移中,以第一级的零点漂移影响最为严重。所以,抑制零点漂移要着重于第一级。

我们通常用下列三种方法来抑制零点漂移:一是利用非线性元件进行温度补偿(集成电路中应用较多);二是采取调制的方式(测量仪器中经常采用);三是采用既能进行温度补偿,又能进行电压放大的差动放大电路。

四、差动放大电路

差动放大电路是在直接耦合放大电路中应用较多的放大电路之一。它能有效地抑制零点漂移。

如图 11-37 所示是最简单的差动放大电路。信号电压 u_{i1} 和 u_{i2} 由两管的基极输入，输出电压 u_o 则取自两管的集电极之间。理想情况下，电路结构完全对称，两管的特性及对应电阻元件的参数值都完全相同，因此它们的静态工作点也必然相同。

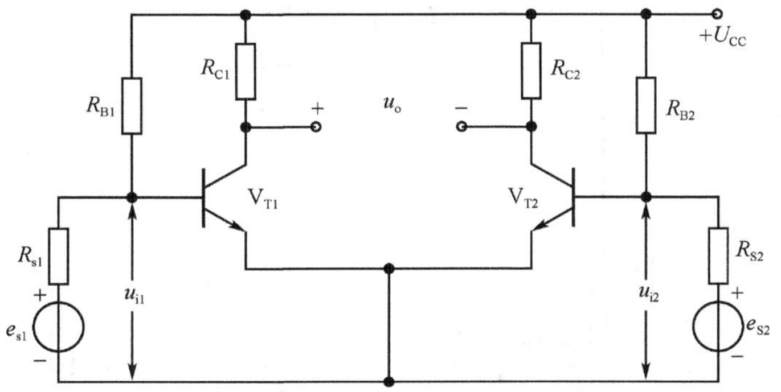

图 11-37　基本差动式放大电路

静态时，如果 $u_{i1}=u_{i2}=0$，由于电路是对称的，两边的集电极电流相等，集电极电位也相等，即

$$I_{C1}=I_{C2},\quad U_{C1}=U_{C2}$$

故输出电压为 0

$$u_o=U_{c1}-U_{c2}=0$$

当温度变化（如升高）时，两管的集电极电流都增大了，集电极电位都下降了，并且两边的变化量相等，即虽然每个管子都产生了零点漂移，但由于两集电极电位的变化是互相抵消的，所以输出电压依然为 0，即零点漂移完全被抑制了，这就是它突出的优点。

第 4 节*　模拟集成运算放大器

采用半导体制作工艺，把整个电路的各个元件以及相互之间的连接同时制造在一块半导体芯片上，组成一个不可分割的整体，这就是**集成电路**，在电路中用字母“IC”（也有用“N”等）表示。它克服了分立元件电路体积大、质量大、功耗高、焊点多、成本高等诸多缺点。

集成电路按功能结构可以分为模拟和数字集成电路两大类；按制作工艺可分为半导体和薄膜（厚膜、薄膜）集成电路两大类；按集成度高低的不同可分为小规模、中规模、大规模和超大规模集成电路四大类；按导电类型可分为双极型和单极型集成电路两大类；按用途可分为电视机用、音响用、影碟机用、电脑用、电子琴用、通信用、照相机用等多个类别。

集成运算放大器，简称“运放”。它具有体积小、质量轻、功耗低、焊点少、价格低、可靠性高、通用性强、应用灵活方便等优点。故在检测、自控、信号产生与处理等诸多方面获得了广泛应用。

1. 组成　集成运算放大器的内部电路通常由输入级、中间级、输出级三个部分组成。

输入级是运放质量的关键部分，要求其具有输入电阻高、零点漂移小和抗干扰能力强等优点。输入级常采用差动放大电路，它有同相和反相两个输入端。

中间级主要进行电压放大，要求它有很高的电压放大倍数。一般由多级共发射极放大电路构成。

输出级与负载相接，要求其输出电阻低，带负载能力强，能输出足够大的电压和电流。一般由互补对称电路或射极输出器构成。

客观地说，我们没有必要对运放内部电路（图 11-38）做深入的了解，在选择和应用时，我们把它看做一个具有一定功能的整体，知道它的管脚功能及主要参数就可以应用了。

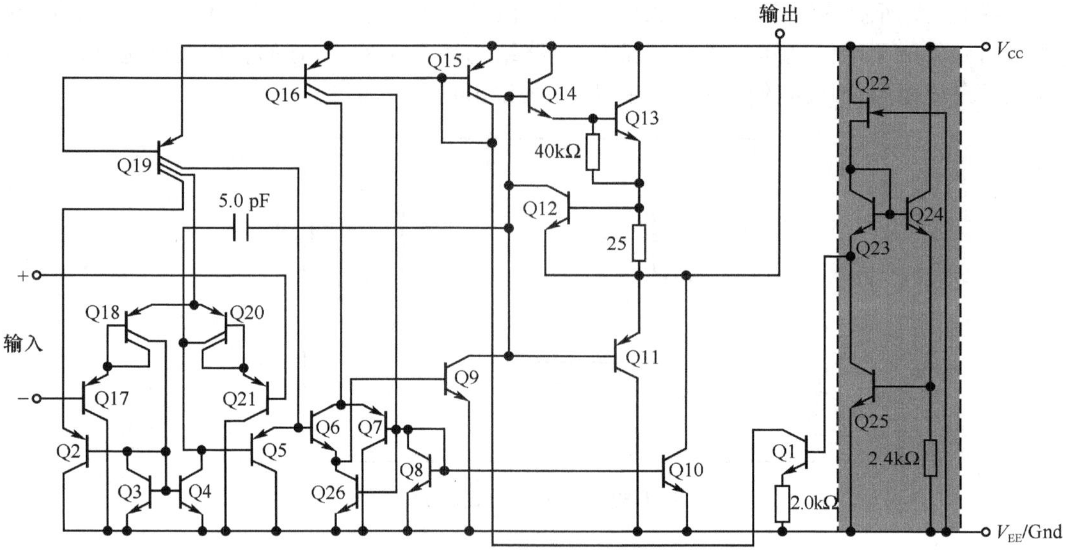

图 11-38　LM324 运放中一个单元的电路图

2. LM324 外形和管脚功能　图 11-39(a)、(b)为常用的 LM324 集成运算放大器外形、引脚和运放的图形符号图,内部包含 4 个运算放大器。每个集成运放有两个输入端 In−、In+和一个输出端 Out。标有“−”的输入端,称为反相输入端,信号由此端加入时,输出信号与输入信号相位相反;标有“+”的输入端,称为同相输入端,信号由此端加入时,输出与输入相位相同。

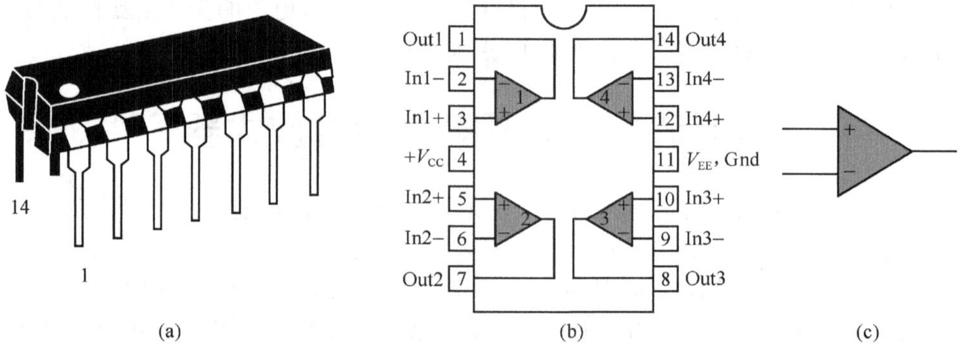

图 11-39　LM324 集成运算放大器的外形、引脚及运放符号

(a) 外形;(b)引脚;(c) 运放符号

LM324 为 14 脚双列直插,各脚的功能如表 11-2 所示。

表 11-2　LM324 集成运算放大器各引脚功能

引脚	名称	注释	引脚	名称	注释
1	Out1	第 1 运放输出端	8	Out3	第 3 运放输出端
2	In1−	第 1 运放反向输入端	9	In3−	第 3 运放反向输入端
3	In1+	第 1 运放同向输入端	10	In3+	第 3 运放同向输入端
4	V_{CC}	电源正	11	V_{EE},Gnd	电源地或负电源
5	In2+	第 2 运放同向输入端	12	In4+	第 4 运放同向输入端
6	In2−	第 2 运放反向输入端	13	In4−	第 4 运放反向输入端
7	Out2	第 2 运放输出端	14	Out4	第 4 运放输出端

3. LM324 应用实例　利用 LM324 的其中一个运放,接成线性测温电路如图 11-40 所示。感温探头采用一只硅三极管 3DG6,把它接成二极管形式。硅晶体管发射结电压的温度系数约为 $-2.5mV \cdot ℃^{-1}$,即温度每上升 1℃,发射结电压就会下降 2.5mV。运放 A1 连接成同相直流放大形式,温度越高,晶体管 V_T 压降越小,运放 A1 同相输入端的电压就越低,输出端的电压也越低。在 A1 输出端接测量或处理电路,便可对温度进行指示或进行其他自动控制。

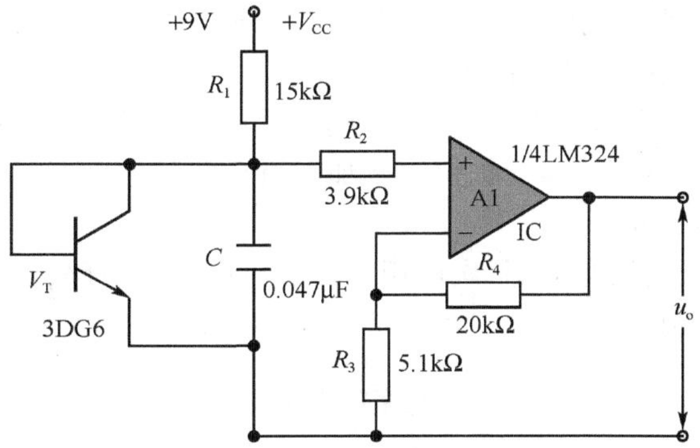

图 11-40　LM324 集成运放测温电路

集成运放的应用十分广泛,用集成运放可以实现下列基本运算:比例、和差、积分、微分、乘除、指数和对数运算等。

第 5 节　数字电路简介

模拟和数字电路是处理电信号的两种方式。前面主要介绍了模拟信号的处理。我们把大小随时间连续变化,并在一定范围内可任意取值的电信号称为**模拟信号**,处理模拟信号的电子电路称为**模拟电路**。

所谓数字信号是指时间和数值上是离散的电信号。处理数字信号的电路称为**数字电路**。数字电路除了能进行加减、乘除外,还可以进行逻辑运算,所以数字电路又称为**逻辑电路**。

由于数字电路是利用晶体管的开关作用来处理离散的脉冲信号,所以数字电路又被称为**开关电路**。利用电子器件的开关特性,可形成脉冲信号,利用脉冲信号的有无、宽度、频率来表达各种电信号的特征。由于各种干扰与噪声,只能对脉冲的幅度有一定影响,因此数字电路具有精度高、速度快、抗干扰能力强等优点。在自动控制、计算技术、雷达、电视、遥测遥控等诸多领域获得广泛地应用。

数字电路按照功能划分为组合逻辑电路和时序逻辑电路两大类。组合逻辑电路由最基本的"门"电路组合而成。逻辑电路的输出值只与输入值有关。电路没有记忆功能,输出状态随着输入状态的变化而变化,类似于纯电阻电路,如加法器、译码器、编码器、数据选择器等都属于此类。而时序逻辑电路是由最基本的"门"电路加上反馈逻辑回路或器件组合而成的电路,与组合逻辑电路最本质的区别是时序逻辑电路具有记忆功能。时序逻辑电路的输出不仅取决于输入值,而且还与电路过去的状态有关。它类似于电感或电容的电路,如触发器、锁存器、计数器、移位寄存器、储存器等都是时序电路的典型器件。

数字电路研究的重点是单元电路之间信号的逻辑关系,而不是脉冲的波形,因此,数字电路中具有脉冲形式的信号,常称为数字信号。数字信号通常用最简单的数字"1"与"0"表示,这两个数字可以代表脉冲的"有"与"无",或"高电平"与"低电平"。

数字电路有以下一些特点：

(1) 实现简单，系统可靠。数字电路采用“开”或“关”这两种对立状态表示信息，电路的基本单元比较简单，也容易实现。同时其可靠性也高。

(2) 具有算术运算和逻辑运算功能。数字电路是以二进制逻辑代数为数学基础，使用二进制数字信号，既能进行算术运算又能进行判断、比较等逻辑运算。

(3) 集成度高，体积小，功耗低。随着集成电路技术的高速发展，数字逻辑电路的集成度越来越高，集成电路从小规模集成电路(SSI)朝超大规模集成电路(VLSI)发展，如一个面积约 $5mm^2$ 的芯片可集成一个完整的单片计算机。

(4) 抗干扰能力强，精度高。用数字技术传递一个信号，只要能区别出高、低电平即可，而与脉冲的幅度和形状关系不大。当干扰信号叠加在有用信号上时，易于去掉，因此不易受到干扰的影响，能达到很高的精度。

(5) 数字信息可以长期储存，无限次取用。利用时序逻辑电路，可将数字信息存储在存储器中，供后来无限次的使用。

拓展提高 **生物芯片**

自1958年集成电路问世以来，各种用途的大规模集成电路和超大规模集成电路层出不穷。随着微电子技术的高速发展，作为计算机核心元件的集成电路的制造工艺已经接近理论极限，半导体硅芯片因电路密集引起的散热总是很难解决，所以，科学家便开始寻找代替硅芯片的新材料来制造新型的集成电路。20世纪70年代，人们意外发现蛋白质具有开关的特性，用蛋白质分子作开关元件可以制成不同于传统意义上的集成电路，即生物芯片。生物芯片是随20世纪90年代兴起的人类基因组计划发展起来的，它是一种微型化分析仪器。由于蛋白质分子比硅芯片上的电子元件要小得多，所以其集成密度可以做得很高。更为可贵的是，蛋白质构成的生物芯片有着巨大的存储容量。因为一个蛋白质分子就可作为一个存储体，而且蛋白质分子阻抗低、能耗小，它较好地解决了散热问题。另外，由于蛋白质分子能够实现自我组合，再生新的微型电路，表现出很强的自我修复能力，使得生物计算机具有生物体一些独特优点，它能自我组织、自我修复，还能模拟人脑的机制。用生物芯片制成的功能部件可方便植入人体。

目前已经研制出利用蛋白质团来制造的开关装置有合成蛋白质芯片、遗传生物芯片等。用蛋白质制造的电脑芯片，在 $1mm^2$ 面积上即可容纳数亿个电路。因为它的一个存储点只有一个分子大小，所以它的存储量可以达到普通电脑的10亿倍。美国科学家利用生物技术，已经开发出一种脂肪薄膜存储器。由蛋白质构成的集成电路，其大小只相当于硅片集成电路的十万分之一，而且运转速度更快，大大超过人脑的思维速度。

与超导计算机一样，生物计算机目前仍处于研制阶段。

第6节　传感器简介

能感受规定的被测量并按照一定的规律转换成可用信号的器件或装置称为**传感器**。它通常由敏感元件和转换元件组成。在制药生产中，我们经常要对压力、温度等非电量进行检测和控制。例如，颗粒机、超声波清洗机、净化水处理系统、储液罐等设备的进出口管道内流过的液体(蒸气或压缩空气)的压力进行检测、处理和控制，从而实现设备的自动控制。也就是说，我们要对管道内流体的压力进行检测和自动控制。通常情况下，我们使用压力传感器将压力转变成电压、电流等电学参量，然后通过可编程控制器将电参量处理后送给控制继电器，并由控制继电器来驱动电磁阀(打开或关闭)。

传感器能检测和控制描述它们特性的各种参数，就其电学特征来分，可分为电量(电流、电压、电功率等)和非电量(物理量、化学量、工业量、感觉量等)两大类。

传感器可按传感器的物理量(位移、力、速度、温度、流量、气体成分等)分类;按传感器工作原理(电阻、电容、电感、电压、霍尔、光电、光栅、热电偶等)分类;按传感器输出信号的性质为模拟或数字进行分类,分为模拟型传感器和数字型传感器。

传感器一般由敏感元件、传感元件和转换电路三部分组成。

敏感元件:直接感受被测量(一般是非电量),并输出与被测量有确定关系的其他量(中间量或电量)。例如,温度敏感元件(如热电阻)将温度变化转换成电阻阻值的变化,弹性敏感元件将力的变化转换成应变或位移的变化等。

传感元件:将敏感元件输出的非电量(如应变或位移)转换成电参量(如电阻、电感、电容)。例如,霍尔元件可将位移转变为电压等。

转换电路:将电参量(如电阻)转换成便于测量的电量(如电压、电流等)。例如,电桥转换电路可将电阻的变化转变为电压(或)电流的变化。

制药行业常用的传感器有测力传感器、温度传感器、光电传感器等。

测力传感器的形式有多种,其中电阻应变式测力传感器由电阻应变片和弹性元件组成。电阻应变式传感器也可以用来测位移,同一种传感器可以检测不同的参数;同一被测量也可以用不同的传感器来测量。

温度的测量方法主要有热电阻、热敏电阻和热电偶测量法,热电偶是利用热电偶的热效应原理,将热能转化为电能的传感器。

光电传感器是利用光电效应原理制作而成的,常用在自动控制电路中。

霍尔传感器

根据霍尔效应做成的器件称为**霍尔元件**。它广泛应用于工业自动化技术、检测技术及信息处理等方面。霍尔元件由霍尔片、引线和壳体三部分组成,如图 11-41(a)所示,其中 a、b 为激励电流端,c、d 为霍尔电动势输出端。霍尔片一般用非磁性金属、陶瓷或环氧树脂封装,图形符号和外形如图 11-41(b)和(c)所示。

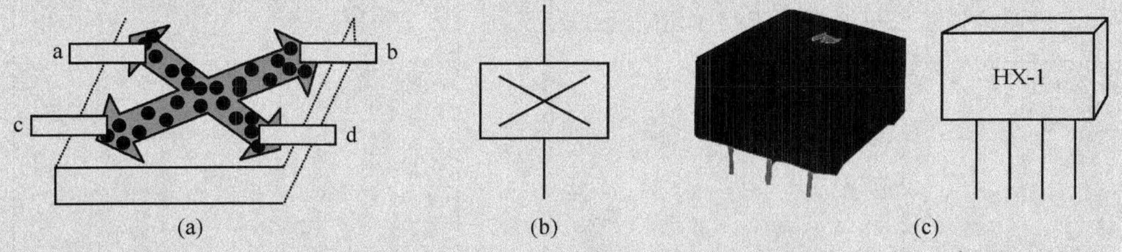

图 11-41　霍尔元件

目前,霍尔元件多已集成化,其主要优点:体积小、温漂小、灵敏度高、输出幅度大及电流稳定性要求低等。

在实际应用中,将霍尔元件置于一个磁感应强度与位移是线性关系的均匀梯度磁场中,控制电流为定值,则霍尔电动势的大小只与其在磁场中的位移量(或位置)有关。通过分析可知,两者之间的关系为正比关系。电动势的正、负对应着移动的方向。所以,任何非电量,只要能转换为位移量的变化,就可以利用霍尔传感器进行测量。

知识链接

拓展提高　自动控温系统

某些制药类设备(如干燥灭菌机)需要长时间工作在一个设定的高温条件下,才能满足生产要求,从而保证产品的质量。例如,长沙正中生产的安瓿洗、灌、封联动线在工作时,中间半封闭的干燥灭菌室要保持250℃的温度达0.5h左右,而如何测控温度,成为保证产品质量的关键因素之一。因为安全和工艺等方面的原因,这种高温环境的监控绝不是靠人力在现场进行的。我们此处介绍的是热电偶自动控温系统。

图11-42是利用热电偶自动控制箱体温度的电气原理图。热电偶测量箱内温度,其热电动势或输出电压 U_2 正比于箱内温度。测量电路给出基准电压 U_1,它与箱内温度的设定值相对应。

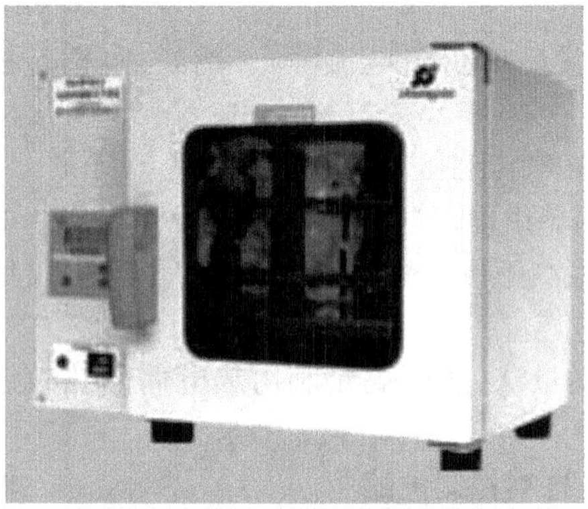

(a)

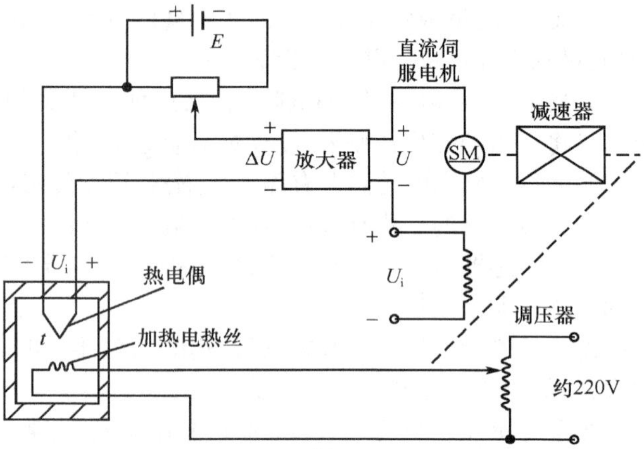

(b)

图11-42　烘箱温度控制系统

若箱内温度与设定值相等,电路平衡,即 $U_1=U_2$,差值电压 $\Delta U=0$,放大器无输出,直流伺服电动机不运转,加热器维持目前的状态。

若箱内温度高于给定值,则 $U_2>U_1$,差值电压 ΔU 经放大后输出的电压 U 加在直流伺服电动机的电枢两端,U 的极性决定电动机的转动方向,电动机通过减速器带动调压器使加热器的电流减小,最终使电路重新平衡。若箱内温度低于给定值,则工作情况正好相反。

温度传感器

一、热　电　阻

热电阻主要是利用导体的电阻随温度变化这一特性来测量温度,测温范围一般为-200~800℃,目前最常用的是铂电阻和铜电阻。

(一)铂电阻

铂电阻的物理化学性能在高温条件下和氧化介质中均很稳定。所以工业上常用来作测温元件或温度标准。采用特殊结构制成的标准铂电阻温度计,其测量范围可达-200~600℃。工业用铂电阻如图11-43所示,一般是将铂丝绕在带有螺旋沟槽的玻璃、云母、石英或塑料骨架上,外加不锈钢护套,也可将绕好的铂丝套入玻璃管熔烧封装。国标生产的铂电阻有10Ω、100Ω等规格。

小小案例

(二) 铜电阻

铜电阻线性好，且价格便宜，但温度高时易氧化。所以当测量精度要求不高、温度变化范围不大时，可用铜电阻替代铂电阻(图 11-43)，国标生产的铜电阻有 50Ω、100Ω 两种。

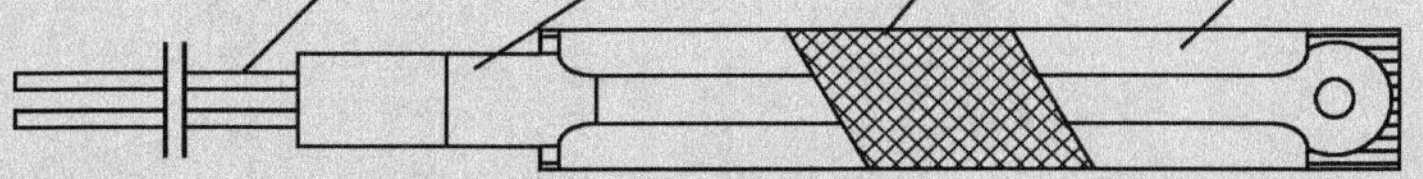

图 11-43　铂电阻

二、热 敏 电 阻

热敏电阻是近年来出现的一种新型半导体测温元件。它是利用半导体的电阻随温度变化而改变的特性来测温。

热敏电阻主要是由一些金属(如钴、锰、镍等)氧化物，采用不同比例，高温烧结成陶瓷加工而成的。显然，它可根据不同的使用要求，很方便地加工成各种形状。

热敏电阻按温度系数可分为正温度系数型、负温度系数型和临界温度系数型。其中临界温度系数型热敏电阻是一种具有开关特性的负温度系数热敏电阻，它有一个阻值急剧转变的温度，此特性可用于自动控温和报警电路中。

热敏电阻的测温范围一般为-50～300℃，它除了可以测量一般液体、气体和固体的温度外，还可以用来测量晶体管外壳的温升、植物叶片温度以及人体血液温度等。

三、热 电 偶

将两种不同材料的导体构成一个闭合回路，若两个接点处温度不同，则回路中产生电动势，从而形成电流，这个物理现象称为热电动势效应，简称热电效应。热电偶便是利用热电动势效应而制成的温度传感器。

热电偶有两个接点，其中一端称为工作端，另外一端称为自由端。由于热电动势的大小只与两材料本身和两接点的温度有关，所以如果保持自由端的温度恒定(如 0℃)，则热电动势将是被测端温度的单值函数。

热电偶的主要优点有精度高、测温范围宽、结构简单、使用方便、可远距离测量等。广泛应用于各行业的温度测量、调节和自动控制等方面。

常用的热电偶有铂铑-铂(1300℃)、镍铬-镍铝(1000℃)、镍铬-考铜(600℃)、铜-康铜(350℃)等。

小小案例

光电传感器

光电传感器是将被测量的变化转换成光通量的变化，再通过光电元件转换成电量的一种传感器。它具有结构简单、无触点、可靠性高、精度高和反应快等优点，故在非电量检测中占有相当重要的地位。

光电元件是利用物体的光电效应原理制作而成的。它分为外光电效应、内光电效应和光生伏特效应三种类型，常用的光电元件有光敏电阻、光电池、光敏二极管和光敏三极管等。

一、光敏电阻

光敏电阻是依据半导体的光敏性制作而成的，入射光的频率不同，光敏电阻的灵敏度也不相同。

常用的光敏电阻有三种：紫外光敏电阻、可见光敏电阻和红外光敏电阻。紫外光敏电阻主要用于紫外线的探测；可见光敏电阻主要用于各种光电阻自动控制系统（如罐封机上的光电自动开关）、照相机自动曝光和光电计数器（可统计产量）等；红外光敏电阻主要用于成分分析（如药物分析仪器）、无损探伤及人体病变检查等方面。

二、光电池

光电池的种类很多，其感光灵敏度随材料和工艺方法不同而不同，目前应用最广泛的是硅光电池（普通计算器上就常用），它具有性能稳定、传递效率高等优点，其主要缺点是质脆、抗震能力差、抗辐射能力差、价格较贵。

硒光电池，常用于分析仪器和测量仪器。虽然它的交换效率比硅光电池低，但它频率响应范围较宽，与人眼视觉的频率响应范围相近，因而适用于曝光表及照度计。

光电池组成的光电源是一种新型的绿色能源，北京的一些奥运场馆因对光电源的充分应用而成为“绿色奥运”的一大亮点。

三、光敏二极管和光敏三极管

光敏二极管的结构与一般晶体二极管相似。它在电路中一般处于反向工作状态，不受光照射时，它处于截止状态，电路因此不通；当有光照射时，它处于导通状态。

光敏三极管是由光敏二极管与普通晶体三极管组合而成，它比光敏二极管具有更高的灵敏度。光敏三极管有PNP和NPN两种。

它们常被用于自动控制和报警系统中，笔者见北京长宏生产的高速压片机和全自动胶囊机上就有多处应用。

小小案例

本章小结

1. 半导体内部有自由电子和空穴两种载流子。它具有热敏性、光敏性和掺杂性。

2. P型半导体又称为空穴型半导体，空穴为主要载流子；N型半导体又称为电子型半导体，自由电子为主要载流子。

3. PN 结是 P 型半导体和 N 型半导体接触面两边产生的空间电荷区。它具有单向导电性。将 PN 结用管壳封装起来就制成了二极管。

4. 晶体三极管是由 PNP 或 NPN 三层半导体组成的具有两个 PN 结的三端元件，它是电流控制器件，有放大、截止、饱和三种工作状态。晶体三极管工作于放大状态时，具有电流放大作用，即 $I_C=\beta I_B$。晶体三极管工作在饱和状态和截止状态时，可当开关管使用。

5. 一个完整的直流稳压电源由变压器、整流器、滤波器和稳压器 4 个部分组成。整流电路有半波整流和全波整流两种，目前最常用的是桥式整流电路。电路的主要参数为

$$U_o=0.9U$$

$$I=0.9\frac{U}{R_L}$$

$$I_D=\frac{1}{2}I$$

$$U_{Dm}=\sqrt{2}U$$

滤波电路有电容滤波、电感滤波和复合型滤波。

6*. 晶体三极管发射结正偏、集电结反偏是保证晶体三极管处于放大状态的前提。

7*. 放大电路未输入信号时的工作状态称为静态。静态时晶体三极管上的电压、电流值特性曲线上的某一点称为静态工作点 $Q(U_{CE}、I_C)$。有信号输入时的工作状态称为动态。由动态工作范围可确定放大电路的电压放大倍数 A_u、输入电阻 r_i 和输出电阻 r_o 等。

8*. 最基本放大电路的主要参数见表 11-3。

表 11-3 最基本放大电路的主要参数

名称	公式
集电极电流 I_C	$I_C=\beta\frac{U_{CC}-U_{BE}}{R_B}$
集电极与发射极之间的电压 U_{CE}	$U_{CE}=U_{CC}-I_CR_C$
电压放大倍数 A_u	$A_u=-\beta\frac{R_C//R_L}{r_{be}}$
考虑信号源的内电阻的电压放大倍数	$A_{us}=-\beta\frac{R'_L}{R_S+r_i}$
晶体管的输入电阻	$r_{be}=300+(1+\beta)\frac{26\text{mA}}{I_E\text{mA}}$
放大电路的输入电阻 r_i	$r_i=R_B//r_{be}\approx r_{be}$
放大电路的输出电阻 r_o	$r_o=R_C$

9*. 射极输出器和主要特点：放大倍数近似为 1、输入电阻高、输出电阻低。

10. 多级放大器的级间耦合方式有阻容耦合、变压器耦合和直接耦合三种。其总电压放大倍数为

$$A_u=A_{u1}A_{u2}\cdots A_{un}$$

11*. 差分放大电路可以很有效地抑制零点漂移。

12*. 集成运算放大器由输入级、中间放大级和输出级组成。它可以完成比例、加法、减法、微分和积分等运算。

13. 模拟和数字电路是处理电信号的两种方式。处理数字信号的电路称为**数字电路**。数字电路除了能进行加碱、乘除外，还可以进行逻辑运算，所以数字电路又称为**逻辑电路**。

14. 数字电路的特点：实现简单，系统可靠；具有算术运算和逻辑运算功能；集成度高，体积小，功耗低；抗干扰能力强，精度高；数字信息可以长期储存，无限次取用。

15. 传感器一般由敏感元件、传感元件和转换电路三部分组成。它是自动控制的基础。

16. 一个自动检测系统通常由被测系统、传感器、转换电路、输出显示装置、数据处理装置或执行机构等组成，其中传感器是把被测的非电量变换成电量的装置，在自动检测系统中占有重要地位。制药行业常用的传感器有测力传感器、温度传感器、光电传感器等。

目标检测

一、选择题

11-1. 电阻率介于导体和绝缘体之间的物质是 ( )

A. 铜　　B. 钢　　C. 硅　　D. 陶瓷

11-2. 下面的属性中，哪种特性是半导体的特性 ( )

A. 导电性　　B. 掺杂性　　C. 导热性　　D. 导磁性

11-3. 半导体中的电流载体是 ( )

A. 离子　　B. 原子核　　C. 自由电子　　D. 受到束缚的电子

11-4. 具有单向导电的元件是 ( )

A. 电阻　　B. 电感器　　C. 二极管　　D. 电容器

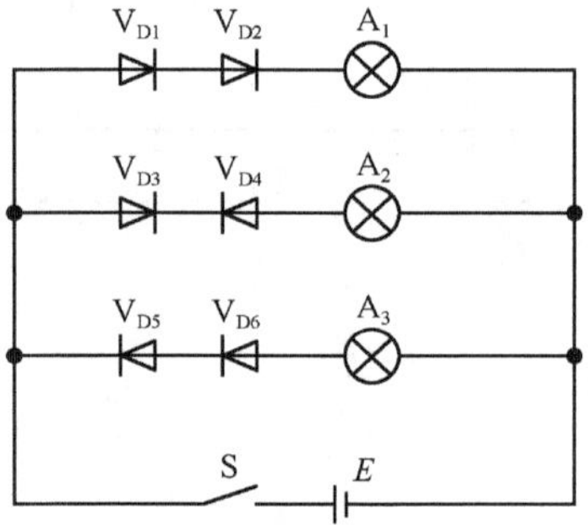

图 11-44　检测题 11-5 图示

11-5. 图 11-44 中，当开关 K 闭合时，图中的小电珠发光的是 ( )

A. A_1、A_2 发光　　B. A_1、A_3 发光

C. A_2、A_3 发光　　D. 只有 A_1 发光

11-6. 将交流电变成直流电的过程叫做 ( )

A. 滤波　　B. 放大

C. 整流　　D. 稳压

11-7. 电子线路中，常用于整流的元件是 ( )

A. 电容器　　B. 二极管

C. 电感器　　D. 电源开关

11-8. 电压放大器中，对电压具有放大作用的元件是 ( )

A. 电感器　　B. 电容器　　C. 二极管　　D. 三极管

11-9. 如图 11-45 所示，晶体三极管处于放大工作状态的是 ( )

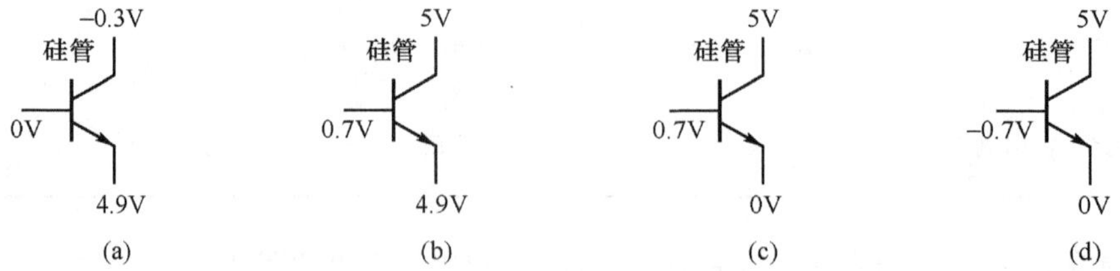

图 11-45　检测题 11-9 图示

A. 图(a)　　B. 图(b)　　C. 图(c)　　D. 图(d)

二、计算题

11-10. 有一单相桥式整流电路，已知变压器次级输出电压为 $U=10V$，负载电阻 $R_L=500\Omega$。请估算：(1)输出电压 U_o；(2)负载电流 I_o；(3)流过二极管的电流 I_D；(4)二极管所承受的最高反向电压 U_{DRM}；(5)加电容滤波器后的输出电压 U_o。

11-11. 在共发射极晶体三极管放大电路中，已知三极管的基极电流从 0.1mA 增加到 0.2mA 时，集电极的电流从 10mA 增加到 20mA。试求这只晶体三极管的电流放大系数是多少。

11-12. 在如图 11-46 所示的晶体三极管放大电路中，已知输入电压为 0.2V，输出电压是 0.5V。试求这一级放大电路的电压放大倍数是多少。

11-13. 在三极管基本放大电路中[图 11-24(a)]，已知 $V_{CC}=+12V$，$R_C=3k\Omega$，$R_B=300k\Omega$，$R_L=1k\Omega$；$\beta=50$。(1)求静态工作点 Q；(2)画出交流通路及微变等效电路；(3)估算放大器的输入、输出电阻及空载时的电压放大倍数。

11-14. 如图 11-47 所示，$R_1=10k\Omega$，$R_2=51k\Omega$，$R_C=3k\Omega$，$R_E=500\Omega$，$V_{CC}=12V$，3DG4 的 $\beta=30$。计算 I_{CQ}，I_{BQ}，V_{CEQ}。

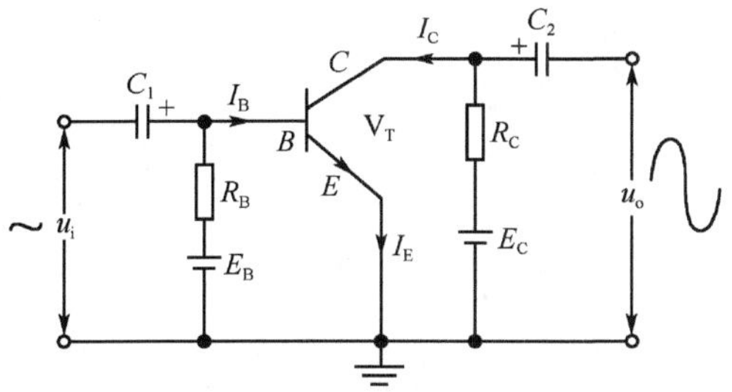

图 11-46　检测题 11-12 图示

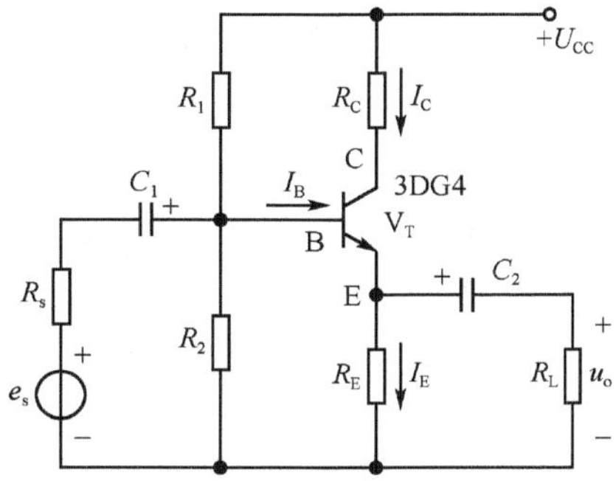

图 11-47　检测题 11-14 图示

三、问答题

11-15. 掺杂半导体中影响多数和少数载流子数量的最主要原因是什么？温度变化时受影响更大的是哪种载流子？试说明原因。

11-16. 二极管的特性是什么？如何用万用表判断二极管的好坏与极性？

11-17. 晶体三极管的电流放大条件是什么？其电流放大作用的实质是什么？

11-18. 能否从三极管的特性曲线上，获得其电流放大倍数？

11-19. 直流稳压电源由哪几个部分组成？各组成部分的作用是什么？

11-20. 什么是放大电路的静态工作点？为什么要设置它？改变 R_C、R_B 和 U_{CC}，对静态工作点有何影响？

11-21. 射极输出器的主要特点有哪些？

11-22. 多级放大器的级间耦合方式有哪几种？它们各自的优缺点是什么？

11-23. 差动放大电路为何能有效地抑制零点漂移？

11-24. 阅读血压计测量血压的原理后，回答问题

图 11-48 所示的是一种测量血压的压力传感器在工作时的示意图。4 个电阻（R_1、R_2、R_3 和 R_4）被固定在薄金属片 P 上，如图 11-48(b)所示，未测量时，金属片中央 O 处没有受到外界的压力，电桥处于平衡状态（$R_1\times R_4=R_2\times R_3$），电压表示数为 0（$U_A=U_B$）。

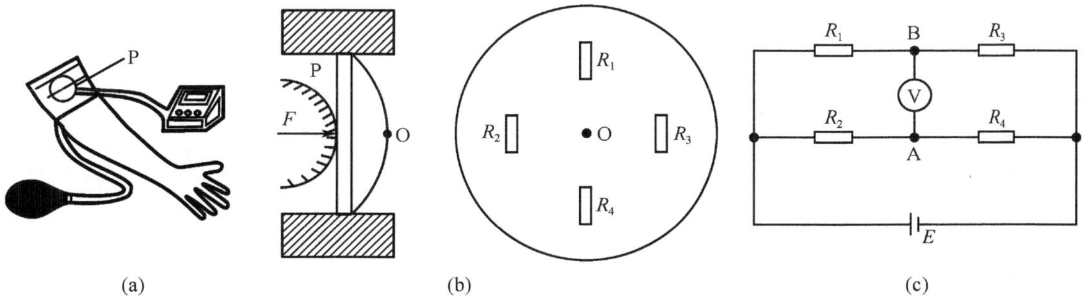

图 11-48　血压计工作示意图

测量时，金属片中央 O 点处因受到压力 F 的作用后而发生形变，被固定在金属片上的 4 个电阻也随之发生形变，从图 11-48 不难看出，R_1 和 R_4 被拉长，其电阻值增加，R_2 和 R_3 被拉宽，其电阻值减小，于是电桥将不再平衡，电压表将显示出对应的电压。人的血压越高，作用在金属片上的压力 F 就越大，金属片的形变就越大，电阻值的变化就越大，电压表的示数也就越大。上述电压被放大电路放大后按照相关程序转换，可以用数字的形式显示出来，这就是数字式血压计。

（1）为什么要使用电桥电路？

（2）$R_1 \sim R_4$ 中有一个电阻开路时，电压表的读数如何变化？

（白培军）

实验一　测定规则物体的密度

一、实验目的

1. 熟悉游标卡尺、螺旋测微器的原理和使用方法
2. 掌握物理天平的使用方法
3. 掌握测定规则物体密度的方法

二、实验仪器

物理天平、游标卡尺、螺旋测微计、铜圆柱体。

（一）物理天平

物理天平的构造如实验图 1-1 所示。天平的横梁上装有三个刀口，中间刀口置于支柱上，两侧刀口各悬挂一个秤盘。横梁两端两个平衡螺母是天平空载时调平衡用的，横梁上固定着一根长指针，指针下方有一刻度盘，当指针在刻度盘上左右摆动对称时，天平处于平衡状态。天平横梁上装有游码，用于 1g 以下的称衡，游码由横梁左端移到右端时，相当于右盘中增加 1g 砝码，每移动一小格是 0.02g，物理天平的最小称量叫天平的感量，是 0.02g，使用游码时可估读到 0.01g。物理天平允许称衡的最大质量叫称量，本实验用的物理天平称量为 500g。

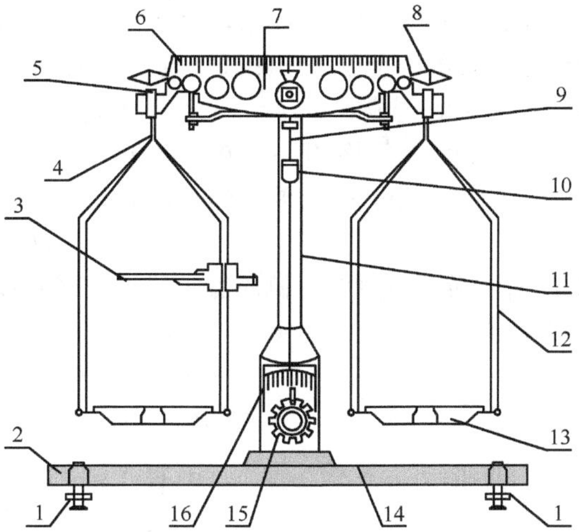

实验图 1-1　物理天平

1. 水平螺钉；2. 底板；3. 托架；4. 支架；5. 吊耳；6. 游码；7. 横梁；8. 平衡调节螺母；9. 读数指针；10. 感量调节器；11. 中柱；12. 盘梁；13. 秤盘；14. 水准器；15. 开关旋钮；16. 读数标牌

天平的调节和称量：

（1）调水平。调节底座螺丝，使天平底座上的水准器的气泡位于中心环内。

（2）调平衡。将游码移到横梁左端 0 刻度线上，利用升降螺旋使横梁升起，调节横梁左方（或右方）平衡螺母，天平达平衡时止。注意每次调节前必须先把横梁放下，调节后再升起横梁，以免磨损刀口。

（3）称量。将被测物体放在左盘中央，砝码放在右盘中央，然后调节天平平衡。右盘中砝码的总质量加横梁上游码读数就是被称物体的质量。加减砝码必须用镊子，严禁用手拿。

（二）游标卡尺

游标卡尺是由主尺和游标两部分组成，如实验图 1-2 所示。量爪用来测物体外部长度，内卡

脚用来测量物体内部宽度(如筒的内径),探条用来测量物体的深度,锁紧螺丝用来固定游标。

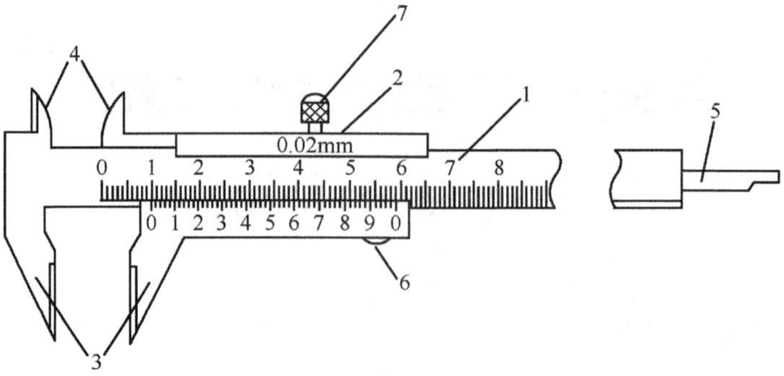

实验图 1-2 游标卡尺

1. 主尺;2. 游标;3. 外卡脚;4. 内卡脚;5. 探条;6. 推钮;7. 锁紧螺丝

采用游标可以直接读出毫米以下两位小数而不必估读。常用的游标有 20 分度(精度 0. 05mm)、50 分度(精度 0. 02mm)两种。今以 50 分度游标卡尺为例,说明其原理。主尺上每一小格长 1mm,将主尺的 49 格等分成 50 格刻在游标上,游标上每一格长是$\frac{49}{50}$mm。所以游标的一格比主尺的一格短$\frac{1}{50}$mm = 0. 02mm,叫做游标卡尺的精度。当游标 0 线对在主尺某一位置时(实验图 1-3),毫米以上的整数部分可以从主尺上直接读出,它是 21. 00mm;毫米以下的小数部分,应细心寻找游标上哪一根刻线与主尺上的刻线对得最齐。例如,实验图 1-3 中游标尺上第 4 条刻线与主尺的刻线对齐,游标上这 4 条刻线与主尺上 4 条刻线之差就是要读的 21. 00mm 以下的小数部分,由于每格相差 0. 02mm,4 格共相差 0. 08mm,两次读数相加就是待测物体的长度 21. 08mm。由上可见,被测物体长度 l 的表示式为

$$l = l_0 + n \times \text{精度} \qquad \text{(实验 1. 1)}$$

式中,l_0 为游标 0 刻线左侧对着主尺上的毫米数;n 为与主尺上某一刻线重合的第几条游标尺上的刻度线。

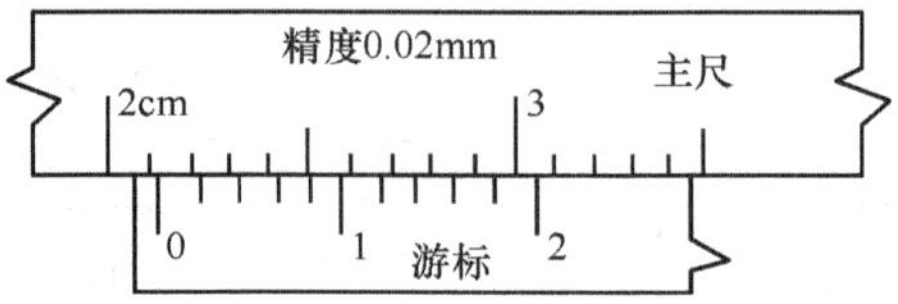

实验图 1-3 读数举例(读数是 21. 08mm)

在使用游标卡尺测量时,应先使卡尺的两测脚合拢,游标 0 刻线与主尺 0 刻线应该对齐。如果不对齐,这时的读数叫做初读数,测量中需消除这个系统误差。如游标 0 刻线在主尺 0 刻线右边,其读数为 d_0,这表示量得的长度 d_1 比物体的实长 d 长了 d_0,物体实长 $d = d_1 - d_0$。

(三) 螺旋测微器

螺旋测微器又叫千分尺。它是比游标卡尺更精密的仪器,如实验图 1-4 所示。它的量程是 25mm,精度是 0. 01mm。它主要部分是一个微动螺旋杆,螺距是 0. 5mm。当螺旋杆旋转一周时,它沿轴线方向只前进 0. 5mm。螺旋杆是和螺旋柄连着的。在柄上附有沿圆周的刻度(微分筒),

共有 50 个等分格。当螺旋杆沿轴线方向前进$\frac{0.5}{50}$mm(0.01mm)时,螺旋柄上的刻度转过一分格。

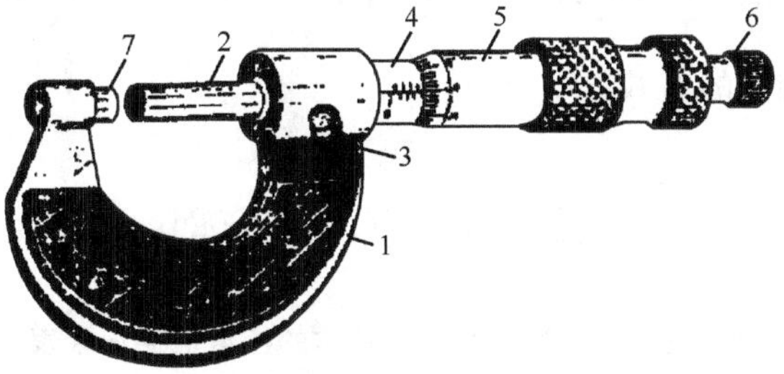

实验图 1-4　螺旋测微器

1. 尺架;2. 微动螺杆;3. 锁紧装置;4. 固定套管;5. 微分筒;6. 棘轮旋柄;7. 测砧

测量物体长度时,应轻轻转动微动螺杆,把待测物体刚好夹住,改用尾部的棘轮旋柄,听到"喀喀"的声音就可以读数。先从主尺上读出毫米数和 0.5mm 数(每格 0.5mm),0.5mm 以下的读数由螺旋柄圆周上的刻度读出(每小格 0.01mm,估读到 0.001mm)。如实验图 1-5(a)和(b)所示,其读数分别为 5.650mm 和 5.150mm,二者的差别是前者超过 5.5mm,后者未超过 5.5mm。

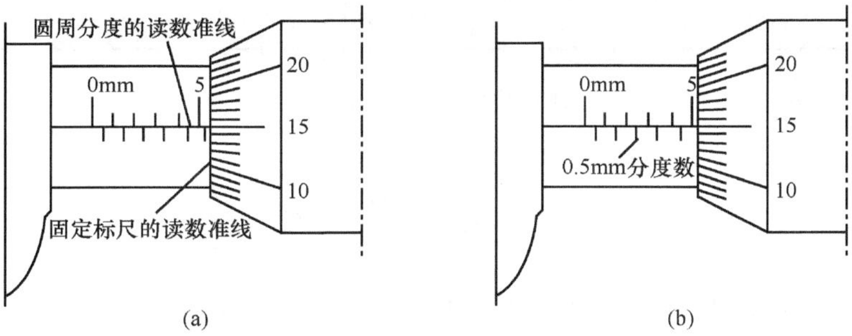

实验图 1-5　螺旋测微器的读数

螺旋测微器是一种精密仪器,使用时应注意:

(1) 测量前应检查零点读数。如果零点不是 0,测量数据要作零点修正。

(2) 记录零点及将待测物体夹紧测量时,应轻轻转动尾部的小棘轮旋柄,只要听到"喀喀"的声音,就可以读数,不要再推进螺杆,以免损坏仪器。

三、实验原理

根据物质密度的定义,金属圆柱体的密度为

$$\rho=\frac{m}{V}=\frac{4m}{\pi d^2 h} \tag{实验 1.2}$$

测出圆柱体的质量 m,直径 d 和高度 h,代入上式就可算出它的密度 ρ。

四、实验内容

测定黄铜圆柱体的密度:

(1) 使用物理天平,称出圆柱体的质量 m,共称 5 次。

(2) 用游标卡尺测圆柱体高度 h,在不同方位测量 5 次。

(3) 用螺旋测微计测圆柱体外径 d，在不同部位测量 5 次。

(4) 用式(实验 1.2)分别算出物体的密度 ρ，求其平均值$\bar{\rho}$；并求出密度的绝对误差$\overline{\Delta\rho}$与相对误差$\frac{\overline{\Delta\rho}}{\bar{\rho}}$，确定密度观测值的有效数字位数。

五、数据处理

实验表 1-1　测定黄铜圆柱体的密度数据记录表

测量次数	质量 m/kg	高度 h/m	外径 d/m	密度 $\rho=\frac{4m}{\pi d^2 h}$/(kg/m³)	$\Delta\rho=\lvert\rho-\bar{\rho}\rvert$/(kg/m³)
1					
2					
3					
4					
5					
平均	$\bar{m}$	$\bar{h}=$	$\bar{d}=$	$\bar{\rho}=$	$\overline{\Delta\rho}=$

黄铜的密度 $\rho=\bar{\rho}\pm\overline{\Delta\rho}=$　　　　　　相对误差 $E=\frac{\overline{\Delta\rho}}{\bar{\rho}}\times100\%=$　　　　%

六、思考题

1. 为什么用游标卡尺测量高度 h，而用螺旋测微计测量外径 d？
2. 如何确定 m、h、d 的测量结果的有效数字？

实验二　测定流体的黏度

一、实验目的

1. 理解流体的黏滞性,学会用落球法测定流体的黏度
2. 掌握基本测量仪器(如游标卡尺、螺旋测微计和秒表)的使用方法

二、实验仪器

圆筒形玻璃管,蓖麻油(或甘油),小钢珠(5 粒),螺旋测微计,游标卡尺,秒表,米尺,温度计。

三、实验原理

小球在流体中下落时,将受到与运动方向相反的黏滞阻力的作用。如果流体是无限广阔的,流体的黏滞性大,小球的半径很小,速度也很小,根据斯托克斯定律,小球受到的黏滞力为

$$f=6\pi\eta vr \qquad \text{(实验 2. 1)}$$

式中,η 为流体的黏滞系数(黏度);r 为小球的半径;v 为小球的运动速度。

如果考虑有限空间内管壁对小球运动的影响,则式(实验 2. 1)应修正为

$$f=6\pi\eta rv\left(1+2.4\frac{r}{R}\right) \qquad \text{(实验 2. 2)}$$

式中,v 为小球在玻璃管内达到匀速运动时的速度;R 为玻璃管内径。

如实验图 2-1 所示,小球落入液体后受到三个力,即重力(ρVg)、浮力(ρVg)和黏滞力(f)的作用。开始小球做加速运动,当速度增加到某一值 v 时,小球所受的合力为 0,小球做匀速运动。即

$$6\pi\eta rv\left(1+2.4\frac{r}{R}\right)=\rho Vg-\rho_0 Vg$$

将小钢球的体积 $V=\frac{4}{3}\pi r^3$ 代入,测液体的黏滞系数

$$\eta=\frac{2gr^2(\rho-\rho_0)}{9v\left(1+2.4\frac{r}{R}\right)}=\frac{gd^2(\rho-\rho_0)}{18v\left(1+2.4\frac{d}{D}\right)} \qquad \text{(实验 2. 3)}$$

式中,g 为重力加速度($m\cdot s^{-2}$);d 为小球直径(m);D 为玻璃管内直径(m);ρ 为小球的密度($kg\cdot m^{-3}$);ρ_0 为液体密度($kg\cdot m^{-3}$);v 为小球匀速下落的速率($m\cdot s^{-1}$);η 为液体黏度(Pa · S)。若小球在 Δt 内,匀速下落的位移为 l,则液体的黏滞系数为

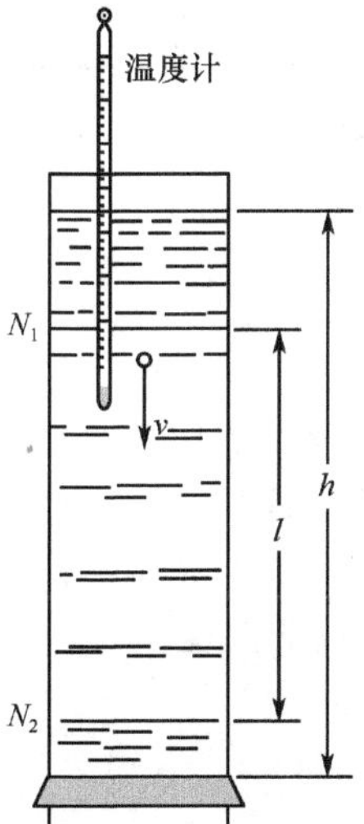

实验图 2-1　用落球法测液体的黏度

$$\eta=\frac{gd^2\Delta t(\rho-\rho_0)}{18l\left(1+2.4\frac{d}{D}\right)} \qquad (实验 2.4)$$

四、实验内容

(1) 用螺旋测微计测出小钢球的直径 d,在三个不同的方向上测量,取其平均值。共测 5 个小球,编号待用。

(2) 用游标卡尺测量玻璃管的内直径 D,用米尺量出圆筒上标号线 N_1N_2 之间的距离 l。

(3) 将小球在被测液体中浸润从圆筒中心下落。用秒表测出小球通过位移 l 所需时间 Δt,则 $v=l/\Delta t$(用 5 个小球,分别测量)。

(4) 小球的密度与液体的密度由实验室给出,根据每个小球的数据分别计算 η,然后求 η 的平均值及其误差。

五、数据处理

$\rho=$ $kg\cdot m^{-3}$ $\rho_0=$ $kg\cdot m^{-3}$ $g=$ $m\cdot s^{-2}$

$l=$ m t(室温)= ℃ $h=$ m

实验表 2-1 流体的黏度数据记录表

实验次数	钢珠直径 d/m	玻璃管内径 D/m	下落时间 Δt/s	$\eta=\frac{gd^2\Delta t(\rho-\rho_0)}{18l\left(1+2.4\frac{d}{D}\right)}$	$\Delta\eta$
1					
2					
3					
4					
5					
平均	$\bar{d}$	$\bar{D}$	$\overline{\Delta t}$	$\bar{\eta}$	$\overline{\Delta\eta}$

$\eta=\bar{\eta}\pm\overline{\Delta\eta}=$ $E=\frac{\Delta\eta}{\bar{\eta}}\times 100\%=$

六、注意事项

1. 小钢球应用干抹布擦净,使用前保持干燥。小钢球应在圆筒中心下落,不能靠近管壁。

2. 选定标号线 N_1 位置,应保证小球在通过 N_1 之前已做匀速下落。

3. 蓖麻油的黏滞系数随温度的升高而显著减小。实验中不要用手摸圆筒,每次实验后,应随即记录油的温度。

七、思考题

1. 实验时为什么玻璃管要保持竖直位置?

2. 当被测液体的温度改变时,同一钢球匀速下降时速率是否不同?为什么?

实验三 用模拟法测绘静电场

一、实验目的

1. 学会用模拟法测绘静电场的分布
2. 加深对静电场性质的理解

二、实验仪器

静电场描绘仪,静电场描绘仪信号源(或稳压电源、电压表),滑线变阻器,万用电表、坐标纸等。

三、实验原理

带电体的周围存在静电场,静电场的分布是由电荷的分布和带电体的几何形状及周围介质所决定的。由于带电体的形状复杂,大多数情况求不出静电场分布的具体情况,因此只能靠数值解法求出或用实验方法测绘静电场分布,实验时一般采用间接的测量方法(模拟法)来解决。

1. 用稳恒电流场模拟静电场 当采用稳恒电流场来模拟研究静电场时,还必须注意以下使用条件。

(1) 稳恒电流场中的导电质分布必须相应于静电场中的介质分布。

(2) 如果产生静电场的带电体表面是等位面,则产生电流场的电极表面也应是等位面。因此,可采用良导体做成电流场的电极,而用电阻率远大于电极电阻率的不良导体(如石墨粉、自来水或稀硫酸铜溶液等)充当导电质。

(3) 电流场中的电极形状及分布,要与静电场中带电导体的形状及分布相似。

2. 长直同轴圆柱面电极间的电场分布 实验图 3-1 所示是长直带电同轴圆柱面所形成的等势面图。设内圆柱的半径为 a,电位为 V_a,外圆环的内半径为 b,电位为 V_b,如果取 $V_a=V_0$,$V_b=0$,则两极电场中距离轴心为 r 处的电位 V_r 可表示为

$$V_r = V_0 \frac{\ln(b/r)}{\ln(b/a)} \qquad \text{(实验 3. 1)}$$

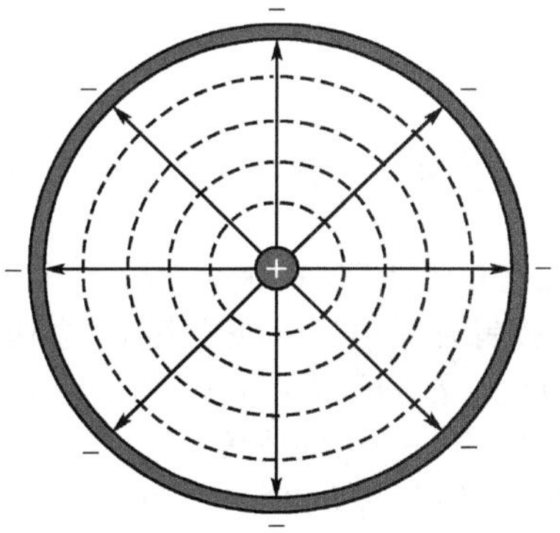

实验图 3-1

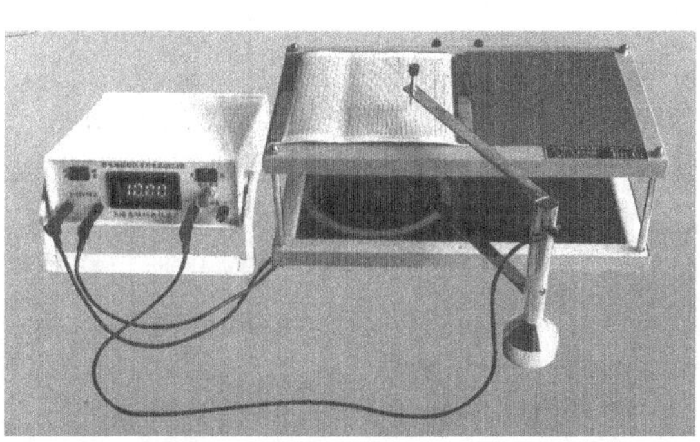

实验图 3-2 静电场描绘仪

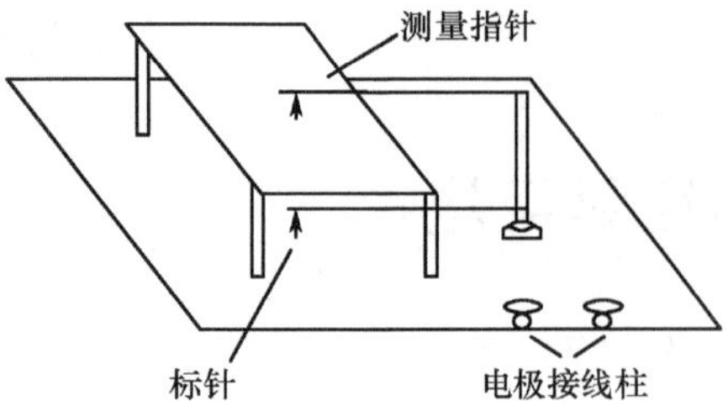

实验图 3-3

上式表明，两圆柱面间的等位面是同轴的圆柱面。用模拟法可以验证这一理论计算的结果。

3. 静电场描绘仪　如实验图 3-2 和实验图 3-3 所示，双层静电场测试仪分为上、下两层。上层用来卡放描绘等势点的坐标纸，下层的胶木可安装电极系统，探针也分为上、下两个，由手柄连接起来，两探针保证在同一铅垂线上。移动手柄时，上探针在上层坐标纸上的运动和下探针在导电纸中的运动轨迹是一样的。下探针的针尖较圆滑，靠弹簧片的作用始终保证与导电纸接触良好。上探针则较尖，实验中，移动手柄由电压表的示数找到所要的等势点时，可用上探针在坐标纸上同步地打出相应的等电势点。

四、实验内容

(一) 按测量线路安置仪器并连接电路

图实验 3-4 为实验电路，电源取直流稳压电源，经滑线变阻器 R 分压为实验所需要的两电极之间的电压值。V 表可用伏特表、万用表或数字万用表。R_P 用 ZX21 型电阻箱。为保护检流计 G，R_P 初始时取为 0Ω，R 取值应使 U_{AC} 最小；检查两个电表的零点，若不指 0，应调节零点旋钮。

(二) 测绘长直同轴圆柱面电极间的电场分布

(1) 把导电纸固定在双层静电场测绘仪的下层。

(2) 按实验图 3-4 接好电路，V 表及测量指针(探针)联合使用。

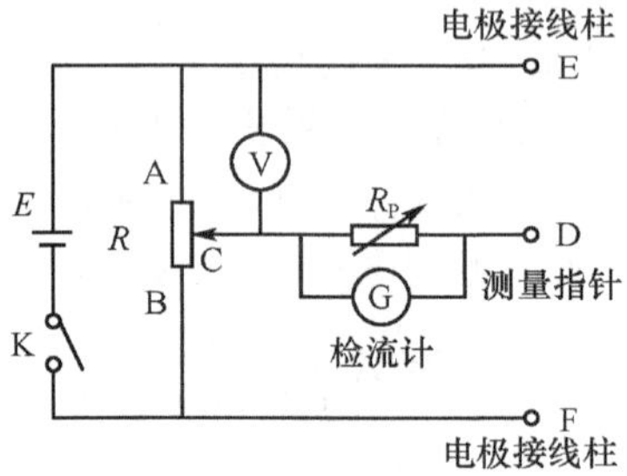

实验图 3-4

(3) 把坐标纸放在静电场测绘仪的上层夹好，旋紧 4 个压片螺钉旋钮。在坐标纸上确定电极的位置，测量并记录内电极的外径及外电极的内径。

(4) 调节静电场描绘仪信号源输出电压，使两电极间的电位差 V_0 为 6. 00V。

(5) 调节 R 使电压表输出 1. 00V 电压。移动探针座使探针在导电纸上缓慢移动，当检流计指 0 后逐渐增大 R_P，使检流计再次指 0，直到 R_P 至少为 1000Ω，此时即为 1. 00V 等位点，按一下坐标纸上的探针，便在坐标纸上记下了其电位值与电压表示值相等的点的位置。

(6) 测量电位差为 1V、2V、3V、4V 和 5V 的 5 条等位线，每条等位线测等位点不得少于 8 个。

（三）列数据表格

内电极半径 $r_0=$　　　cm，外电极半径 $R_0=$　　　cm，　$U_0=$　　　V

实验表 3-1　静电场数据记录表

$U_{实}/V$	1	2	3	4	5
r/cm					
r/r_0					
$\ln(r/r_0)$					
$U_{理}/V$					
$\frac{(U_{理}-U_{实})}{U_{理}}$					

五、数 据 处 理

1. 用圆规找到圆心，将等位点连成等位线，量出每条等势线的半径 r。

2. 根据电力线与等位线垂直的特点，画出被模拟空间的电力线。

3. 测量出长直同轴圆柱面电极间电场分布图中每条等位线的直径，按式（实验 3.1）计算出每条等位线的电位值，然后与测量电位值（理论值）比较，计算相对误差。

六、注 意 事 项

1. 实验时探针应轻拿轻放，以免划破导电纸。

2. 电极、探针应与导线保持良好的接触，上探针应尽量与坐标纸面垂直。

3. 探针切勿触碰电极，以免损坏检流计。

七、思　考　题

1. 用模拟法测的电位分布是否与静电场的电位分布一样？

2. 如果实验时电源的输出电压不够稳定，那么是否会改变电力线和等位线的分布？为什么？

3. 试从你测绘的等位线和电力线分布图，分析何处的电场强度较强？何处的电场强度较弱？

4. 示波管中的聚焦电场可用两个圆柱形电极来模拟，其等势线如实验图 3-5 所示。改变两电极间的电压，等势面的间距和曲率半径也随之改变。请同学们设计相关的实验内容。

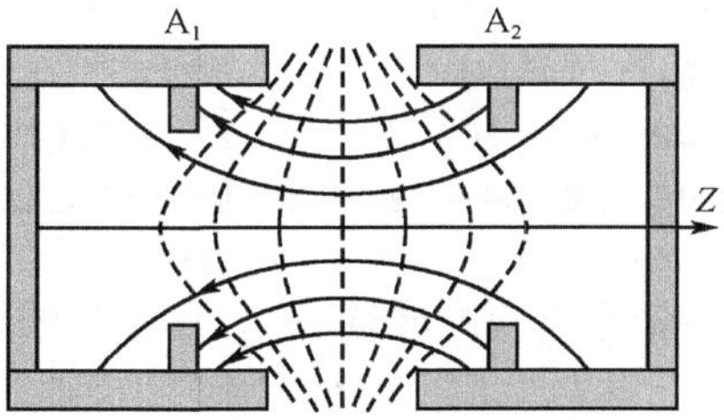

实验图 3-5　聚焦电场的等势线

实验四　分光计的应用

一、实验目的

1. 了解分光计的结构和各个组成部分的作用
2. 掌握分光计的调节和使用
3. 掌握光栅测定钠光波长的方法

二、实验仪器

分光计,光栅,钠光灯。

三、实验原理

1. 分光计介绍　分光计是用来准确测量角度的光学仪器,如反射角、折射角、衍射角等。分光计和摄谱仪、单色仪等光学仪器有很多相似处,是这类仪器的一种典型。

实验图 4-1 是一种常用的分光计的结构图。它由三脚底座、望远镜(又称自准直目镜)、平行光管、载物台和读数装置 5 个部分组成,每部分都有特定的调节螺丝。

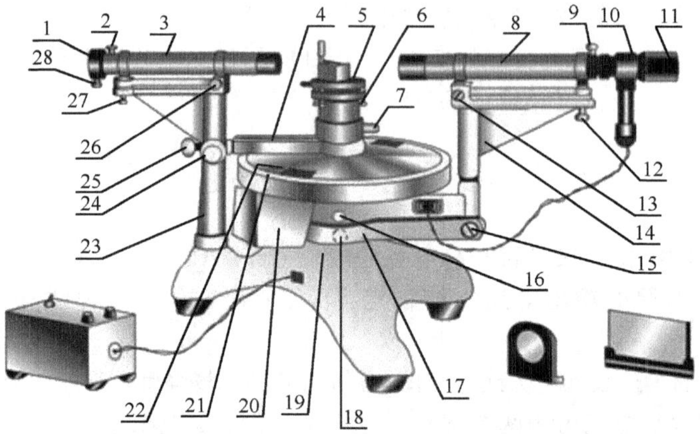

实验图 4-1　分光计

1. 狭缝;2. 紧固螺钉;3. 平行光管;4. 制动架;5. 载物台;6. 载物台调平螺钉(3 只);7. 载物台锁紧螺钉;8. 望远镜;9. 紧固螺钉;10. 分化板;11. 目镜;12. 仰角螺钉;13. 望远镜光轴水平螺钉;14. 支臂;15. 转角微调;16. 主尺止动螺钉;17. 制动架;18. 望远镜止动螺钉;19. 底座;20. 转座;21. 刻度盘;22. 游标盘;23. 立柱;24. 游标盘微调;25. 游标盘锁紧螺钉;26. 平行光管光轴水平螺钉;27. 平行光管光轴高低螺钉;28. 狭缝宽度调节

(1) 分光计底座中心有一沿铅直方向的转轴,称为分光计的转轴。在这个转轴上套有一个圆刻度盘(主尺)和一个游标内盘,这两个盘可以绕它旋转。

(2) 望远镜安装在支臂上,支臂与转轴相连。在支臂与转轴连接处有螺钉 18,拧松时,望远镜(和圆刻度盘一起)可绕轴自由转动;旋紧时,不得强制望远镜绕轴转动,否则会损坏仪器。螺钉 15 是它的微调螺丝,当螺钉 18 拧紧后,望远镜不能绕轴转动时,用它可以使望远镜绕轴做微小转动。螺钉 9 是目镜镜筒的制动螺钉,旋松它可调节分划板与物镜之间距离。望远镜光轴的倾斜度由螺钉 12 调节。分光计上的望远镜通常采用阿贝式自准直望远镜,其结构如实验图 4-2 所示。分划板的透明玻璃上刻有黑"十"字准线。在该准线的竖线下方,紧贴一块小棱镜,在其涂黑的端面上,刻有透明"十"字线,利用电珠照明使它成为发光体。而在准线的竖线上方,与透明"十"字线对称的位置,有一条黑水平线。

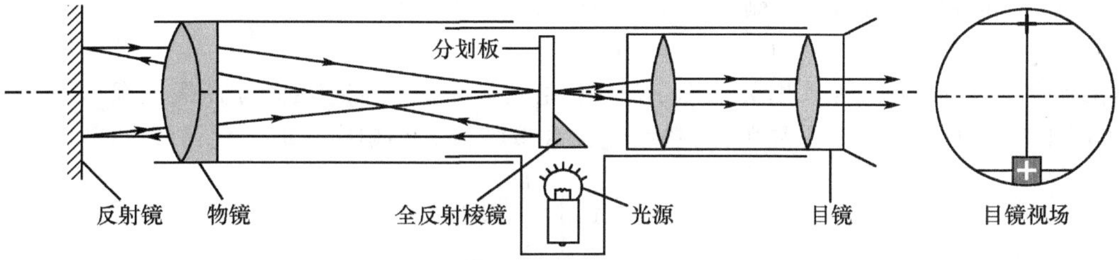

实验图 4-2　望远镜(阿贝自准直望远镜)

(3) 如实验图 4-3 所示,平行光管用以产生平行光束,由消色差物镜、镜筒和可调狭缝组成。狭缝的调节范围为 0~2mm。旋松螺钉 2,可沿镜筒伸缩转动,以改变狭缝和物镜的距离。平行光管安装在底座的固定立柱上(实验图 4-1),平行光管的水平和高低位置可由立柱上的螺钉 26、27 微调。

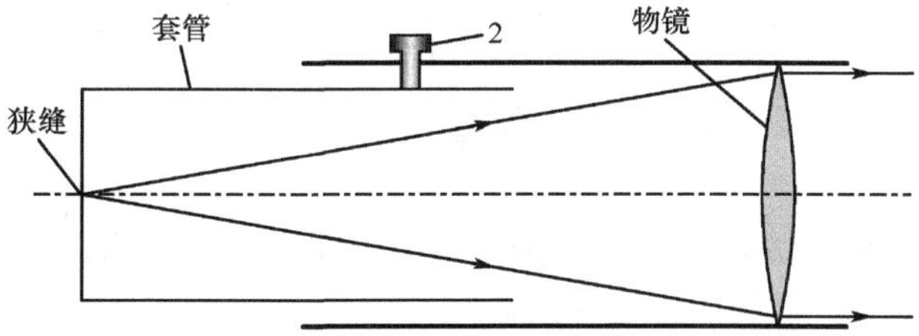

实验图 4-3　平行光管

(4) 载物台下方有三个细牙螺丝(实验图 4-1),用来调节平台高度和倾斜度。松开螺丝 7,它可以绕分光计中心轴转动或升降,拧紧螺丝 7,它将与游标盘固定在一起。

(5) 刻度盘和游标内盘可绕主轴旋转,刻度盘上刻有 720 等分的刻线,每一格值为 0.5°(30′),在刻度直径方向上对称设有两个角游标读数装置,测量时通过放大镜读出两个读数值,然后取平均值,这样可消除度盘与主轴偏心引起的读差。

读数方法与游标卡尺相似,以角游标零线为准读出刻度盘上的度值,游标上与刻度盘上刚好重合的刻线为所求之分值,如果游标零线在半度刻线之外,则读数应加上 30′。

如实验图 4-4 所示,游标尺上 14 与刻度盘上的刻度重合,但零线过了刻度线的半度线,所以读数为 149°44′。

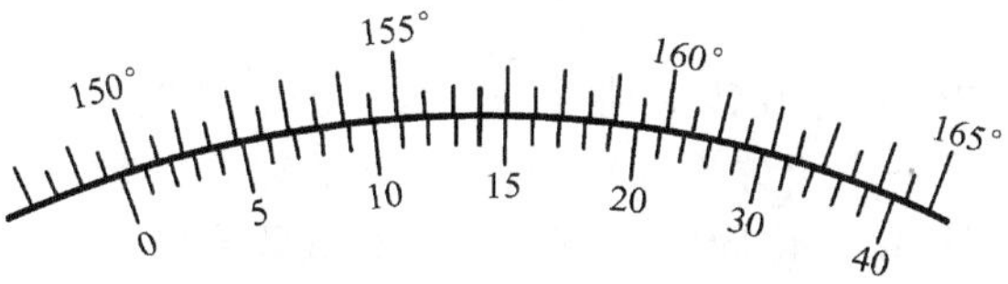

实验图 4-4　游标盘的读数 149°44′

2. 测量原理 光栅是根据多缝衍射原理制成的一种分光元件，它能产生谱线间距较宽的匀排光谱。光栅不仅适用于可见光，还能用于红外光波和紫外光波，常用于光谱仪的分光元件。光栅在结构上有平面光栅、阶梯光栅和凹面光栅等几种，同时又分为透射式和反射式两大类。它们都相当于一组数目很多、排列紧密均匀的平行狭缝。透射光栅是用金刚石刻刀在一块平面玻璃上刻成的，而反射光栅则把刻缝刻在磨光的硬质合金上。本实验选用透射式平面刻痕光栅。

用单色平行光垂直照射在光栅面上，通过每个狭缝的光都发生衍射，经透镜汇聚后相互干涉，在透镜的焦平面上形成一组亮线，叫做光栅的衍射光谱线。

按照光栅衍射理论，衍射光栅中明条纹的位置由光栅方程决定

$$(a+b)\sin\theta=K\lambda \qquad K=\pm1,\pm2,\cdots \qquad \text{（实验 4.1）}$$

式中，$a+b$ 为光栅常数；λ 为入射光波长；K 为明条纹（光谱线）级数；θ 为 K 级明条纹的衍射角（实验图 4-5）。如果入射光是复色光，各级光谱线按波长大小顺序排成彩色谱线。

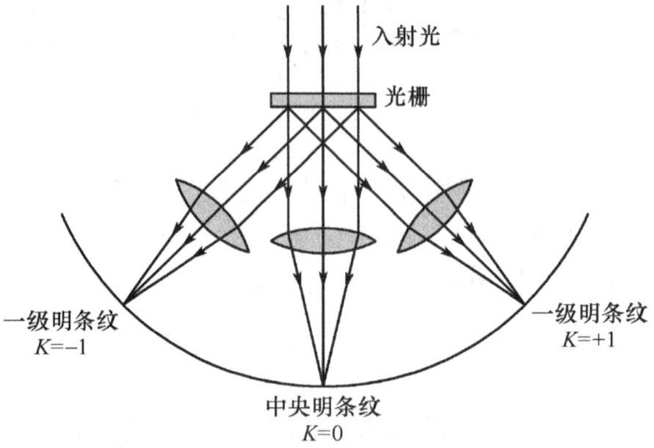

实验图 4-5 光栅衍射光谱示意图

本实验是已知光栅常数 $a+b$，用分光计测出 K 级光谱明条纹的衍射角 θ，利用光栅方程求出单色光的波长 λ。

四、实验内容

1. 调节望远镜聚焦于无穷远

（1）点亮照明小灯，调节目镜与叉丝距离，能看清楚叉丝。

（2）将镀有反射膜层的平玻璃片放在载物台上，使镜面放在载物台两个调平螺丝的中垂线上，便于调节倾斜度。转动载物台，使镜面与望远镜垂直，从侧面观察，使得从望远镜射出的光被镜面反射回望远镜。

（3）调节载物台调平螺丝和转动载物台，从望远镜中观察，找到从镜面上反射回来的光斑，调节叉丝到物镜的距离，使从目镜中能看清叉丝反射像。把头左右移动，如发现叉丝像与叉丝无相对移动（无视差），说明望远镜已聚焦于无穷远，由平行光管产生的平行光能聚焦在叉丝面。

2. 调节望远镜光轴与分光计旋转主轴垂直 为了测准角度，望远镜的光轴必须与刻度盘平行，而刻度盘在制造时已垂直于分光计转轴，因此当光轴与转轴垂直时，光轴与刻度盘已平行。调整的方法是调节望远镜方位固定螺钉 12、13 和载物台调平螺钉，从望远镜中观察到叉丝像与叉丝重合，说明镜面与望远镜光轴垂直 ，把载物台转 180°（反射镜也随着转 180°），如果叉丝与叉丝像仍重合，说明镜面平行于仪器转轴，望远镜光轴也垂直于仪器转轴。如果不

重合，先调节载物台调平螺钉，使得叉丝像与叉丝不重合的上下距离移近一半，再调节望远镜下的螺钉，使叉丝像与叉丝重合，然后再转 180°，重复上法调节，便可以调好，最后将望远镜的水平位置固定。

3. 调节平行光管

（1）调节平行光管产生平行光：将望远镜正对着平行光管，去掉目镜照明光源，打开狭缝，用漫射光照明狭缝，从望远镜中观察，同时前后移动平行光管，使狭缝位于物镜焦平面，从而看到清晰的狭缝像，这时平行光管发出的光就是平行光，然后调整缝宽约 1mm。

（2）调节平行光管光轴与仪器转轴垂直：旋转狭缝装置，先使铅直放着的狭缝经过叉丝交点，然后使狭缝转 90°，调节平行光管的倾斜度，使狭缝仍通过叉丝交点与叉丝重合，说明狭缝中点与叉丝交点相重合，这时平行光管与已调整好的望远镜的光轴平行，也就与分光计转轴垂直。

4. 调节光栅

（1）调节光栅平面与仪器转轴平行，且光栅平面垂直于平行光管，使入射光垂直照射光栅表面（否则光栅方程将不适用）。先照亮平行光管的狭缝，把望远镜叉丝对准狭缝，固定望远镜；把光栅按图 4-6 所示位置放在载物台上。为了便于调节，使光栅平面垂直平分调平螺钉 B_1B_2，转动载物台并调节 B_1B_2，直到望远镜中从光栅平面反射回来的叉丝像和叉丝重合，随即固定载物台。

（2）调节光栅使其刻痕与平行光管狭缝平行。转动望远镜，注意观察叉丝交点是否在各条谱线中央。如果不是，可通过调节载物台螺钉 B_3（实验图 4-6），达到以上要求。注意不要再动 B_1B_2。

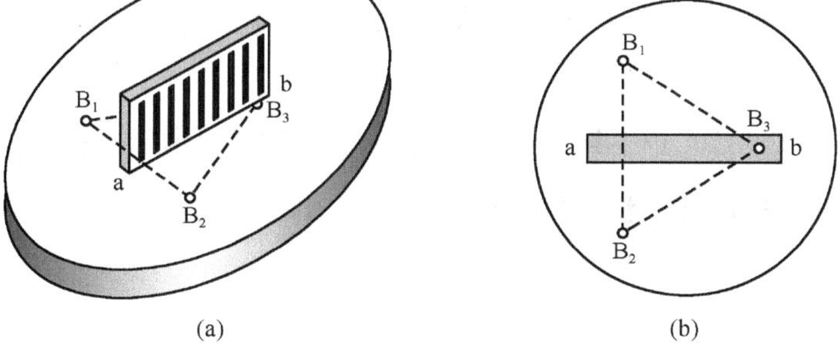

实验图 4-6 光栅在载物台上安放的位置
（a）立体图；（b）俯视图

5. 测量钠光灯各光谱线的衍射角 θ

（1）松开望远镜上止动螺钉，测光谱线位置。为减少误差，分别测出 $+K$ 级和 $-K$ 级光谱线偏角位置 θ_{+k} 和 θ_{-k}，则 K 级光谱的衍射角为

$$\theta_k=\frac{1}{2}\left|\theta_{+k}-\theta_{-k}\right|$$

为使叉丝对准光谱线，必须使用望远镜微动螺钉来对准，测量时，刻度盘上两个游标都要读数，并将读数填入实验表 4-1 中，计算出平均值。

（2）测量时，可将望远镜移至最左端，从 −2 级，−1 级到 +1 级，+2 级依次测量，以免漏测数据。要求测两次，并将读数填入实验表 4-1 中，计算出平均值。

6. 将光栅常数 $a+b$ 和测得的衍射角 θ 代入光栅方程，计算钠光的波长。

五、数据处理

实验表 4-1 测量钠光灯各光谱线的衍射角记录表

光谱级数	光谱位置	游标 1	游标 2	平均读数	衍射角
$K=\pm1$	θ_{-1}				$\theta_1=$
	θ_{+1}				
$K=\pm2$	θ_{-2}				$\theta_2=$
	θ_{+2}				

光栅常数 $a+b=$ m　　钠光波长 $\lambda=5.893\times10^{-7}$m

计算钠光波长：$\lambda=\dfrac{d}{k}\sin\theta$　　$\lambda_1=d\sin\theta_1=$

$$\lambda_2=\frac{d}{2}\sin\theta_2=$$

平均值：$\bar{\lambda}=\dfrac{1}{2}(\lambda_1+\lambda_2)=$

相对误差：$E=\dfrac{|\bar{\lambda}-\lambda|}{\lambda}\times100\%=$

六、思考题

当用钠光（$\lambda=5.893\times10^{-7}$m）垂直入射到 1mm 内有 500 条刻痕（$a+b=\dfrac{1}{500}$mm）的平面透射光栅上时，最多能看到第几级光谱？并说明理由。

实验五　利用旋光性测定溶液的浓度

一、实验目的

1. 观察线偏振光通过旋光物质的旋光现象
2. 了解旋光计的结构原理
3. 学习用旋光计测旋光性溶液的旋光率和浓度

二、实验仪器

旋光仪，盛液玻璃管，温度计，钠光灯，已知浓度和未知浓度的葡萄糖溶液。

三、实验原理

1. 测量原理　当平面偏振光通过某些透明物质后，振动面要发生旋转，这种现象称为旋光现象。振动面被旋转的角度，称为旋光度 θ。具有旋光性的物质，称为旋光物质，如石英、糖溶液、松节油及某些抗生素溶液等。旋光物质分为左旋和右旋两类，当观察者正对着入射光时，若振动面发生逆时针方向旋转，则称为左旋，这种物质叫左旋物质。反之，若当观察者正对着入射光时，若振动面发生顺时针方向旋转，则称为右旋，这种物质叫右旋物质。

对于透明的固体来说，旋光度 θ 与光透过物质的厚度 d 成正比；而对于液体来说，除了厚度之外，还与溶液的浓度 C 成正比。实验证明，在给定波长（单色光）和一定温度下，如旋光物质为溶液，则旋光度由下式表示

$$\theta=\alpha cd \qquad \text{（实验 5.1）}$$

式中，α 为该物质的旋光率。它在数值上等于偏振光通过单位长度（1dm）、单位浓度（$1g \cdot mL^{-1}$）的溶液后引起振动面旋转的角度（单位为°）。习惯上溶液的厚度 d 用 dm（0.1m）为单位，C 为 100mL（$100cm^3$）溶液中溶质的克数，α 用 $[\alpha]_D^t$ 表示，t 为测试温度，D 指光源用 $\lambda=589.3$nm 的钠光。

实验表明，旋光率与入射光的波长有关，约与入射光波长的平方成反比，通常采用钠黄光（$\lambda=589.3$nm）来测定旋光率。旋光率和温度也有关系。

如果已知待测溶液的浓度 C 和溶液的长度 d，测出旋光度 θ，可算出旋光率 α；反之，已知旋光率，测量旋光度可确定溶液的浓度。

2. 仪器介绍　测量物质旋光度的装置叫旋光计，其实物和结构如实验图 5-1 所示。它主要由起偏镜和检偏镜组成。当起偏镜和检偏镜的偏振轴相互正交时，在目镜中应看到最暗的视场，在它们之间装上盛有旋光物质的测试管后，因振动面旋转视场变亮，这时转动检偏镜，使视场重新变暗，此时检偏镜的旋转角度就表示被测溶液的旋光度。

由于人眼难以准确地判断视场是否最暗，所以一般采用半荫法，通过比较视场中相邻两光束的强度是否相同来确定旋光度。在起偏镜后再加一个较小的石英晶体片。石英晶体片和起偏镜的一部分在视场中重叠，如实验图 5-2 所示。取石英晶体片光轴和起偏镜偏振轴成一小角度 θ，从而相应的两束光波的振动面也成一小角度。由起偏镜形成的偏振光，其中有一部分直接

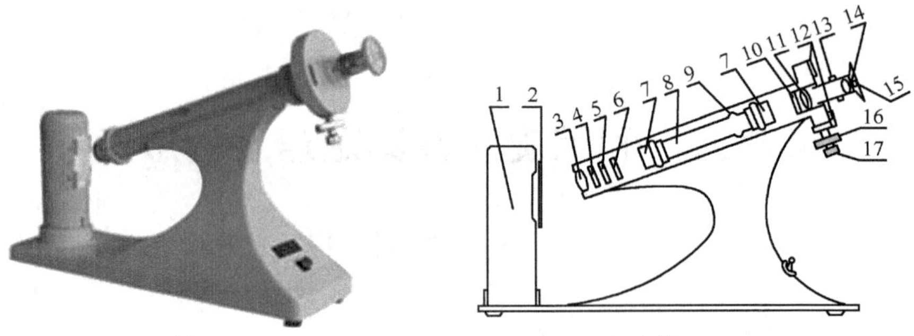

(a) (b)

实验图 5-1 旋光计

(a) 实物图;(b)结构图

1. 钠光灯;2. 毛玻璃片;3. 会聚透镜;4. 滤色片;5. 起偏镜;6. 石英片;7. 测试端螺帽;8. 测试管;9. 测试管凸起部分;10. 检偏镜;11. 望远物镜;12. 度盘和游标;13. 望远镜调焦手轮;14. 望远镜目镜;15. 游标读数放大镜;16. 度盘转动细调手轮;17. 度盘转动粗调手轮

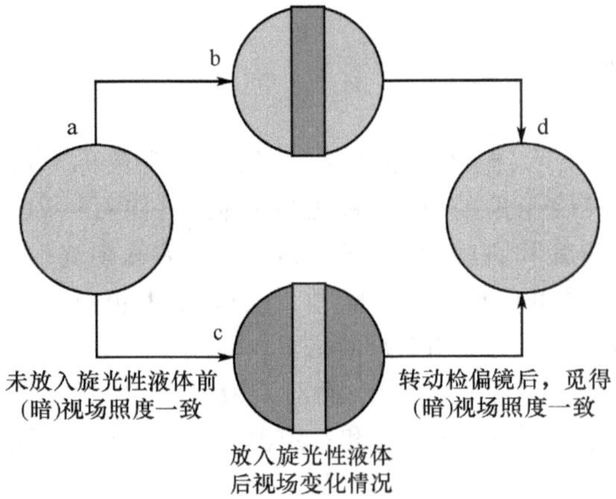

实验图 5-2 目镜中视场的亮暗变化图

通过旋光物质到达检偏器,而另一部分则先通过石英晶体片后通过旋光物质,其振动面稍有改变。所以,如果把检偏器调到第一部分完全黑暗时(检偏器偏振轴与该部分光振动方向垂直),另一部分仍有部分光线通过检偏器,因此视场就分为明、暗两部分或三部分(实验图 5-2),本实验用三分视场的旋光仪。在未放样品测试前,先调节检偏器,使视场三部分亮度相等,这时旋光仪读数盘的刻度为 θ_0。然后在试管中放入旋光物质,再调节到视场三部分亮度相等,这时旋光仪读数盘的刻度为 θ'。旋光物质形成的旋光度为 θ,即

$$\theta=\theta'-\theta_0$$

为清除数度盘的偏心差,仪器采用双游标读数。度盘分 360 格,每格 1°;游标分 20 格,等于度盘的 19 格,用游标可直接读到 0.05°。从读数盘上分别读出左、右的刻度值分别为 θ_L 和 θ_R,则

$$\theta_0=(\theta_{L0}+\theta_{R0})/2,\qquad \theta'=(\theta_L+\theta_R)/2$$

旋光度 $\theta=\theta'-\theta_0$。若 $\theta_L=\theta_R$,且度盘转到任意位置都符合等式,则说明仪器没有偏心差,可以不用对顶读数法。实验图 5-3 中,旋光角 $\theta=9.30°$。

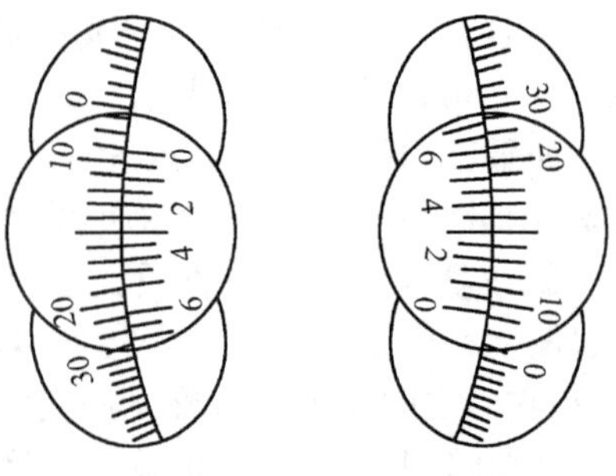

实验图 5-3 游标读数

使用仪器的几点说明:

(1) 将仪器接交流电源,开启电源开关,约 5min 后钠光灯发光正常,才可开始工作。

(2) 选择长度适宜的装液试管,注满试液,装上橡皮圈,直至不漏为止。螺帽不宜旋得太紧,以免护片玻璃发生变形,影响读数准确性。然后将试管两头残余溶液擦干,以免影响观察清晰度及测定精度。

(3) 装溶液时试管内不可留有气泡,如发现气泡应使之进入试管的凸出部分,以免影响测量结果。

四、实验内容

(1) 接通钠灯电源,点燃约10min,待完全发出钠黄光后才可使用。取出测试管,调节目镜,使能清楚地看见视场分界线,旋动度盘转动,直到视场亮度一致,刻度盘上的读数就是零点 θ_0,并将数据填入实验表5-1中。

(2) 把已知浓度的待测糖液装入测试管,并放入旋光仪中。转动度盘手轮(转动检偏器)使视场亮度一致,重复判断,读数5次以上取平均值,并将数据填入实验表5-1中。这时所测旋光度为 $\theta_1=\theta'-\theta_0$。

(3) 将另一装有未知浓度的糖液的测试管,按上述方法测出旋光度 θ_2。

(4) 利用所得结果计算旋光率及未知浓度糖溶液的浓度,$\theta=\alpha cd$ 中规定 C 为 100cm^3 溶液所含溶质的克数,d 用dm作单位,θ 用°作单位。

五、数据处理

1. $\alpha=100\dfrac{\theta}{Cd}=$ 　　　　　　　　　$°\cdot\text{cm}^3\cdot\text{g}^{-1}\cdot\text{dm}^{-1}$

2. $C=100\dfrac{\theta}{\alpha d}=$ 　　　　　　　　　$\text{g}\cdot(100\text{cm}^3)^{-1}$

实验表5-1　测量旋光性溶液的旋光率和浓度数据记录表

实验项目	溶液长度 d/dm	初读数 θ_0/(°)	度盘读数 θ'/(°)	旋光度 $\theta=\theta'-\theta_0$	旋光率 $[\alpha]_D^t$/(°)	浓度 C/[$\text{g}\cdot(100\text{cm}^3)^{-1}$]
测 α						
测 C						

钠光波长 $\lambda=5.893\times10^{-7}\text{m}$　　　　温度 $t=$

六、思考题

1. 若将偏振光右旋的旋光率定为"+",反之其旋光率定为"−"。试判定该实验中使用的糖液的旋光率是"+"还是"−"。

2. 用玻璃管装溶液时应注意什么问题?

实验六　验证基尔霍夫定律与叠加原理

一、实验目的

1. 验证基尔霍夫定律和叠加定理的正确性，加深对基尔霍夫定律和叠加定理的理解
2. 学会用电流插头、插座测量各支路电流

二、实验仪器

两路直流可调稳压电源（0~30V），多用电表，直流电压表（0~200V），DGJ03 型电势，电压测定实验电路板。

三、实验原理

基尔霍夫定律是电路的基本定律。测量某电路的各支路电流及每个元件两端的电压，应能分别满足基尔霍夫电流定律（KCL）和基尔霍夫电压定律（KVL），即对电路中的任一个节点而言，应有 $\sum I = 0$；对任何一个闭合回路而言，应有 $\sum U = 0$。叠加原理指出，在有多个独立源共同作用的线性电路中，通过每一个元件的电流或其两端的电压，可以看成是由每一个独立源单独作用时在该元件上所产生的电流或电压的代数和。

线性电路的齐次性是指当激励信号（某独立源的值）增加 K 倍或减小为 $\frac{1}{K}$ 时，电路的响应（电路中各电阻元件上所建立的电流和电压值）也将增加 K 倍或减小到 $\frac{1}{K}$。

运用上述定律原理时必须注意各支路或闭合回路中电流的正方向，此方向可预先任意设定。

四、实验步骤

（一）验证基尔霍夫定律

1. 按实验图 6-1 接好实验电路。

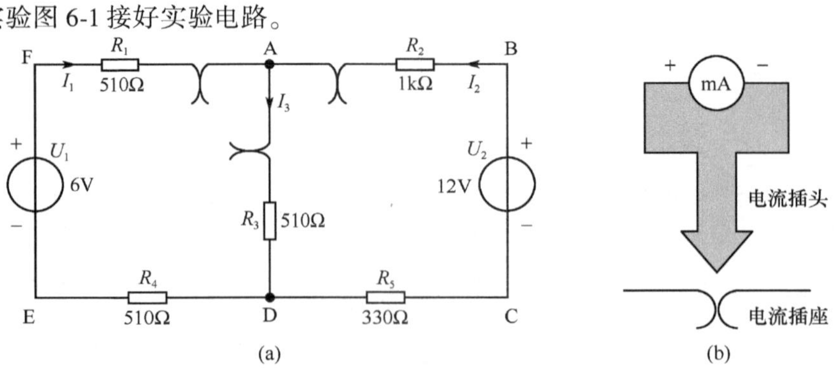

实验图 6-1　验证基尔霍夫定律

（a）电路图；（b）电流插头、插座

2. 实验前先任意设定三条支路和三个闭合回路的电流正方向，如实验图 6-1 所示。实验图 6-1 中 I_1、I_2、I_3 的方向已设定。三个闭合回路的电流正方向设为 ADEFA、BADCB 和 FBCEF。

3. 分别将两路直流稳压源接入电路，设 $U_1 = 6V$，$U_2 = 12V$。

4. 将电流插头的两端接至数字毫安表的"+、-"两端。

5. 将电流插头分别插入三条支路的三个电流插座中，读出并将电流值记录在实验表 6-1 中。

实验表 6-1　基尔霍夫电流定律实验数据记录表

被测量	I_1/mA	I_2/mA	I_3/mA	A 点总电流/A
计算值				
测量值				
百分误差				

6. 用直流电压表分别测量两路电源及电阻元件上的电压值，记录在实验表 6-2 中。

实验表 6-2　基尔霍夫电压定律实验数据记录表

被测量	U_1/V	U_2/V	U_{FA}/V	U_{AB}/V	U_{AD}/V	U_{CD}/V	U_{DE}/V	ADEFA 回路	BADCB 回路	FBCEF 回路
计算值								0	0	0
测量值										
百分误差										

（二）叠加定理的验证

1. 按照实验图 6-2 连接电路。

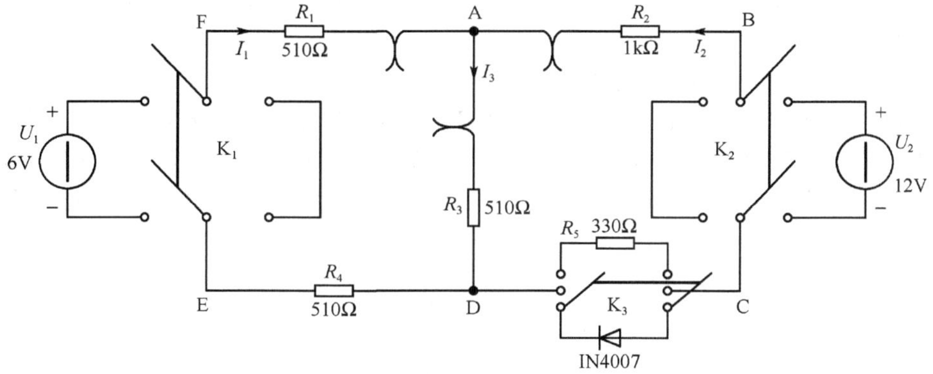

实验图 6-2　叠加原理实验电路图

2. 将两路稳压源的输出分别调节为 12V 和 6V，接入 U_1 和 U_2 处。

3. 将开关 K_1 投向 U_1 侧，开关 K_2 投向短路侧，用直流电压表和电流表分别测量各支路电流及各电阻元件两端的电压，并将测量数据记入实验表 6-3 中。

4. 将开关 K_1 投向短路侧，开关 K_2 投向 U_2 侧，用直流电压表和电流表分别测量各支路电流及各电阻元件两端的电压，并将测量数据记入实验表 6-3 中。

5. 开关 K_1 和 K_2 分别投向 U_1 侧和 U_2 侧，用直流电压表和电流表分别测量各支路电流及各电阻元件两端的电压，并将测量数据记入实验表 6-3 中。

实验表 6-3　验证叠加原理实验数据记录表

测量项目 / 实验内容	U_1/V	U_2/V	I_1/A	I_2/A	I_3/A	U_{AB}/V	U_{AD}/V	U_{CD}/V	U_{DE}/V	U_{FA}/V
U_1 单独作用										
U_2 单独作用										
U_1、U_2 共同作用										

6. 将 R_5(330Ω)换成二极管 IN4007(将开关 K_3 投向二极管 IN4007 侧),重复(3)~(5)的测量过程,并将测量数据记入实验表 6-4 中。

五、数据处理

实验表 6-4　实验数据记录表

测量项目 / 实验内容	U_1/V	U_2/V	I_1/A	I_2/A	I_3/A	U_{AB}/V	U_{AD}/V	U_{CD}/V	U_{DE}/V	U_{FA}/V
U_1 单独作用										
U_2 单独作用										
U_1、U_2 共同作用(接入 IN4007)										

六、注意事项

1. 所有需要测量的电压值,均以电压表测量的读数为准。U_1、U_2 也需测量,不应取电源本身的显示值。

2. 防止稳压电源两个输出端碰线短路。

3. 用指针式电压表或电流表测量电压或电流时,如果仪表指针反偏,则必须调换仪表极性,重新测量。此时指针正偏,可读得电压或电流值。若用数显电压表或电流表测量,则可直接读出电压值或电流值。但应注意:所读得的电压或电流值的正、负号应根据设定的电流参考方向来判断。

七、思考题

1. 根据实验图 6-1 的电路参数,计算出待测的电流 I_1、I_2、I_3 和各电阻上的电压值,记入实验表 6-1 和实验表 6-2 中,以便实验测量时,可正确地选定毫安表和电压表的量程。

2. 实验中,若用指针式万用表直流毫安挡测各支路电流,在什么情况下可能出现指针反偏?应如何处理?

3. 实验中,将一个电阻器改为二极管,试问叠加原理的叠加性与齐次性还成立吗?为什么?

实验七　电感性负载与电容器并联

一、实验目的

1. 了解日光灯电路的工作原理，理解电感在日光灯电路中的作用
2. 掌握提高功率因素的方法
3. 学会日光灯电路的安装，初步学会日光灯常见故障的检修

二、实验仪器

日光灯具，交流电流表，交流电压表，单相功率表，开关，电容器（2μF、4μF、6μF、8μF），验电笔。

三、实验原理

1. 日光灯电路　日光灯电路由灯管、镇流器和起辉器组成，如实验图 7-1 所示。

2. 提高电感性负载功率因数的方法　日常生活中，电感性负载比较常见，日光灯电路就是一个典型电感性负载电路，它相当于一个 *RL* 串联电路，为了提高功率因素，可在日光灯电路的输入端并联一个适当的电容，如实验图 7-2 所示。

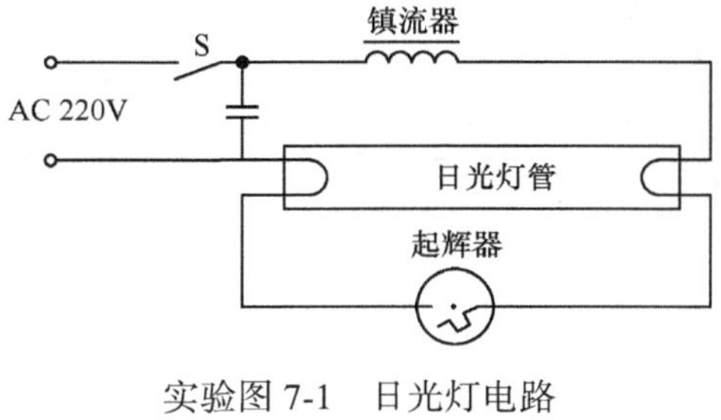

实验图 7-1　日光灯电路

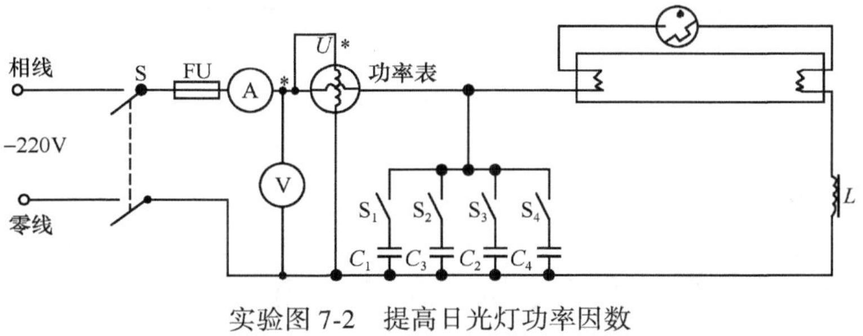

实验图 7-2　提高日光灯功率因数

功率因数 $\cos\varphi$ 是表征交流电路的一个重要参数，它是电路总电压与电流之间相位差角 φ 的余弦

$$\cos\varphi=\frac{P}{S}=\frac{P}{UI} \qquad (实验 7.1)$$

只要测出 P、U、I 代入式(实验 7.1)就可算出功率因数 $\cos\varphi$。

应当注意并联电容器前后,电源向外提供的电压、负载消耗的有功功率及流过负载的电流并未改变,但电路总电流及电源向负载提供的视在功率因并联电容器而减少,因此,我们所讲的提高功率因数,是指提高整个电路乃至整个电网的功率因数,而不是指某个电感性负载本身。这是改善电路功率因数的意义所在。

四、实验内容

1. 安装日光灯电路

(1) 如实验图 7-1 安装好日光灯。

(2) 检查电路的连接情况,然后请指导教师检查后,方可合上电源。

(3) 观察日光灯的起辉过程,观察日光灯的发光情况。

2. 测量日光灯电路并联电容器前的功率因数

(1) 如实验图 7-2 接好电路,将 S_1、S_2、S_3、S_4 都断开,分别测量电路总电压 U_1、总电流 I_1 及日光灯电路的功率 P_1,将其记录在实验表 7-1 中。

(2) 计算日光灯电路并联电容器前的功率因数。

3. 测量日光灯电路并联电容器后的功率因数　根据各电容的数值大小,适当组合开关 S_1、S_2、S_3、S_4 的通断,分别测量并联不同电容时电路的总电压 U_2、总电流 I_2 及日光灯电路的功率 P_2,将其记录在实验表 7-1 中。

实验表 7-1　日光灯电路的功率因数

测量项目 / 测量次数	电容/μF	测量值			计算值
		U/V	I/A	P/W	$\cos\varphi$
1	无				
2					
3					
4					
5					

五、实验结论

由学生自己总结。

六、注意事项

1. 注意用电安全,裸导线一定要用电工胶布包扎好,不能将裸导线暴露在外。切记接线不通电,通电不接线的原则,以防触电。

2. 单相功率表的电流线圈不能与电源并联,应将功率表的其他几点接好后,再将“ * ”号端接到电源上。

3. 保管好随身携带的金属小物品(如金属管笔、金属手表和金属发夹等),不可散落在操作台上,以防短路。

4. 从电路中拆下的电容器要进行短接放电处理,以防对人造成伤害。

5. 实验过程中所出现的电路故障,应尽量自己排除,学会检查故障和排除故障。

七、思 考 题

1. 并联电容器后总电流怎样变化?

2. 并联电容器前、后,日光灯电路的有功功率是否发生变化?

3. 并联电容器前、后,日光灯电路的功率因素是否发生变化?为什么?

4. 实验中日光灯如果出现下列情况,请你为其诊断,并排除故障。

(1) 日光灯灯管两端发红,无法正常发光。

(2) 日光灯明、暗交替闪烁不定。

(3) 日光灯能正常发光,但有“嗡嗡”的交流声。

(4) 接通电源后,灯管强烈闪烁一下随即熄灭。

实验八　三相负载的连接

一、实验目的

1. 初步学会三相负载的星形连接和三角形连接
2. 通过实验进一步理解星形连接和三角形连接的线电压与相电压、线电流与相电流之间的关系
3. 通过实验加深对三相四线制电路中性线作用的理解

二、实验仪器

三相负载灯箱，交流电流表（1A），交流电压表（500V），万用表，三相闸刀开关，开关。

三、实验原理

1. 对称三相负载作星形连接

$$U_{YL}=\sqrt{3}U_{YP},\quad I_{YP}=I_{YL}$$

中线电流

$$\dot{I}_N=\dot{I}_A+\dot{I}_B+\dot{I}_C$$

2.对称三相负载三角形连接

$$U_{\Delta P}=U_L,\quad I_{\Delta L}=\sqrt{3}I_{\Delta P}$$

四、实验内容

1. 三相负载星形连接

（1）如实验图 8-1 所示接好电路。

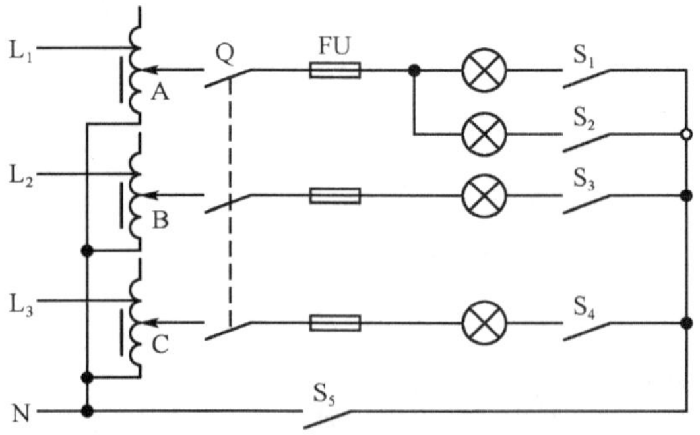

实验图 8-1　星形连接的实验电路图

（2）将三相调压器的输出调到 36V。

（3）闭合 Q，利用开关 S_1、S_2、S_3、S_4 和 S_5 的组合，分别测量几种星形连接时的线电压、相电压及线电流，将测量数据填入实验表 8-1 中。

实验表 8-1　三相负载的星形连接

电路状态 / 测量项目		对称负载		不对称负载	
		有中性线	无中性线	有中性线	无中性线
线电压/V	U_{AB}				
	U_{BC}				
	U_{AC}				
相电压/V	U_{AN}				
	U_{BN}				
	U_{CN}				
线电流/V	I_A				
	I_B				
	I_C				
中性线电流 I_N					

2. 三相负载三角形连接

(1) 按实验图 8-2 接好电路。

(2) 将三相调压器的输出调到 36V。闭合 Q,利用开关 S_1、S_2、S_3、S_4、S_5、S_6 和 S_7 的组合,分别测量两种三角形连接时的线电流、相电流及线电压,将测量结果填入实验表 8-2 中。

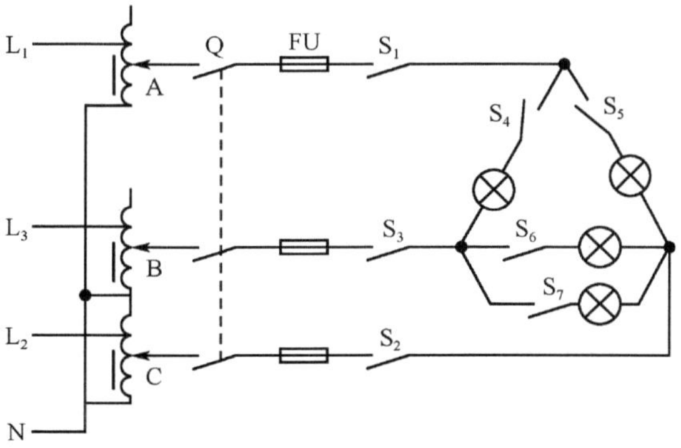

实验图 8-2　三相负载三角形连接的电路图

实验表 8-2　三相负载三角形连接

电路状态 / 测量项目		对称负载	不对称负载
线电压/V	U_{AB}		
	U_{BC}		
	U_{AC}		
线电流/A	I_A		
	I_B		
	I_C		
相电流/A	I_{AB}		
	I_{BC}		
	I_{CA}		

五、实验结论

由学生自己总结。

六、注意事项

1. 电路必须经指导教师检查后，才能接通电源。
2. 电路闭合后，不能用手接触电路及电路中的元件，以免发生触电事故。
3. 注意电压表应并联在被测电路中，而电流表应串联在被测电路中。

七、思考题

1. 三相负载作星形连接，负载对称时，中性线可省去，而负载不对称时，不能省去中性线，为什么？

2. 照明电路供电通常采用三相四线制，如果是三相对称照明负载，能否省去中性线，为什么？

实验九　三相异步电动机的继电接触器控制

一、实验目的

1. 了解三相异步电动机的铭牌及常用低压电器的规格型号

2. 学习三相异步电动机的继电接触器控制

3. 通过对控制线路的连接和操作，进一步熟悉交流接触器、热继电器和按钮等电器元件的构造，了解自锁、欠压保护及过载保护的工作原理

二、实验电路

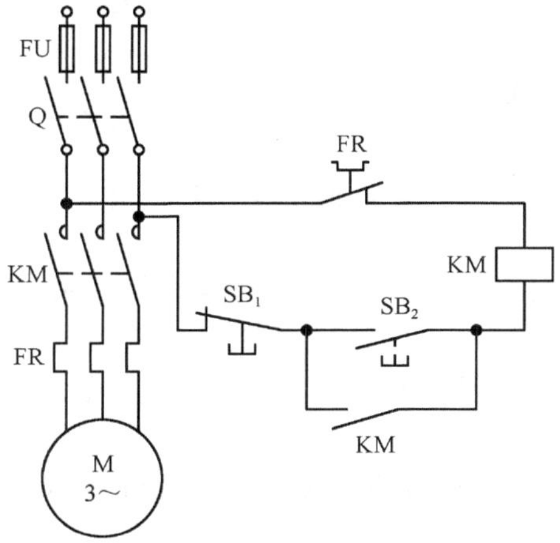

实验图 9-1　三相异步电动机单向运转继电接触器控制电路

三、实验仪器

三相异步电动机，交流接触器，热继电器，按钮。

四、实验内容

1. 用手拨动转子，细听电动机内部有无摩擦声，检查传动装置及轴承的润滑情况是否良好。

2. 记录三相异步电动机、交流接触器和热继电器等的铭牌数据。

3. 按实验图 9-1 和实验图 9-2 接好电路（定子绕组的连接可自由选择），经检查无误后，接通电源，按下起动按钮，观察电动机的运转情况，按下停止按钮，观察电动机是否停车。

4. 控制线路的欠压保护。

在电动机正常运转时，将三相电压由 380V 逐渐减少（实验室统一操作），使电动机因欠压而停转，记下停转时的电压值。恢复三相电压到 380V，观察电动机是否能继续运转。

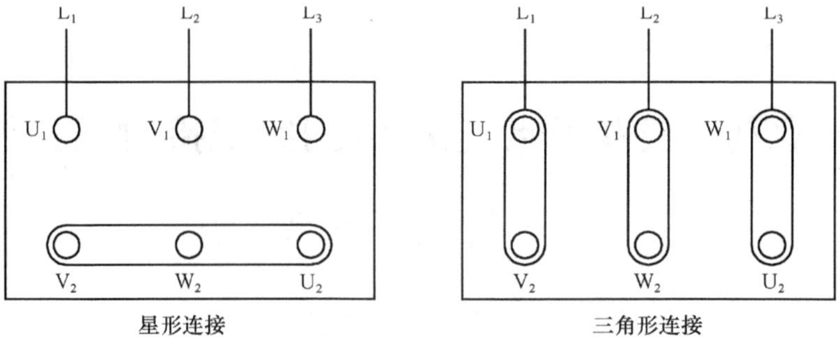

实验图 9-2　三相定子绕组的连接

5. 按起动按钮使电动机重新运转。运转过程中造成人为停电，再立即恢复供电，观察电动机在没有重新按起动按钮时是否能继续运转。

6. 任意对调两根相线，观察电动机反转。

五、实验结论

由实训者本人根据实际结果作出。

六、注意事项

1. 注意用电安全，不接触裸导体，导线接头用绝缘胶布包好，牢记接线不通电，通电不接线的原则。

2. 注意保管好随身携带的金属小物品（如金属管笔、金属手表和金属发夹等），不可散落在操作台上，以防短路。

3. 实验室所用的三相交流电动机的接线盒与生产实际有所不同，注意各绕组的始端、末端在连接时不能颠倒。

4. 实验过程中所出现的故障，要认真记录，尽量自己排除，最大限度地达到受训的目的。

七、思考题

1. 什么叫“自锁”？本实验中，谁在起“自锁”作用？

2. 本实验中，线路中已经用了热继电器，为什么还要装熔断器？两者的作用有何不同？

3. 欠压停车时，星形与三角形连接的电动机会在同一电源电压下停车吗？为什么？

4. 在完成实验内容 3 时，将闸刀 Q 合上后，按下起动按钮 SB，如果出现下列现象，请你诊断故障原因并处理故障。

（1）接触器 KM 不动作（听不到电磁铁的吸合声音）。

（2）接触器动作，电动机不转。

（3）电动机转动，但一松手电动机就停转。

（4）接触器触头有明显的颤动，噪声较大。

（5）接触器线圈冒烟。

（6）电动机不转，但用手拨动后能转动。

5. 注意事项 3 中提到，各绕组的始端、末端在连接时不能颠倒，为什么？

实验十　直流稳压电源的制作与调试

一、实验目的

1. 学会设计和制作线路板
2. 学会识别和选择变压器、整流二极管、滤波电容及集成稳压器等元器件
3. 掌握直流稳压电路的安装和调试方法

二、实验仪器

万用表,电烙铁,小型台钻,敷铜板,电容器,变压器,三端稳压器,二极管,电位器,电阻,焊锡,三氯化铁,稀盐酸,油漆,松香和乙醇等。

三、实验电路

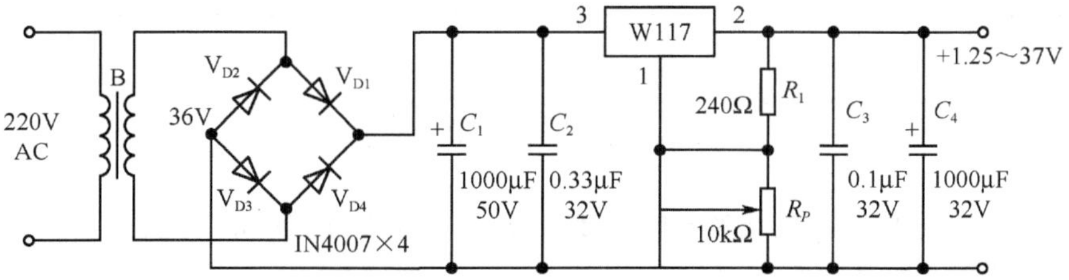

实验图 10-1　可调式直流稳压电源

四、实验内容

1. 利用 Protel 软件根据原理图(实验图 10-1)绘制线路印制板图(也可自行手工设计,强烈建议先手工设计,然后再电脑设计)。

2. 用腐蚀法制作线路印制板(如果实验时间较少,可以由教师提前制作)。

(1) 按实验图 10-2 线路,在敷铜板上用油漆描出印制线路保护层。也可以用印刷方式印制油漆保护层。

(2) 将制作好油漆保护层的敷铜板放入三氯化铁溶液中腐蚀。

(3) 除去油漆保护层后,钻孔。

3. 检查线路印制板图及各元器件,按装配工艺要求安装。

4. 检查装配质量,合格后焊接断口 A、B、C,此时电路为不可调直流稳压电源,测量输出电压是否为 12V。

5. 断开 C 点,焊接 D 点,此时电路为可调直流稳压电源,调节电位器,测量输出电压是否在 1. 5~36V 连续可调。

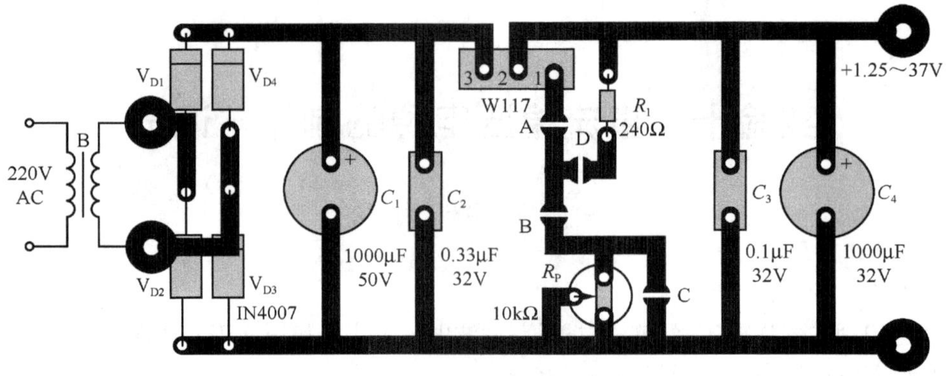

实验图 10-2　直流稳压电源线路印制板图

6. 在指导教师的帮助下，用此电源给负载（小电珠或其他用电器）供电，测量其有载和空载输出电压，将数据填入实验表 10-1 中。

实验表 10-1　稳压电源不同负载下的输出电压

空载输出电压/V	负载电阻为 100Ω 的输出电压/V	负载电阻为 1kΩ 的输出电压/V
3		
6		
9		

五、装配工艺

1. 制作出的印制板上铜箔的宽度要尽量一致，走向工整美观，分布匀称，焊孔圆润，位置居中，铜箔光洁、平整、无毛刺。

2. 所有电子元件应尽量安置在印制线路板的非导体面，输入引线和输出引线宜从印制线路板的非导体面引出。

3. 电阻、电位器、二极管宜采用水平式安装，元件紧贴印制线路板。电容器宜采用直立式安装，元件紧贴印制线路板。三端稳压器宜采用直立式安装并安装散热器，元件与印制板的距离 5mm 左右。

4. 所有插件应装配整齐、端正，高低有序，不能歪斜。

5. 各元件上的标识符号及文字，应尽量调整到醒目的位置，且方向一致。

6. 所有插入焊孔的元器件及引线均宜采用直脚焊，剪脚留头在焊面上 1mm 左右为宜，焊点圆润、光亮、饱满，防止出现虚焊、搭焊和散锡等现象。

六、实验结果

制作出一个输出电压可调的稳压电源。

七、注意事项

1. 制作电路印制板时，应使用塑料镊子取放印制板，防止腐蚀液损伤皮肤。

2. 打孔时注意操作安全。

3. 焊接时应防止电烙铁烫伤皮肤。电烙铁在焊点停留的时间也不宜过长,否则会损坏电子元器件。

4. 调试时,不能接触高压电源,防止触电。同时应将操作桌面清洁干净,防止短路。

5. 禁止带电拆接线路。

八、思　考　题

1. 根据实验数据说明,同一空载电压下,为什么不同的负载电阻的输出电压不同。

2. 如何确定本电源的最大输出功率?

3. C_2 和 C_3 在电路中的作用是什么?

主要参考文献

程守洙，江之永 . 1998. 普通物理学 . 第 5 版 . 北京：高等教育出版社
金钟辉 . 梁德余 . 2000. 大学基础物理学 . 北京：科学出版社
科学探索百科全书编委会 . 2009. 科学探索百科全书 . 北京：北京出版社
秦曾煌 . 1999. 电工学 . 第 5 版 . 北京：高等教育出版社
王铭 . 2008. 物理学 . 第 5 版 . 北京：人民卫生出版社
张建民 . 2001. 电工技术 . 北京：国防工业出版社

药用物理教学基本要求

（一）课程性质和要求

本大纲是根据全国医药职业教育药学类规划教材编写委员会制订的专业教学计划编写的。本教材计划教学课时为68学时，其中理论课48学时，实验课20学时。本教材适宜药学类的药物分析技术、药物制剂技术、化学制药技术、中药制药技术等专业使用，实施过程中可根据学校的实际情况和专业的不同需要作适当调整。

（二）课程教学目标

《药用物理》是药学类各专业的一门公共基础课，本课程重点讲述与药学有关的物理学知识和药物生产、研究过程中必需的电工实用技术。

学习本课程的目的：让学生掌握学习专业基础课和专业课所必需的物理学基本理论和技能，掌握药学生产和研究领域中的电工技术。

本课程物理学部分是高职药学类各专业进行理论课学习之前必须具备的基本知识，要求学生掌握本课程的流体力学、气体动理论、热力学、电磁学基础、振动与波、光的波动性、原子及原子核物理等基本概念及其主要应用。

本课程电工技术部分是高职药学类各专业在讲授现代医药工业自动化生产之前必须具备的基本知识，要求学生掌握本课程的直流电路、交流电路、变压器、交流电动机及其控制电路和安全用电知识。

鉴于传感器在药物生产过程中的广泛应用，本课程在第11章电子技术基础中将其单列为一节。

本课程安排了一定的实用性实验，介绍了生产、经营一线技术人员所需要的一些基本应用知识，目的是培养学生的动手能力，掌握仪器的使用方法，强调实用技术。

本课程理论知识适度，知识面宽。与本课程相关的药学类实际生产中的应用及发展动态安排在知识链接和习题训练中，将前沿技术和少量相对较难理解的理论知识安排在阅读材料中，这将有助于增加本教材的趣味性和可读性，对提高学生的学习兴趣有一定的帮助。

（三）教学内容和要求

教学内容	教学要求			教学内容	教学要求		
	了解	理解	掌握		了解	理解	掌握
第1章　流体力学				五、毛细现象	√		
第1节　液体的表面现象				第2节　理想流体的稳定流动			
一、静止流体内部的压强	√			一、理想流体	√		
二、液体的表面张力	√			二、稳定流动	√		
三、润湿现象和不润湿现象	√			三、流体的连续性原理	√		
四、球形液面内、外的压强差	√			第3节　伯努利方程			√

续表

教学内容	教学要求			教学内容	教学要求		
	了解	理解	掌握		了解	理解	掌握
第4节　黏滞性流体的流动				二、电流的磁场		√	
一、牛顿黏滞性定律	√			三、磁场对运动电荷的作用	√		
二、层流、湍流和雷诺数	√			四、磁场对载流导线的作用		√	
第5节　斯托克斯定律	√			五、电磁感应定律	√		
第2章　分子物理学与热力学				第4章　振动与波			
第1节　理想气体的压强和温度				第1节　简谐振动			
一、平衡态气体的状态参量		√		一、简谐振动的运动规律	√		
二、理想气体状态方程		√		二、描述简谐振动的物理量	√		
三、理想气体的微观模型		√		三、简谐振动的矢量图示法	√		
四、理想气体的压强		√		四、简谐振动的能量	√		
五、理想气体的温度	√			五、简谐振动的合成	√		
第2节　能量均分定理				第2节　机械波			
一、分子的自由度		√		一、机械波的产生和传播	√		
二、能量均分定理		√		二、波长、频率和波速	√		
三、理想气体的内能		√		三、简谐波的波动方程	√		
第3节　气体分子速率的统计分布规律				四、波的能量	√		
一、气体分子的统计分布	√			五、波的强度	√		
二、分子速率的3个统计值	√			第3节　波的衍射			
第4节　热力学第一定律				一、惠更斯原理	√		
一、内能、功、热量		√		二、波的衍射		√	
二、热力学第一定律		√		第4节　波的干涉			
三、热力学第一定律的应用		√		一、波的叠加原理		√	
第5节*　热力学第二定律				二、波的干涉		√	
一、循环过程	√			第5节　声波和超声波			
二、卡诺循环	√			一、声波的性质	√		
三、热力学第二定律	√			二、声强和声强级	√		
四、热力学第二定律的统计意义	√			三、超声波及其应用	√		
第3章　电磁学基础				第5章　光的波动性			
第1节　静电场				第1节　光的干涉			
一、库仑定律	√			一、光的相干性	√		
二、电场　电场强度		√		二、杨氏双缝干涉	√		
三、高斯定理	√			三、*洛埃德镜实验	√		
四、电势　电势差		√		四、光程和光程差		√	
第2节　磁场				第2节　光的衍射			
一、磁感应强度		√		一、光的衍射现象			√

续表

教学内容	教学要求 了解	理解	掌握
二、惠更斯-菲涅耳原理	√		
三、单缝衍射	√		
四、衍射光栅			
第 3 节　光的偏振			
一、偏振光			√
二、起偏和检偏	√		
三、马吕斯定律			√
四、反射和折射时光的偏振			√
五、光的双折射现象	√		
第 4 节　旋光现象			
一、旋光现象	√		
二、旋光率			√
第 5 节　光的吸收			
一、光的吸收　朗伯-比尔定律	√		
二、选择性吸收	√		
第 6 章　原子结构及原子核物理			
第 1 节　氢原子光谱　玻尔的氢原子理论			
一、氢原子光谱的实验规律	√		
二、玻尔的氢原子理论	√		
第 2 节　激光			
一、自发辐射　受激辐射	√		
二、激光的发射原理	√		
三、激光器	√		
第 3 节　光的粒子性和实物粒子的波动性			
一、光电效应-光的粒子性	√		
二、实物粒子的波动性	√		
第 4 节*　波函数及薛定谔方程			
一、波函数	√		
二、定态薛定谔方程	√		
三、量子力学对氢原子的应用	√		
第 5 节　原子核的基本性质			
一、原子核的电荷和质量	√		
二、原子核的组成	√		
三、*原子核的自旋与磁矩	√		
第 6 节　原子核的结合能	√		

教学内容	教学要求 了解	理解	掌握
第 7 节　原子核的放射性衰变			
一、放射性衰变	√		
二、放射性衰变定律	√		
三、放射性强度	√		
第 7 章　直流电路			
第 1 节　电路的基本概念			
一、电路的组成	√		
二、电能和电功率		√	
三、有载工作状态	√		
四、开路状态	√		
五、短路状态	√		
第 2 节　基尔霍夫定律			
一、基尔霍夫电流定律		√	
二、基尔霍夫电压定律		√	
第 3 节　电源的等效变换			
一、电压源		√	
二、电流源		√	
三、电压源与电流源的等效变换		√	
第 4 节　叠加原理			
一、电流的叠加		√	
二、叠加原理的应用范围		√	
第 8 章　正弦交流电路			
第 1 节　正弦交流电的基本概念			
一、描述正弦量大小的物理量		√	
二、描述正弦量变化快慢的物理量		√	
三、描述正弦量状态的物理量		√	
第 2 节　正弦量的相量图表示法		√	
第 3 节　单一参数元件的交流电路			
一、纯电阻电路			√
二、纯电感电路			√
三、纯电容电路	√		
第 4 节　*RL* 串联的交流电路			
一、电压与电流的关系	√		√
二、电路的阻抗	√		
三、电路的电功率	√		

续表

教学内容	教学要求		
	了解	理解	掌握
第5节 *RLC* 串联的交流电路			
一、电压与电流的关系	√		
二、电路的阻抗	√		
三、电路的功率	√		
第6节 功率因数			
一、功率因数的定义	√		
二、功率因数低落的原因	√		
三、功率因数低落的后果	√		
四、提高功率因数的方法	√		
第7节 三相电源			
一、三相电动势的产生	√		
二、三相电源的连接	√		
第8节 三相负载			
一、三相负载星形连接	√		
二、三相负载三角形连接	√		
第9节 三相电路的功率			
第10节 安全用电			
一、触电	√		
二、安全电流与安全电压	√		
三、安全用电的措施	√		
四、安全用电的注意事项	√		
第9章 变压器			
第1节 磁路的基本概念			
一、磁性材料的磁性能	√		
二、磁路	√		
三、* 交流铁芯线圈电路	√		
第2节 变压器的基本结构	√		
第3节 变压器的工作原理			
一、空载运行		√	
二、有载运行		√	
第4节 变压器的损耗与效率	√		
第5节* 变压器的铭牌	√		
第6节 特种变压器			
一、自耦变压器	√		
二、三相变压器	√		

教学内容	教学要求		
	了解	理解	掌握
第10章 交流电动机及其控制电路			
第1节 三相异步电动机			
一、三相异步电动机的结构		√	
二、三相异步电动机的工作原理		√	
三、三相异步电动机的铭牌		√	
第2节 单相异步电动机	√		
第3节 常用低压电器			
一、闸刀开关	√		
二、熔断器	√		
三、按钮	√		
四、交流接触器	√		
五、热继电器	√		
六、中间继电器	√		
第4节 三相异步电动机的使用			
一、三相异步电动机的选择	√		
二、三相异步电动机的起动	√		
三、三相异步电动机的调速	√		
第5节 三相异步电动机的继电接触器控制			
一、点动控制	√		
二、单向运转控制	√		
三、正反转控制		√	
第6节* 可编程序控制器			
一、可编程控制器的主要特点	√		
二、可编程序控制器的结构及各部分的作用	√		
三、可编程控制器的工作原理	√		
四、可编程控制器的器件符号及功能	√		
五、可编程控制器的编程语言	√		
第11章 电子技术基础			
第1节 半导体元件			
一、半导体材料		√	
二、PN结	√		
三、晶体二极管		√	
四、晶体三极管	√		
第2节 晶体管直流稳压电路			

续表

教学内容	教学要求			教学内容	教学要求		
	了解	理解	掌握		了解	理解	掌握
一、整流电路	√			实验一　测定规则物体的密度			√
二、滤波电路	√			实验二　测定流体的黏度			√
三、稳压电路	√			实验三　用模拟法测绘静电场		√	
第3节*　晶体三极管放大电路				实验四　分光计的应用	√		
一、共发射极单管低频电压放大电路		√		实验五　利用旋光性测定溶液的浓度			√
二、射极输出器		√		实验六　验证基尔霍夫定律与叠加原理	√		
三、多级放大电路		√		实验七　电感性负载与电容器并联			√
四、差动放大电路	√			实验八　三相负载的连接		√	
第4节*　模拟集成运算放大器	√			实验九　三相异步电动机的继电接触器控制		√	
第5节　数字电路简介	√						
第6节　传感器简介		√		实验十　直流稳压电源的制作与调试	√		

(四) 课程学时分配建议

学时分配建议68学时，具体内容见下表。

章序号	理论课	课时	实验课	课时
第1章	流体力学	5	实验一　测定规则物体的密度	2
第2章	分子物理学与热力学	4	实验二　测定流体的黏度	2
第3章	电磁学基础	3	实验三　用模拟法测绘静电场	2
第4章	振动与波	3	实验四　分光计的应用	2
第5章	光的波动性	4	实验五　利用旋光性测定溶液的浓度	2
第6章	原子结构及原子核物理	6	实验六　验证基尔霍夫定律与叠加原理	2
第7章	直流电路	3	实验七　电感性负载与电容器并联	2
第8章	正弦交流电路	5	实验八　三相负载的连接	2
第9章	变压器	4	实验九　三相异步电动机的继电接触器控制	2
第10章	交流电动机及其控制电路	3	实验十　直流稳压电源的制作与调试	2
第11章	电子技术基础	6		
	机动	2		
合计		48		20

部分目标检测题参考答案

第 1 章

1-1. (D);1-2. (B);1-3. (C);1-4. (B);1-5. (B);1-6. (A)。1-9. ($0.75m \cdot s^{-1}$,$3.00m \cdot s^{-1}$);1-10. ($0.72m \cdot s^{-1}$);1-11. ($0.80m \cdot s^{-1}$);1-12. ($4.00m \cdot s^{-1}$; 1.89×10^5Pa);1-13. (2.12S);1-14. ($0.98m \cdot s^{-1}$);1-15. ($2.5m \cdot s^{-1}$,2.6×10^5Pa);1-16. (6.6×10^3Pa);1-17. ($0.875m \cdot s^{-1}$,−258Pa,$P_a<P_b<P_c$,C 管压强最大);1-18. (750,为层流)。

第 2 章

2-1. (B); 2-2. (B); 2-3. (A); 2-4. (D); 2-5. (D); 2-6. (A)。2-9. ($0.082\ atm \cdot l \cdot k^{-1}$);2-10. ($1.20\times10^5Pa$);2-11. (96g);2-12. (90 天);2-13. ($1.99\times10^{-21}J$);2-14. ($3.44\times10^{14}cm^{-3}$);2-15. ($2.06\times10^3m \cdot s^{-1}$,$2.23\times10^3m \cdot s^{-1}$,$1.82\times10^3m \cdot s^{-1}$);2-16. (52J);2-17. (623.3J,623.3J,0;1038.8J,623.3J,415.5J);2-18. (2.39×10^2J)。

第 3 章

3-1. (C);3-2. (D);3-3. (D)。3-4. (不一定,不一定);3-5. (不对)。3-7. ($\frac{1}{\pi\varepsilon_0}\frac{2q}{l^2}$,0V);3-8. (0J);3-9. (13.6 eV);3-10. ($2.23\times10^{-5}V$);3-11. (62.8V);3-12. (1.26V,2.51V)。

第 4 章

4-1. (×);4-2. (√);4-3. (×);4-4. (×);4-5. (×)。4-6. (4cm,2s,0.5Hz);4-7. (振动,介质,横,纵);4-8. (17m,$6.8\times10^{-3}m$,$2.83\times10^{-3}m$);4-9. (纵);4-10. (好,大,穿透);4-11. (1∶3,1∶1);4-12. (0,120);4-13. (机械,热,空化)。4-14. (D);4-15. (B);4-16. (A);4-17. (D);4-18. (B);4-19. (D);4-20. (C);4-21. (B);4-22. (B)。4-23. ($x=0.04\cos\pi t$ m;$v=0.04\sin\pi t\ m \cdot s^{-1}$);4-24. (0.10m,0.25s,4Hz;8.5π,0,$-2.51m \cdot s^{-1}$,0);4-25. ($3\times10^{-4}m$);4-26. (4988km);4-27. (0.1m,10m,5Hz,0.2s,$50m \cdot s^{-1}$);4-28. ($y=0.1\cos\left[2\pi\left(t-\frac{x}{6}\right)\right]$m,$-\frac{2\pi}{3}$);4-29. ($1.58\times10^4\ W \cdot m^{-2}$,$3.79\times10^2J$)。

第 5 章

5-1. (D);5-2. (D);5-3. (C); 5-4. (C);5-5. (B);5-6. (C);5-7. (B);5-8. (C);5-9. (B);5-10. (B);5-11. (A);5-12. (B);5-13. (D);5-14. (C);5-15. (C);5-16. (A);5-17. (B)。5-18. (0.6328mm);5-19. ($5.45\times10^{-7}m$);5-20. (0.05m);5-21. ($a\sin\theta=7.0\lambda$,为暗纹);

5-22.（13°38′）；5-23.（546nm，1.00×10^{-5}m）；5-24.（6.00×10^{-6}m）；5-25.（0.101）；5-26.（6.30×10^{-2}g·cm^{-3}）；5-27.（53°·（dm^{-1}·g^{-1}·cm^{3}））。

第 6 章

6-1.（D）；6-2.（A）；6-3.（B）；6-4.（C）；6-5.（B）；6-6.（C）；6-7.（D）；6-8.（A）。6-9.（定态假设，频率条件，量子化条件）；6-10.（0，1，2；0，±1，±2）；6-11.（单值，有限，连续；$\int_V |\Psi|^2 dV = 1$）。

6-12.（656.3nm，364.5nm）；6-13.（9.55×10^{5}）；6-14.（3.23×10^{-19}J；2V；296nm）；6-15.（3.99×10^{-19}J、1.33×10^{-27}kg·m·s^{-1}，4.41×10^{-36}kg；9.97×10^{-18}J，3.31×10^{-26}kg·m·s^{-1}，1.10×10^{-34}kg）；6-16.（6.60×10^{-14}m·s^{-1}）；6-17.（0.04nm）；6-18.（$\sqrt{\frac{30}{L^5}}$；8.60×10^{-30}）；6-19.（$1.00\times10^{-6}s^{-1}$）；6-20.（3.70×10^{8}Bq＝10mCi）。

第 7 章

7-1.（B）；7-2.（A）；7-3.（D）；7-4.（B）；7-5.（D）；7-6.（A）。7-7.（3V）；7-8.（0.5Ω）；7-9.（0.3W）；7-10.（0.148A）；7-11.（0.046A）；7-12.（−9V）；7-13.（0，7mA，7mA）；7-14.（1.8V；0.5V；0.1V）；7-15.（−2A）；7-16.（0.2A）。

第 8 章

8-1.（×）；8-2.（×）；8-3.（√）；8-4.（×）；8-5.（×）；8-6.（×）；8-7.（×）；8-8.（√）。
8-9.（最大值，频率，初相位）；8-10.（50Hz，314）；8-11.（45°，超前）；8-12.（3，1）；8-13.（7.07A，0.04s，$-\frac{\pi}{6}$）；8-14.（$e_B = 220\sqrt{2}\sin(314t+180°)$V，$e_C = 220\sqrt{2}\sin(314t-60°)$V）；8-15.（星形连接，三角形连接）；8-16.（使三相电源各相电压对称）；8-17.（220V，10A）。8-18.（D）；8-19.（B）；8-20.（C）；8-21.（B）；8-22.（D）；8-23.（B）；8-24.（A）；8-25.（A）；8-26.（D）。8-27.（−75°，U_1＝100V，U_1＝200V）；8-28.（$i_1 = 14.1\sin(314t+90°)$A，$i_2 = 28.2\sin(314t-30°)$A，$u = 141\sin(314t)$V）；8-29.（U＝100V，I＝100A）；8-30.（X_L＝31.4Ω，I＝10A，U＝100V，$\Delta\varphi = \varphi_u - \varphi_i = 120°$）；8-31.（$R$ ＝ 6Ω，X_L＝8Ω，L＝25.5Mh）；8-32.（①Z ＝ 50Ω，②I＝2A，③$\cos\varphi = 0.6$，④P＝600W）；8-33.（R＝9.2kΩ，U_2＝5mV）；8-34.（I＝0.23A，U_L＝140.7V，U_R＝121.9V，$\cos\varphi = 0.61$）；8-35.（I＝15A，U_R＝120V，U_L＝150V，U_C＝60V，P＝1800W）；8-36.（I_L＝20A，I_C＝20A，电容性）；8-37.（$I_{AP} = I_{AL}$＝9.1A，$I_{BP} = I_{BL}$9.1A，$I_{CP} = I_{CL}$＝18.2A）；8-38.（U_B＝253V，U_C＝127V）；8-39.（P＝23.1kW，R＝12Ω，X_L＝9Ω）；8-40.（R＝14.5Ω，X_L＝30.4Ω）。

第 9 章

9-1.（B）；9-2.（D）；9-3.（A）。9-11.（250 盏，26.3A，45.5A，110 盏）；9-12.（1100，180；6.1，4.55A；27.8A）；9-13.（2.02A，445VA）；9-14.（15.6Ω，27.3，1440 盏）。

第 10 章

10-1.（B）；10-2.（B）；10-3.（D）；10-4.（D）；10-5.（B）；10-6.（D）；10-7.（C）。

第 11 章

11-1.（C）；11-2.（B）；11-3.（C）；11-4.（C）；11-5.（D）；11-6.（C）；11-7.（B）；11-8.（D）；11-9.（C）。11-10.（9V，18mA；9mA，14. 1V，12V）；11-11.（100 倍）；11-12.（2. 5 倍）；
11-13.（$I_{BQ}=37.7\mu A$，$I_{CQ}=1.89mA$，$V_{CEQ}=6.33V$，$r_i=1k\Omega$，$r_o=3k\Omega$，$A_u=-150$）；
11-14.（$I_{CQ}=2.6mA$，$I_{BQ}=87\mu A$，$V_{CEQ}=2.9V$）。